皮肤病学：
视觉识别和病例分析
（第2版）

DERMATOLOGY
Visual Recognition and Case Reviews

原　著　Christine J. Ko，MD
主　译　周　城
副主译　李翔倩
主　审　张建中

北京大学医学出版社

PIFU BINGXUE：SHIJUE SHIBIE HE BINGLI FENXI（DI 2 BAN）

图书在版编目（CIP）数据

皮肤病学 ： 视觉识别和病例分析 / （美）克里斯汀·Ko（Christine J. Ko）原著 ； 周城主译. -- 北京 ： 北京大学医学出版社，2025. 7. -- ISBN 978-7-5659-3371-4

Ⅰ. R751

中国国家版本馆 CIP 数据核字第 2025428ZV8 号

北京市版权局著作权合同登记号：图字：01-2025-1235

Elsevier (Singapore) Pte Ltd.
3 Killiney Road, #08-01 Winsland House I, Singapore 239519
Tel: (65) 6349-0200; Fax: (65) 6733-1817

皮肤病学：视觉识别和病例分析（第 2 版）

主　　译： 周　城
出版发行： 北京大学医学出版社
地　　址：（100191）北京市海淀区学院路 38 号　北京大学医学部院内
电　　话： 发行部 010-82802230；图书邮购 010-82802495
网　　址： http://www.pumpress.com.cn
E-mail： booksale@bjmu.edu.cn
印　　刷： 北京金康利印刷有限公司
经　　销： 新华书店
责任编辑： 王智敏　　**责任校对：** 靳新强　　**责任印制：** 李　啸
开　　本： 889 mm×1194 mm　1/16　　**印张：** 19.25　　**字数：** 553 千字
版　　次： 2025 年 7 月第 1 版　2025 年 7 月第 1 次印刷
书　　号： ISBN 978-7-5659-3371-4
定　　价： 180.00 元

译者名单

主　译　周　城（北京大学人民医院）

副主译　李翔倩（北京大学人民医院）

主　审　张建中（北京大学人民医院）

译　者（按姓名汉语拼音排序）

陈　曦（首都医科大学附属北京同仁医院）
李　曼（首都医科大学附属北京友谊医院）
李婷婷（北京大学第一医院）
李翔倩（北京大学人民医院）
柳小婧（上海市皮肤病医院）
马晓蕾（北京大学国际医院）
孙青苗（浙江大学附属第一医院）
田　晶（首都医科大学附属北京儿童医院）
王雨馨（北京大学人民医院）
姚雪妍（北京大学人民医院）
张雯昕（北京大学人民医院）
张宇婧（北京大学人民医院）
周　城（北京大学人民医院）

中文版序

皮肤病学是临床医学的重要组成部分，属于二级学科。皮肤病学是一个独具特色的学科，皮肤病皮损直观可见。皮肤病多达两千余种，皮肤科医生需要从纷繁复杂的临床表现中，通过皮损迅速洞察病因，拨开迷雾探寻疾病本质。要做到这一点，既要求扎实的理论根基，也离不开能“见微知著”的火眼金睛。

临床工作中是否能在早期且恰当的时间捕捉到皮损最具诊断价值的细节，往往决定了诊断的成败。我在做研究生期间跟马圣清老师出结缔组织病专病门诊整整3年，把许多结缔组织病的特点熟记于心，以至一些患者一进诊室，我一眼就知道他们患的是红斑狼疮还是皮肌炎。近20年来，我在北京大学人民医院看了上千例移植物抗宿主病（GVHD）的患者，很多患者一进入诊室，我看一眼就知道是GVHD。但是这种洞察力并非天生，而是源于丰富的临床阅历，看过大量的患者，并通过系统化学习、思考不断淬炼出来的。

《皮肤病学：视觉识别和病例分析》（第2版）是一本帮助年轻皮肤科医生培养这种视觉诊断力的难得佳作。它摒弃了对具体疾病的冗长描述，而以临床与病理图像为核心，围绕皮损部位、颜色、形状、图案等关键要素，引导读者从“看到”进阶至“看懂”。这种图像化、可视化的教学方式契合当代医学教育的发展趋势，也适应年轻一代皮肤科医生的学习习惯与需求。

令我欣慰的是，当年的学生周城如今已成长为我国皮肤科的知名教授，他既勤于诊疗，也勤于思考和总结。他与其他青年译者们一起，秉持匠心精神与严谨的治学态度，为本书的翻译付出了大量心血。期待本书能在形态学诊断之路上启发更多同道持续精进，为皮肤病学事业培养出更多后继人才。因翻译工作参与译者较多，难免存在疏漏之处，希望同行们指出并反馈给译者，以便日后改进。

愿每位阅读此书的皮肤科医生都能从中汲取智慧，提高临床诊治水平。

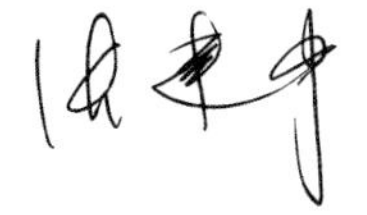

2025年4月20日

译者前言

皮肤是疾病的窗口，而诊断是治疗的基石。从医二十载，我始终记得初入皮肤科时导师张建中教授的教诲——“一定要多看病人勤总结，练就识别皮损的火眼金睛”。在我看来，皮肤科医生需有“三只眼”：对皮损细致的观察和识别是第一眼，皮肤镜下的微观洞察是第二眼，而皮肤病理学的穿透性解读则是第三眼。彼时，曾亲眼见证张教授凭借对皮损特征的“一眼”观察，便为辗转多院未确诊的患者精准锁定游泳池肉芽肿的诊断，让我惊叹不已；也曾在美国访学期间受教于 Dirk Elston 教授，跟随他逐帧剖析皮损形态与病理改变间的隐秘联系，让我醍醐灌顶。这些经历使我深刻认识到，皮肤病的诊断艺术就是见微知著、通过视觉特征透析疾病本质的过程。识别和判断皮损特征并进行诊断和鉴别诊断的能力对成为优秀皮肤科医生无疑是至关重要的，但如何拥有这个能力？是必须有极高且敏锐的观察天赋，还是可以通过一套方法来系统地学习和掌握呢？

正是有这样的感悟和疑问，在我第一次看到《皮肤病学：视觉识别和病例分析》（第 2 版）原版书时，我找到了答案。此书让我如获至宝，爱不释手。这本书全面和系统地对各种皮损的形态学特征（尤其是这些特征在不同疾病间的细节差异，在疾病演变过程中的变化规律，以及背后的病理学改变基础）进行了分析和总结，帮助读者构建起基于皮损形态学线索的皮肤病诊断的“图像思维”体系，强化训练读者的视觉观察力和鉴别诊断思维，让读者更容易“看到”，也更能够“看懂”皮损。

本书内容丰富，逻辑清晰，语言精炼，图片精美，阅读起来实在是一种享受。翻译这本书的初衷，正是希望将这种“看懂皮肤语言”的能力，传递给更多中国同道。在此，特别致敬原著作者 Christine J. Ko 教授团队，他们以匠人精神打造的这部经典著作，照亮了众多皮肤科医生在形态诊断之路上的学习和探索之路；我也要特别感谢参与本书翻译的各位同道们，“众人拾柴火焰高”，是大家的共同努力才能让这本书的中译本顺利问世。北京大学医学出版社的王智敏老师作为责任编辑，对工作精益求精，不辞辛苦，在此深表感谢。由于译者众多，每位译者对于原著的理解难免有所差异，加之本人水平有限，难免存在疏漏不足，真诚希望能够得到各位同道的批评指正和宝贵建议。

最后，衷心希望这本书让大家开卷有益，收获满满！

周　城

原著前言

这本图谱的出版得益于众多皮肤科同仁先前已发表和未发表的大量工作。感谢为本书提供了精美的照片和示意图的所有作者和编辑，特别是对那些在 Jean Bolognia、Joseph Jorizzo 和 Julie Schaffer 主编的第 3 版《皮肤病学》（Saunders，2013 年）中做出贡献的专家，以及为其他教科书和期刊工作的同行们。我们已尽最大努力对所有贡献者予以适当署名，如有疏漏，均属无意。衷心感谢图谱中的患者，允许我们通过他们的照片进行学习。

该图谱旨在用作皮肤病学和皮肤病理学的入门教材，同时其丰富的图像资源，也可提升皮肤病学和（或）病理学以及其他涉及皮肤检查专业的初学者和专家的视觉识别技能。本书的主要目的是提供指向正确诊断的经典视觉线索，因为这是制订恰当治疗和护理方案的第一步。基于上述目标，本书刻意将文字说明简化，并且没有提供治疗方法，因此您需要查阅全面的教科书和原始文献以作为该图谱的补充。

原著献词

To Jean，a true north

原著致谢

《皮肤病学：视觉识别和病例分析》在各种皮肤病学资源的帮助下得以完成，这些资源深化了本书的关键概念、临床关联性和教学实践价值。来自以下著作、合集以及同仁们的大量插图贯穿各章，我们对他们的贡献表示衷心的感谢：

- Jean L. Bolognia，MD
- Julie V. Schaffer，MD
- Kalman Watsky，MD
- Karynne O. Duncan，MD
- Bolognia JL，Jorizzo JL，Schaffer JV，et al. *Dermatology*. 3rd ed. Philadelphia，PA：Elsevier Saunders；2012.
- Bolognia JL，Schaffer JV，Duncan KO，Ko CJ. *Dermatology Essentials*. Philadelphia，PA：Elsevier Saunders；2014.
- Yale Dermatology Residents' Slide Collection
- Yale Department of Dermatology faculty and residents，including Jennifer M. McNiff，MD；Richard Antaya，MD；Irwin Braverman，MD；Brittany Craiglow，MD；Leonard Milstone，MD；Peter Heald，MD；Jonathan Leventhal，MD；Mary Tomayko，MD，PhD；Jeff Gehlhausen，MD，PhD；Jacob Siegel，MD；Julie Cantatore-Francis，MD；Christopher Stamey，MD；Swapna Reddy，MD；Robert Stavert，MD；and Jennifer N. Choi，MD，and Jaehyuk Choi，MD，PhD（currently at Northwestern University）.

其他著作：

Callen JP，Jorizzo JL. Dermatological Signs of Internal Disease. 4th ed. Philadelphia，PA：Elsevier Saunders；2009.

Eichenfield LF，Frieden IJ，Zaenglein AL，Mathes E. Neonatal and Infant Dermatology. 3rd ed. London：Saunders；2014.

Elston D. Clinical image collection. Dermatopathology. 2nd ed. London：Elsevier Saunders；2014.

James WD，Berger T，Elston D. Andrews' Diseases of the Skin. 11th ed. Edinburgh：Saunders；2011.

Patterson JW. Weedon's Skin Pathology. 4th ed. London：Churchill Livingstone；2015.

Patterson JW. Practical Skin Pathology：A Diagnostic Approach. Philadelphia：Saunders；2013.

Schachner LA，Hansen RE，eds. Pediatric Dermatology. 4th ed. London：Elsevier Mosby；2011.

Tyring SK，Lupi O，Hengge UR. Tropical Dermatology. London：Churchill Livingstone；2005.

Weston WL，Lane AT，Morelli JG. Color Textbook of Pediatric Dermatology. 4th ed. St. Louis：Mosby；2007.

非常感谢 Elsevier 团队，特别是 Russell Gabbedy、Fiona Conn 和 Anne Collett，感谢他们为第 1 版所做的工作。对 Kevin Travers、Kamatchi Madhavan 和 Charlotta Kryhl 为第 2 版所做的工作也致以诚挚的谢意。

目 录

引言：视觉智能

最近，我针对一些常见皮肤病设计了一个迷你问卷，包括图 1 中的疾病，使用“你认为这是什么？”的问题。我把问卷给了我的孩子们、我的丈夫、我的保姆、一位 Mohs 外科医生和一位皮肤病理学家。他们的答案列在表 1。令人惊讶的是（没有冒犯的意思），我的保姆，一位精明强干但并不是在医疗保健领域工作的人，竟然答对了这个问题，甚至用了“斑块”这个名词！

当我问我的保姆如何知道的时候，她的回答很有启发性。她说她有一个患有斑块型银屑病的同事，而且她看过很多次电视上关于银屑病的广告。她对银屑病很熟悉。

这就是本图谱想要说明的问题。在更大程度上，皮肤病和显微镜下表现，并不是大多数人群会在日常中接触到的东西，除非你身边认识的人得了某一种皮肤病。如果确实是这样，那么人们对这一种皮肤病可以和一本书、一座房子或一个苹果一样熟悉并辨认。本图谱的目的旨在给读者们提供尽可能多的图片，使得有关这些疾病的知识可以以一种更为自然的方式在读者的脑海中根深蒂固，从而使读者们在日常生活中更容易地辨认出这些疾病，无论是否是他们第一次遇到这些疾病。

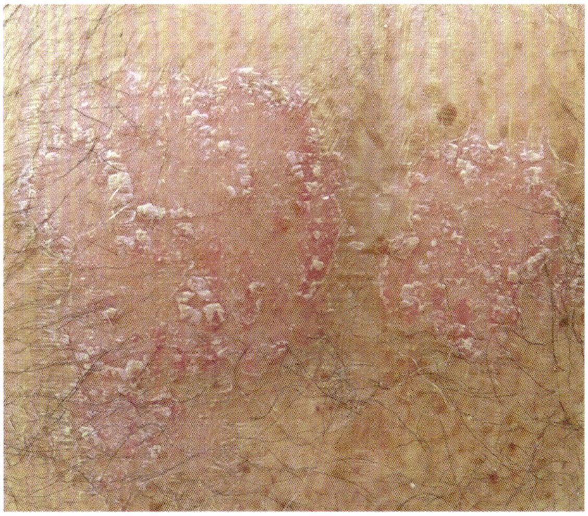

图 1 银屑病，斑块型

表 1 展示图 1，请回答“这是什么？”

孩子，7 岁	一个痂
孩子，11 岁	一种粉色的东西，上面有隆起的白点
保姆，33 岁	斑块型银屑病
脊柱外科医生，45 岁	药疹？不确定
皮肤病理学家，57 岁	银屑病
Mohs 外科医生，59 岁	银屑病

如何阅读本书

本图谱的设计适合读者舒适地坐下来，从头翻阅到尾。同时，这本书也可以按照任意顺序，随意跳跃着阅读。本图谱第一部分是关于格式塔概念（gestalt concept）的总体概述（见表 1.1），它常常被无意识地应用在皮肤科诊断的过程中，同时强调了能够有意识地进行识别的关键鉴别点（第 2 章和第 3 章）。第二部分详细分析具体的形态学变化，并将视觉识别（visual recognition）的原则应用于病例分析（case reviews），强调最重要的视觉感知特征（有时是组织学特征）。

当我们思考每天如何看待身边的世界时，通常不会花过多时间细想我们的眼睛是将三维物体转化成二维图像这一事实。因此，我们的大脑从很小的时候就学习到，我们眼睛看到的图像还需要深度属性和其他在从三维转化为二维时所丢失的属性。对于大多数人来说，这个过程发生在潜意识层次，是一个我们很少会想到的过程。如果没有有意识的指引，我们的大脑将遵循普遍性的视觉规则，这个规则以

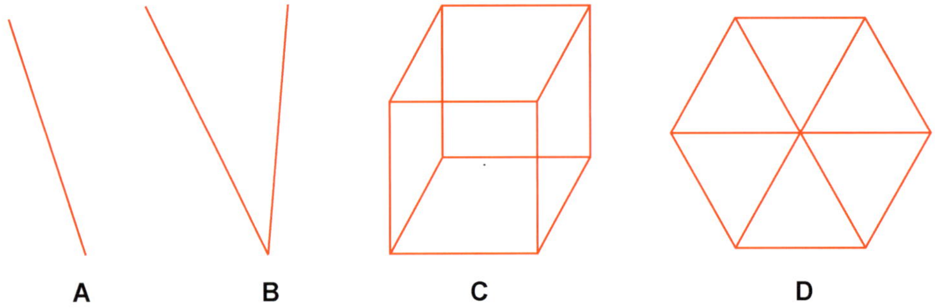

图 2 基本视觉规则。**A.** 一条线常被理解为一条线。**B.** 两条相交于一点的线常被理解为形成了一个角，或一个顶点。由于 **A** 和 **B**，**C** 更容易被理解为一个立方体（纳克方块），而非另一种图形（Kopfermann 图）。在 **D** 中，大多数人的直觉是这个图形是三条相交的线形成的六边形边界，而非一个立方体

我们学习的最常见东西的二维图形为基础（图 2）。

我们可以把视觉比作说话。回想一下我们是如何学习最初几个单词的，无论是哪一种语言，大多数的我们无法有意识地回想起来，这是因为那时我们还是婴儿。对于大多数人来说，直到接受了正规的学校教育之后才花时间学习如何讲话。一种母语的基本语法的初始规则（比如，主语–动词结构、动词的词形变化、形容词用在哪里）是随着时间逐渐自然习得的。虽然孩子通常需要大人去纠正他们的措辞，但最终语言能力会以一种正确的方式提高，因为他们每天都可以听到其他人用他们的第一语言讲话。

无意识学习视觉和说话普遍规则的关键，在于日常生活中看三维物体和听别人说话。相比之下，在学校里学习外语更具挑战性，这是一个有意识地剖析每一个不熟悉的词汇的过程。置身于以这种语言为母语的环境，通过沉浸式学习，可以更快地掌握这门语言。

最终，一个人会在学校学会这种语言。更多无法在日常生活中听到的更为复杂的句子和词汇需要通过有意识的学习才能掌握。原因也是一样——不熟悉。

然而，视觉规则通常不会被正式地教授，除非是在艺术课堂上。就我们的目的而言，也就是对皮肤病学和皮肤病理学的视觉识别，在很大程度上是通过沉浸式学习掌握的，即每天在诊室或显微镜下看皮肤病的特征，越看越多越熟悉。为了培养这种熟练度，并最终快速地识别，本图谱呈现了视觉特征的细节，包括临床（示例在图 3）和组织病理学特征（示例在图 4）。

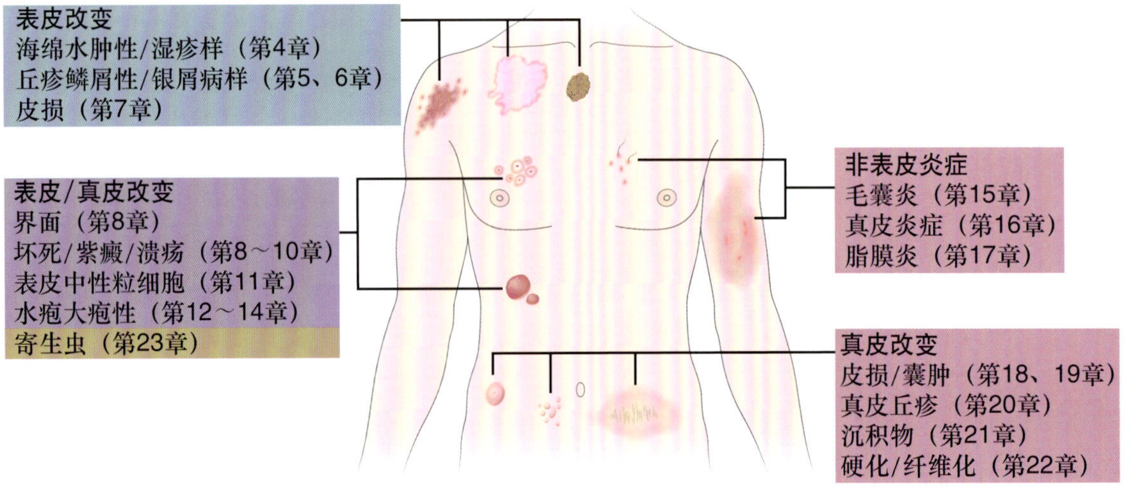

图 3 皮肤疾病主要类别的临床示例。各类疾病在临床表现上的差异性特征，构成了临床皮肤病学的基本原则

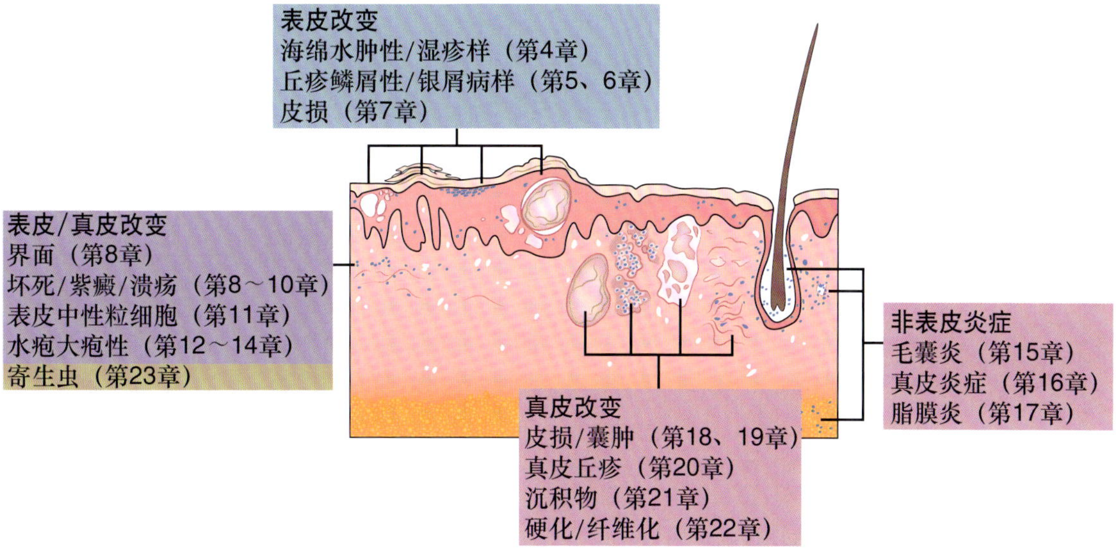

图 4 皮肤疾病主要类别的组织病理学示例。各类疾病在组织学上的差异性特征，构成了皮肤病理学的基本原则

（张雯昕　译）

1 重要概念

引言

通过视觉进行诊断的学科（如皮肤病学和皮肤病理学），对于如何进行诊断的这一过程其描述是不清晰透明的。总体来讲，这个过程常被概括为“看起来不像那样”或者“对我来说是这样”（表1.1）。*你看到就知道了（You see it，and you know it.）*。这类似于父母或老师告诉你大象就是大象，而没有明确告诉你大象的重要特征包括长鼻子、大耳朵、大身体和粗壮的腿。

将事物分解为一个个关键特征可以训练眼睛和大脑更易于“看到”和“识别”（表1.2）。本章介绍了皮肤病学中格式塔视觉识别的基本概念。了解事物之间的差异（如何区分或分类）对于视觉认知非常重要，尤其对于极为相似的事物。例如，花豹、猎豹和美洲豹都是身形近似的大型猫科动物，但它们的斑点是不同的；了解这一关键信息有助于快速识别每种动物。本章内容包括：身体部位/区域，年龄，皮损分布特征，皮损形态模式，线状皮损，表皮 vs. 真皮 vs. 深部软组织受累，急性 vs. 慢性湿疹样改变，炎症细胞浸润类型（表皮和真皮），典型皮损，具有颜色区带的皮损，皮损表面形态，鳞屑的种类和皮损颜色。

表 1.1 皮肤病学中与认知心理有关的视觉识别

皮肤病学概念		认知心理概念
总览（远观）	**近看（皮损本身）**	**格式塔原则**
年龄 身体部位 分布特征 皮损形态，包括线状排列 表皮 vs. 真皮 vs. 深部软组织受累	模式（如湿疹样、银屑病样、苔藓样、炎症性等） 形态学 颜色，包括分区 皮损表面形态（包括鳞屑）	图形与背景分离 相似性 邻近性 连续性 顺序性 封闭性

表 1.2 通过斑点视觉识别三种大型猫科动物

猎豹斑点	花豹斑点	美洲豹斑点
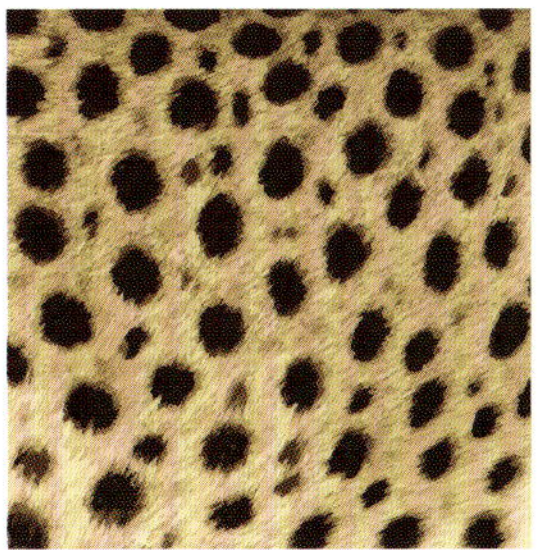	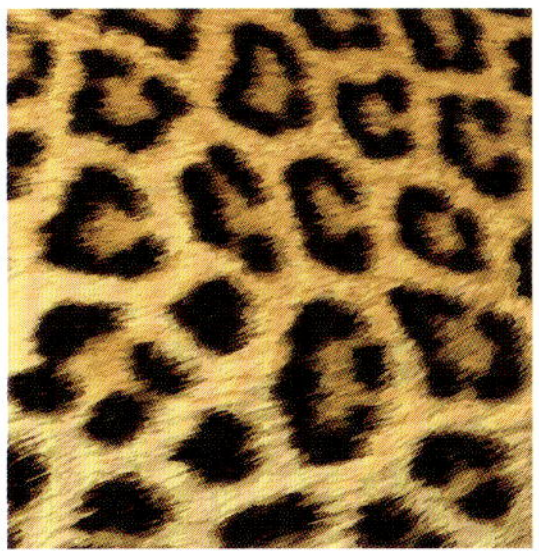	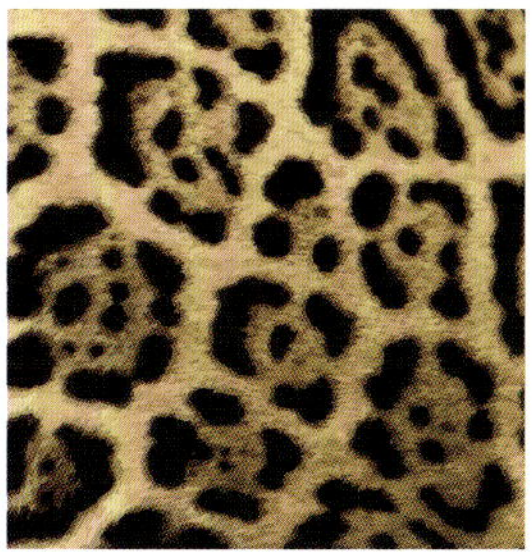
圆形	圆形至玫瑰花瓣样	玫瑰花瓣样
黑色纯色	花瓣中央为纯色	花瓣中央为斑点

身体部位 / 区域

鉴别要点

- **头皮**：大量生长期毛囊，毛球深达脂肪层（图 1.1，箭头所示）
- **耳**：毳毛毛囊（图 1.2，箭头所示），中央为软骨结构（图 1.2，星号所示）
- **面部**：真皮可见明显的毛囊和皮脂腺结构（图 1.3）
- **眼睑**：毳毛毛囊（图 1.4，箭头所示），下方可见骨骼肌（图 1.4，星号所示）
- **口唇皮肤**：表皮可见角质层和颗粒层（图 1.5，箭头所示）、骨骼肌（图 1.5，星号所示）
- **口唇黏膜**：淡白色上皮，无颗粒层，无角化（图 1.6）
- **乳晕**：棘层肥厚，表皮色素增加，真皮内可见平滑肌束（图 1.7，箭头所示）
- **背部**：真皮层厚（图 1.8）
- **腋窝**：表皮呈乳头状，深层可见顶泌汗腺（大汗腺）（图 1.9，箭头所示）
- **肢端**：角质层厚，可见透明层（图 1.10，箭头所示）
- **甲**：可见甲板（图 1.11，箭头所示）、甲基质（图 1.11，黑色线条所示）、甲床

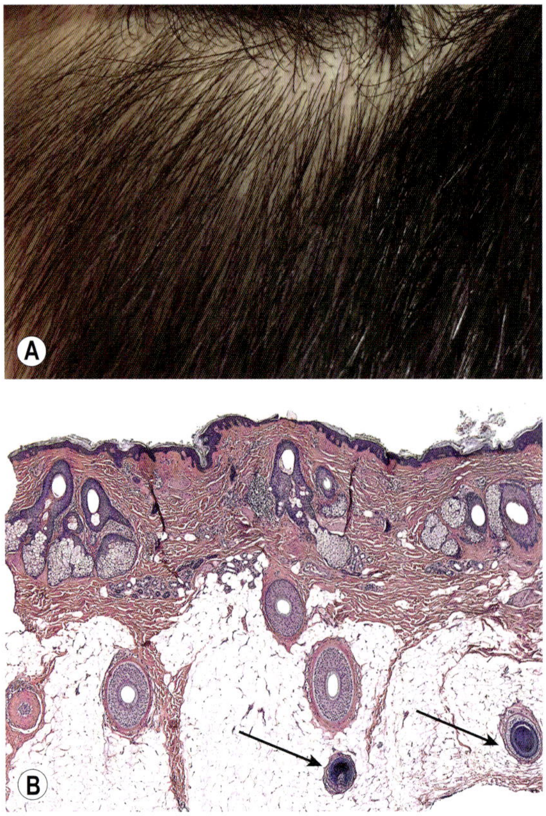

图 1.1 头皮

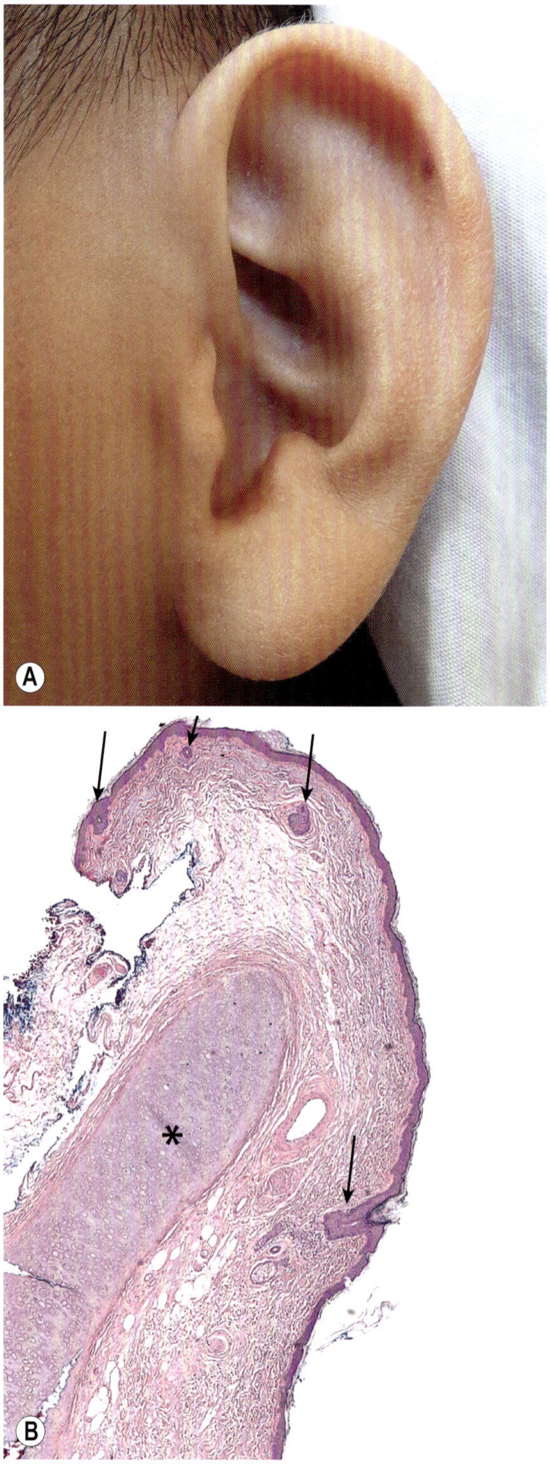

图 1.2 耳

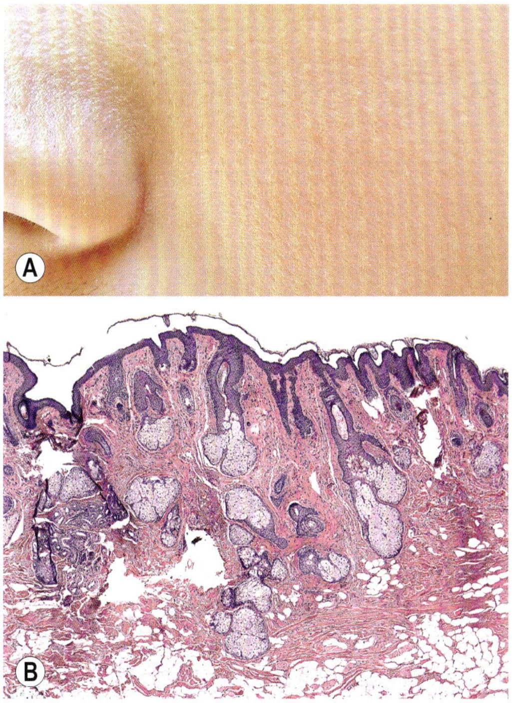

图 1.3　面部

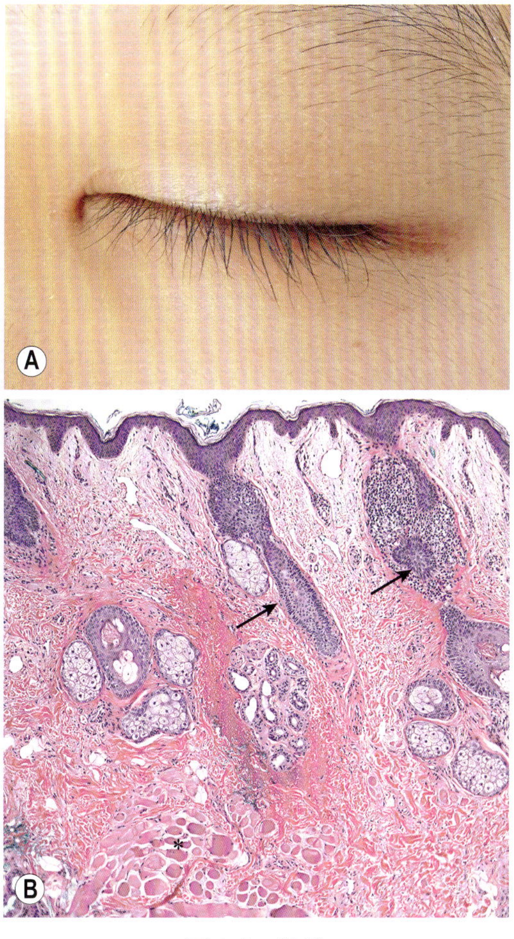

图 1.4　眼睑

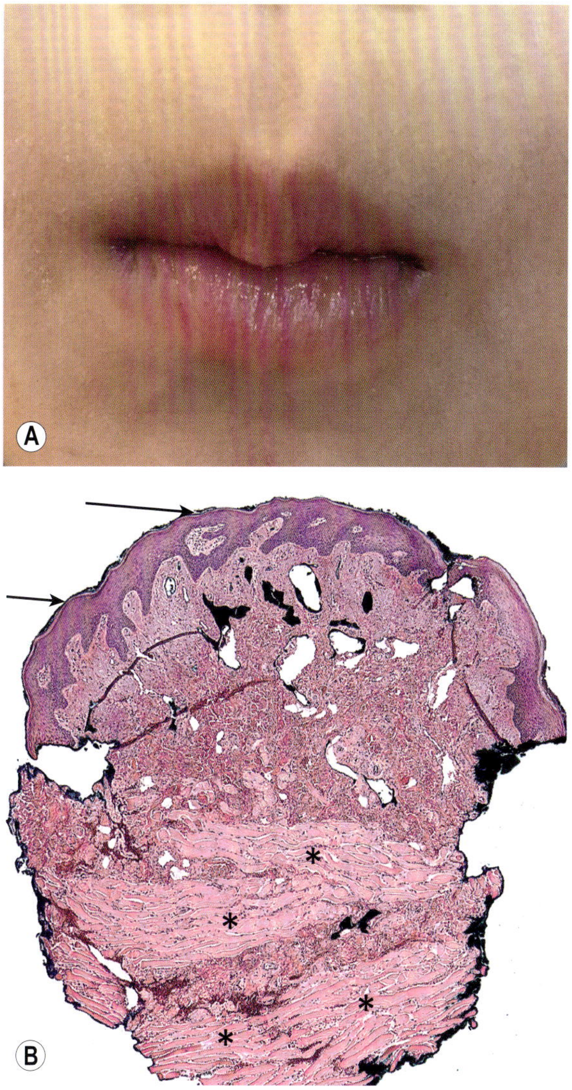

图 1.5　口唇皮肤

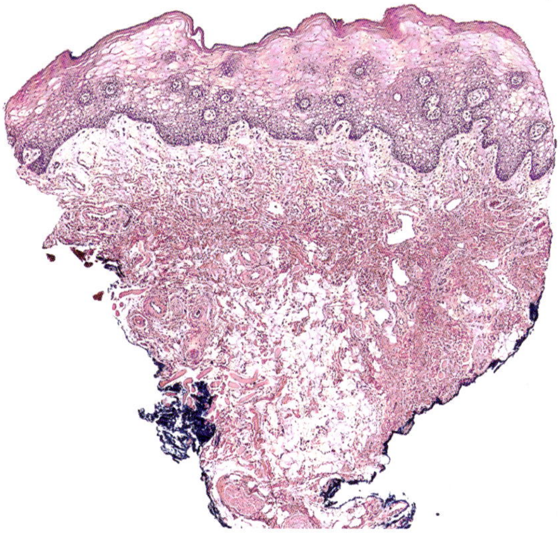

图 1.6　口唇黏膜

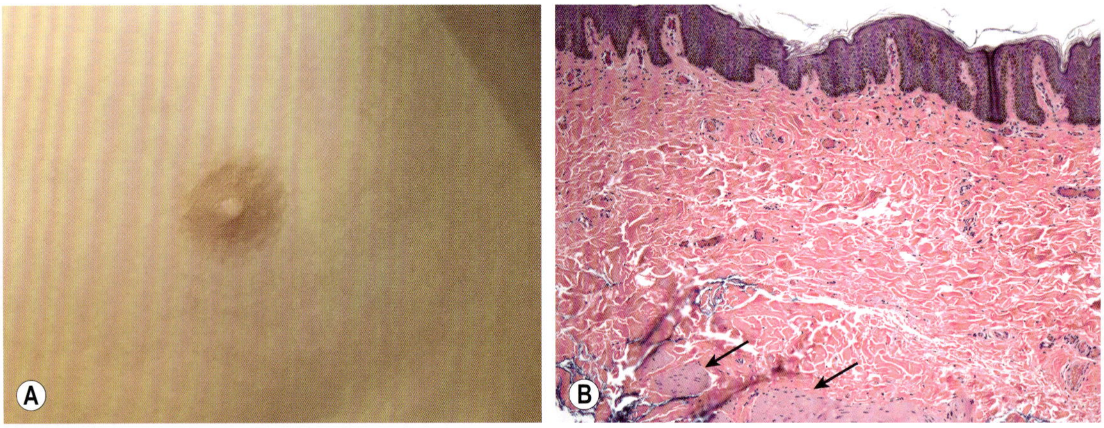

图 1.7 乳晕

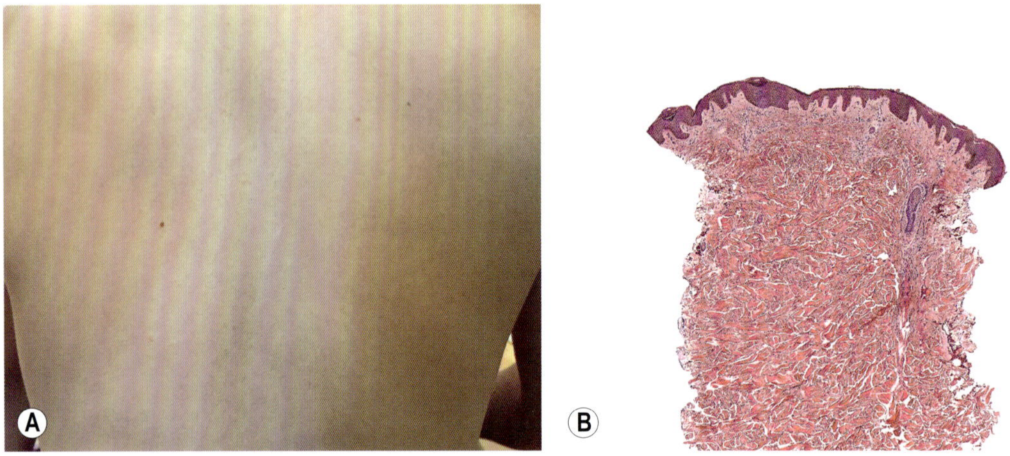

图 1.8 背部

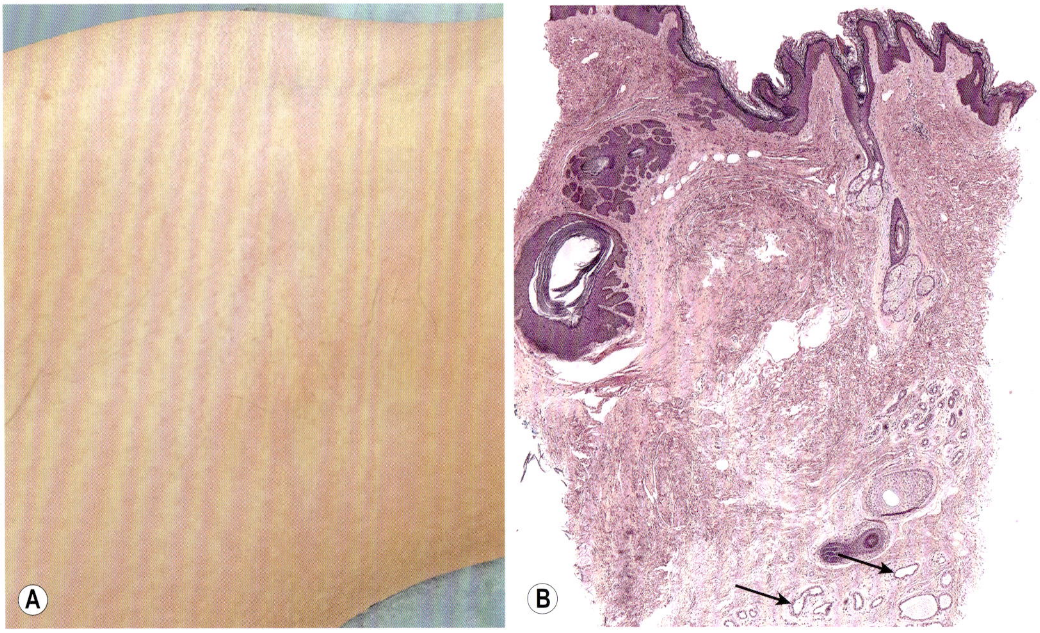

图 1.9 腋窝

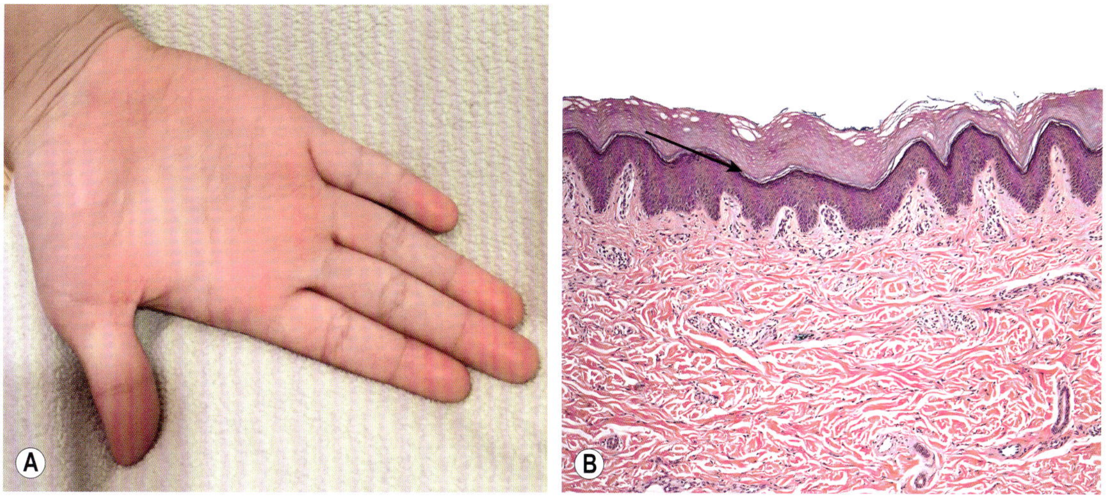

图 1.10 肢端皮肤

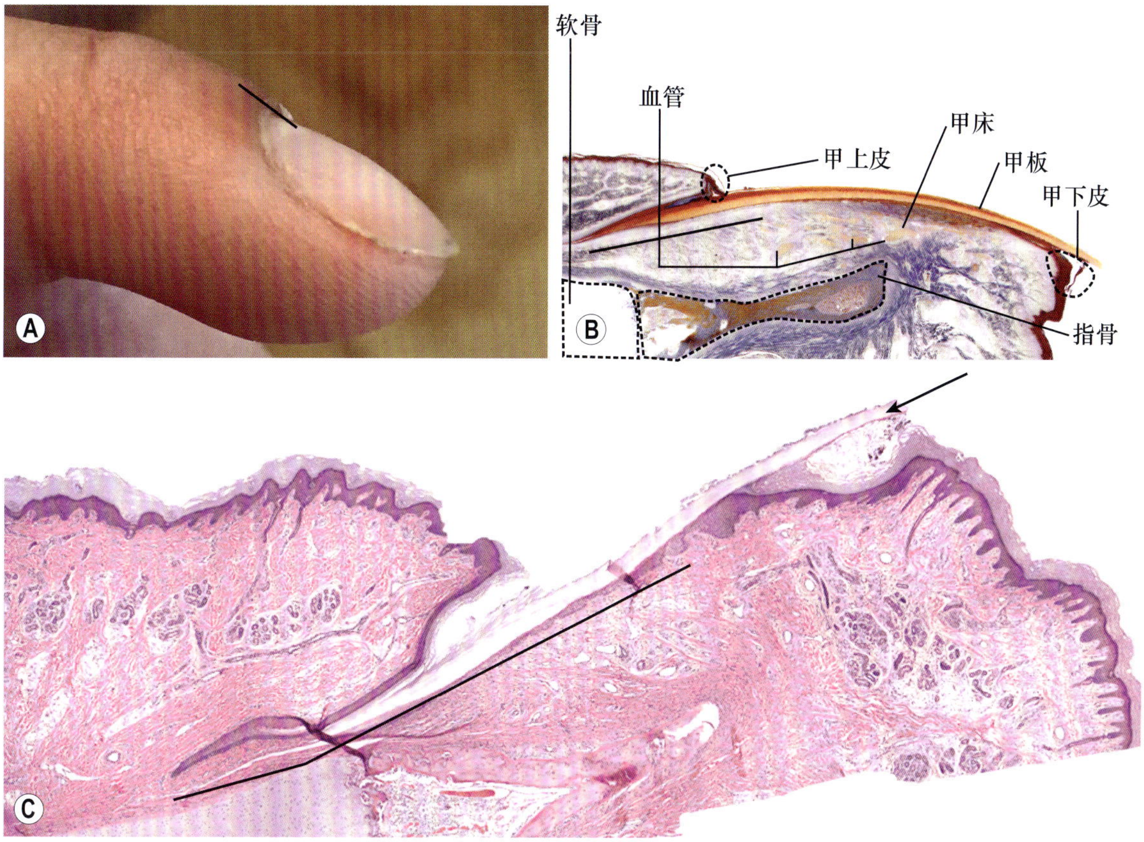

图 1.11 甲单元解剖学。甲板（图 C 箭头所示）由甲基质（图 A～C 黑色线条所示）形成（*B*，*From Telser AG*，*Young JK*，*Baldwin KM. Integrated Histology*，*1e. St Louis*：*Mosby*，*2007*，*with permission.*）

年龄

鉴别要点

- **年幼者皮肤**：附属器结构较小（图 1.12、图 1.13，箭头所示），真皮成分较为致密
- **年长者皮肤**：可见特征性日光弹力纤维变性（图 1.14）

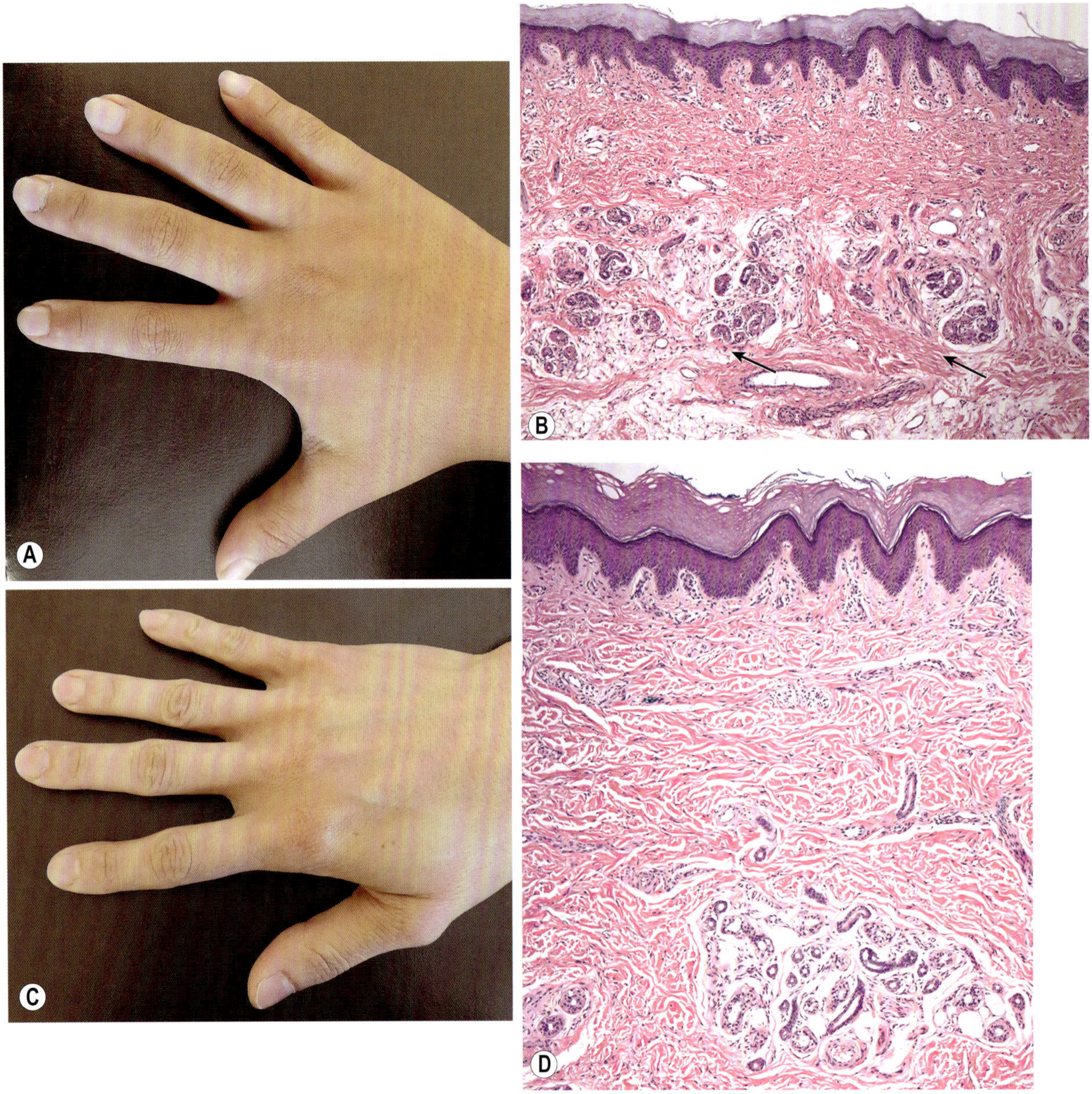

图 1.12 手背。**A**、**B.** 儿童。**C**、**D.** 成人

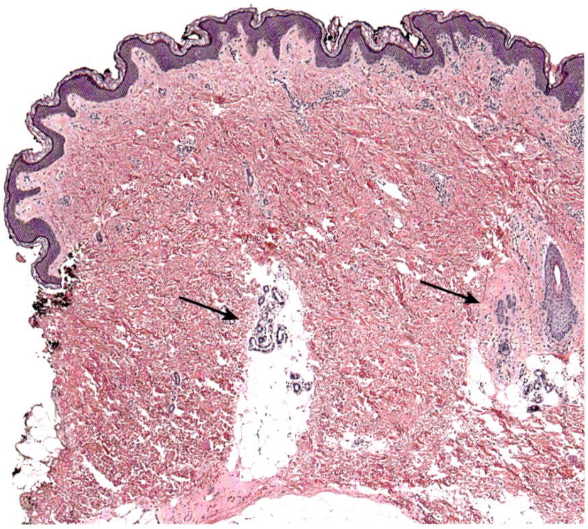

图 1.13　腹股沟，2 岁

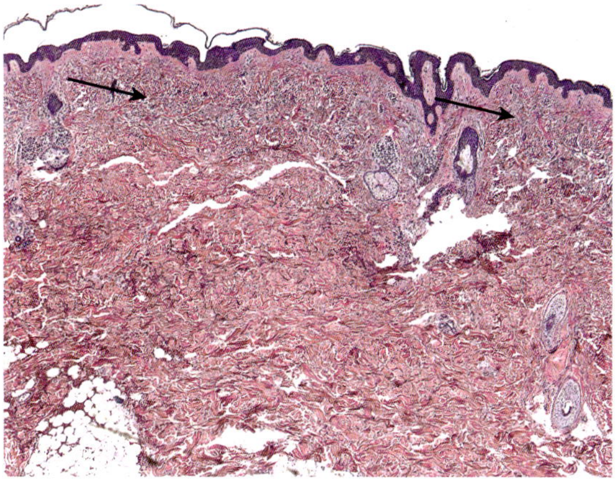

图 1.14　颈部，61 岁

皮损分布特征

广泛分布：累及身体的多个部位并伴较多皮损，可主要累及伸侧（肘 / 膝）vs. 屈侧（肘窝 / 腘窝）、腹侧 vs. 背侧（图 1.15）

光暴露部位：根据穿着衣服的类型而有所不同，面颈部的光暴露部位通常还包括上唇皮肤和颏下区域（图 1.16A，见图 3.7）

隐私部位：通常包括内衣覆盖区域（图 1.16B）

肢端：包括手足、耳、鼻（图 1.16C）

皱褶部位：乳房下、间擦部位（图 1.16D）

泛发性：皮肤大面积受累（图 1.17A）

局限性：局限于某一部位（图 1.17B）

皮节样：脊神经在皮肤表面的神经支配范围分布（图 1.18A）

Blaschko 线样：皮损按照胚胎细胞迁移的路径分布；四肢类似于皮节分布模式，躯干排列为 V 形、腹部排列为 S 型具有特征性（图 1.18B）

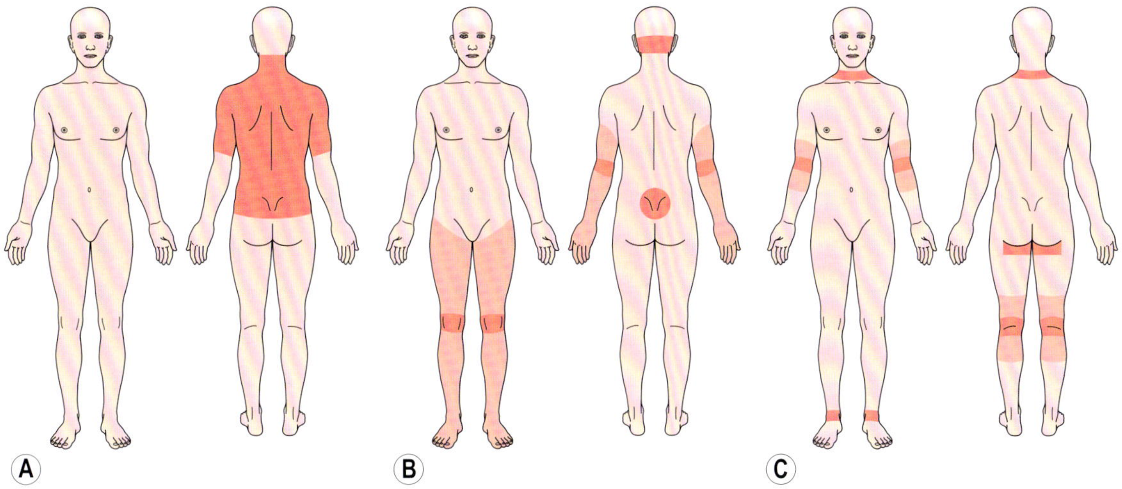

图 1.15　皮损分布特征。A. 背部及后上臂。B. 伸侧。C. 屈侧。红色区域为好发部位，粉色区域亦可受累

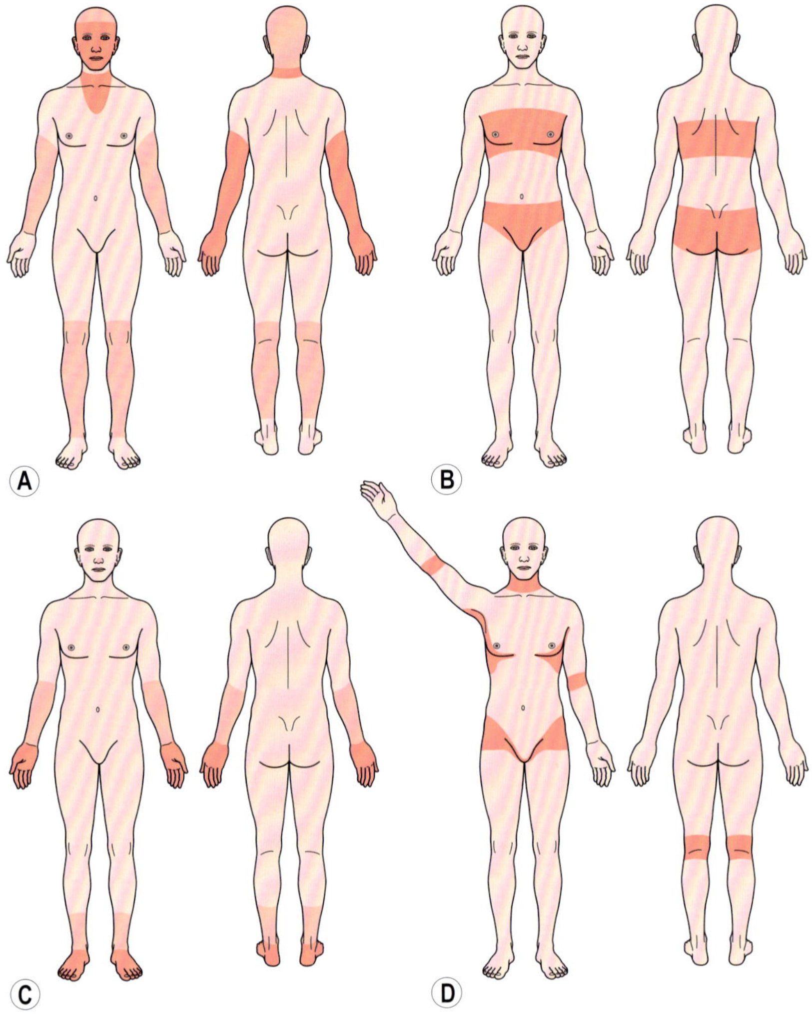

图 1.16 皮损分布特征。**A.** 光暴露区域。**B.** 隐私部位。**C.** 肢端。**D.** 皱褶部位。红色区域为好发部位，粉色区域亦可受累

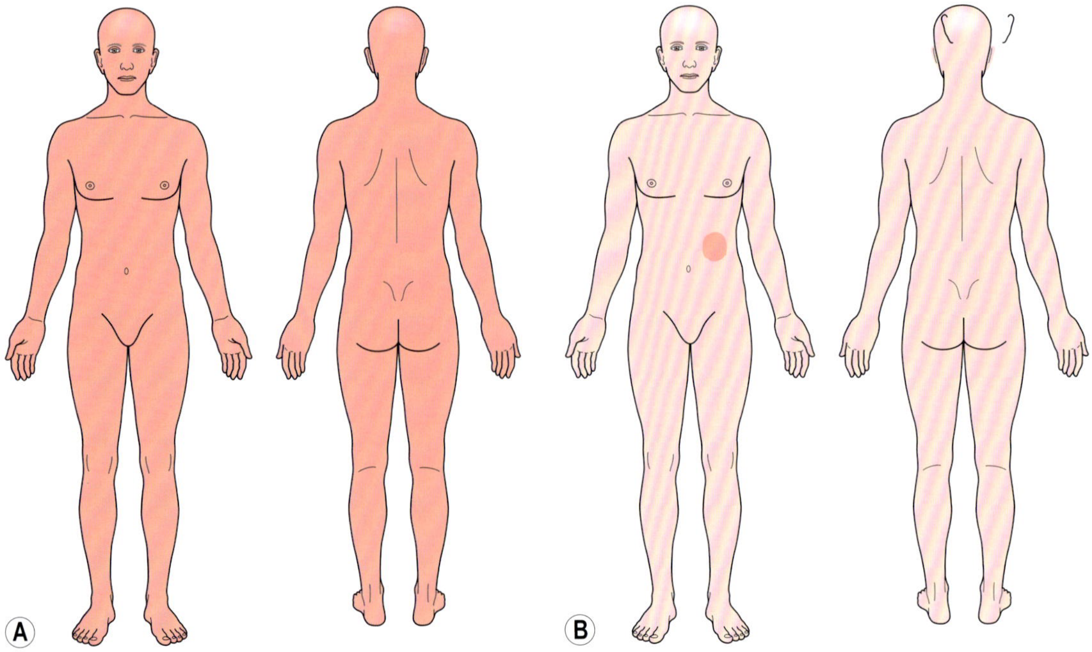

图 1.17 皮损分布特征。**A.** 泛发性。**B.** 局限性

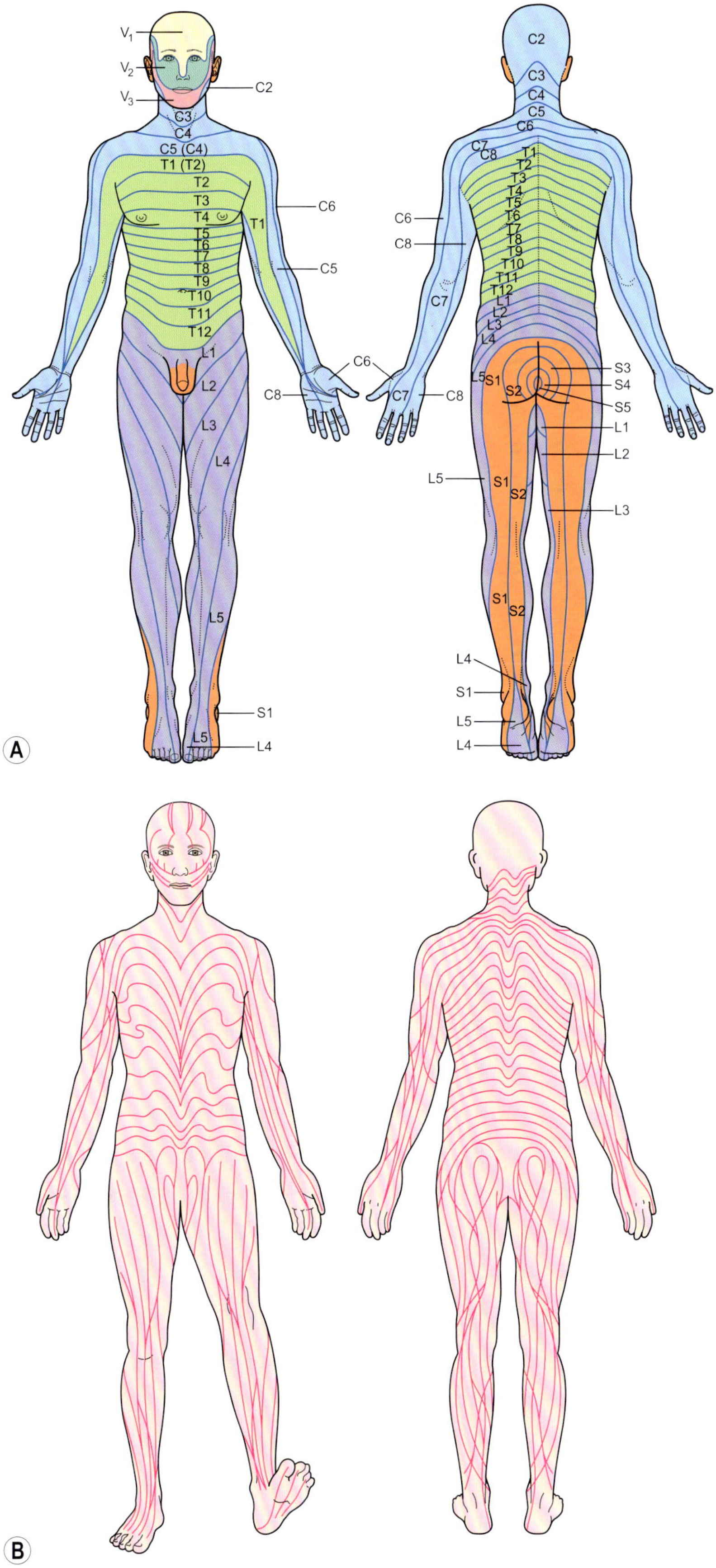

图 1.18 分布模式。**A.** 皮节样。**B.** Blaschko 线样（*From Bolognia JL，Jorizzo JL，Schaffer JV. Dermatology，3e. London：Saunders，2012，with permission.*）

皮损形态模式

细线状：常与Blaschko线相对应（图1.18B，图1.19A）；有时皮损较小，Blaschko样线性特征不明显（图1.19B）

罕见的镶嵌模式：包括叶状（图1.20）、棋盘样、节段性分布（图1.21）

小网状：网格规则，网的"孔径"约1 cm大小（图1.22A、B）

大网状：网格不规则、不完整，"孔径"常大于1 cm（图1.22C、D）

匐行性（图1.23A）

同心圆样（图1.23B）

圆形（实心圆或椭圆）（图1.24）

环形（中央不受累）（图1.25）

复杂形态，直线和曲线连接形成，形似中文字符（图1.26）

外源性：形状与外源性接触物形态相关（图1.27）

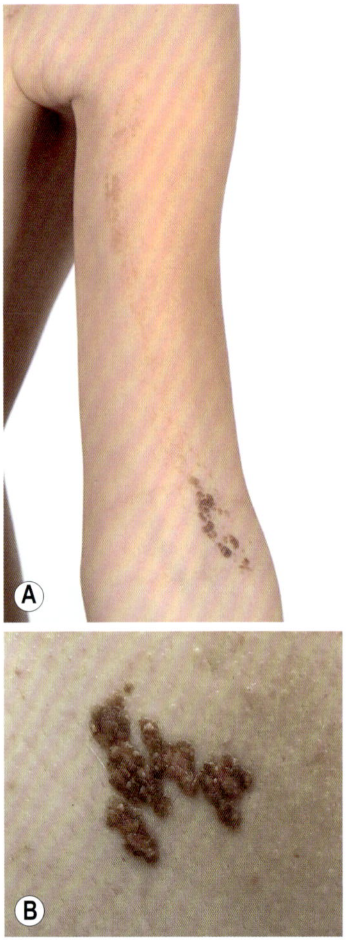

图1.19 表皮痣。**A.** 自上臂向下延伸至肘前窝的线性淡褐色至深褐色皮损。**B.** 皮损较小时，线性特征不明显（*A，Courtesy，Celia Moss，MD. From Bolognia JL，Jorizzo JL，Schaffer JV. Dermatology，3e. London：Saunders，2012，with permission.*）

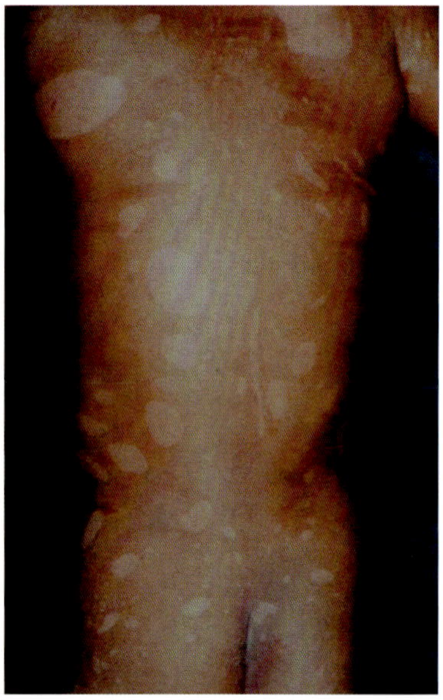

图1.20 13三体镶嵌型引起的叶状色素减退症（*Courtesy，Rudolf Happle，MD.*）

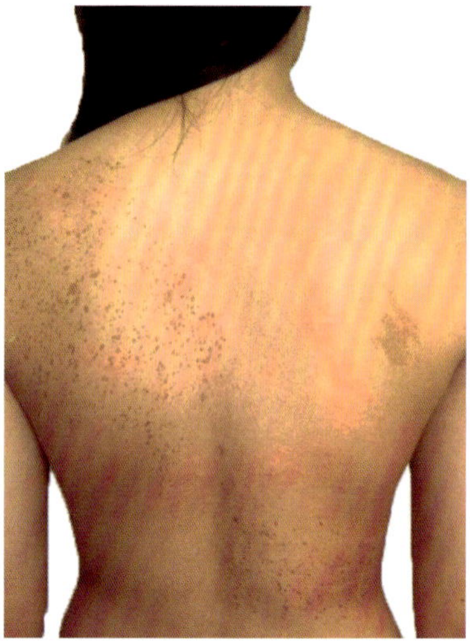

图1.21 斑痣（*Courtesy，Jae hyuk Choi，MD PhD.*）

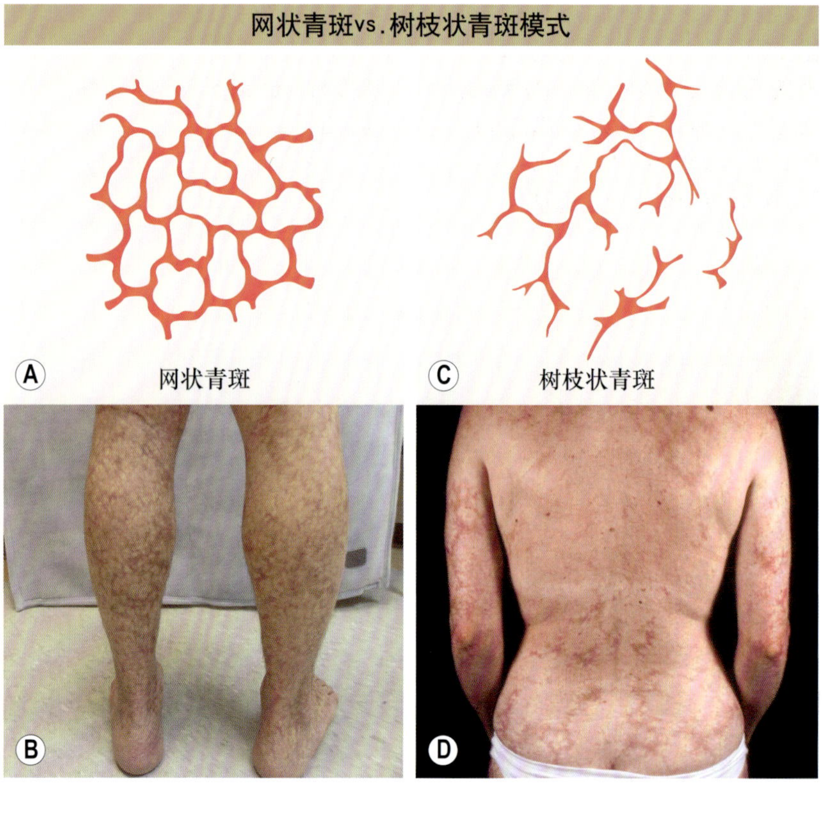

图1.22 小网状和大网状。**A、B.** 网状青斑。**C、D.** 树枝状青斑。图D为Sneddon综合征患者（*D，Courtesy，Christopher Baker and Robert Kelly，MD. B，Courtesy，Peter Heald，MD. A，C，D，From Bolognia JL，Jorizzo JL，Schaffer JV. Dermatology，3e. London：Saunders，2012，with permission.*）

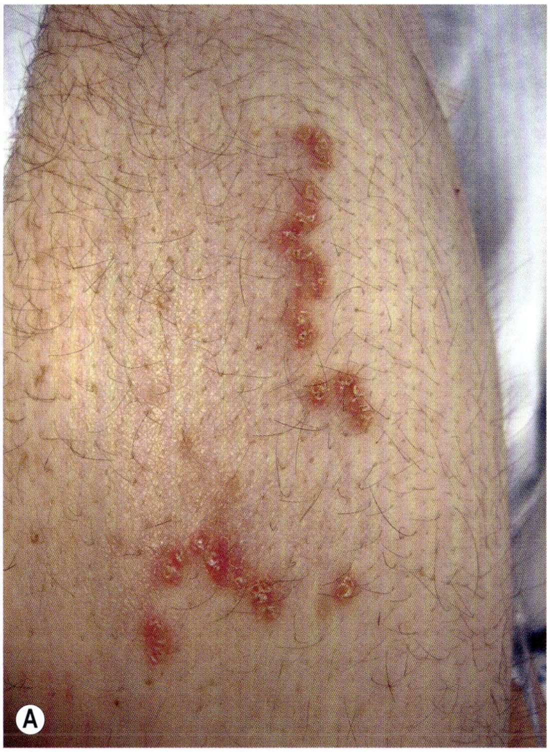

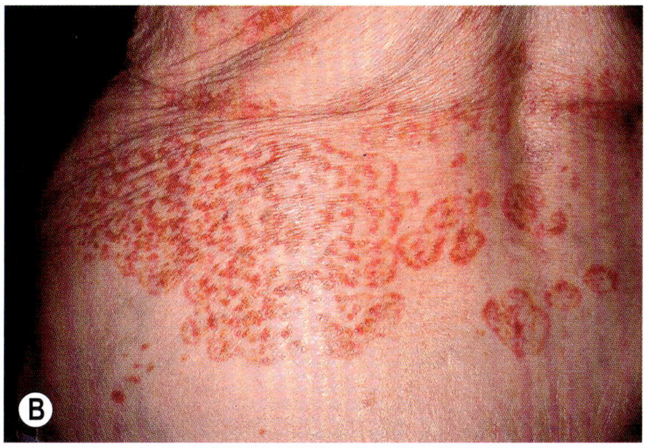

图 1.23 **A.** 匐行性穿通性弹力纤维病。**B.** 乳腺癌患者的匐行性回状红斑（*A，Courtesy，Yale Dermatology Residents' Slide Collection. B，Courtesy，Jeffrey Callen，MD. B，From Bolognia JL，Jorizzo JL，Schaffer JV. Dermatology，3e. London：Saunders，2012，with permission.*）

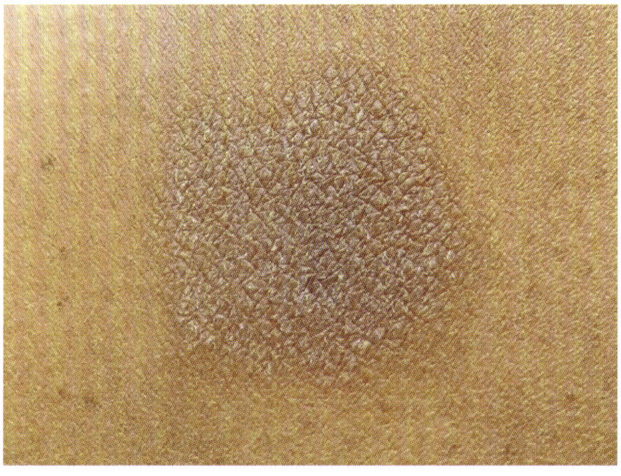

图 1.24 固定性药疹，消退期，搔抓后表皮继发改变

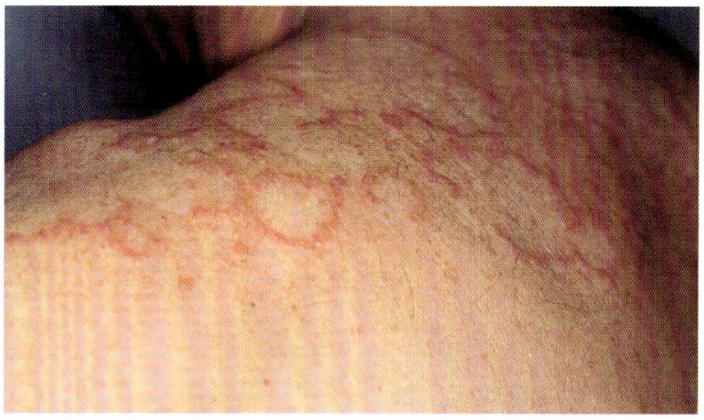

图 1.25 环状弹性纤维溶解性巨细胞肉芽肿（*Courtesy，Kalman Watsky，MD. From Bolognia JL，Jorizzo JL，Schaffer JV. Dermatology，3e. London：Saunders，2012，with permission.*）

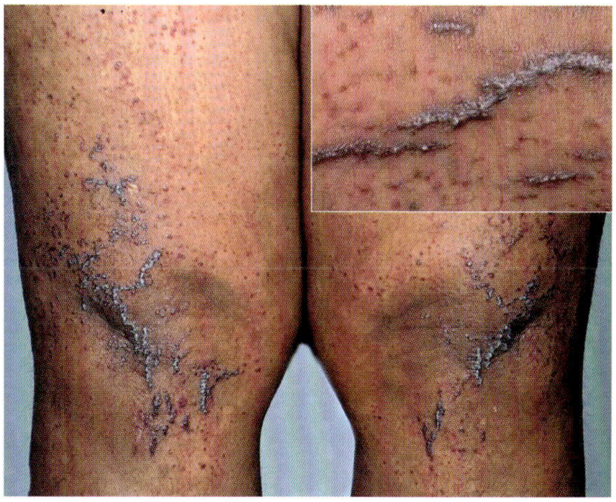

图 1.26 慢性苔藓样角化病（*Courtesy，Kathryn Schwarzenberger，MD. From Bolognia JL，Jorizzo JL，Schaffer JV. Dermatology，3e. London：Saunders，2012，with permission.*）

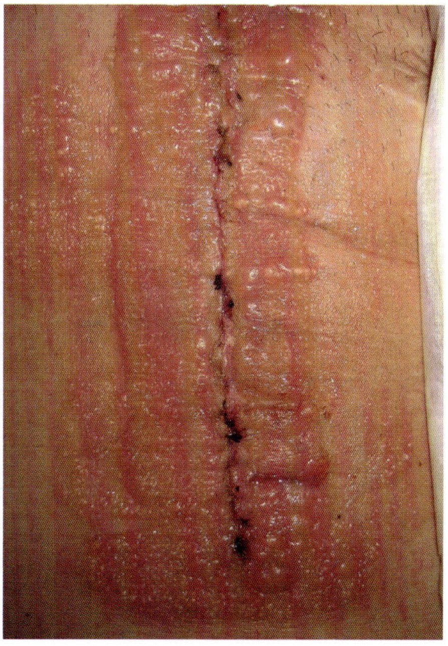

图 1.27 变应性接触性皮炎（*Courtesy，Yale Dermatology Residents' Slide Collection.*）

线状皮损

炎症性疾病（图 1.28）、**镶嵌分布疾病**（图 1.29）、**血管性疾病**（图 1.30）、**感染**和**外部因素**（图 1.31）导致的疾病可呈线状分布的皮损；按照皮节或 Blaschko 线分布（图 1.18）和由于 Koebner 现象形成的皮损也可表现为线状

线状银屑病：红色斑块，上覆特征性银白色鳞屑；线状皮损外可见典型银屑病皮损（图 1.28A，箭头所示），临床上据此可与炎性线状疣状表皮痣鉴别

线状扁平苔藓：通常由紫色的扁平的丘疹组成，表面有 Wickham 纹

线状苔藓：外观与扁平苔藓相似，但皮损通常较小（1～2 mm），覆极少鳞屑

线状汗孔角化症：薄而扁平的粉红色斑块，边缘界限清晰的轻度堤状隆起的鳞屑

色素失禁症：初为水疱期，后继发疣状损害和色素沉着，晚期可出现色素减退，皮肤附属器结构消失（图 1.29）

Goltz 综合征（见图 3.12E）：线状皮损由黄色丘疹（脂肪疝）、毛细血管扩张、色素沉着及色素减退斑、局限性萎缩组成

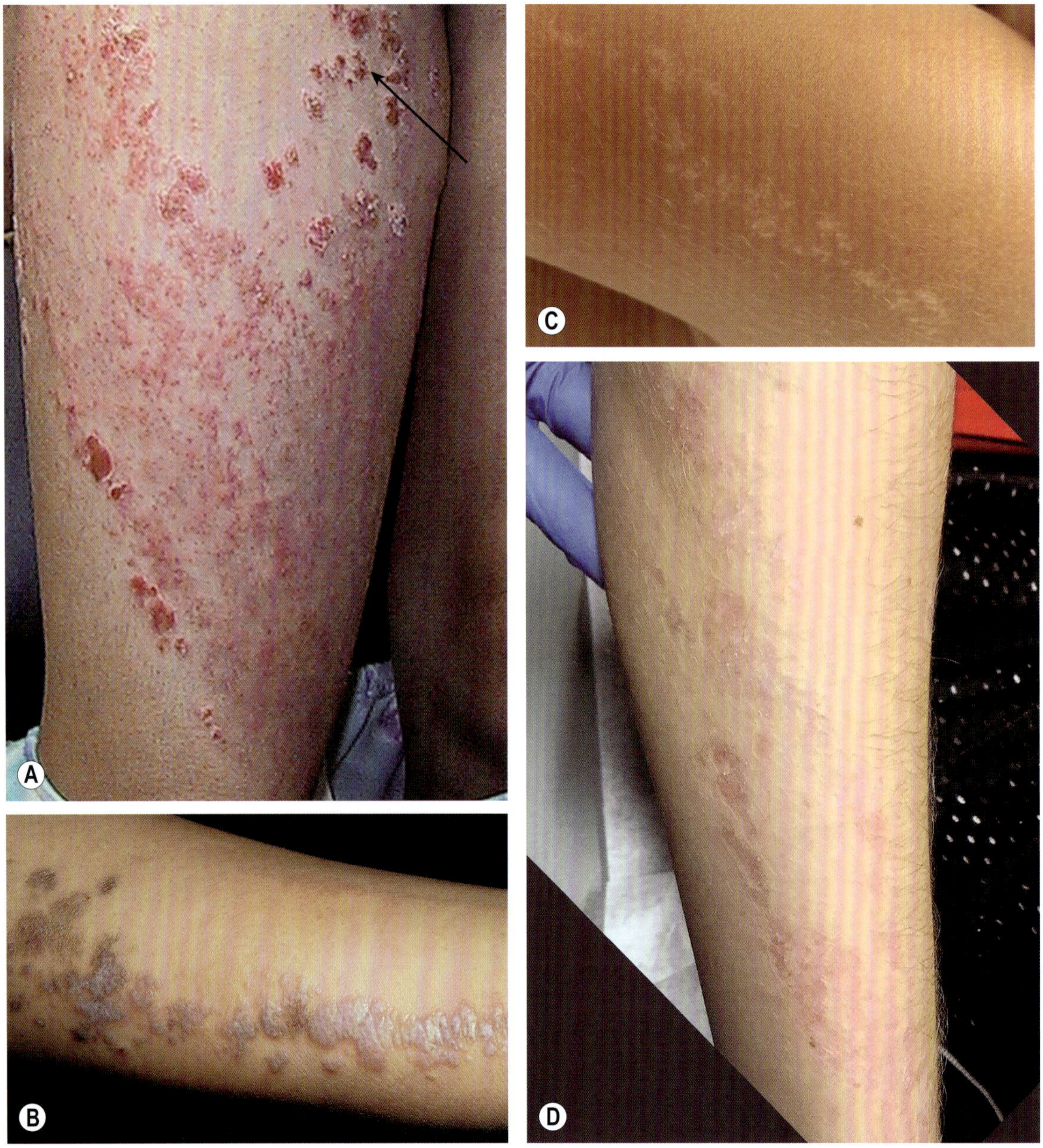

图 1.28 炎症性疾病。**A.** 线状银屑病。**B.** 线状扁平苔藓。**C.** 线状苔藓。**D.** 线状汗孔角化症（*B，Courtesy，Joyce Rico，MD. From Bolognia JL，Jorizzo JL，Schaffer JV. Dermatology，3e. London：Saunders，2012，with permission. C，Courtesy，Brittany Craiglow，MD. D，Courtesy，Julie Cantatore-Francis，MD.*）

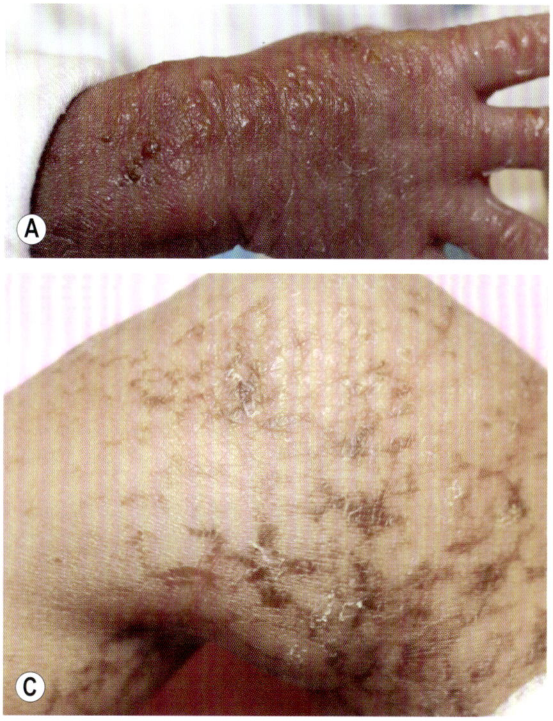
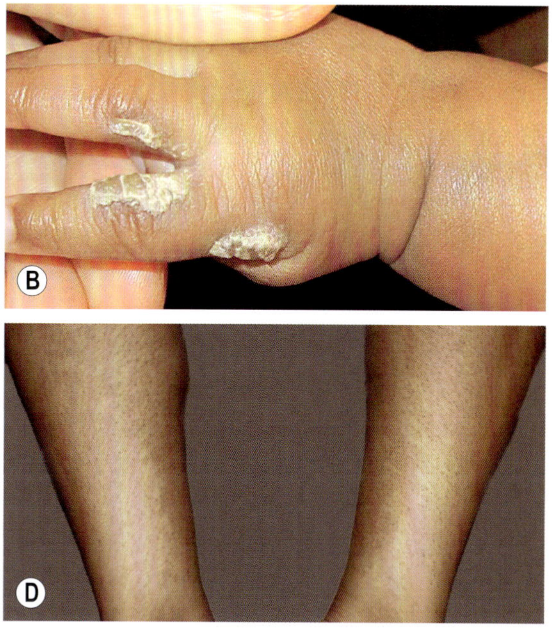

图 1.29 镶嵌分布。**A～D.** 色素失禁症，1～4 期。**A.** 水疱大疱期。**B.** 疣状增生期。**C.** 色素沉着期。**D.** 萎缩期（*A-D, Courtesy，Yale Dermatology Residents' Slide Collection.*）

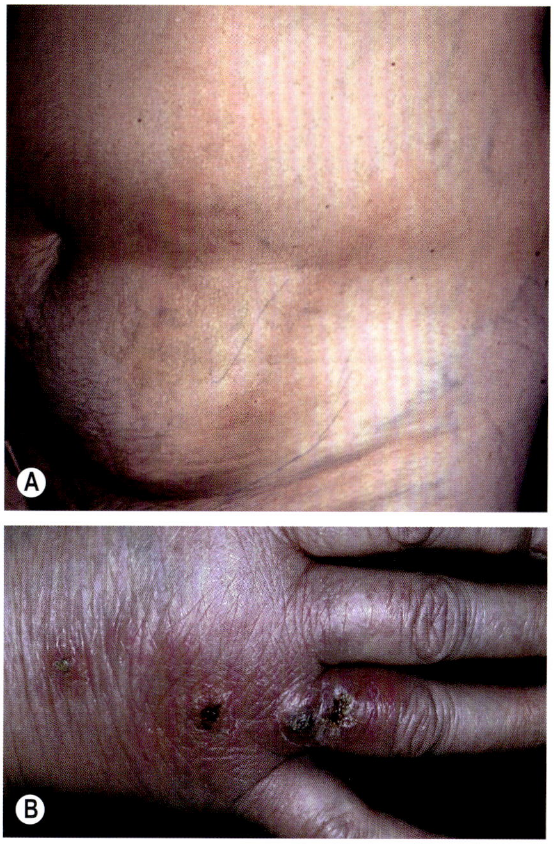

图 1.30 血管性疾病。**A.** 白塞病患者的浅表血栓性静脉炎。**B.** 非典型分枝杆菌感染所致的"孢子丝菌病"样分布的皮损（*A, Courtesy, Samuel Moschella, MD. B, Courtesy, Yale Dermatology Residents' Slide Collection. A, From Bolognia JB，Jorizzo JL，Rapini RP. Dermatology, 2e. London：Saunders，2008，with permission.*）

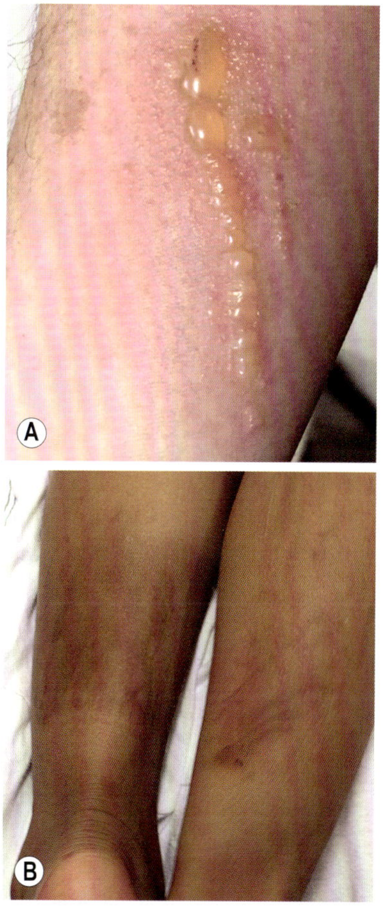

图 1.31 外部因素所致疾病。**A.** 毒常春藤所致。**B.** 植物日光性皮炎，炎症后色素沉着（*A，Courtesy，Joyce Rico，MD. B，Courtesy，Yale Dermatology Residents' Slide Collection.*）

表皮 vs. 真皮 vs. 深部软组织受累

肿瘤、炎症、水肿或其他沉积物可影响表皮、真皮或深部软组织（图 1.32）。表皮炎症将在第二部分介绍，可分为毛囊性（如毛囊炎）或非毛囊性（如脓疱性银屑病）炎症。

表皮基本改变

湿疹样 / 海绵水肿性 *

临床表现：

结痂，“潮湿”外观和（或）水疱（图 1.33A，圆圈所示），红斑（图 1.33A，箭头所示）

组织病理学：

角化不全，可见浆液渗出，细胞间水肿或形成水疱（图 1.33B，圆圈所示），血管周围炎症细胞浸润，血管轻度扩张（图 1.33B，箭头所示）

丘疹鳞屑性 / 银屑病样 *

临床表现：

上覆银色至白色鳞屑的（图 1.34A，箭头所示）斑块（图 1.34A，线框所示），境界清楚，鳞屑下亮红色的斑片

组织病理学：

角化不全，干性无浆液渗出（图 1.34B，箭头所示），棘层肥厚；银屑病（典型代表性疾病）规则性棘层肥厚（图 1.34B，线框所示），表皮内常见中性粒细胞

苔藓样（界面改变）†

临床表现：

紫色（图 1.35A，箭头所示）至粉色至灰色，颜色取决于肤色，皮损常呈平顶状

组织病理学：

带状淋巴细胞浸润（图 1.35B，箭头所示），色素失禁（深色肤色患者更明显）

空泡变性（界面改变）†

临床表现：

皮损较薄，可为粉红色、红色、灰色或暗色，颜色取决于炎症剧烈程度和肤色（图 1.36A）

组织病理学：

基底细胞空泡化（图 1.36B，箭头所示）

---

* 可有重叠的表现，特别是在慢性海绵水肿性疾病

† 界面改变的皮肤病可存在重叠的特点；需要注意的是，与其他 3 种表皮基本改变不同，空泡变性没有真正的临床−病理的对应关系

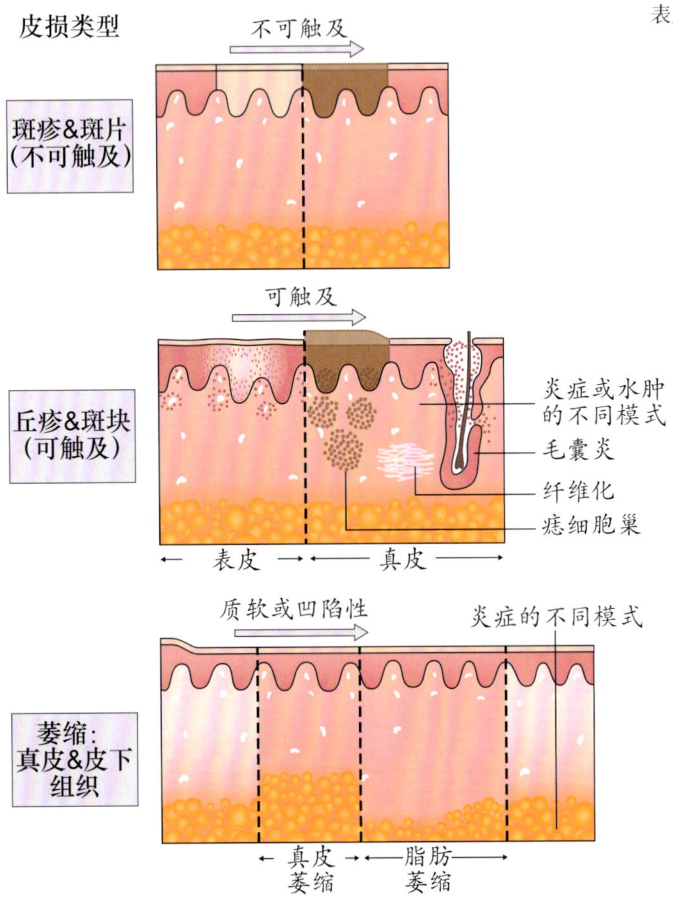

图 1.32 表皮 vs. 真皮 vs. 深部软组织受累（*Adapted from Bolognia JL，Jorizzo JL，Schaffer JV. Dermatology，3e. London：Saunders，2012，with permission.*）

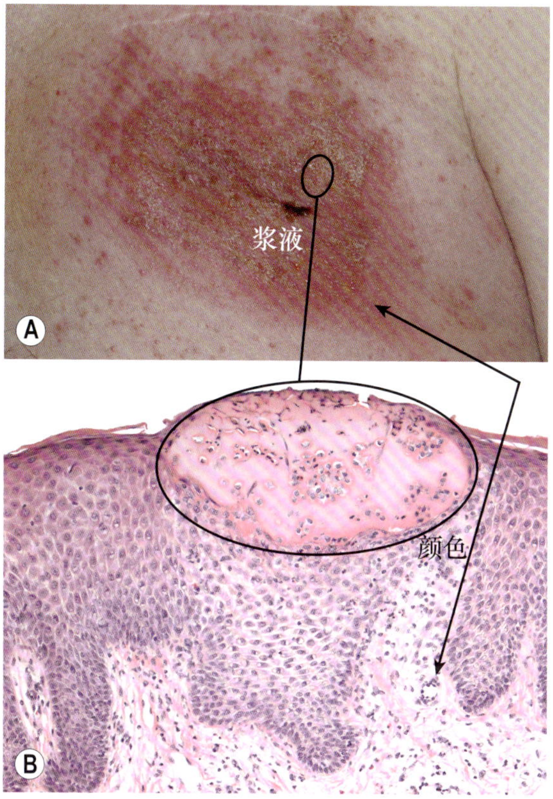

图 1.33　黏合剂所致变应性接触性皮炎（*A，Courtesy，Kalman Watsky，MD.*）

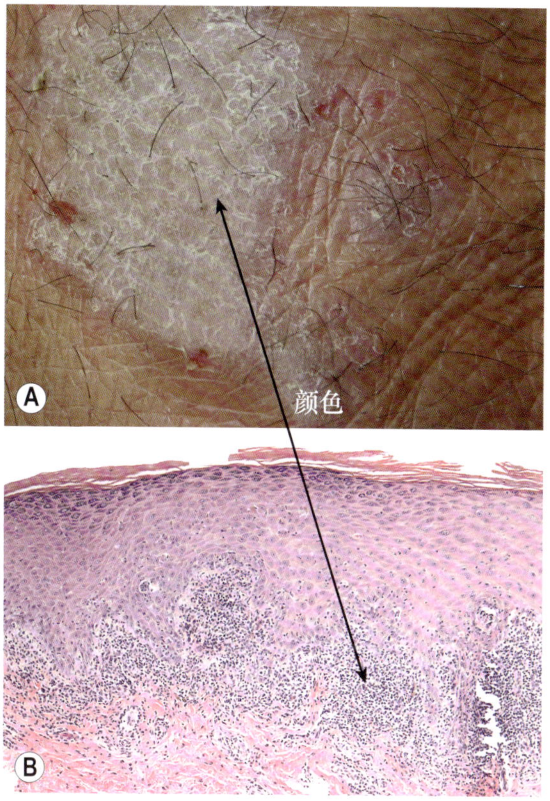

图 1.35　扁平苔藓（*A，Courtesy，Yale Dermatology Residents' Slide Collection.*）

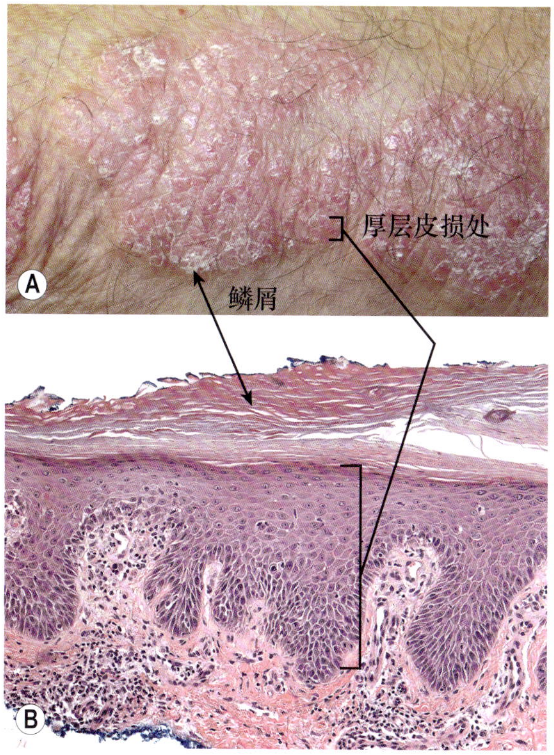

图 1.34　银屑病（*A，Courtesy，Yale Dermatology Residents' Slide Collection.*）

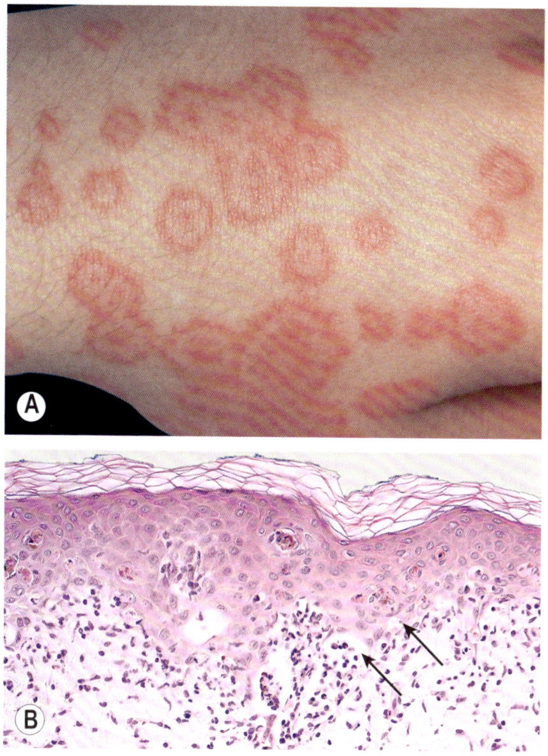

图 1.36　多形红斑（*A，Courtesy，Yale Dermatology Residents' Slide Collection. A，From Bolognia JL，Jorizzo JL，Schaffer JV. Dermatology，3e. London：Saunders，2012，with permission.*）

急性 vs. 慢性湿疹样 / 海绵水肿改变

急性湿疹样 / 海绵水肿改变

临床表现：

表面浆液 / 结痂（潮湿、渗液）和（或）水疱（图 1.37A，箭头所示），红斑（图 1.37A，图 1.38）；可出现脓痂改变

组织病理学：

角化不全，伴浆痂 / 炎细胞浸润和（或）表皮内水疱（图 1.37B，箭头所示），真皮血管周围炎症细胞浸润

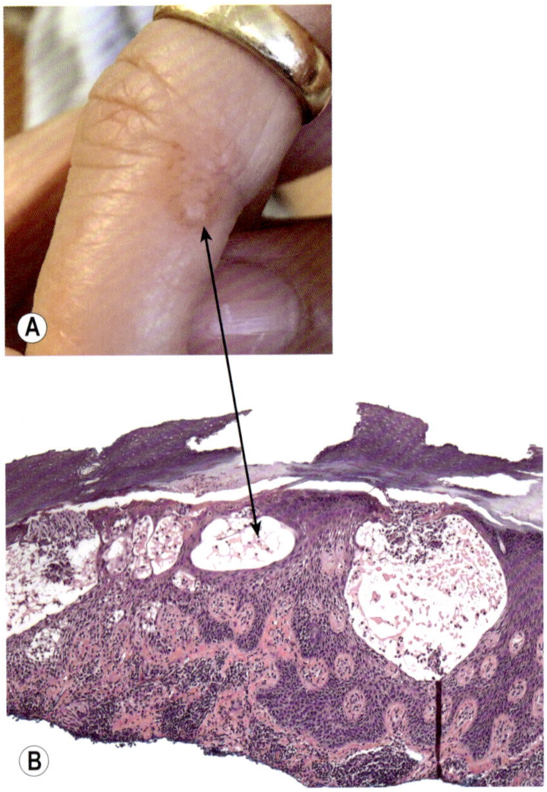

图 1.37 汗疱疹

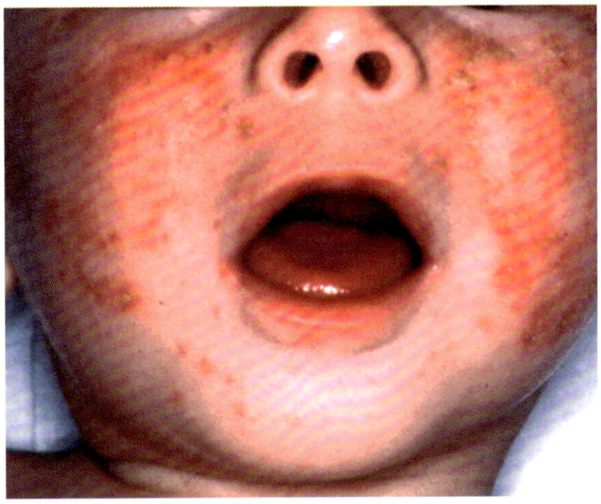

图 1.38 急性特应性皮炎，婴儿期（*Courtesy，Kalman Watsky，MD.*）

慢性湿疹样 / 海绵水肿改变

临床表现：

肥厚性 / 苔藓样斑块（图 1.39A，线框所示），上覆鳞屑（图 1.39A，箭头所示），+/− 红斑（图 1.39A，图 1.40）

组织病理学：

角化过度 +/− 角化不全（图 1.39B，箭头所示），颗粒层增厚，棘层肥厚（图 1.39B，线框所示），真皮内可见纵行排列的胶原（图 1.39B，星号所示），血管周围炎症细胞浸润

其他湿疹样改变见图 1.41～图 1.43

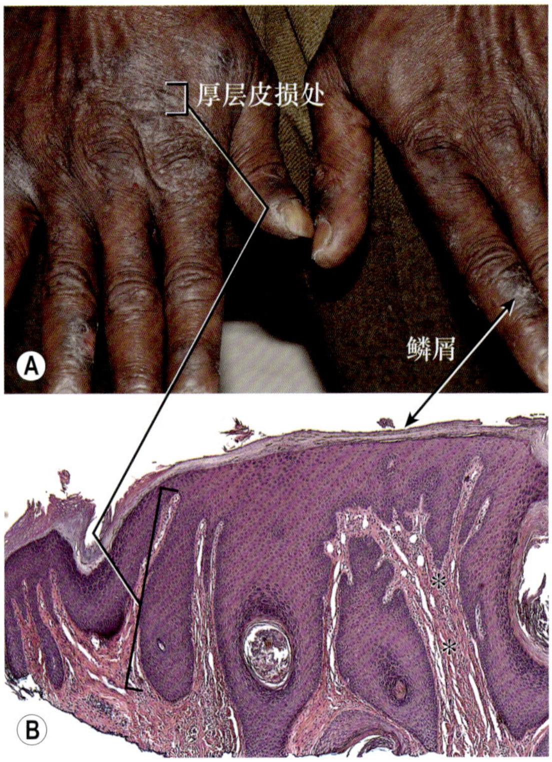

图 1.39 慢性皮炎，伴苔藓样变（*A，Courtesy，Kalman Watsky，MD.*）

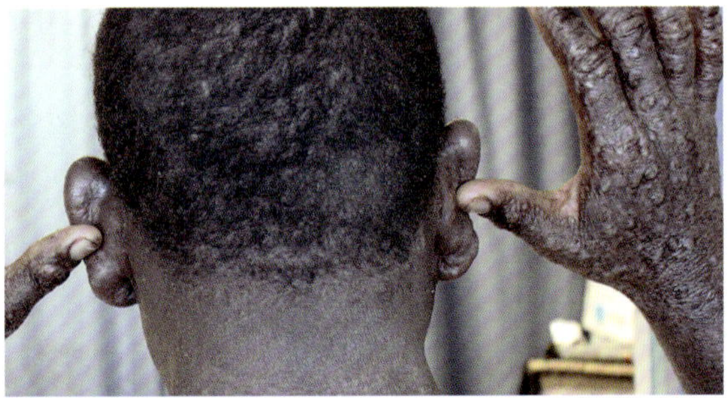

图 1.40 慢性特应性皮炎（*Courtesy，Yale Dermatology Residents' Slide Collection.*）

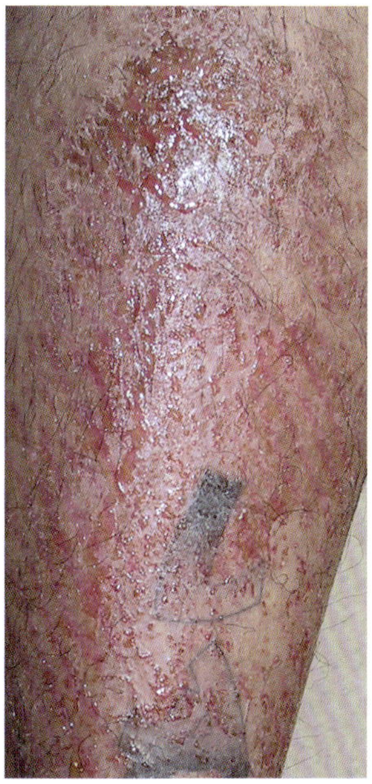

图 1.41 急性变应性接触性皮炎

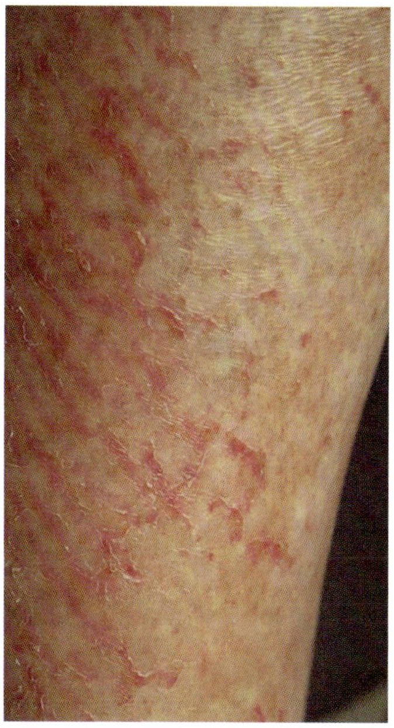

图 1.42 乏脂性湿疹（*Courtesy*，*Yale Dermatology Residents' Slide Collection.*）

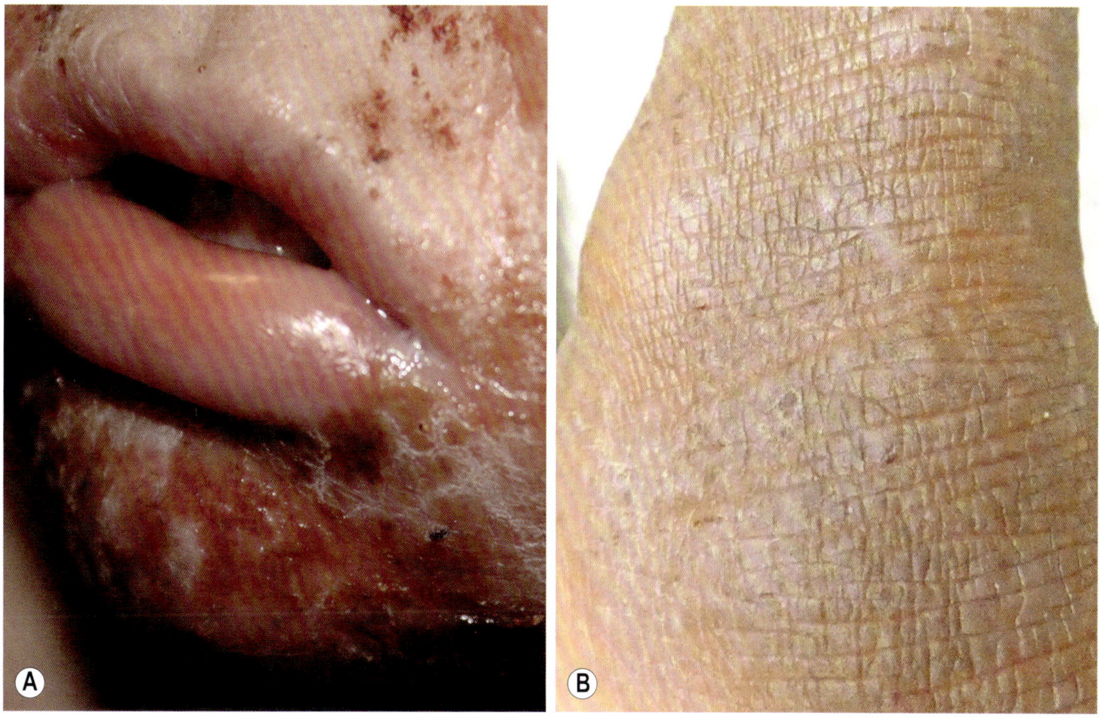

图 1.43 特应性皮炎。**A.** 急性渗出，形成脓性浆痂。**B.** 慢性改变，呈苔藓样变（*A*，*Courtesy*，*Yale Dermatology Residents' Slide Collection.*）

炎症细胞浸润类型——表皮

嗜中性粒细胞：临床上常伴脓疱（图 1.44，参见第 11 章）

嗜酸性粒细胞：临床上可伴水疱 / 糜烂（图 1.45）

淋巴细胞（图 1.46，箭头所示）：常伴发于表皮海绵水肿，也可见于皮肤 T 细胞淋巴瘤

朗格汉斯细胞（图 1.47，圆圈所示）：原型为朗格汉斯组织细胞增生症，表皮海绵水肿时也可以见到少量朗格汉斯细胞聚集（参见第 20 章）

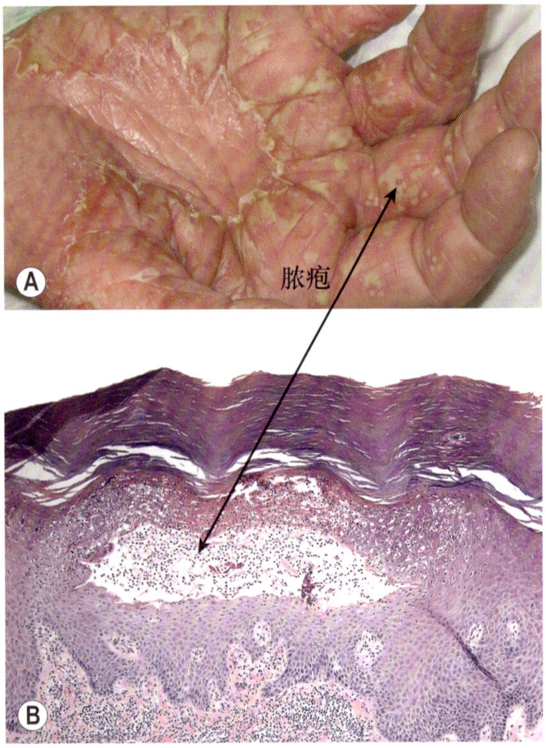

图 1.44 脓疱型银屑病（*Courtesy*，*Yale Dermatology Residents' Slide Collection.*）

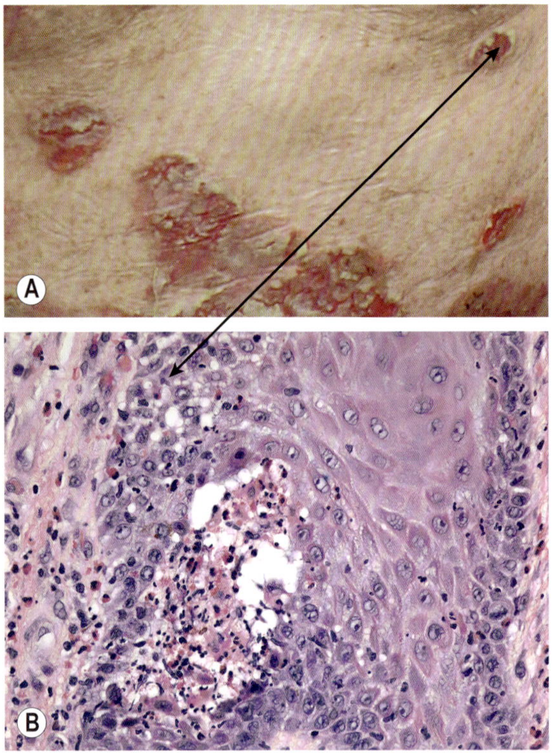

图 1.45 寻常型天疱疮（*Courtesy*，*Yale Dermatology Residents' Slide Collection.*）

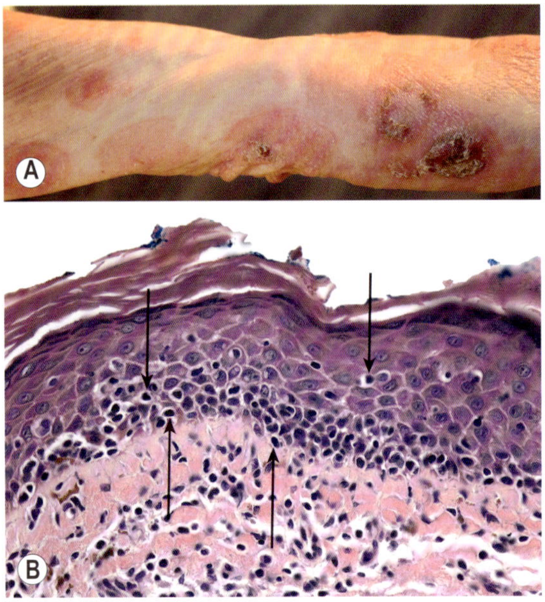

图 1.46 蕈样肉芽肿（*Courtesy*，*Yale Dermatology Residents' Slide Collection.*）

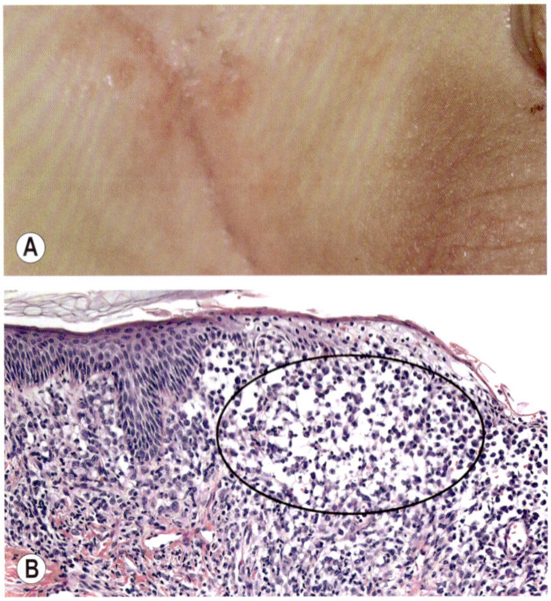

图 1.47 朗格汉斯细胞组织细胞增生症（*A*，*Courtesy*，*Irwin Braverman*，*MD.*）

炎症细胞浸润类型——真皮

真皮内炎症细胞浸润的主要类型有时可通过临床皮损的颜色来预测。

朗格汉斯细胞组织细胞增生症：紫癜性丘疹和斑块；真皮可见朗格汉斯细胞和红细胞外渗（图 1.47A、B；参见第 20 章）

肉芽肿性疾病：典型的红棕色至粉红色，玻片按压皮损时，皮损呈淡黄色，真皮内（图 1.48B，圆圈所示）可见组织细胞聚集（肉芽肿）（图 1.48A；参见第 20 章）

肥大细胞：粉红色至红棕色，轻微创伤可诱发风团 / 水疱；肥大细胞的细胞核位于中央，含丰富细颗粒样胞质（图 1.48C、D）

真皮全层致密中性粒细胞浸润：急性期或未经治疗时表现为深红色、鲜红色的斑块，水疱样或半透明改变（图 1.48E、F；参见第 16 章）

真皮全层致密淋巴细胞浸润或白血病细胞浸润：粉红色至紫色丘疹、结节，质硬（图 1.48G～L）

真皮稀疏淋巴细胞浸润［可能混有嗜中性粒细胞和（或）嗜酸性粒细胞］：淡粉红色（图 1.48M、N）

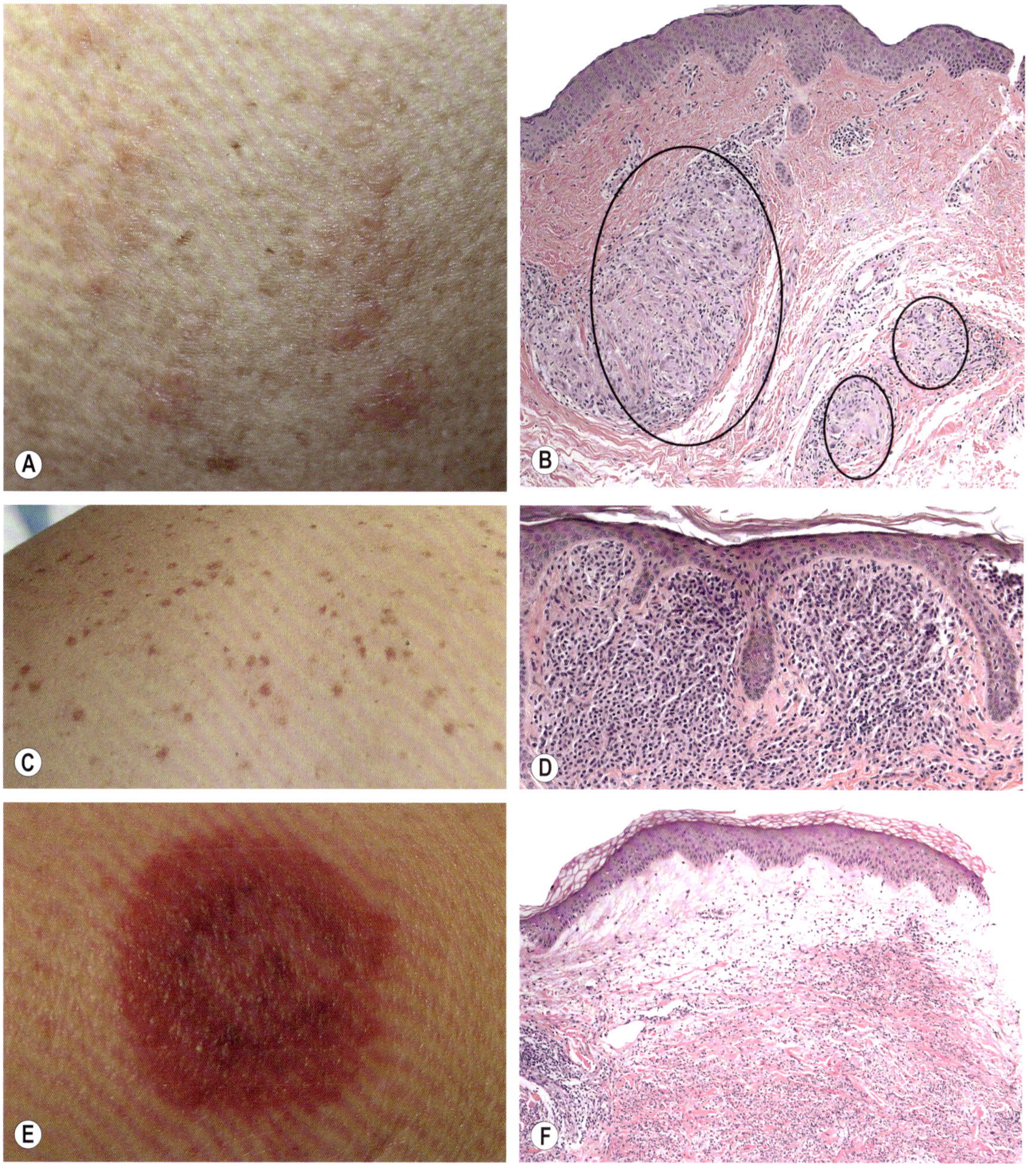

图 1.48 真皮炎症细胞浸润。**A**、**B.** 结节病。**C**、**D.** 肥大细胞增生症。**E**、**F.** Sweet 综合征

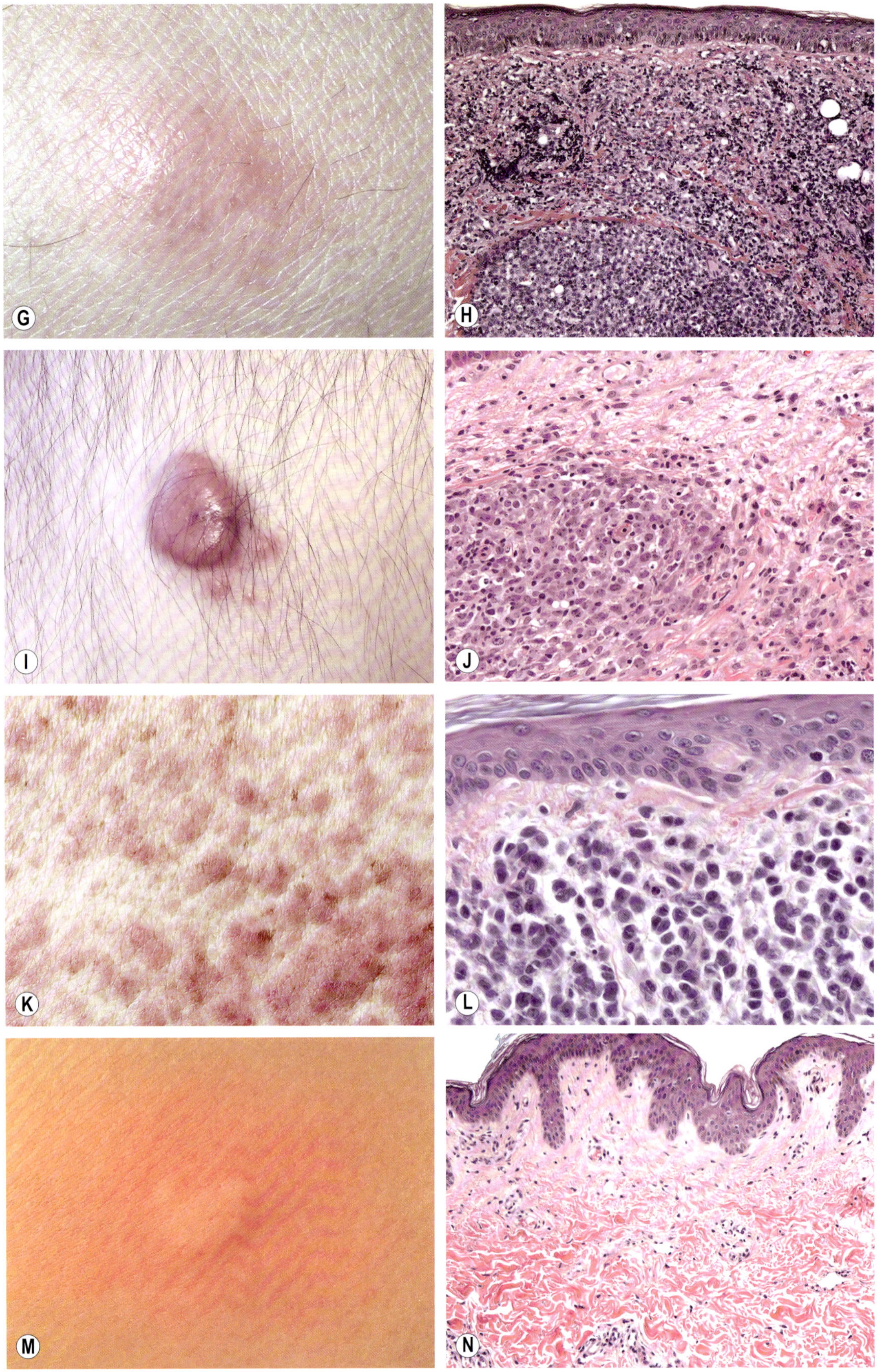

图 1.48（续） **G、H.** B 细胞淋巴瘤。**I、J.** 间变性大细胞淋巴瘤。**K、L.** 急性髓系白血病。**M、N.** 荨麻疹（*A*，*E-L*，*Courtesy*，*Yale Dermatology Residents' Slide Collection.*）

典型皮损

（图 1.49，图 1.50）

	术语	临床特征	临床示例	病理示例
根据皮损大小	斑疹	• 扁平，局限，不可触及 • 直径<1 cm • 通常为色素减少或色素增加 • 也可以是其他颜色（如粉红色、红色、蓝紫色） • 可为圆形、椭圆形或形状不规则 • 境界清楚或不清	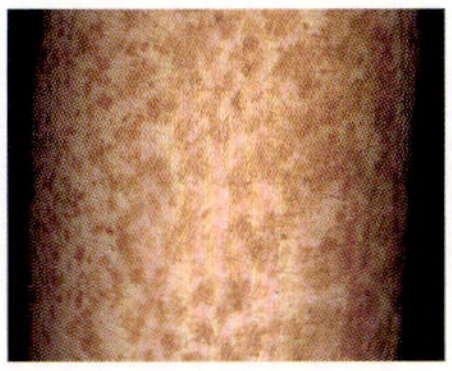 日光性黑子	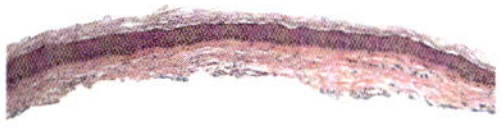
	斑片	• 扁平，局限 • 直径>1 cm • 通常为色素减少或色素增加 • 亦可为其他颜色（如蓝色、蓝紫色）	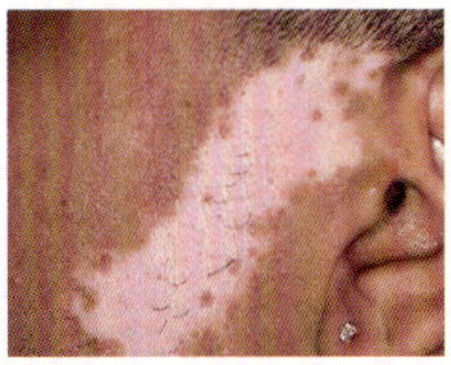 白癜风	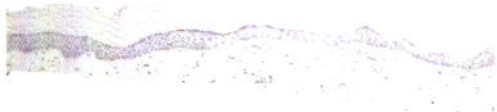
根据皮损大小	丘疹	• 隆起，局限 • 直径<1 cm • 表皮增厚和（或）真皮内细胞浸润或沉积物 • 可有继发改变（如鳞屑、痂） • 需要与水疱或脓疱相鉴别 • 可呈扁平、圆顶、丝状、带蒂、光滑、疣状或脐凹	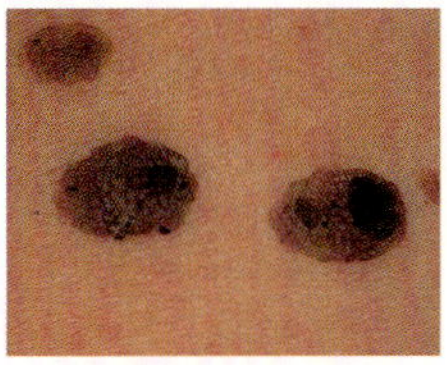 脂溢性角化症	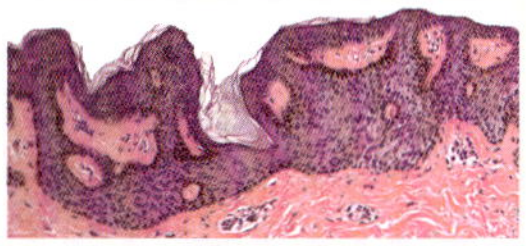
	斑块	• 隆起，局限 • 直径>1 cm • 表皮增厚和（或）真皮内细胞浸润或沉积物 • 可有继发改变（如鳞屑、痂、糜烂） • 可为单发皮损或丘疹融合而成	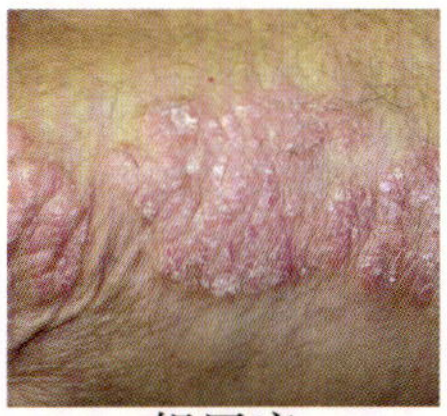 银屑病	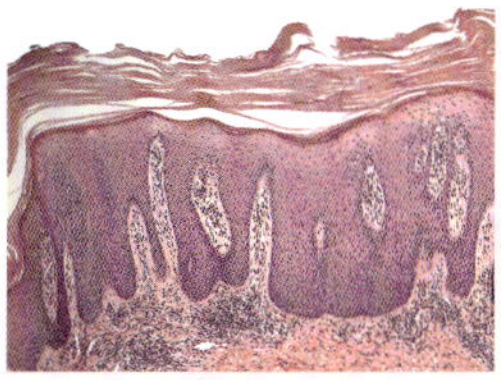
	结节	• 隆起，局限 • 比丘疹大，直径多>1.5 cm • 真皮和（或）皮下组织受累 • 皮损可大部分位于皮肤表面以下 • 可压缩的，触之质软、有弹性或质硬	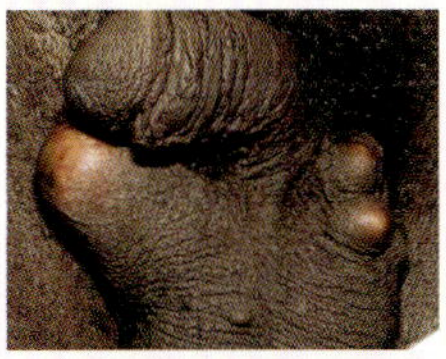 表皮样囊肿	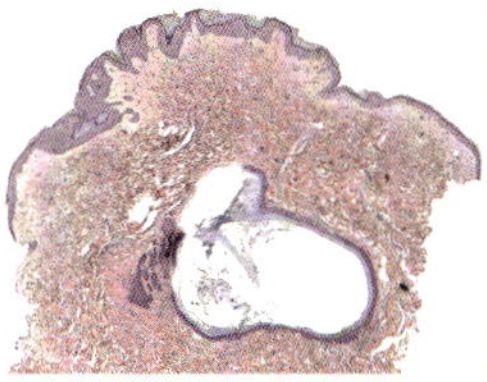

图 1.49 典型皮损的描述性术语（*Adapted from Bolognia JL，Schaffer JV，Duncan KO，Ko CJ. Dermatology Essentials，1e. Philadelphia：Saunders，2014，with permission.*）

	术语	临床特征	临床示例	病理示例
←根据皮损大小→	水疱	•隆起，局限 •直径<1 cm •内容物多为清亮液体，也可呈血性 •可发展为脓疱、脐凹样或糜烂	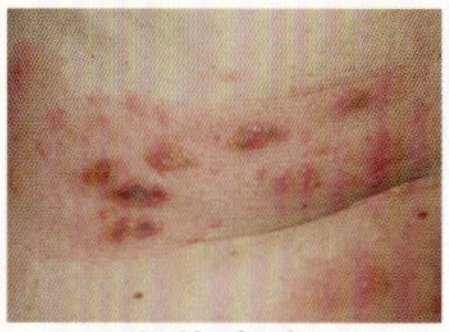 带状疱疹	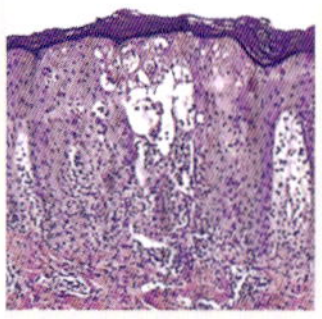
	大疱	•隆起，局限 •直径>1 cm •内容物多为清亮液体，也可呈血性 •可发展为糜烂或溃疡	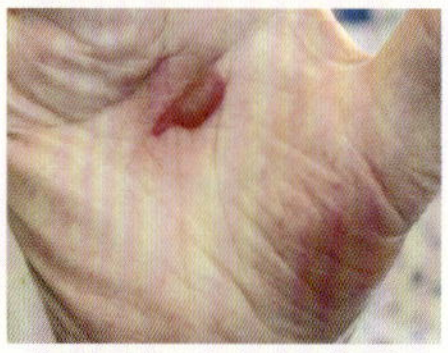 大疱性固定性药疹	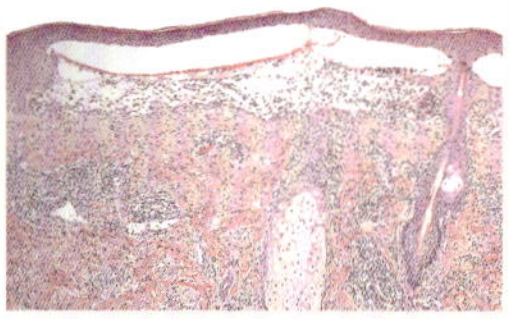
	脓疱	•隆起，局限 •通常直径<1 cm •内容物为脓性物质（如嗜中性粒细胞、嗜酸性粒细胞） •可为感染性或无菌性	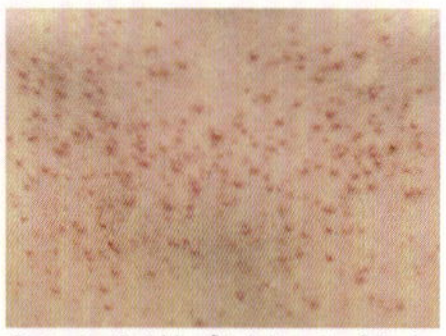 类固醇激素性毛囊炎	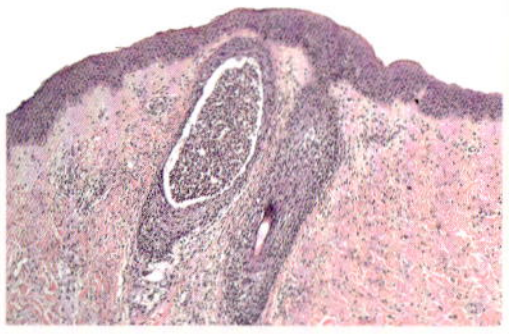

图 1.49（续）

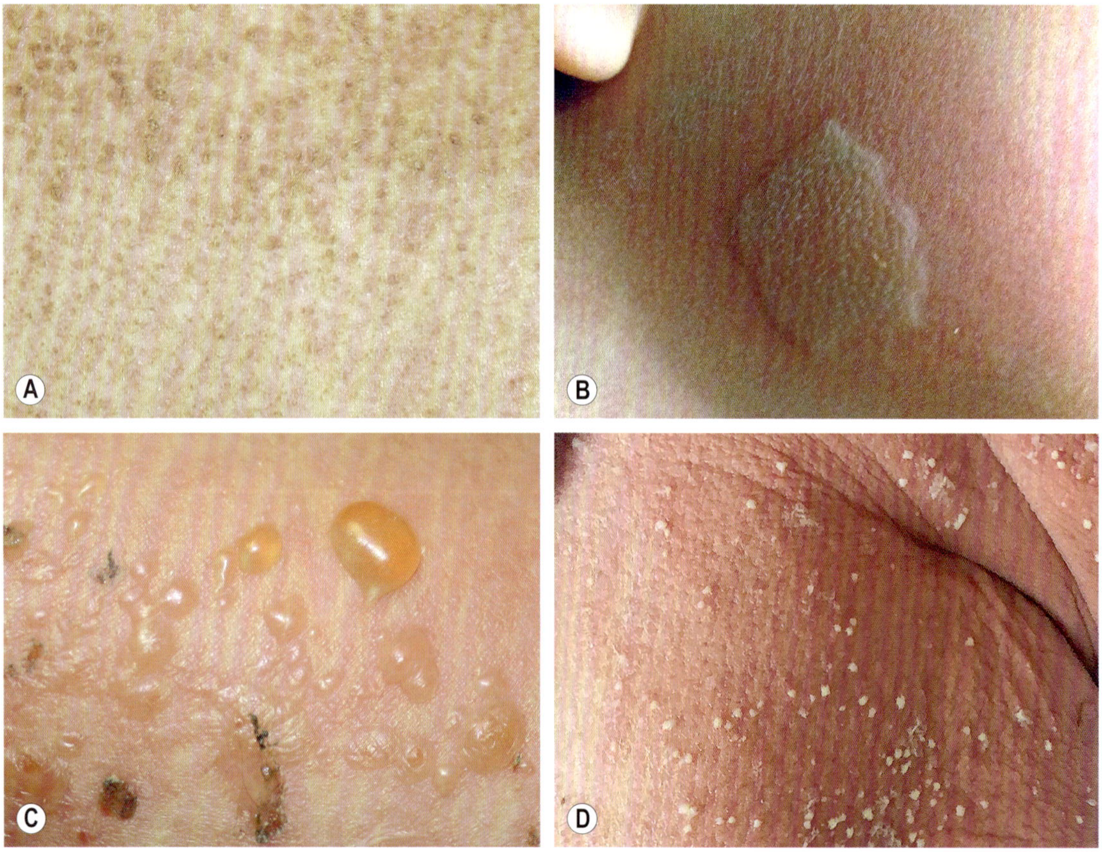

图 1.50 原发性损害的描述性术语。**A.** 双相性淀粉样变，下半张图为斑疹（扁平皮损 < 1 cm），上半张图为丘疹（隆起性皮损 < 1 cm）。**B.** 该风团中，红色斑片（扁平皮损 > 1 cm），围绕中央的斑块（隆起性皮损 > 1 cm）。**C.** 大疱性类天疱疮的水疱（直径 < 1 cm）和大疱（直径 > 1 cm）。**D.** 急性泛发性发疹性脓疱病的脓疱（*C*，*D Courtesy*，*Yale Dermatology Residents' Collection.*）

颜色区带

鉴别要点

- **典型靶形损害**：原型为多形红斑，由三个区带组成（中间区带为淡色的水肿性隆起；图 1.51A，箭头所示）
- **非典型靶形损害**：多形红斑可见不典型靶形丘疹（隆起），但不典型靶形斑疹（扁平）临床需怀疑药疹；经典的仅有两个区带，中央可见水疱（图 1.51B）
- **环状，无鳞屑**：环状，中央多不受累（图 1.51C～E）
- **环状，有鳞屑**：环状鳞屑（图 1.51F）或鳞屑位于粉红色的皮损边缘；体癣的鳞屑在环外侧边缘（图 1.51G）；离心性环形红斑的鳞屑在环内侧边缘（图 1.51H）

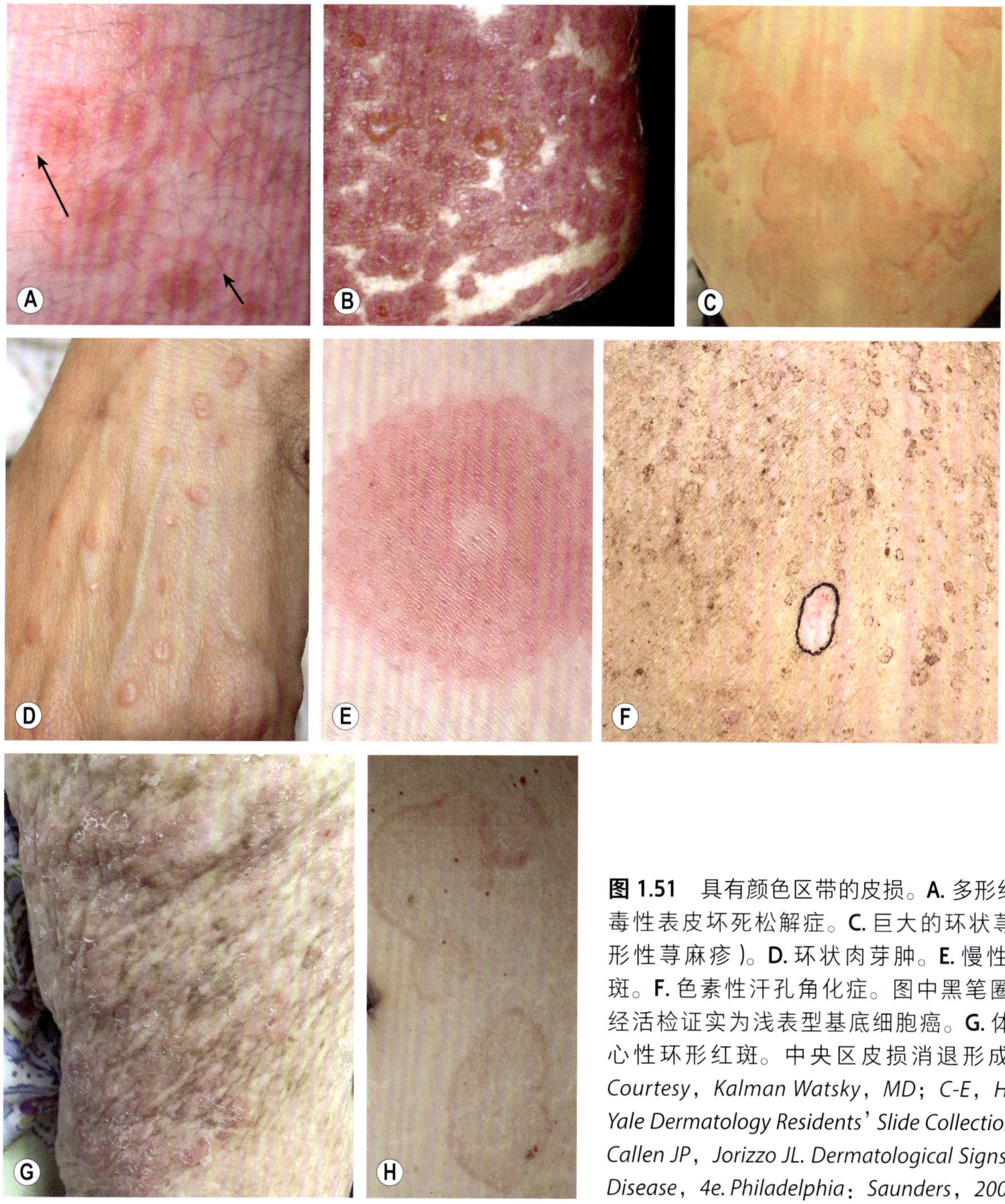

图 1.51 具有颜色区带的皮损。**A.** 多形红斑。**B.** 中毒性表皮坏死松解症。**C.** 巨大的环状荨麻疹（多形性荨麻疹）。**D.** 环状肉芽肿。**E.** 慢性游走性红斑。**F.** 色素性汗孔角化症。图中黑笔圈出的区域经活检证实为浅表型基底细胞癌。**G.** 体癣。**H.** 离心性环形红斑。中央区皮损消退形成环形（*A，Courtesy，Kalman Watsky，MD；C-E，H Courtesy，Yale Dermatology Residents' Slide Collection. B，From Callen JP，Jorizzo JL. Dermatological Signs of Internal Disease，4e. Philadelphia：Saunders，2009.*）

（图 1.52）

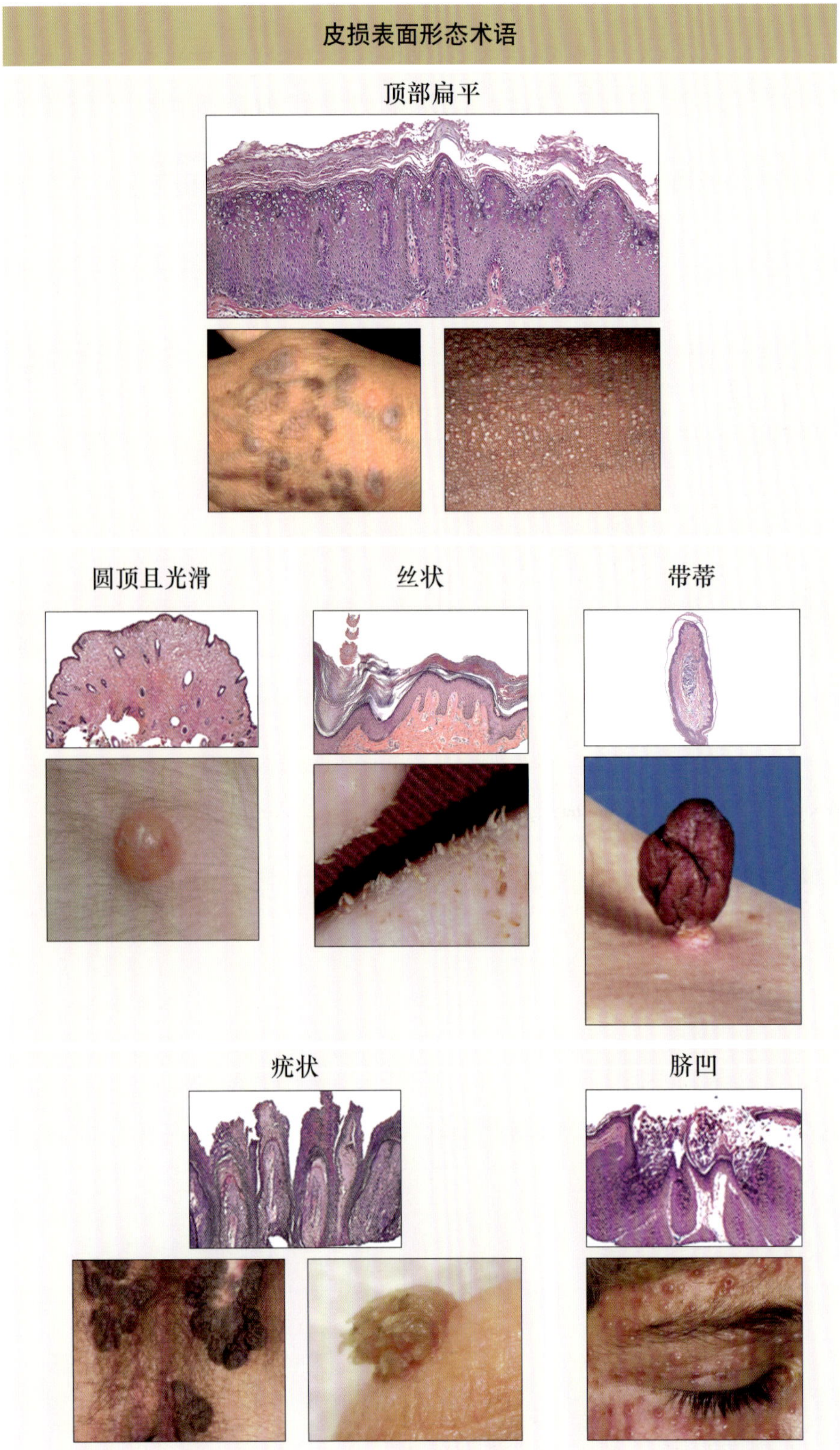

图 1.52 皮损表面形态术语（*Adapted from Bolognia JL，Schaffer JV，Duncan KO，Ko CJ. Dermatology Essentials，1e. Philadelphia：Saunders，2014，with permission.*）

皮损颜色

（图 1.53）

皮损颜色作为临床诊断线索			
颜色	常见原因		
	内源性		外源性
粉色至红色至紫色	• 红细胞 • 炎症 • 血管	示例：Kaposi肉瘤 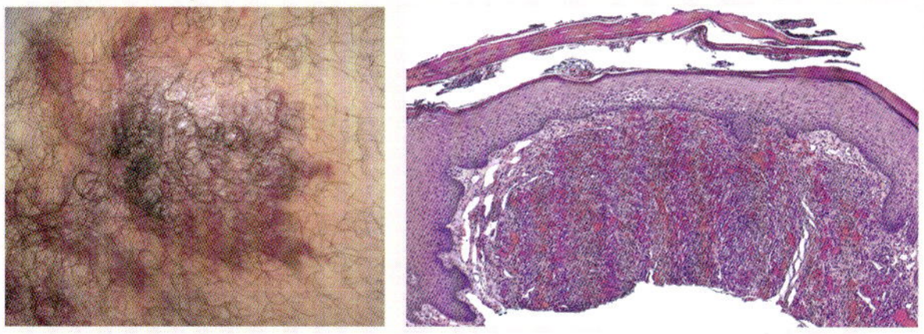	• 文身
黑色	• 坏死 • 黑色素 • 炎症 • 血管（如栓塞）	示例：钙化防御 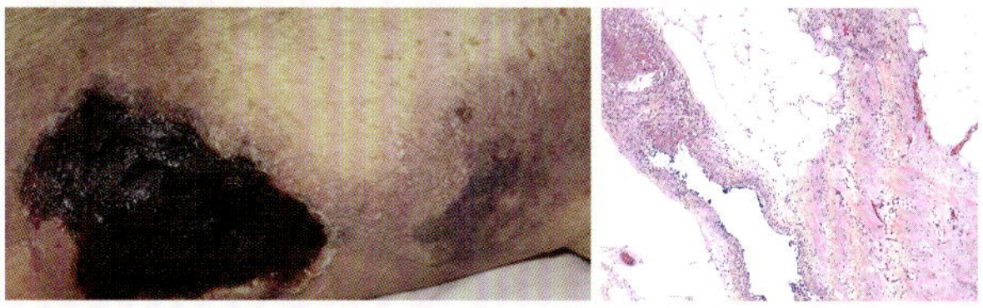	• 文身 • 毒常春藤汁 • 蜱虫
蓝色	• 血管 • 黑素	示例：脉管畸形 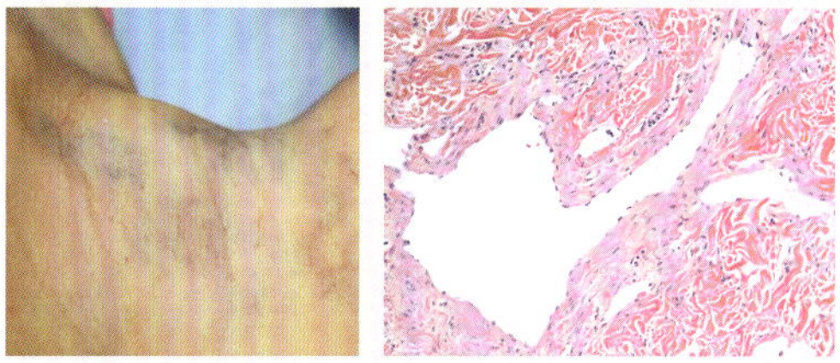	• 药物沉积（如米诺环素） • 重金属 • 文身
黄色	• 脂质 • 结缔组织 • 沉积物（如痛风石） • 角质	示例：结缔组织痣 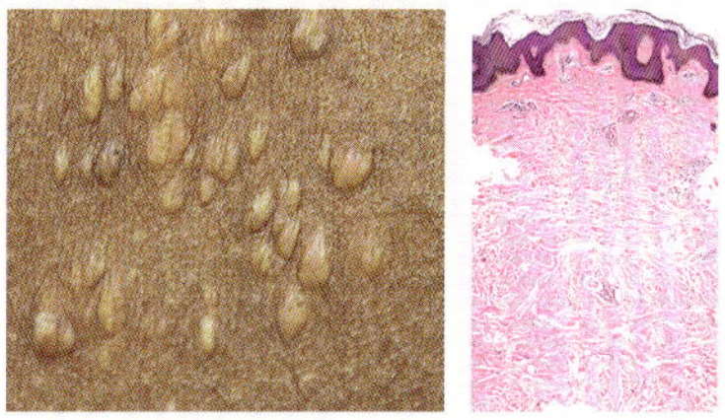	• 药物
棕色	• 黑素 • 含铁血黄素 • 细胞增生（如皮肤纤维瘤）	示例：掌黑癣 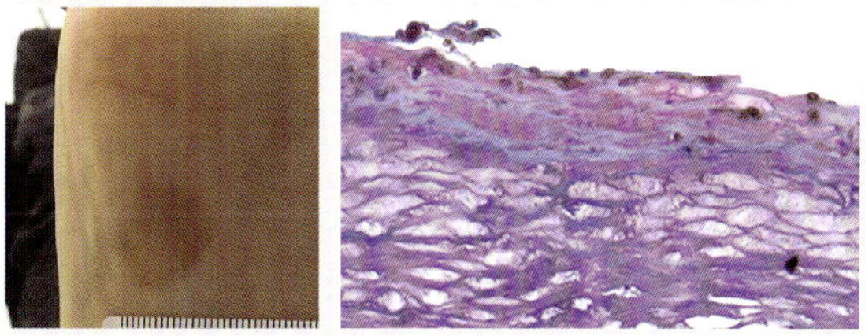	• 药物 • 真菌
白色	• 黑素减少 • 血管痉挛 • 沉积物（如钙质） • 角质 • 细胞增生（如瘢痕）	示例：白癜风、贫血痣 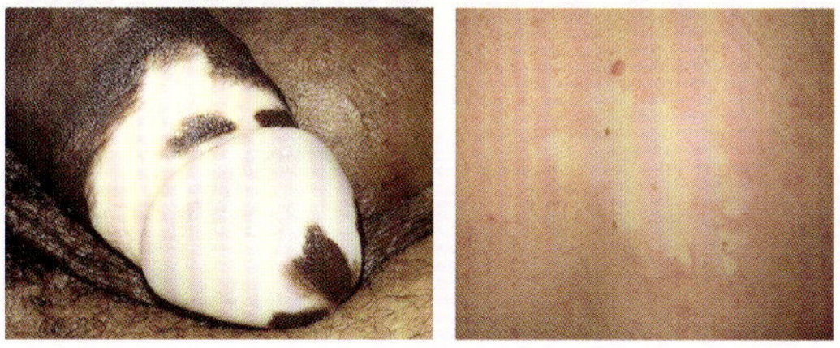	• 文身

图 1.53　皮损颜色作为临床诊断线索（*Adapted from Bolognia JL，Jorizzo JL，Schaffer JV. Dermatology，3e. London：Saunders，2012，with permission.*）

角化性皮肤病

弥漫：累及整个手掌或足掌（图 1.54A）

局限：累及部分手掌或足掌（图 1.54B）

点状：小的，孤立性角化性皮损，分布于手掌或足掌

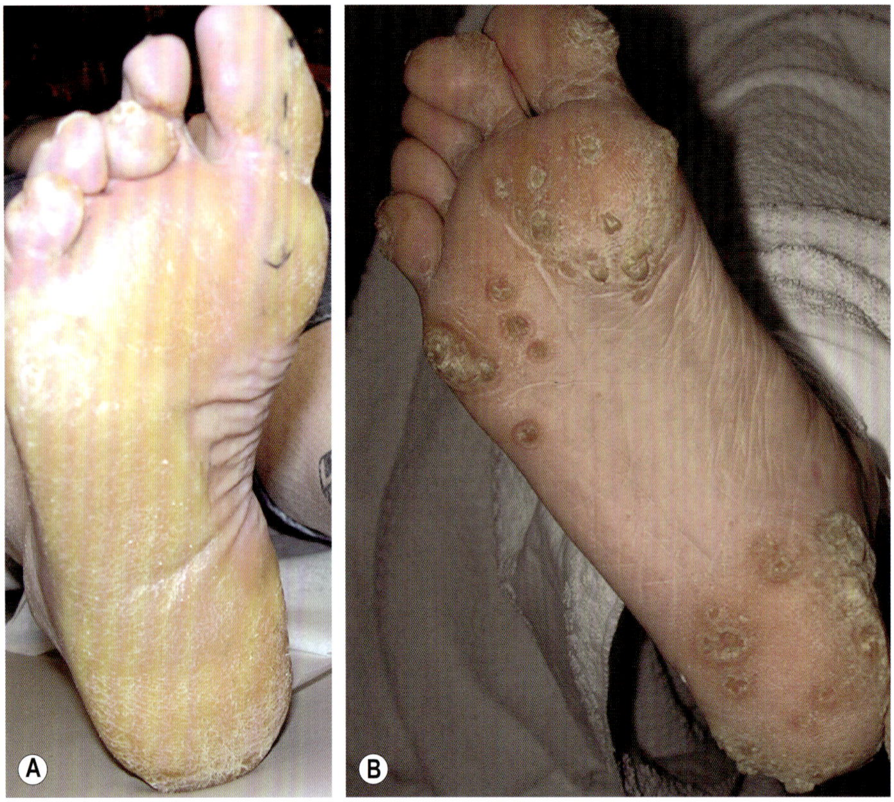

图 1.54 角化性皮肤病。**A.** 弥漫。**B.** 局限（*Courtesy*，*Yale Dermatology Residents' Slide Collection.*）

鳞屑

常在红斑基础上出现

鉴别要点（图 1.55）

- 银色至黄白色，或为云母状：例如，银屑病
- 领圈状 +/− 中央细薄鳞屑：例如，玫瑰糠疹
- Wickham 纹（线状鳞屑）：扁平苔藓
- 油腻性：例如，脂溢性角化症
- 潮湿性：例如，钱币状湿疹
- 苔藓化：皮肤增厚，皮纹突显，例如，慢性单纯性苔藓
- 粉末状（特别是轻刮皮损时）：例如，花斑癣
- 玉米片样：例如，落叶型天疱疮
- 炎症性红斑内侧附着鳞屑：例如，离心性环状红斑
- 炎症性红斑外侧附着鳞屑：例如，体癣

常在非红斑基础上出现

波纹状（平行排列）：例如，表皮松解性鱼鳞病（图 1.56A、B）

细薄的白色鳞屑，多为矩形：例如，寻常型鱼鳞病（图 1.56C、D）

板层状（片状，边缘游离）：例如，板层状鱼鳞病（图 1.56E、F）

脏污状，多累及后颈部，身体皱褶部位不受累：X- 连锁鱼鳞病（图 1.56G、H）

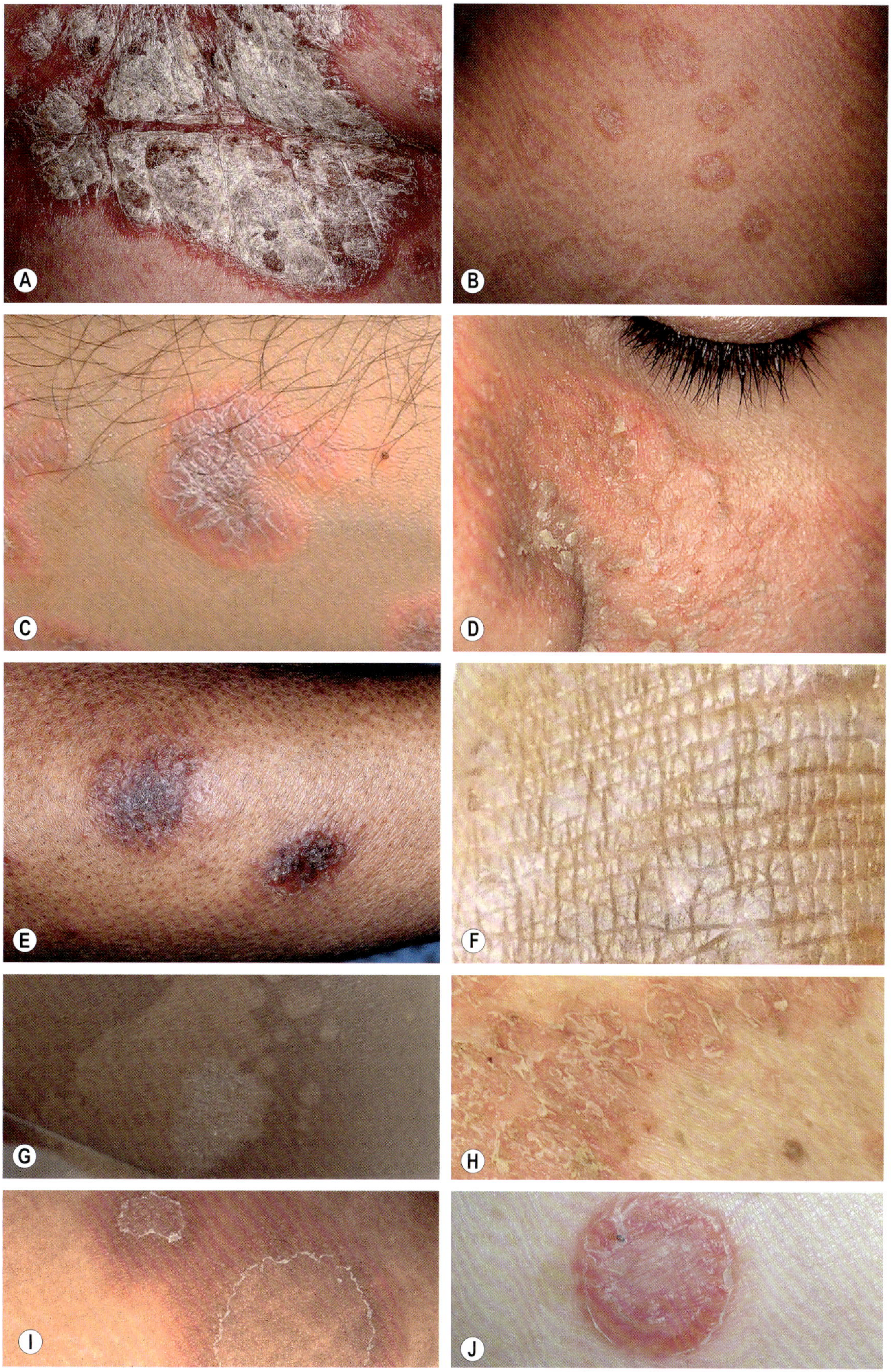

图 1.55 鳞屑，常在红斑基础上出现。**A.** 银屑病。**B.** 玫瑰糠疹。**C.** 扁平苔藓。**D.** 脂溢性皮炎。**E.** 钱币状湿疹。**F.** 慢性特应性皮炎，苔藓化。**G.** 花斑癣。**H.** 落叶型天疱疮。**I.** 离心性环状红斑。**J.** 体癣（*A，B，F，Courtesy，Yale Dermatology Residents' Slide Collection；E，Courtesy，Kalman Watsky，MD；H，Courtesy，NYU Slide Collection. A-F，H，From Bolognia JL，Jorizzo JL，Schaffer JV. Dermatology，3e. London：Saunders，2012，with permission. I，From Schwarzenberger K，Werchniak AE，Ko C. General Dermatology. London：Saunders，2009.*）

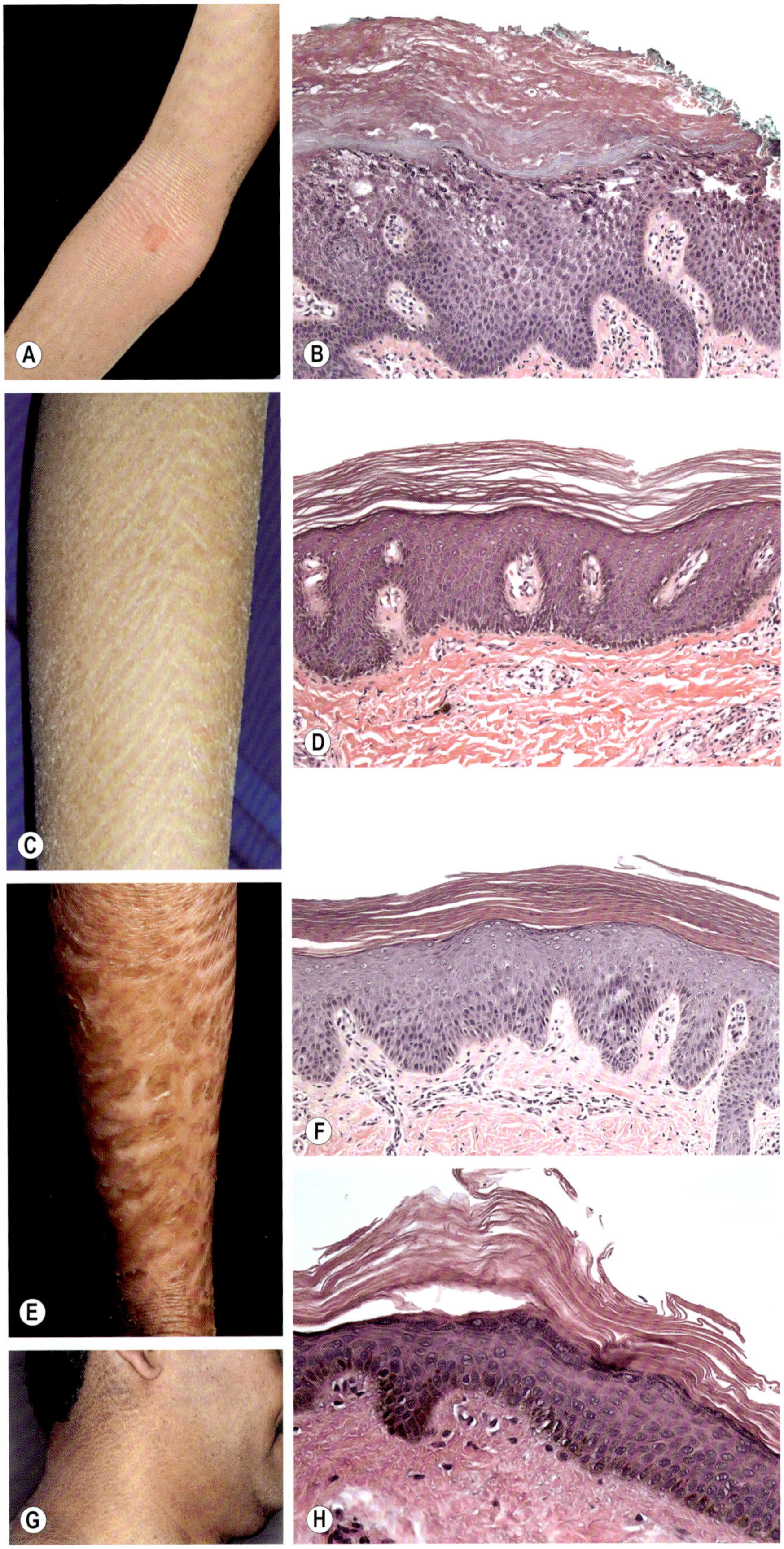

图 1.56 鳞屑，常在非红斑基础上出现。**A、B.** 表皮松解性鱼鳞病。**C、D.** 寻常型鱼鳞病。**E、F.** 板层状鱼鳞病。**G、H.** X- 连锁鱼鳞病（*A，E Courtesy，Britt Craiglow，MD；C，Courtesy，Julie V Schaffer，MD；G，Courtesy，Gabriele Richard，MD and Franziska Ringpfeil，MD；H，From Fernandes NF，Janniger CK，Schwartz RA. Xlinked ichthyosis：an oculocutaneous genodermatosis. J Am Acad Dermatol. 2010；62：480-85，© Elsevier.*）

（李翔倩　译）

2 按部位与形态的鉴别诊断

虽然一头大象因其具有独特的外观特征而容易被识别，但我们却很难区分不同的“大型猫科动物”，源于我们很少见到它们，即使是见到了也很少能把它们放到一起对比。实际上，它们各有特点，即使只是看它们斑点的形态。把这些不同的斑点放到一起来一一对比观察，可以很好地认识它们（见表 1.2）。因此，本章列出了特定身体部位出现某种特殊皮损形态的疾病，并强调各种疾病的鉴别要点，并对这些疾病的形态学进行对比。这些部位包括面部、身体皱褶部位、肢端和躯干。

面部

面部：多发丘疹，黄白色

鉴别要点（图 2.1）

- **Cowden 综合征**：表面呈疣状（箭头所示）或光滑，可累及耳部
- **Birt-Hogg-Dubé 综合征**：光滑，形态单一，常见于耳部、颈部和面中部
- **汗管瘤**：聚集性分布于眼睑
- **皮脂腺增生**：多呈脐凹状，淡黄色丘疹
- **皮脂腺来源肿瘤（特别是皮脂腺腺瘤）**：黄色至粉红色或红色丘疹、结节
- **粟丘疹 / 粉刺**：光滑、光泽性丘疹，针刺可挤出角质物
- **毛发上皮瘤**：好发于面中部

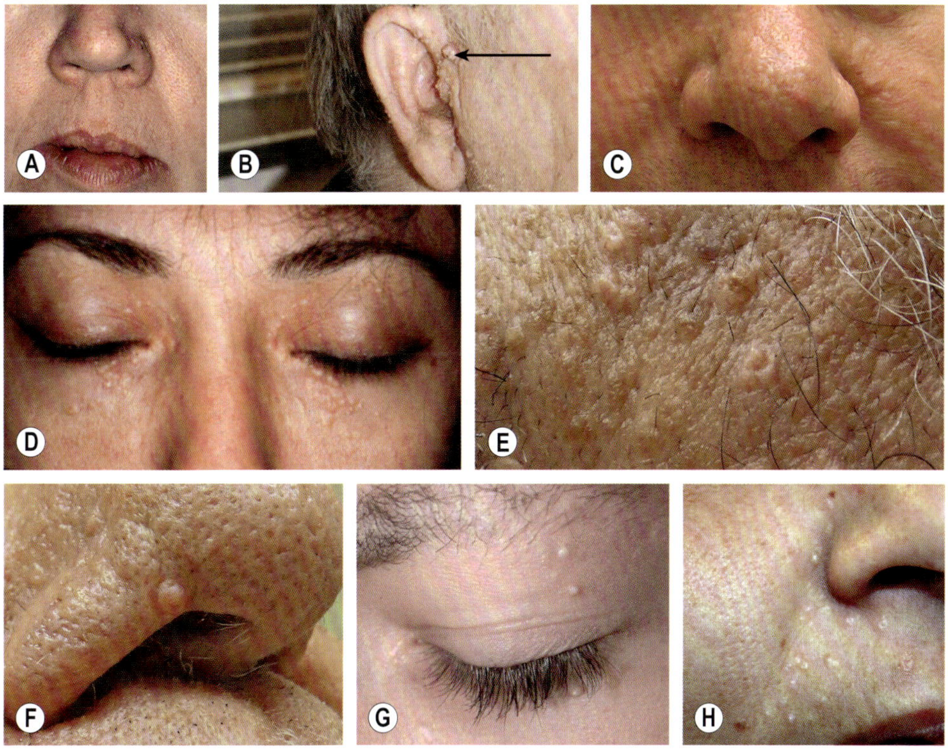

图 2.1 面部多发丘疹，黄白色。**A、B.** Cowden 综合征。**C.** Birt-Hogg-Dubé 综合征。**D.** 汗管瘤。**E.** 皮脂腺增生。**F.** 皮脂腺腺瘤，见于 Muir-Torre 综合征。**G.** 粟丘疹。**H.** 多发毛发上皮瘤（*A，Courtesy，Kalman Watsky，MD；B，Courtesy，Jennifer Choi，MD；C，Courtesy，Barry Goldberg，MD；D，G，Courtesy，Yale Dermatology Residents' Slide Collection；F，Courtesy，Dan Ring，MD；H，Courtesy，Sean Christensen，MD，PhD. A，F，G，From Bolognia JL，Jorizzo JL，Schaffer JV. Dermatology，3e. London：Saunders，2012，with permission.*）

面部：多发丘疹，粉红色至棕色

鉴别要点（图 2.2）

- **寻常痤疮**：表现为粉刺和（或）脓疱
- **玫瑰痤疮**：无粉刺，毛细血管扩张常明显
- **肉芽肿型玫瑰痤疮**：红棕色孤立性丘疹
- 结节性硬化的**血管纤维瘤**：聚集性分布于鼻旁/鼻唇沟的坚实性丘疹
- **毛发上皮瘤**和（或）**圆柱瘤**：鼻旁/鼻唇沟或面部其他部位，无结节性硬化的红斑表现

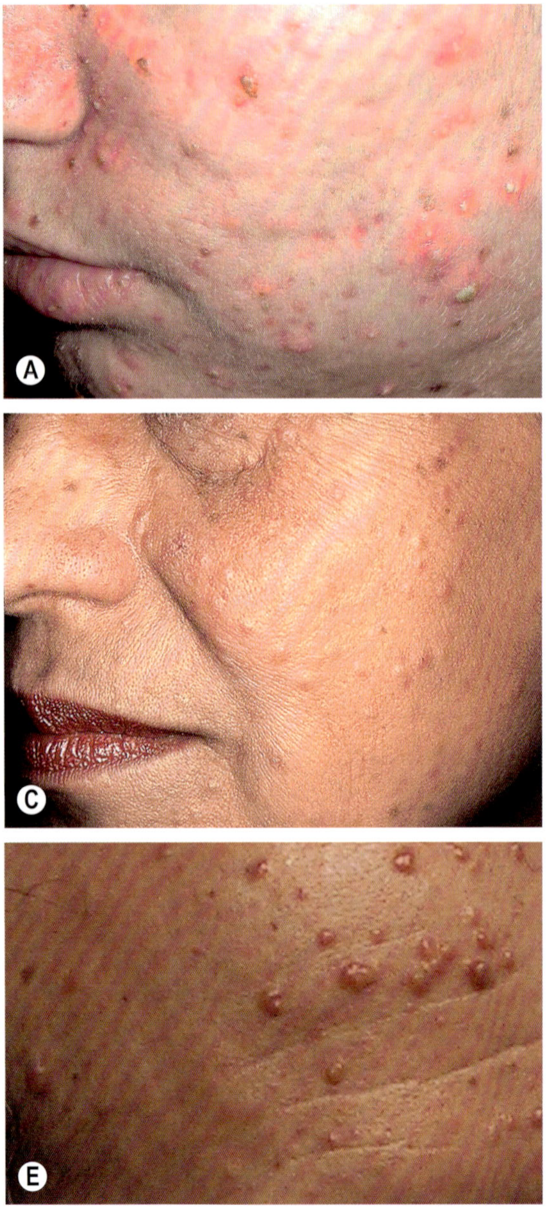
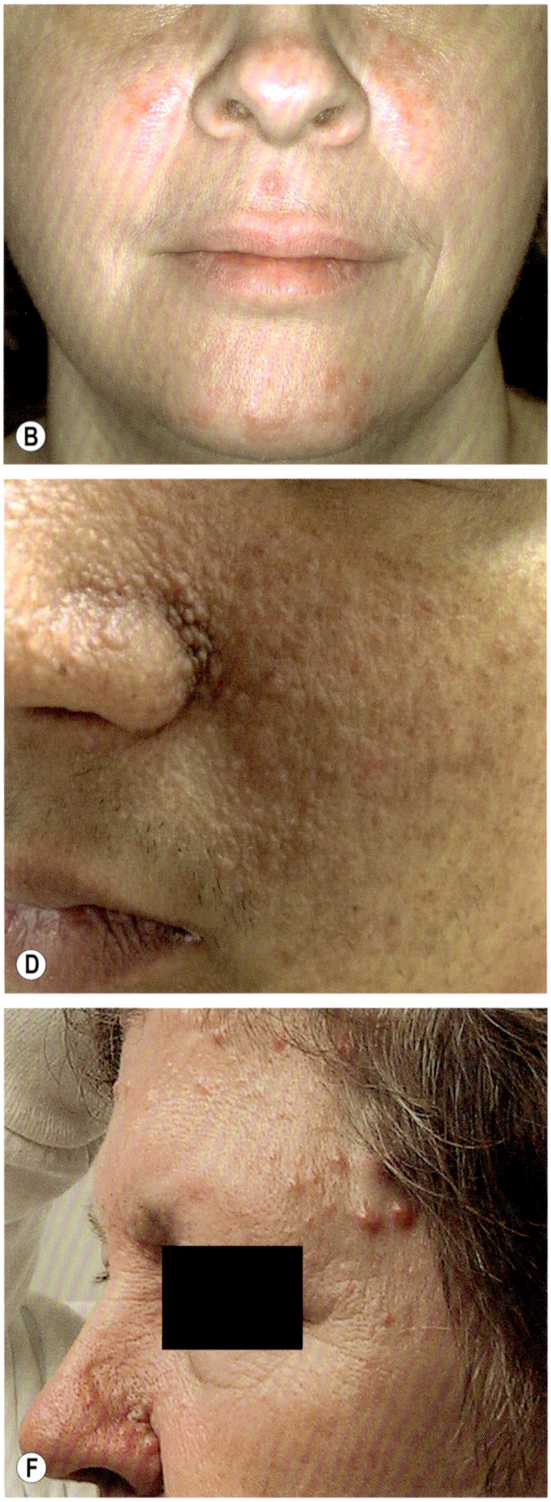

图 2.2 面部多发丘疹，粉红色至棕色。**A.** 寻常痤疮。**B.** 玫瑰痤疮。**C.** 肉芽肿型玫瑰痤疮。**D.** 血管纤维瘤，见于结节性硬化。**E.** 多发家族性毛发上皮瘤。**F.** 多发圆柱瘤（*A, Courtesy, Andrea L Zaenglein, MD and Diane Thiboutot, MD; B, C, Courtesy, Yale Dermatology Residents' Slide Collection; D, Courtesy, Brian Shuch, MD. A, C, From Bolognia JL, Jorizzo JL, Schaffer JV. Dermatology, 3e. London: Saunders, 2012, with permission.*）

面部：痤疮样皮损

鉴别要点（图 2.3）

- **寻常痤疮**：可见开口或闭口粉刺
- **激素性玫瑰痤疮**：红色丘疹和丘脓疱疹，无粉刺
- **口周皮炎**：分布于唇周的丘疹，形态单一，可融合
- **毛周红斑角化症（keratosis pilaris rubra）**：红斑基础上可见粟粒大小毛囊性丘疹
- **小棘毛壅症**：常见于鼻部，毛囊开口见毳毛和角质物，可挤出
- **须部假性毛囊炎**：胡须部位的毛囊性丘疹

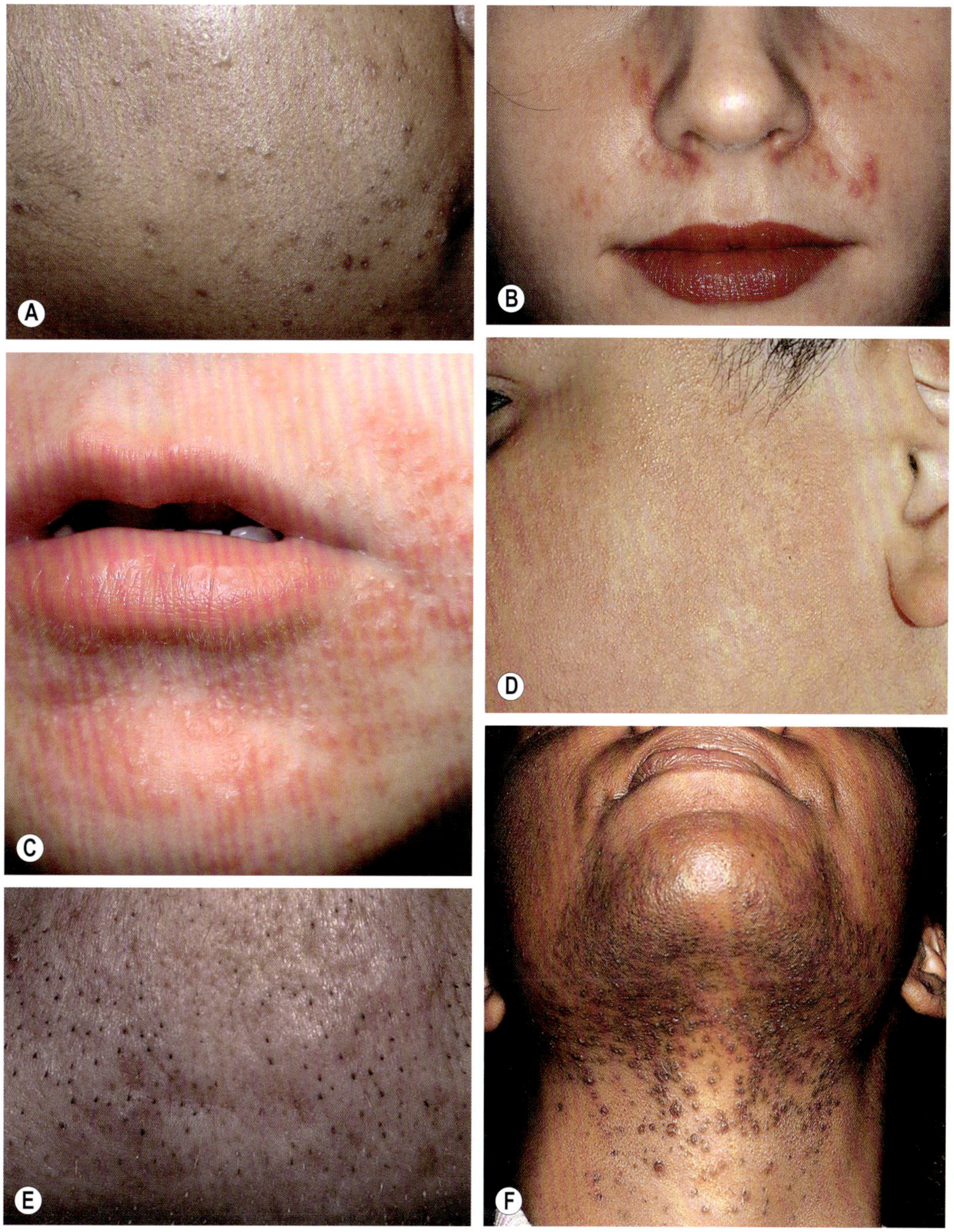

图 2.3 面部痤疮样皮损。**A.** 粉刺样寻常痤疮。**B.** 激素性玫瑰痤疮。**C.** 口周皮炎。**D.** 毛周红斑角化症。**E.** 小棘毛壅症。**F.** 须部假性毛囊炎（*A，Courtesy，Andrea L Zaenglein，MD and Diane Thiboutot，MD；B，Courtesy，Kalman Watsky，MD；C，Courtesy，Yale Dermatology Residents' Slide Collection；D，Courtesy，Julie V Schaffer，MD；E，Courtesy，Judit Stenn，MD；F，Courtesy，A Paul Kelly，MD. A，B，D-F，From Bolognia JL，Jorizzo JL，Schaffer JV. Dermatology，3e. London：Saunders，2012，with permission.*）

面部：脓疱

脓疱（参见第 11 章）可为无菌性或感染所致，某些情况下，可能需要进行组织培养和（或）活检以明确诊断。

鉴别要点（图 2.4）

- **寻常痤疮**：粉刺多见
- **玫瑰痤疮**：无粉刺，背景为红斑 / 毛细血管扩张
- **真菌或细菌感染**：红色斑块，嵌有脓疱
- **疱疹病毒感染**：正常或红斑基础上，簇集分布水疱和（或）脓疱

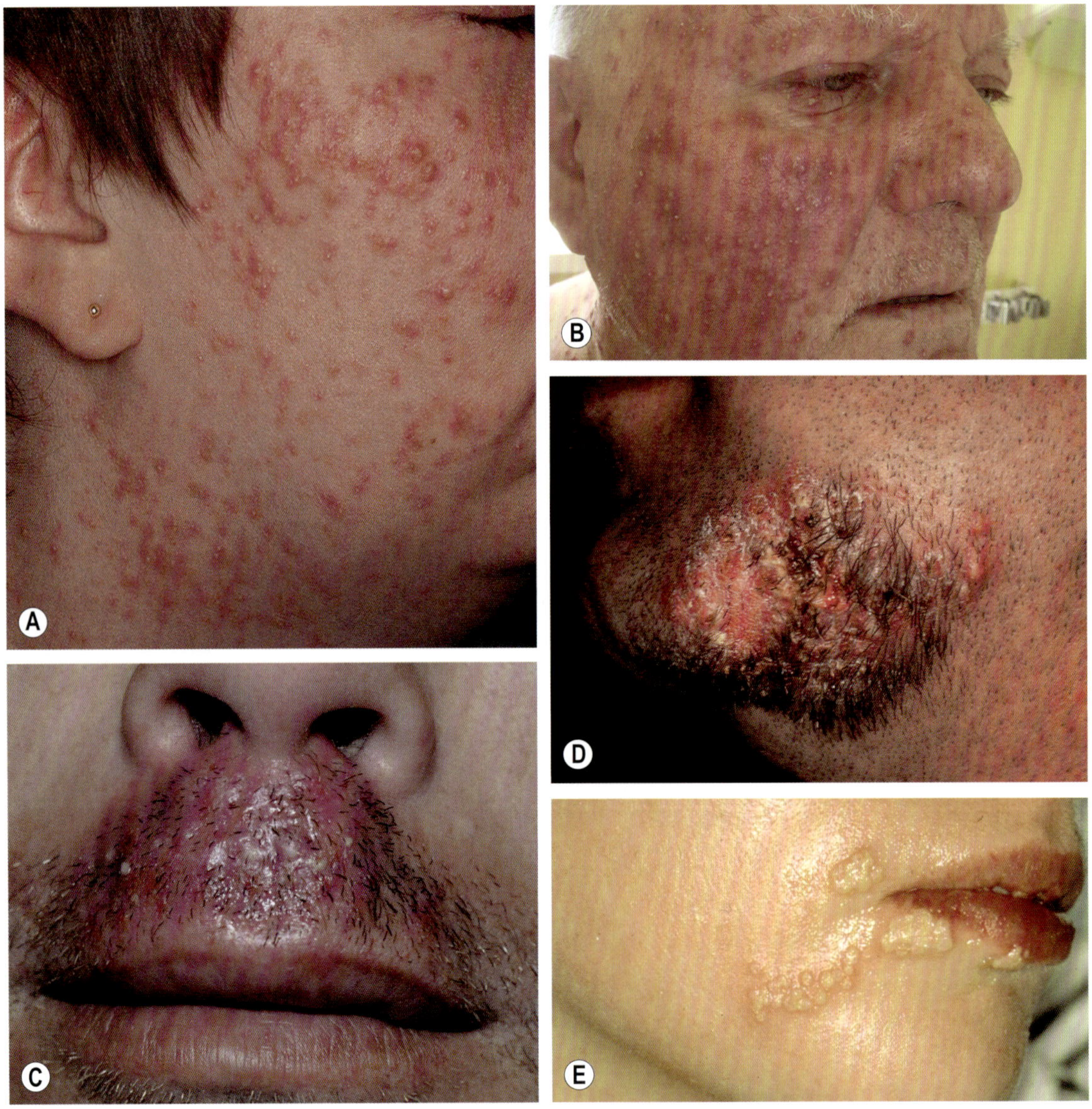

图 2.4 面部脓疱。**A.** 寻常痤疮。**B.** 玫瑰痤疮。**C.** 真菌感染。**D.** 金黄色葡萄球菌性毛囊炎。**E.** 单纯疱疹病毒感染（*A，C，Courtesy，Kalman Watsky，MD；B，Courtesy Uwe Wollina，MD；D，Courtesy，Yale Dermatology Residents' Slide Collection；E，Courtesy，Dirk Elston，MD. A，C，D，From Bolognia JL，Jorizzo JL，Schaffer JV. Dermatology，3e. London：Saunders，2012，with permission. B，From Wollina U. Rosacea and rhinophyma in the elderly. Clin Dermatol. 2011；29：61-8. E，From Elston D. Clinical image collection. Dermatopathology，2e. London：Saunders，2014.*）

面部：毛细血管扩张

鉴别要点（图 2.5）

- **CREST 综合征（局限型系统性硬化症）**：地垫状（方格）毛细血管扩张
- **Osler-Weber-Rendu 病**：丘疹（动静脉畸形所致），黏膜受累（唇、舌、鼻黏膜）
- **玫瑰痤疮，红斑毛细血管扩张期**：与光老化（dermatoheliosis）重叠
- **皮肤光老化**：面部骨性隆起部位红斑及毛细血管扩张

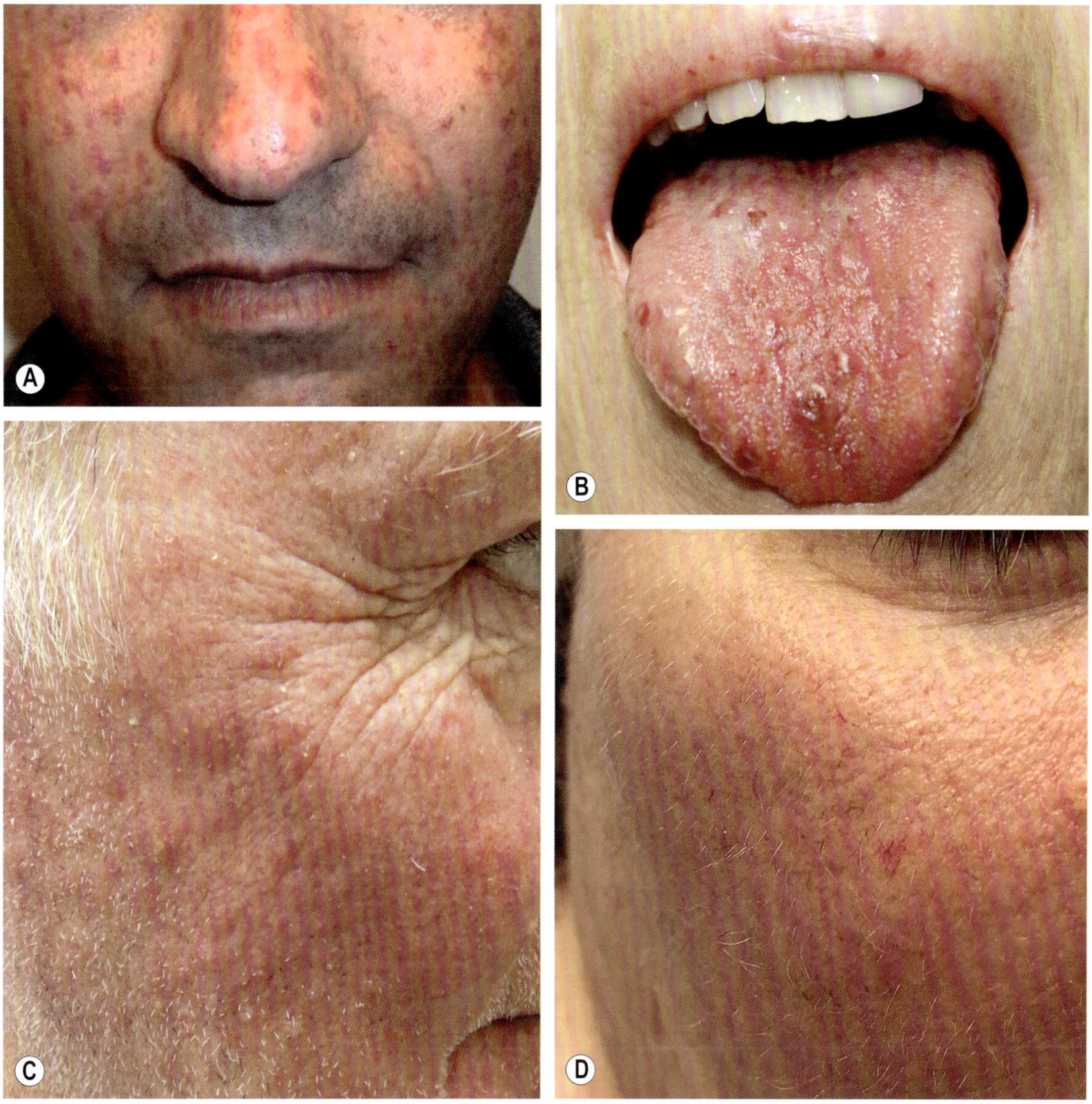

图 2.5 面部毛细血管扩张。**A.** CREST 综合征（局限型系统性硬化症）。**B.** 遗传性出血性毛细血管扩张症（Osler-Weber-Rendu 病）。**C.** 玫瑰痤疮，红斑毛细血管扩张期。**D.** 皮肤光老化（*A，Courtesy，M Kari Connolly，MD；B，Courtesy，Yale Dermatology Residents' Slide Collection；C，From Two AM，Wu W，Gallo RL. Hata TR Rosacea：Part I. Introduction，categorization，histology，pathogenesis，and risk factors. J Am Acad Dermatol 2015；72：749-758，with permission. A，From Bolognia JL，Jorizzo JL，Schaffer JV. Dermatology，3e. London：Saunders，2012，with permission.*）

面部：颧部红斑

鉴别要点（图 2.6）

- **玫瑰痤疮**：红斑位置固定，疾病进展时可有毛细血管扩张
- **急性红斑狼疮**：鼻唇沟不受累，小的糜烂面，可伴鳞屑
- **皮肌炎**：眼睑和鼻唇沟受累
- **变应性接触性皮炎**：水肿性红斑伴渗液
- **红斑型天疱疮**：鳞屑性斑块，痂可从边缘剥离，似“玉米片”，明显糜烂面
- **脂溢性皮炎**：油腻性痂，鼻唇沟部位更重

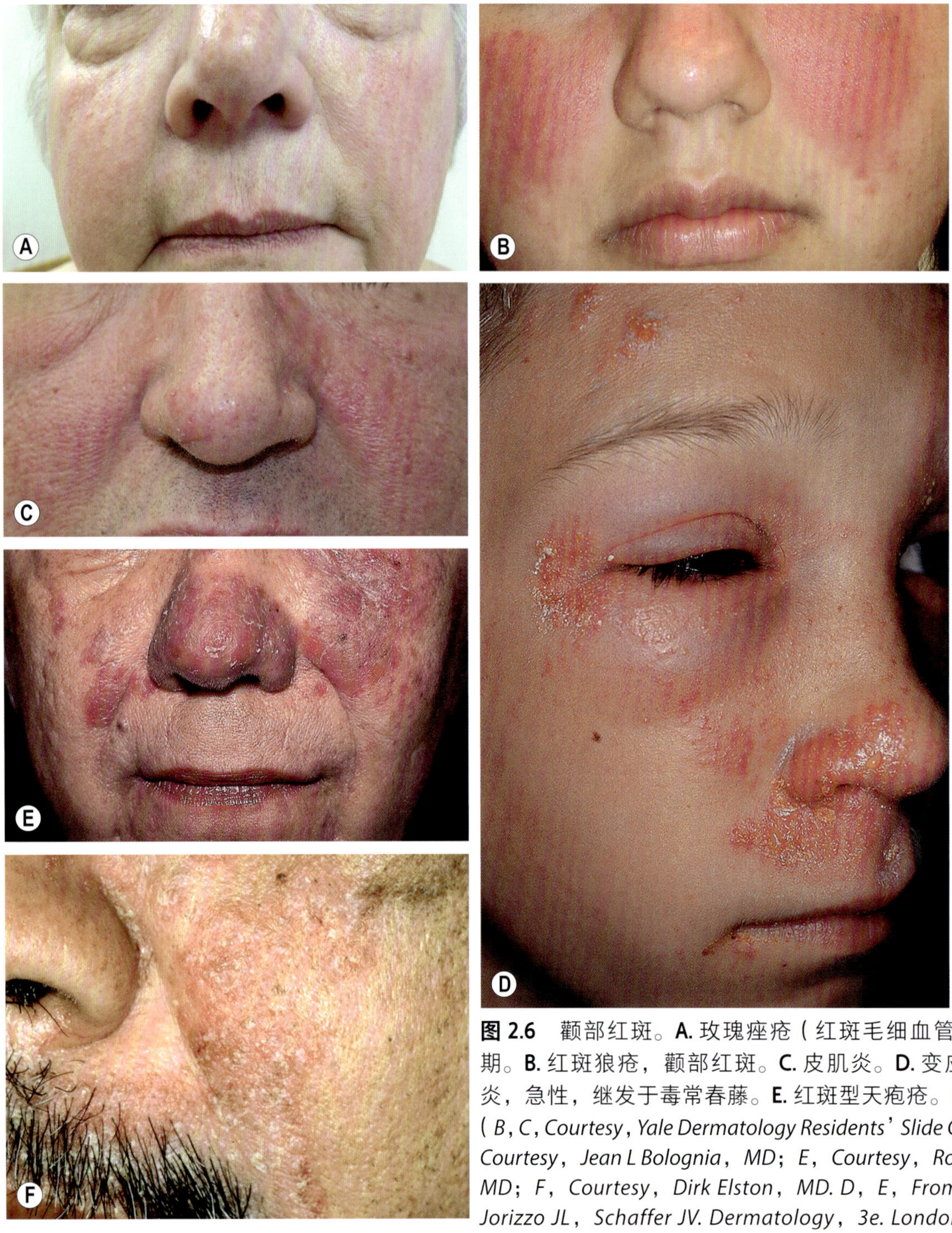

图 2.6　颧部红斑。**A.** 玫瑰痤疮（红斑毛细血管扩张期），早期。**B.** 红斑狼疮，颧部红斑。**C.** 皮肌炎。**D.** 变应性接触性皮炎，急性，继发于毒常春藤。**E.** 红斑型天疱疮。**F.** 脂溢性皮炎（*B, C, Courtesy, Yale Dermatology Residents' Slide Collection；D, Courtesy, Jean L Bolognia, MD；E, Courtesy, Ronald P Rapini, MD；F, Courtesy, Dirk Elston, MD. D, E, From Bolognia JL, Jorizzo JL, Schaffer JV. Dermatology, 3e. London：Saunders, 2012, with permission. F, From Elston D. Clinical image collection. Dermatopathology, 2e. London：Saunders, 2014.*）

面部：多形性丘疹 / 斑块 / 结节

炎症浸润可以是淋巴细胞性、嗜中性粒细胞性、混合炎症细胞性或肉芽肿性。

鉴别要点（图 2.7）

淋巴细胞性

- 淋巴瘤
- **毛囊性蕈样肉芽肿**：浸润性斑块，眉毛脱落
- **B 细胞淋巴瘤**：粉红色至紫红色丘疹、结节
- **肿胀性狼疮**：粉红色至紫罗兰色斑块
- **Jessner 淋巴细胞浸润症**：多为环形，无鳞屑
- **多形日光疹**：水肿性粉红色皮损，出现于春季或初夏日晒后数分钟至数小时后

混合炎症细胞性

- **面部肉芽肿**：红棕色斑块，伴明显毛囊开口

嗜中性粒细胞性

- **Sweet 综合征**：结痂性鲜红色丘疹、结节

肉芽肿性

- **结节病**：好发于鼻部，紫罗兰至红棕色斑块

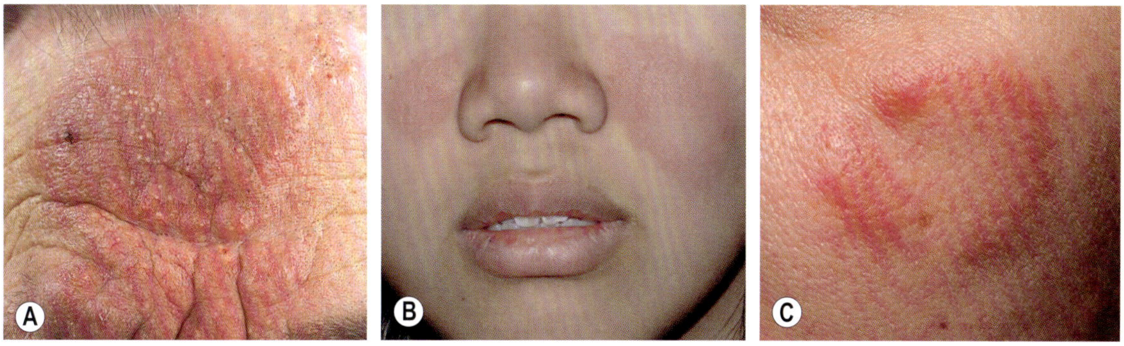

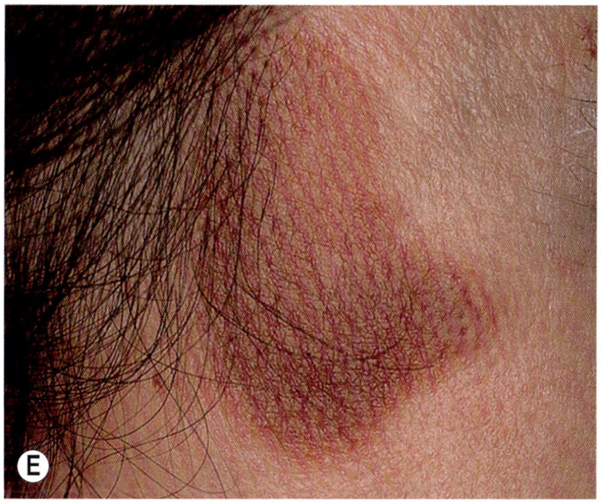

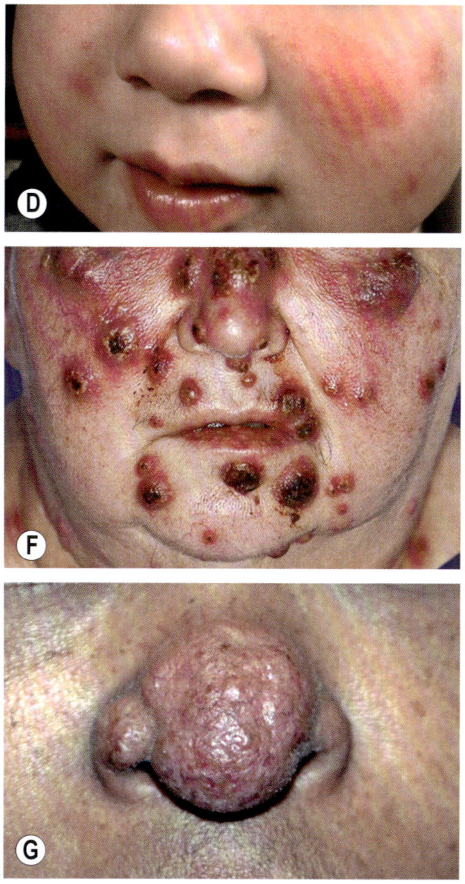

图 2.7 面部多形性丘疹 / 斑块 / 结节。**A.** 毛囊性蕈样肉芽肿。**B.** 肿胀性狼疮。**C.** Jessner 淋巴细胞浸润症。**D.** 多形日光疹。**E.** 面部肉芽肿。**F.** Sweet 综合征。**G.** 结节病（冻疮样狼疮型）（*A，Courtesy，Rein Willemze，MD；B，Courtesy，Julie V Schaffer，MD；C，E，G，Courtesy，Yale Dermatology Residents' Slide Collection；D，NYU Slide Collection；F，Courtesy，Kalman Watsky，MD. A-G，From Bolognia JL，Jorizzo JL，Schaffer JV. Dermatology，3e. London：Saunders，2012，with permission.*）

面部：褐色斑片

可继发于黑素细胞增多、黑素生成增加和（或）真皮色素沉着。

鉴别要点（图 2.8）

- **恶性雀斑样痣（原位黑色素瘤）**：形态不规则，色素分布不均
- **黄褐斑**：淡褐色，颜色均匀，边缘不规则
- **Hori 痣（褐青色痣）**：淡褐色至蓝灰色斑疹，成片聚集，位于面颊部，常见于亚洲女性
- **褐黄病**：褐色至黑色斑片，继发于外用氢醌

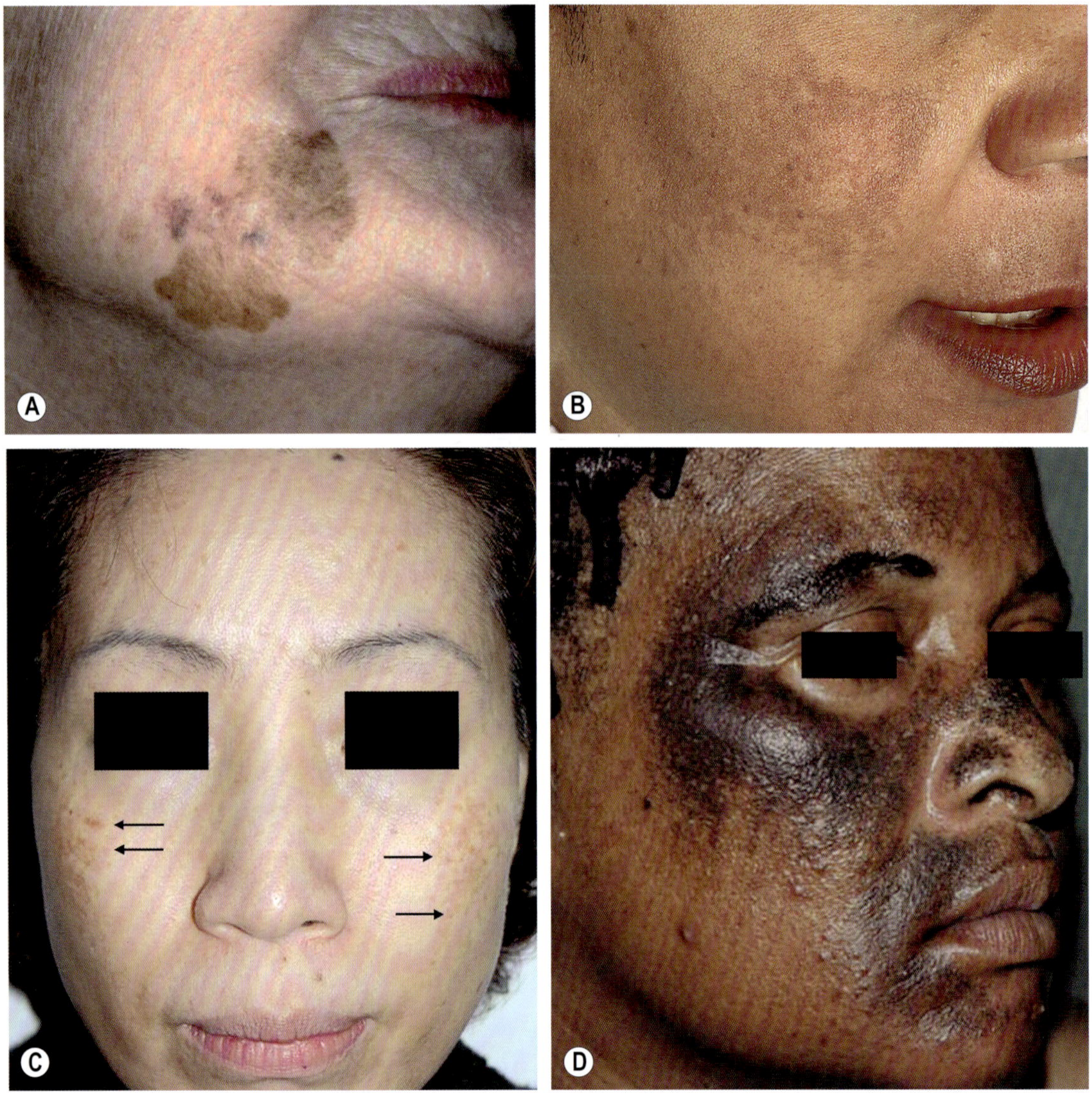

图 2.8 扁平、棕色斑片。**A.** 恶性雀斑样痣。**B.** 黄褐斑。**C.** Hori 痣。**D.** 褐黄病（*A，Courtesy，Yale Dermatology Residents' Slide Collection. B，Courtesy，NYU Slide Collection. D，Courtesy，Regional Dermatology Training Centre，Moshi，Tanzania. A，B，From Bolognia JL，Jorizzo JL，Schaffer JV. Dermatology，3e. London：Saunders，2012，with permission. C From，Park JM，Tsao H，Tsao S. Acquired bilateral nevus of Ota-like macules（Hori nevus）. J Am Acad Dermatol. 2009；61：88-93. D，From Bolognia JL，Schaffer JV，Duncan KO，Ko CJ. Dermatology Essentials，1e. Philadelphia：Saunders，2014，with permission.*）

面部：环状或匐行性斑块

鉴别要点（图 2.9）

- **面癣**：细薄鳞屑，可见脓疱，环状可不规则
- **脂溢性皮炎，花瓣状**：规则环状，上覆细薄鳞屑
- **环状弹性纤维溶解性巨细胞肉芽肿**：中央不受累，边缘呈粉红色至红色环状，极少鳞屑
- **新生儿红斑狼疮**：眶周粉红色环状斑（“浣熊眼”）；位于前额和面颊的粉红色环状斑疹、斑片
- **Jessner 淋巴细胞浸润症**：无鳞屑（图 2.7C）

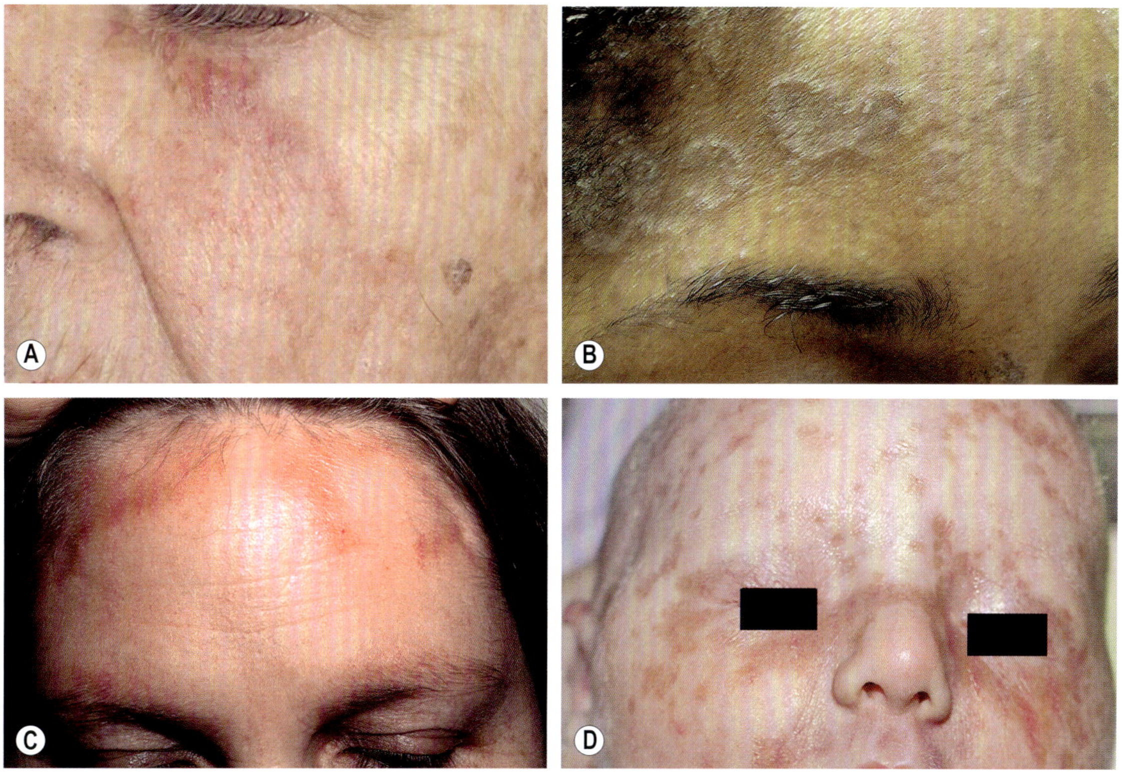

图 2.9 面部环状或匐形性斑块。**A.** 面癣。**B.** 脂溢性皮炎。**C.** 环状弹性纤维溶解性巨细胞肉芽肿（光线性肉芽肿）。**D.** 新生儿红斑狼疮（*A，Courtesy，Jean L Bolognia，MD. From Bolognia JL，Jorizzo JL，Schaffer JV. Dermatology，3e. London：Saunders，2012，with permission. C，From James WD，Berger T，Elston D. Andrews' Diseases of the Skin，11e. Edinburgh：Saunders，2011，with permission. D，Courtesy，Yale Dermatology Residents' Slide Collection.*）

面部：嘴唇肿胀

可继发于水肿、炎症细胞浸润或肿瘤。

鉴别要点（图 2.10A～C）

- **血管性水肿**：嘴唇肿胀，常伴眶周肿胀，无红斑
- **肉芽肿性唇炎**：嘴唇肿胀（下唇较上唇多见，或均受累），逐渐进展为持续存在，可伴有皱襞舌和（或）面神经麻痹（Melkersson-Rosenthal 综合征）
- **鳞状细胞癌**：角化过度，下唇硬韧

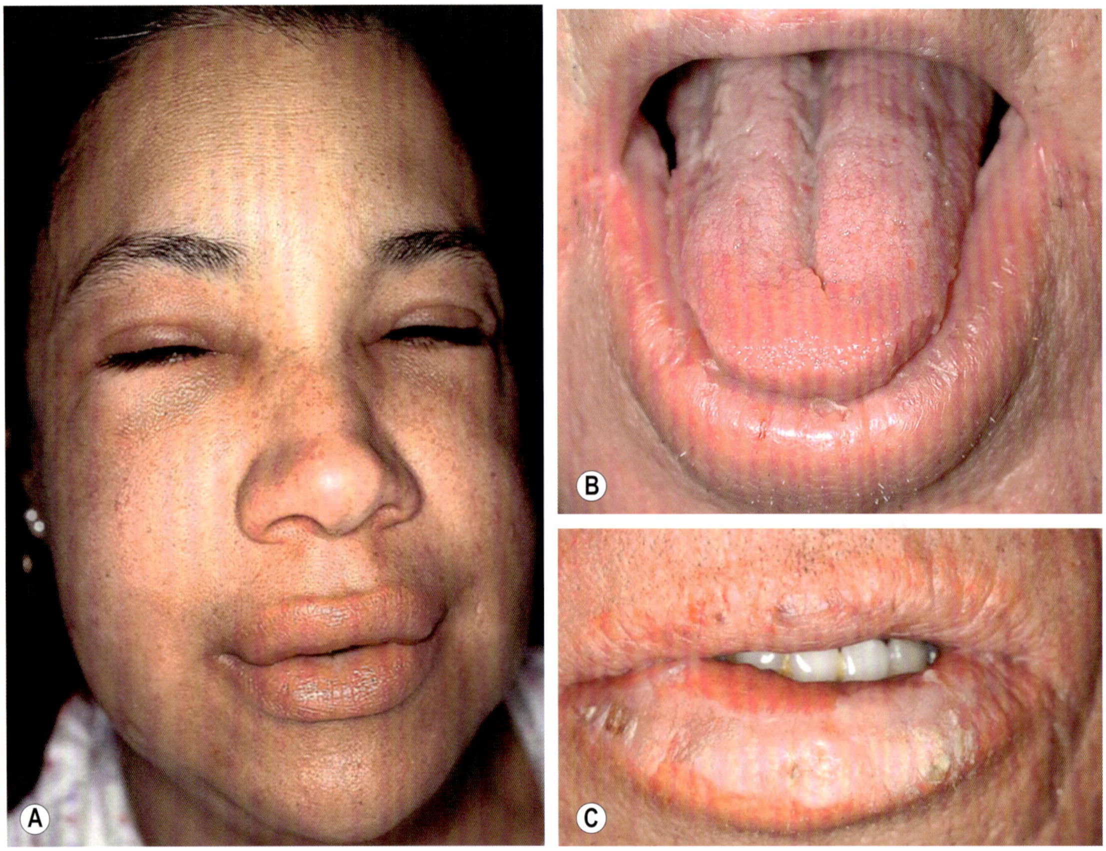

图 2.10 嘴唇肿胀和（或）结痂。**A.** 血管性水肿。**B.** 肉芽肿性唇炎。**C.** 鳞状细胞癌

面部：唇部结痂

鉴别要点（图 2.10D～H）

- **多形红斑或 Stevens-Johnson 综合征**：唇红部位结痂及轻度糜烂，可略微蔓延至唇红以外
- **肺炎支原体所致皮疹和黏膜炎**：结痂和轻度糜烂，常局限于唇红部位
- **葡萄球菌性烫伤样皮肤综合征**：发生于儿童，口周放射状皲裂纹，唇红部可见结痂，"年老者"样外观
- **刺激性接触性皮炎**：由接触性致敏原引起，在本例患者中主要累及下唇，可见明显结痂
- **原发性疱疹性龈口炎**：较多水疱，孤立存在，部分结痂，主要见于唇红及下颏；唇周散在粉红色至红色水疱

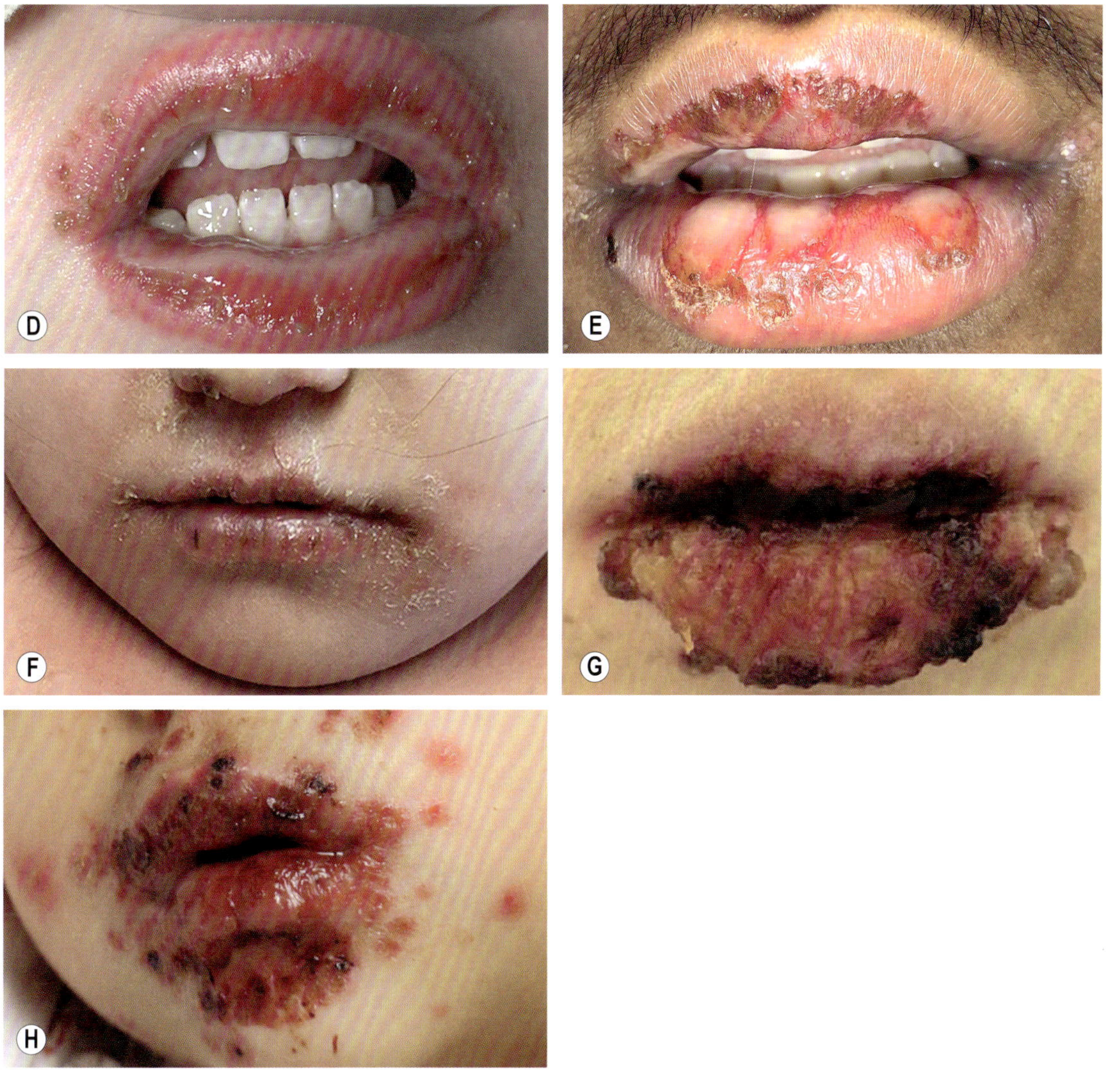

图 2.10（续） **D.** 多形红斑。**E.** 肺炎支原体所致皮疹和黏膜炎。**F.** 葡萄球菌性烫伤样皮肤综合征。**G.** 刺激性接触性皮炎。**H.** 原发性疱疹性龈口炎（*A，Courtesy，Clive E H Grattan，MD；B，D-H Courtesy，Yale Dermatology Residents' Slide Collection；C，Courtesy，H Peter Sawyer，MD. A，C，From Bolognia JL，Jorizzo JL，Schaffer JV. Dermatology，3e. London：Saunders，2012，with permission.*）

面部：舌

鉴别要点（图 2.11）

- **地图舌：**境界清楚的红斑，白色匐行性边缘
- **裂纹舌（皱襞舌）：**可见沟壑
- **淀粉样变：**巨舌（舌侧缘可见明显的牙齿印痕）
- **黑毛舌：**伸长、变色的舌乳头
- **正中菱形舌炎：**菱形至椭圆形红斑及萎缩，常由局部念珠菌过度繁殖引起
- **鹅口疮：**纯白色斑块，随机分布
- **口腔毛状白斑：**舌侧缘毛状白色斑块
- **扁平苔藓：**糜烂，花边样白色斑块和（或）瘢痕

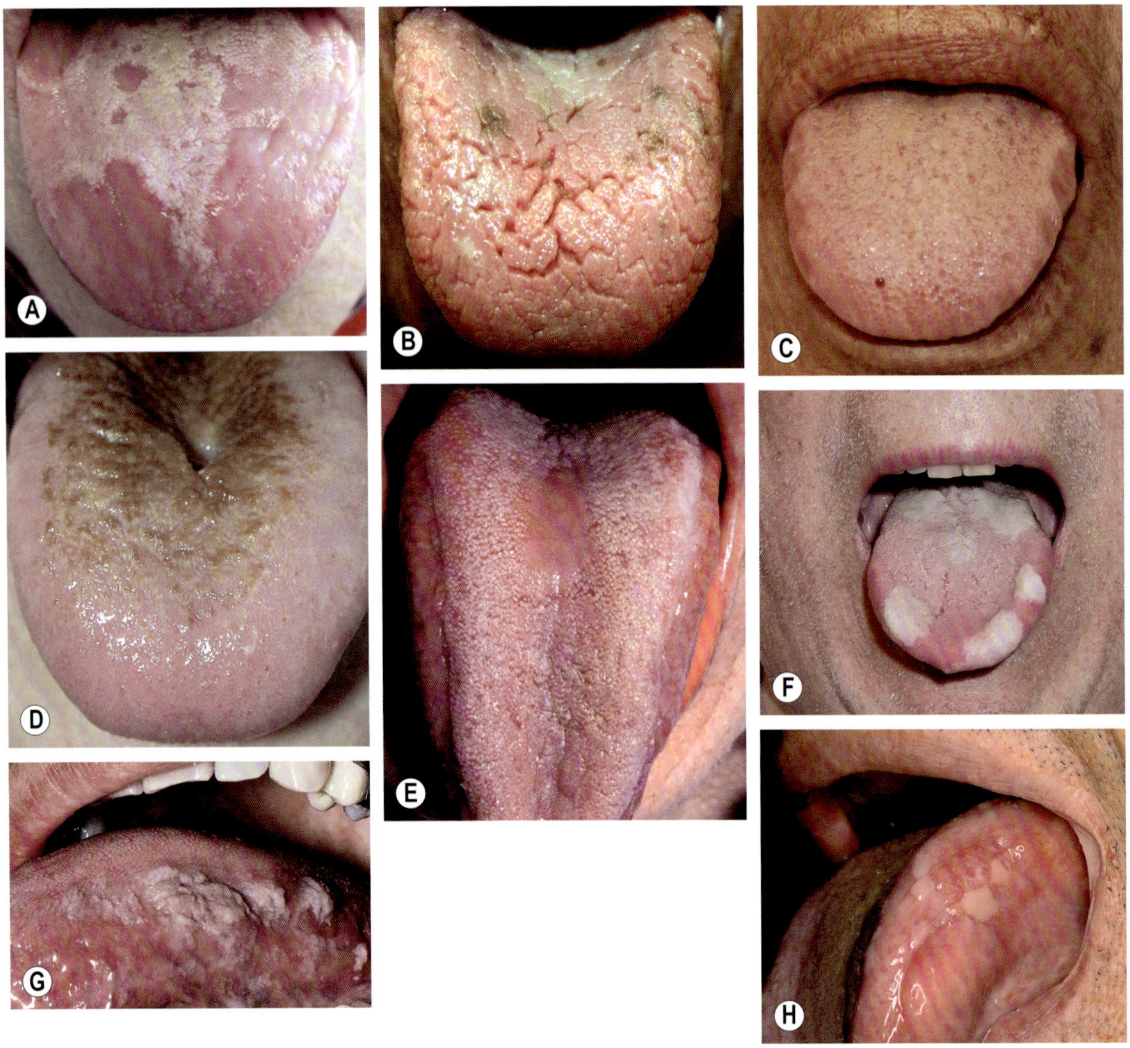

图 2.11 舌。**A.** 地图舌。**B.** 裂纹舌。**C.** 淀粉样变（巨舌）。**D.** 黑毛舌。**E.** 正中菱形舌炎。**F.** 鹅口疮。**G.** 口腔毛状白斑。**H.** 扁平苔藓（*A-D, Courtesy, Yale Dermatology Residents' Slide Collection*；*E, Courtesy, NYU Slide Collection*；*G, Courtesy, Carl M Allen, MD, and Charles Camisa, MD*；*H, Courtesy, Louis A Fragola, Jr, MD. E, G, From Bolognia JL, Schaffer JV, Duncan KO, Ko CJ. Dermatology Essentials, 1e. Philadelphia: Saunders, 2014, with permission. F, H, From Bolognia JL, Jorizzo JL, Schaffer JV. Dermatology, 3e. London: Saunders, 2012, with permission.*）

面部：齿龈

鉴别要点（图 2.12）

- **剥脱性（糜烂性）龈炎：**红斑和糜烂，与大疱性疾病相关，如瘢痕性类天疱疮和寻常型天疱疮
- **牙龈增生：**由药物（如苯妥英钠、环孢素）、口腔呼吸、口腔卫生差及浸润性疾病引起
- **草莓状牙龈炎：**红色至紫色齿龈，外观似草莓
- **鹅卵石样改变：**大量的丘疹

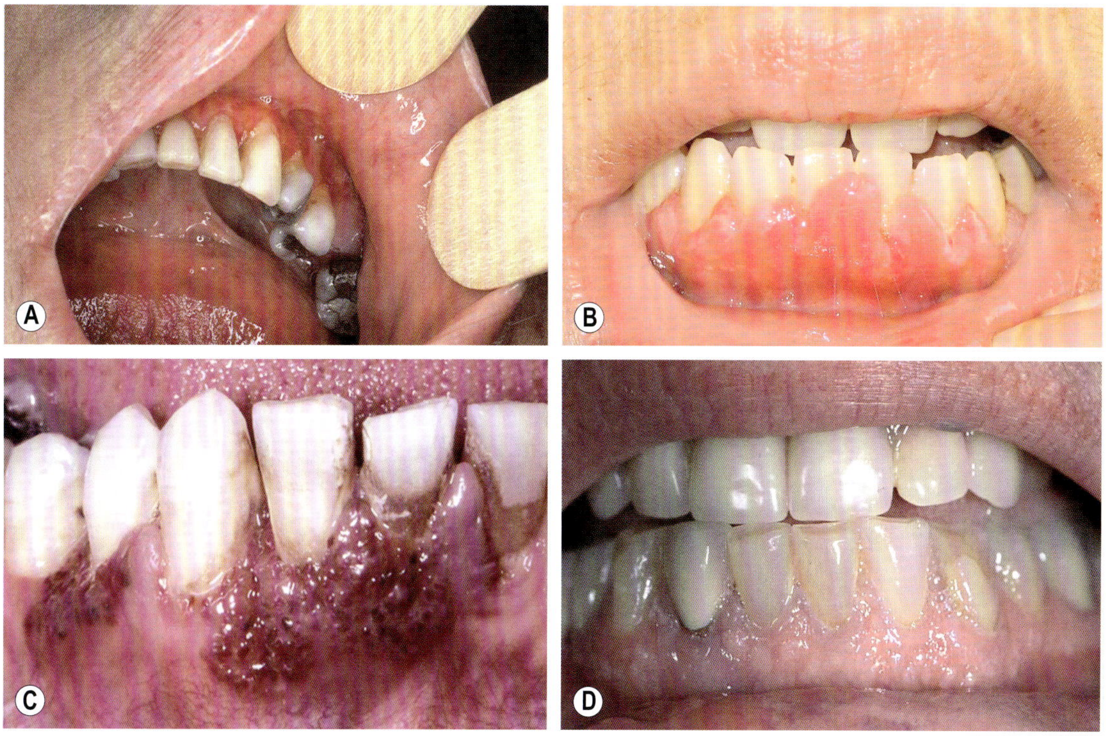

图 2.12 齿龈。**A.** 剥脱性龈炎。**B.** 牙龈增生。**C.** 草莓状牙龈炎，见于 Wegener 肉芽肿。**D.** 齿龈鹅卵石样改变，见于 Cowden 综合征（*A*，*B*，*Courtesy*，*Yale Dermatology Residents' Slide Collection*；*C*，*Courtesy Carl M Allen*，*MD*，*and Charles Camisa*，*MD. D*，*Courtesy*，*Jeffrey Callen*，*MD. A*，*C*，*D*，*From Bolognia JL*，*Jorizzo JL*，*Schaffer JV. Dermatology*，*3e. London*：*Saunders*，*2012*，*with permission.*）

面部：颊黏膜

鉴别要点（图 2.13）

- **咬颊症**：咬合线的白色斑块，表面粗糙
- **扁平苔藓**：花边样白色斑块；可伴明显糜烂
- **鹅口疮**：奶酪样白色丘疹
- **Koplik 黏膜斑，见于麻疹**：局限于臼齿附近的白色丘疹

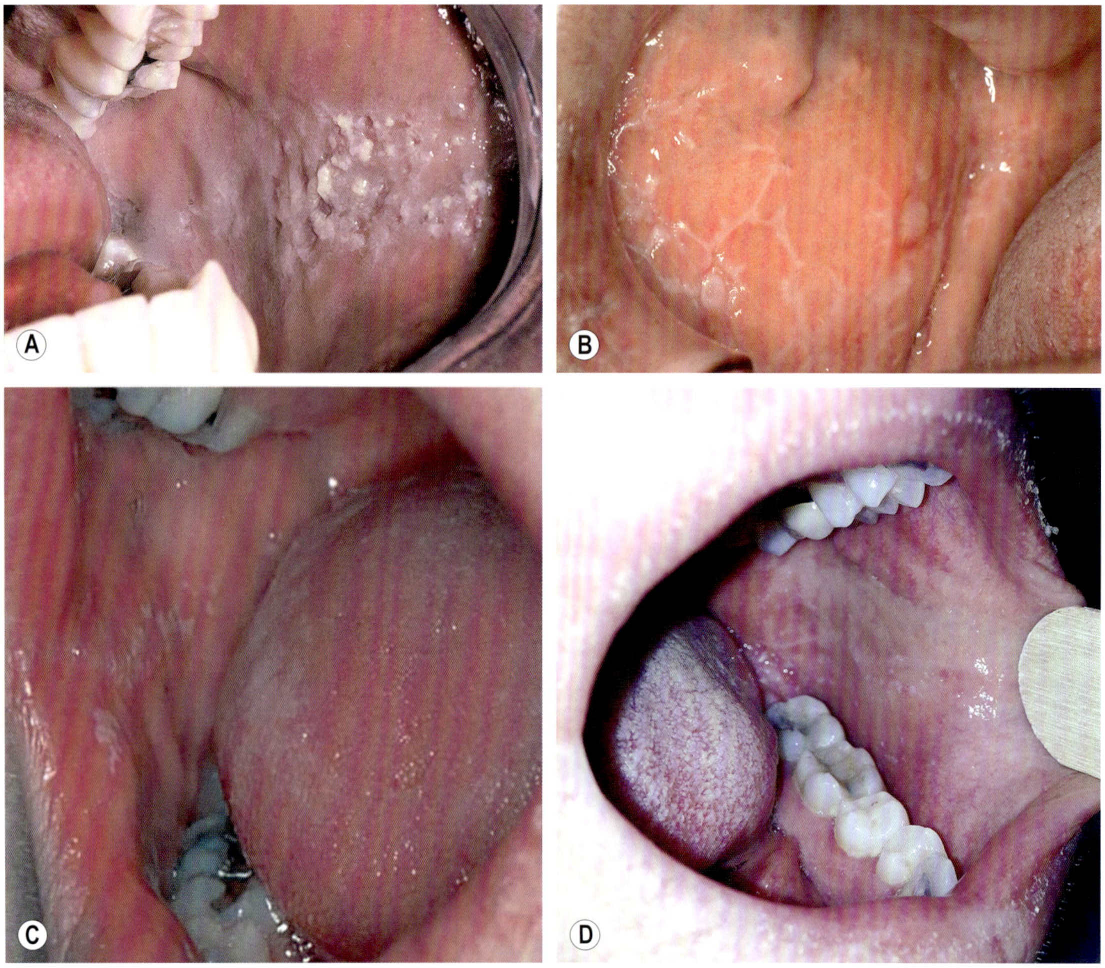

图 2.13 颊黏膜。**A.** 咬颊症。**B.** 扁平苔藓。**C.** 鹅口疮。**D.** Koplik 斑，见于麻疹（*A，Courtesy Carl M Allen，MD，and Charles Camisa，MD；B，D Courtesy，Yale Dermatology Residents' Slide Collection；C，Courtesy，Judit Stenn，MD. A-C，From Bolognia JL，Jorizzo JL，Schaffer JV. Dermatology，3e. London：Saunders，2012，with permission.*）

身体皱褶部位

身体皱褶部位：尿布区域（婴幼儿）

鉴别要点（图 2.14）

- **刺激性接触性皮炎**：皱褶部位不受累
- **念珠菌病**：鲜红斑，周边可见丘疱疹（箭头所示）
- **脂溢性皮炎**：潮湿性或鳞屑性斑块，累及皱褶部位
- **银屑病**：粉红色至红色斑块，颜色均匀，境界清楚，皮损蔓延至皱褶部位以外
- **朗格汉斯细胞组织细胞增生症**：瘀斑，糜烂或溃疡

身体皱褶部位：成人会阴部或腹股沟部

鉴别要点（图 2.15）

- **间擦疹**：潮湿外观
- **反向性银屑病**：形态均一的粉红色至红色斑块，境界清楚
- **体癣**：阴囊通常不受累，边缘环状
- **念珠菌病**：常累及阴囊，周围可见丘脓疱疹
- **红癣**：粉红色至棕色鳞屑性斑块，Wood 灯下发出粉红色荧光
- **Hailey-Hailey 病**：线状糜烂构成不规则裂隙样外观
- **乳房外佩吉特病**：白色角化过度间杂点状红色糜烂面
- **朗格汉斯细胞组织细胞增生症**：瘀斑和糜烂

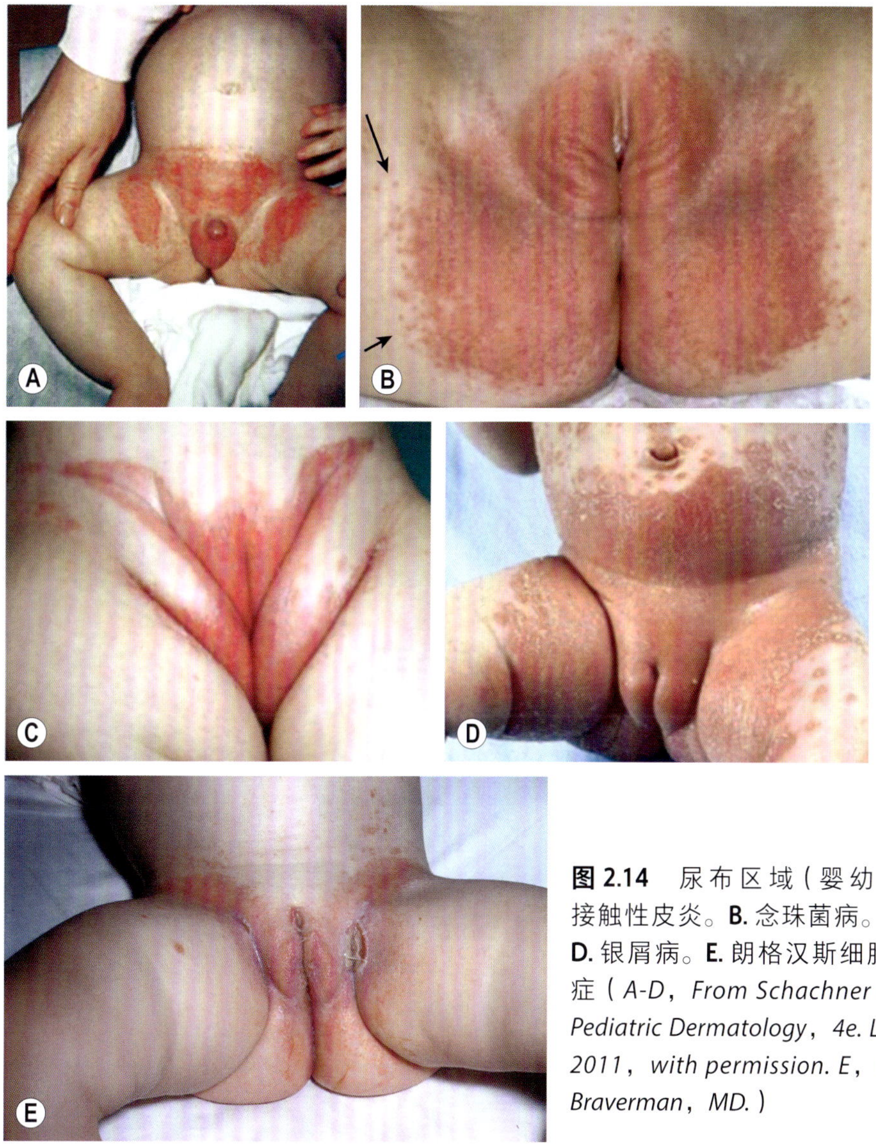

图 2.14 尿布区域（婴幼儿）。**A.** 刺激性接触性皮炎。**B.** 念珠菌病。**C.** 脂溢性皮炎。**D.** 银屑病。**E.** 朗格汉斯细胞组织细胞增生症（*A-D，From Schachner LA，Hansen RE. Pediatric Dermatology，4e. London：Mosby，2011，with permission. E，Courtesy，Irwin Braverman，MD.*）

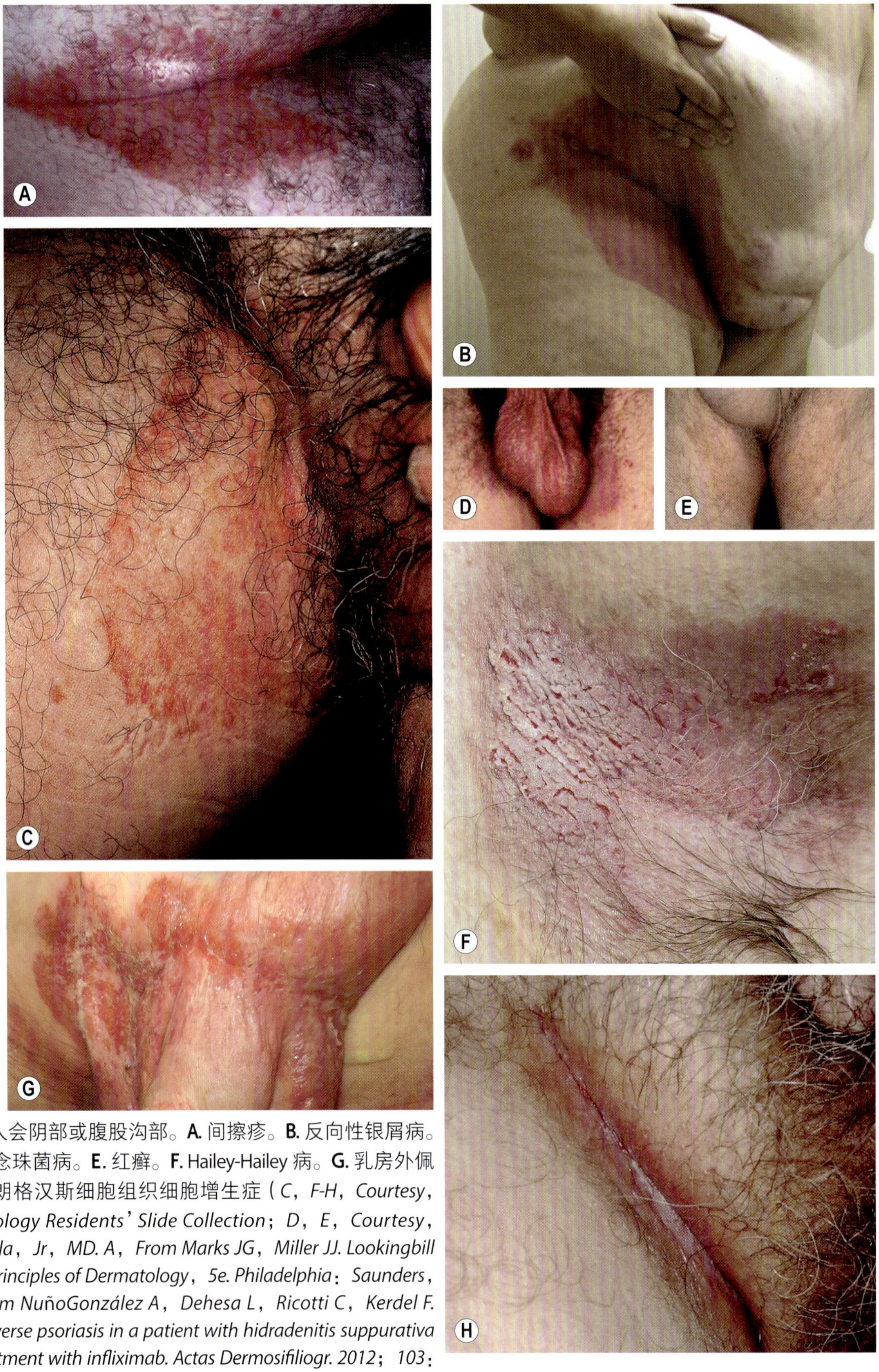

图 2.15 成人会阴部或腹股沟部。**A.** 间擦疹。**B.** 反向性银屑病。**C.** 股癣。**D.** 念珠菌病。**E.** 红癣。**F.** Hailey-Hailey 病。**G.** 乳房外佩吉特病。**H.** 朗格汉斯细胞组织细胞增生症（*C，F-H，Courtesy，Yale Dermatology Residents' Slide Collection；D，E，Courtesy，Louis A Fragola，Jr，MD. A，From Marks JG，Miller JJ. Lookingbill and Marks' Principles of Dermatology，5e. Philadelphia：Saunders，2013. B，From NuñoGonzález A，Dehesa L，Ricotti C，Kerdel F. Flexural or inverse psoriasis in a patient with hidradenitis suppurativa receiving treatment with infliximab. Actas Dermosifiliogr. 2012；103：936-7. C，D，From Bolognia JL，Schaffer JV，Duncan KO，Ko CJ. Dermatology Essentials，1e. Philadelphia：Saunders，2014，with permission. E，H，From Bolognia JL，Jorizzo JL，Schaffer JV. Dermatology，3e. London：Saunders，2012，with permission.*）

身体皱褶部位：外阴皮疹

鉴别要点（图 2.16）

- **硬化性苔藓：** 阴蒂和会阴最先受累；可伴明显瘀点，典型表现为象牙白色斑块，表面有光泽，晚期形成瘢痕
- **扁平苔藓：** 可见明显的花边状白色角化过度性皮损（箭头所示）；黏膜表面常有糜烂；晚期形成瘢痕
- **慢性单纯性苔藓：** 皮肤增厚（苔藓化），伴或不伴红斑
- **银屑病：** 红色斑块，境界清楚
- **Hailey-Hailey 病：** 线状糜烂构成不规则裂隙样外观

身体皱褶部位：肛周皮疹

鉴别要点（图 2.17）

- **肛周链球菌病：** 自肛门向外蔓延的潮湿的鲜红斑，境界清楚
- **硬化性苔藓：** 象牙白色灶状损害（箭头所示）
- **银屑病：** 粉红色至红色，颜色均匀，境界清楚
- **刺激性接触性皮炎（肛周糜烂性皮疹）：** 通常由婴儿频繁排便和（或）腹泻引起；好发于皮肤突出部位
- **手足口病：** 圆形糜烂面和丘疱疹（参见图 12.17）
- **锌缺乏症：** 肛周潮湿性斑块，周围结痂（参见图 8.16）

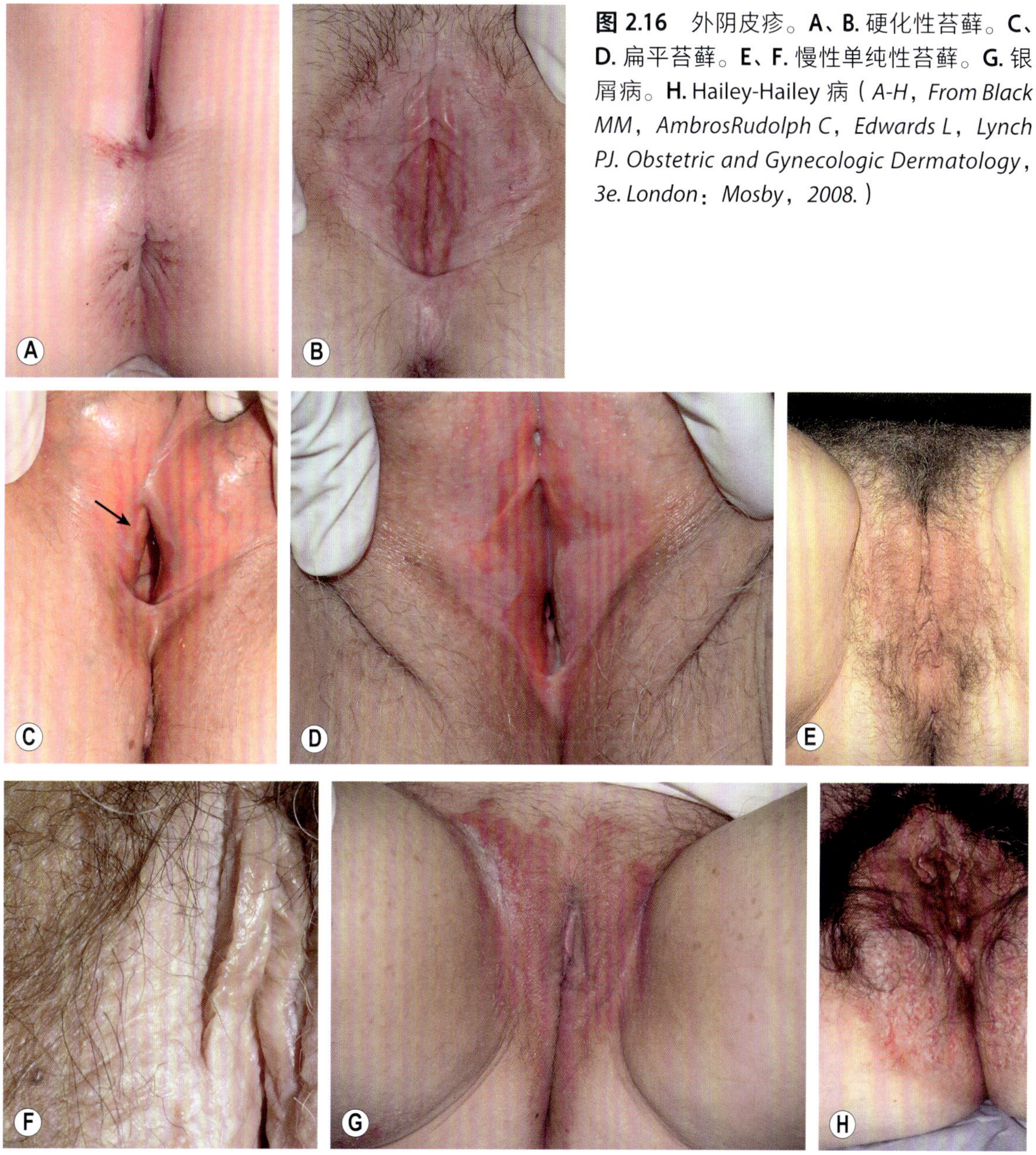

图 2.16 外阴皮疹。**A、B.** 硬化性苔藓。**C、D.** 扁平苔藓。**E、F.** 慢性单纯性苔藓。**G.** 银屑病。**H.** Hailey-Hailey 病（*A-H，From Black MM，AmbrosRudolph C，Edwards L，Lynch PJ. Obstetric and Gynecologic Dermatology，3e. London：Mosby，2008.*）

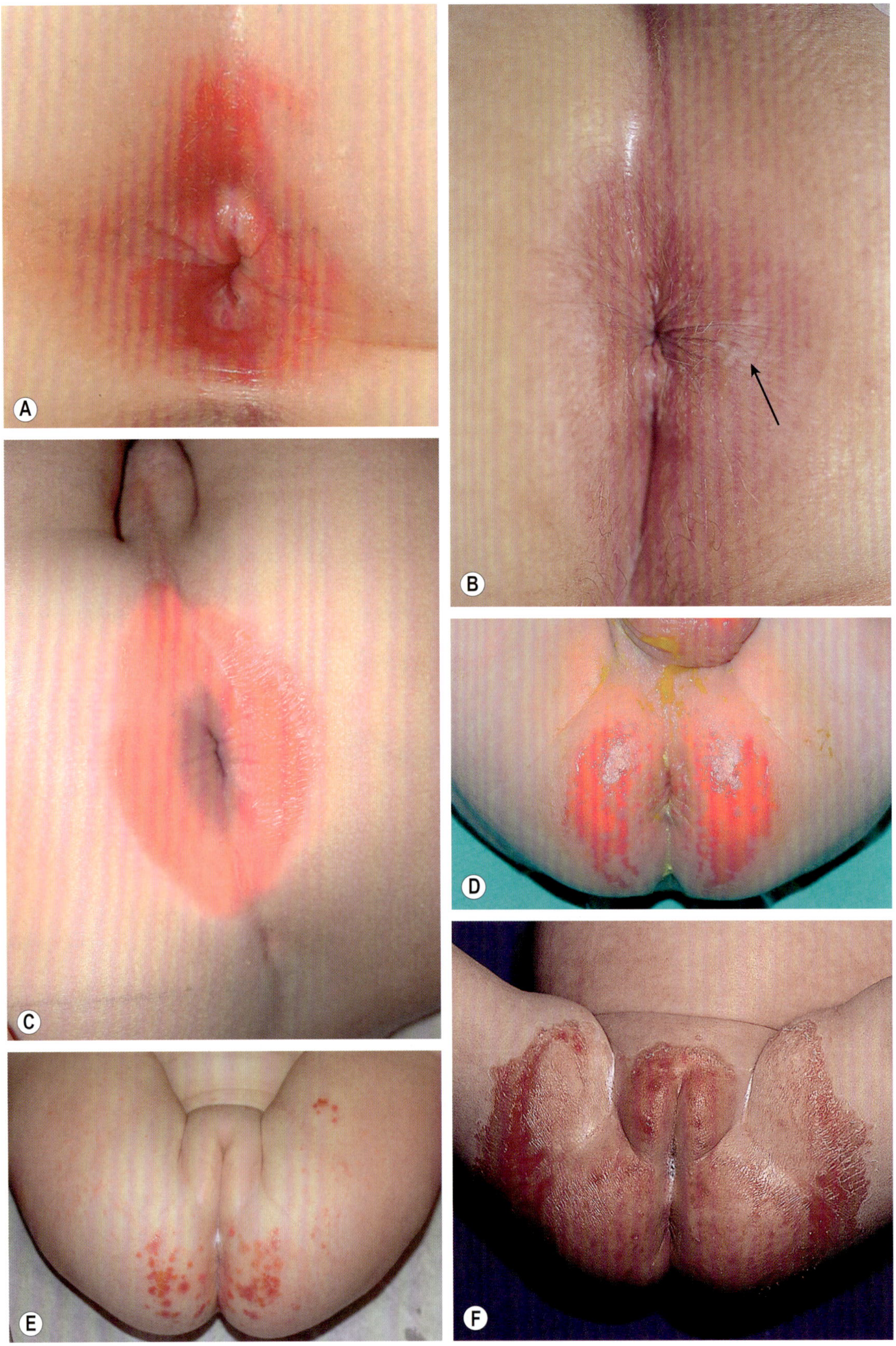

图 2.17 肛周皮疹。**A.** 肛周链球菌病。**B.** 硬化性苔藓。**C.** 银屑病。**D.** 刺激性接触性皮炎。**E.** 手足口病。**F.** 锌缺乏症（*B，Courtesy，Susan M Cooper，MD. A，Courtesy，Julie V Schaffer，MD. A，B，From Bolognia JL，Jorizzo JL，Schaffer JV. Dermatology，3e. London：Saunders，2012，with permission. C-F，From Eichenfield LF，Frieden IJ，Zaenglein AL，Mathes E. Neonatal and Infant Dermatology，3e. London：Saunders，2014.*）

肢端：手掌皮疹

鉴别要点（图 2.18）

- **皮炎湿疹，包括特应性皮炎和接触性皮炎**：渗出、结痂性损害，常伴灶状的苔藓化及皲裂；斑贴试验有助于鉴别变应性接触性皮炎和其他临床症状非常相似的湿疹性疾病
- **汗疱疹**：手指侧缘的深在性水疱
- **银屑病**：红斑基础上的黏着性、干燥性白色至黄色鳞屑
- **手癣**：皮沟处鳞屑更明显，一侧手可不受累
- **结痂性疥疮（挪威疥）**：手掌及甲下显著角化过度

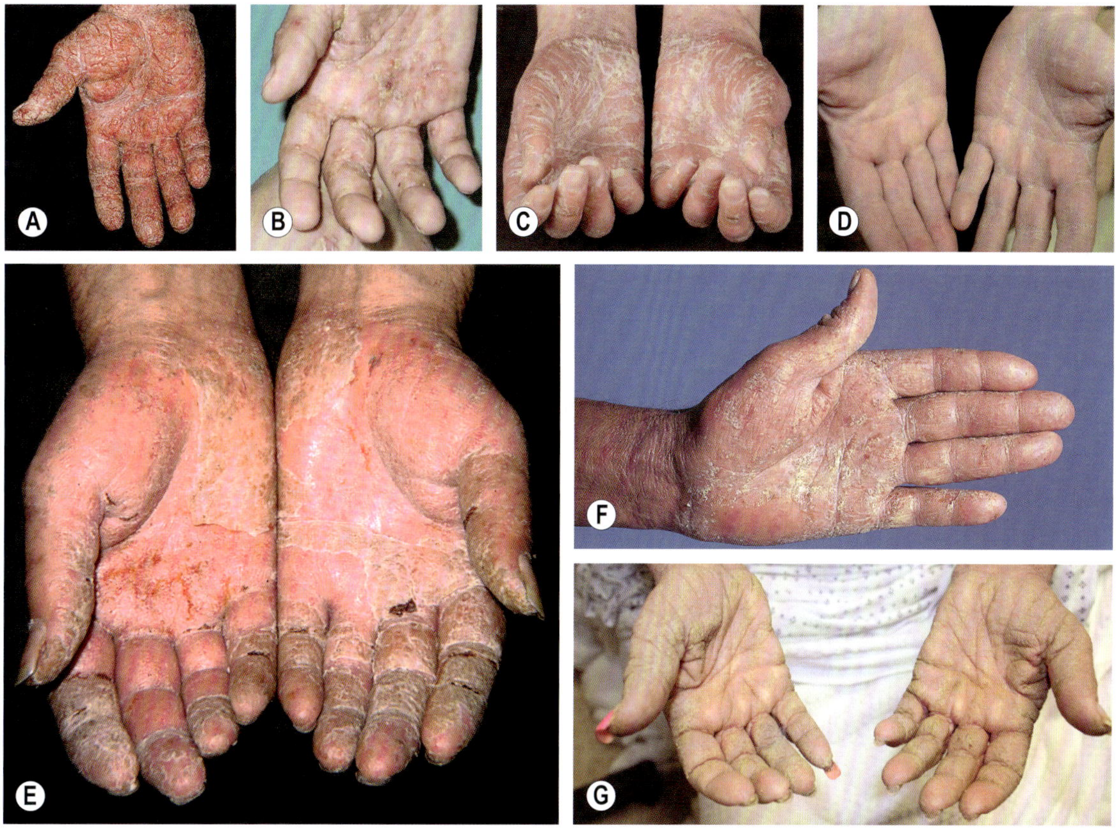

图 2.18 手掌皮疹。**A.** 特应性皮炎。**B.** 汗疱疹。**C.** 银屑病。**D.** 手癣。**E.** 刺激性接触性皮炎。**F.** 黏合剂中铬酸盐所致变应性接触性皮炎。**G.** 结痂性疥疮（*A，D，G，Courtesy，Yale Dermatology Residents' Slide Collection；B，Courtesy，Dirk Elston，MD；C，Courtesy，Peter C M van de Kerkhof，MD；E，Courtesy，Kalman Watsky，MD；F，Courtesy，Peter S Friedmann，MD，and Mark Wilkinson，MD. A，C-F，From Bolognia JL，Jorizzo JL，Schaffer JV. Dermatology，3e. London：Saunders，2012，with permission. B，From Schachner LA，Hansen RE. Pediatric Dermatology，4e. London：Mosby，2011.*）

肢端：手掌斑疹

鉴别要点（图 2.19）

- **多形红斑**：靶形损害，由三条区带组成，中央部位可出现水疱
- **二期梅毒**：棕红色斑疹，有时可见领圈状鳞屑

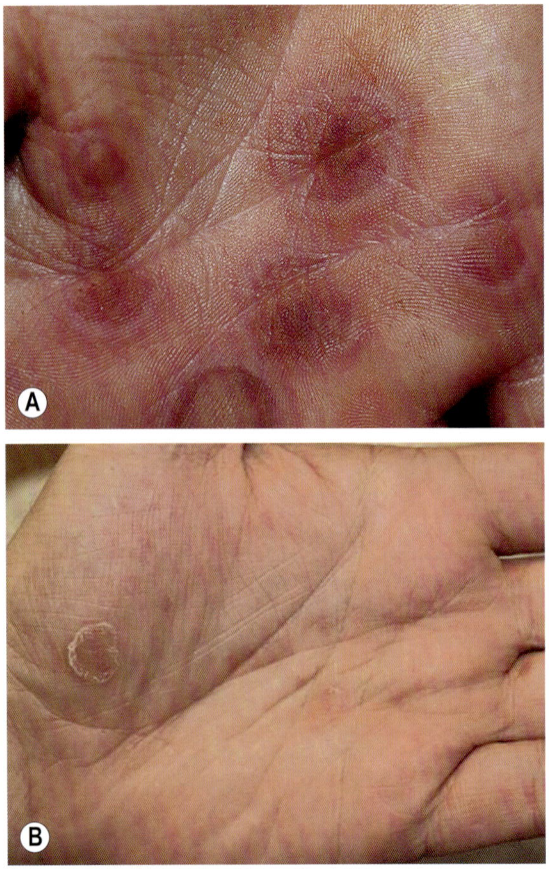

图 2.19 手掌斑疹。**A.** 多形红斑。**B.** 二期梅毒（*A，Courtesy，William Weston，MD；B，Courtesy，Yale Dermatology Residents' Slide Collection. A，From Bolognia JL，Jorizzo JL，Schaffer JV. Dermatology，3e. London：Saunders，2012，with permission.*）

肢端：不融合的角化性损害

鉴别要点（图 2.20）

- **汗疱疹**：深在性水疱（半球形，不融合），常位于手指侧缘
- **疥疮**：线状隧道
- **剥脱性角质松解症**：环状、领圈状白色鳞屑

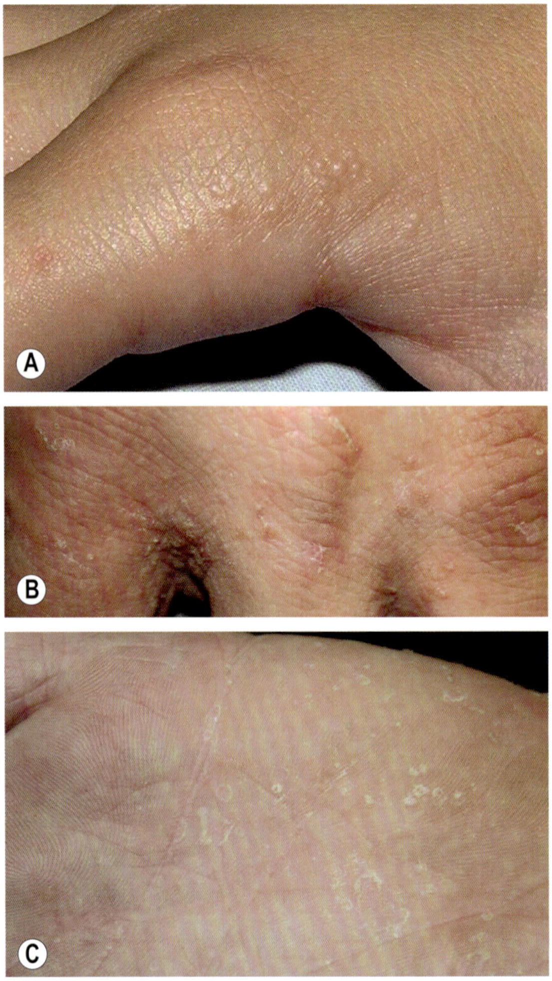

图 2.20 不融合的角化性皮损。**A.** 汗疱疹。**B.** 疥疮。**C.** 剥脱性角质松解症（*A，Courtesy，Anne Lucky，MD；B，C，Courtesy，Yale Dermatology Residents' Slide Collection. A，From Schachner LA，Hansen RE. Pediatric Dermatology，4e. London：Mosby，2011.*）

肢端：小腿皮疹

鉴别要点（图 2.21）

- **淤积性皮炎**：红斑，潮湿性鳞屑，常累及双侧
- **硬化性脂膜炎**：急性期表现为红斑，局部皮温升高，皮肤紧绷，开始于内踝上方
- **蜂窝织炎**：皮温升高，疼痛，常为单侧；若不治疗面积将扩大；患者伴发热和白细胞计数升高
- **类脂质渐进性坏死**：中心偏黄色，常伴毛细血管扩张

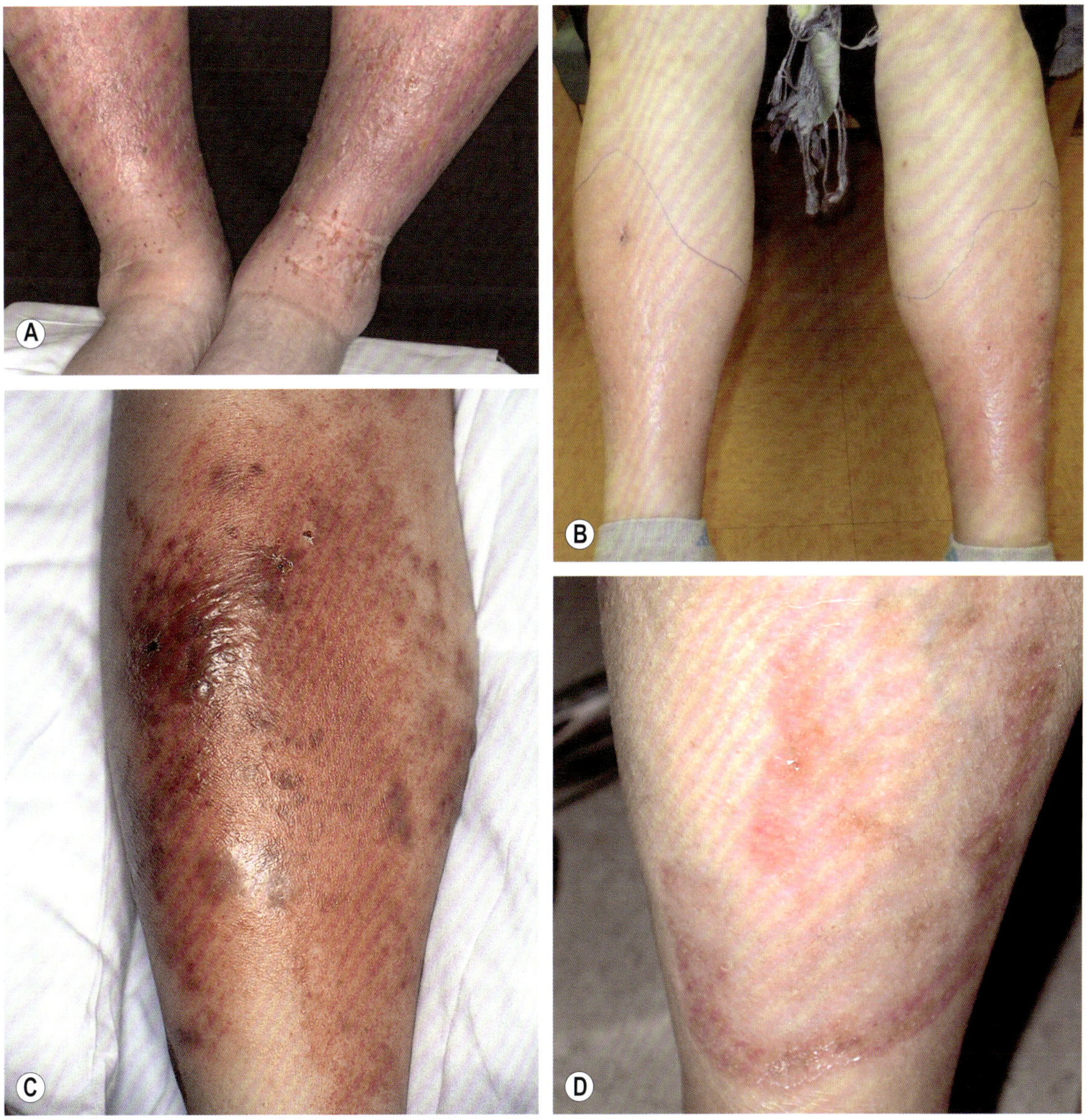

图 2.21 小腿皮疹。**A.** 淤积性皮炎。**B.** 硬化性脂膜炎。**C.** 蜂窝织炎。**D.** 类脂质渐进性坏死（*C，D，Courtesy，Yale Dermatology Residents' Slide Collection. A，From Elston D. Clinical image collection. Dermatopathology，2e. London：Saunders，2014. C，From Bolognia JL，Jorizzo JL，Schaffer JV. Dermatology，3e. London：Saunders，2012，with permission.*）

肢端：足底角化性皮损

鉴别要点（图 2.22）

- **窝状角质松解症：**火山口状凹陷，好发于受压部位
- **点状掌跖角化病：**角化过度皮损，孤立不融合
- **跖疣：**黑色小点，为毛细血管出血所致

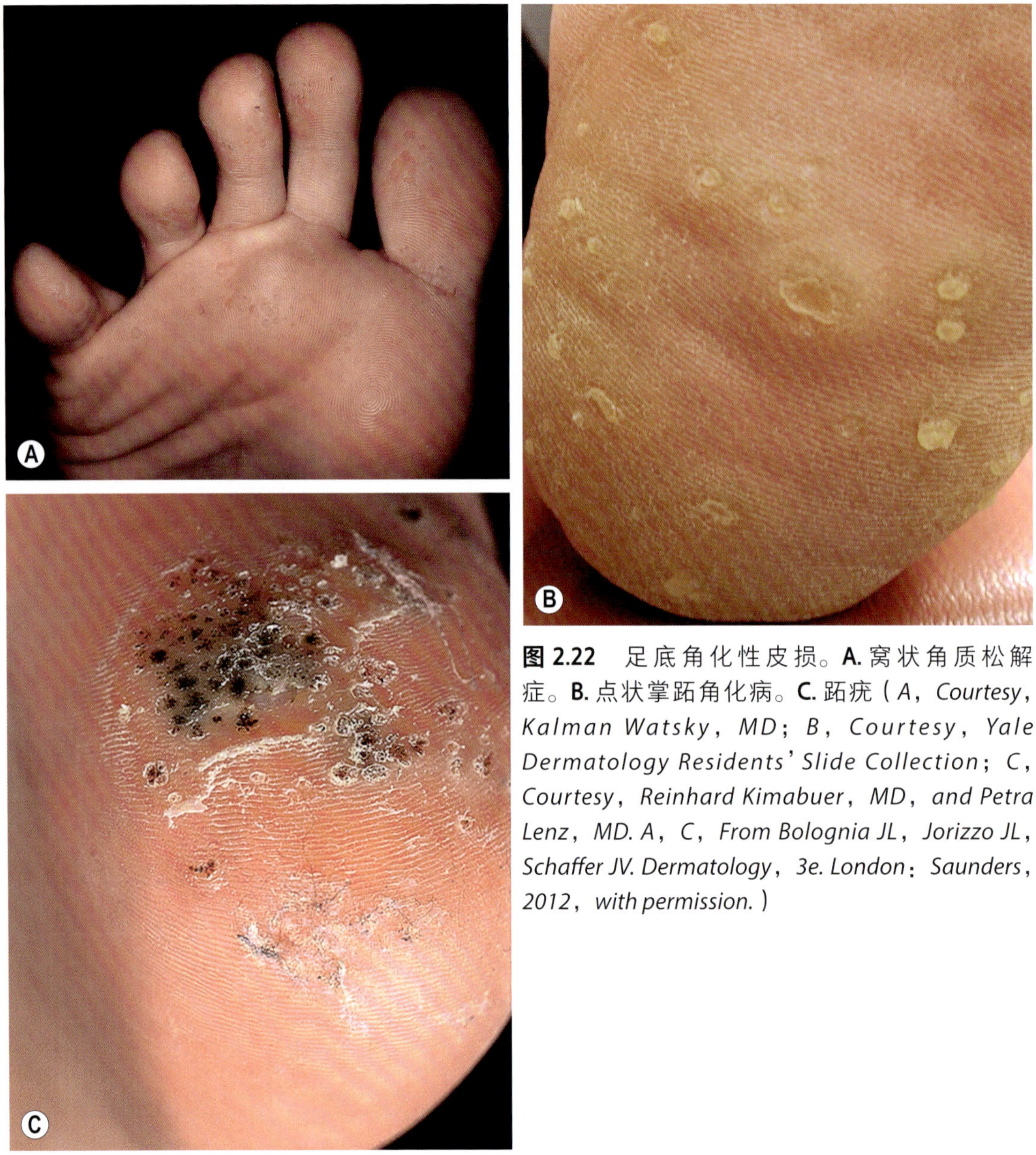

图 2.22 足底角化性皮损。**A.** 窝状角质松解症。**B.** 点状掌跖角化病。**C.** 跖疣（*A，Courtesy，Kalman Watsky，MD；B，Courtesy，Yale Dermatology Residents' Slide Collection；C，Courtesy，Reinhard Kimabuer，MD，and Petra Lenz，MD. A，C，From Bolognia JL，Jorizzo JL，Schaffer JV. Dermatology，3e. London：Saunders，2012，with permission.*）

肢端：足底皮疹

鉴别要点（图 2.23）

- **足癣**：细薄鳞屑；手或甲可受累；可见脓疱
- **银屑病**：境界清楚的斑块，覆黏着性的较厚的鳞屑
- **接触性皮炎**：通常需进行斑贴试验；根据皮损形态可推测可疑致敏原
- **幼年型跖部皮病**："釉面"外观

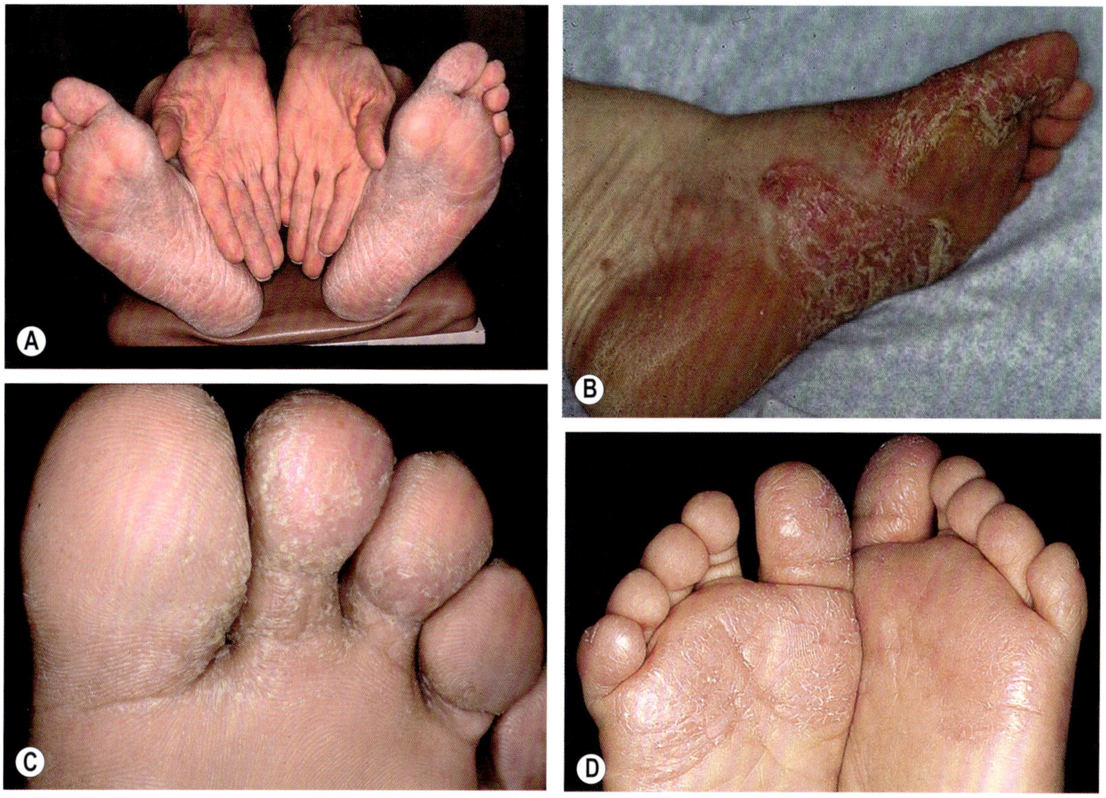

图 2.23 足底皮疹。**A.** 足癣。**B.** 银屑病。**C.** 接触性皮炎。**D.** 幼年型跖部皮病（*A，Courtesy，Yale Dermatology Residents' Slide Collection；C，Courtesy，Louis A Fragola，Jr，MD；D，Courtesy，Kalman Watsky，MD. A，C，D，From Bolognia JL，Jorizzo JL，Schaffer JV. Dermatology，3e. London：Saunders，2012，with permission. B，From Menter A，Korman NJ，Elmets CA，et al. Guidelines of care for the management of psoriasis and psoriatic arthritis. J Am Acad Dermatol. 2011；65：137-74.*）

躯干

躯干：红棕色至粉红色丘疹

鉴别要点（图 2.24）

- **肥大细胞增生症**：颜色均匀的红棕色丘疹，皮损形态较一致；摩擦可出现水疱
- **组织细胞增生症**：不融合的红棕色丘疹
- **良性黑色素细胞痣**：大小不等的棕色斑疹、丘疹
- **毛发平滑肌瘤**：粉红色至红棕色线状丘疹，多簇集分布
- **神经纤维瘤**：质软，呈皮色至粉棕色，半球状或息肉状，境界清楚的丘疹和结节；境界不清的紫罗兰色皮损

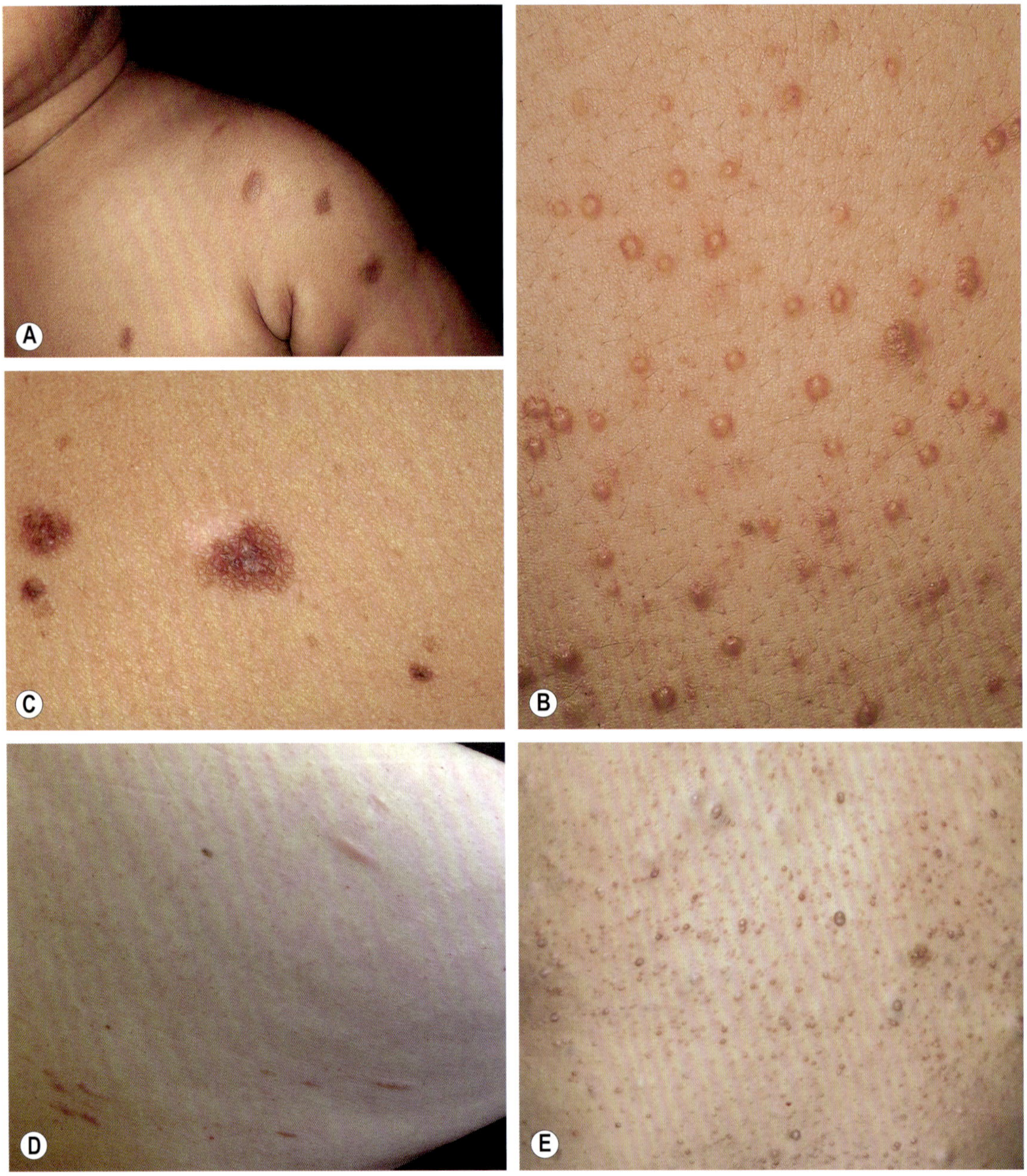

图 2.24 位于躯干的红棕色至粉红色丘疹。**A.** 肥大细胞增生症。**B.** 泛发性发疹性组织细胞瘤。**C.** 良性黑色素细胞痣。**D.** 毛发平滑肌瘤。**E.** 神经纤维瘤（*A*，*Courtesy*，*Michael Tharp*，*MD*；*B*，*Courtesy*，*Yale Dermatology Residents' Slide Collection*；*C*，*Courtesy*，*Jean L Bolognia*，*MD*；*E*，*Courtesy*，*Julie V Schaffer*，*MD. A*，*B*，*E*，*From Bolognia JL*，*Jorizzo JL*，*Schaffer JV. Dermatology*，*3e. London*：*Saunders*，*2012*，*with permission.*）

躯干：背部皮疹，住院患者

鉴别要点（图 2.25）

- **药疹**：融合性的粉红色斑疹、丘疹，蔓延至背部以外
- **Grover 病**：粉红色丘疹，表面糜烂，臀部多不受累
- **毛囊炎**：毛囊性丘脓疱疹；常见脓疱

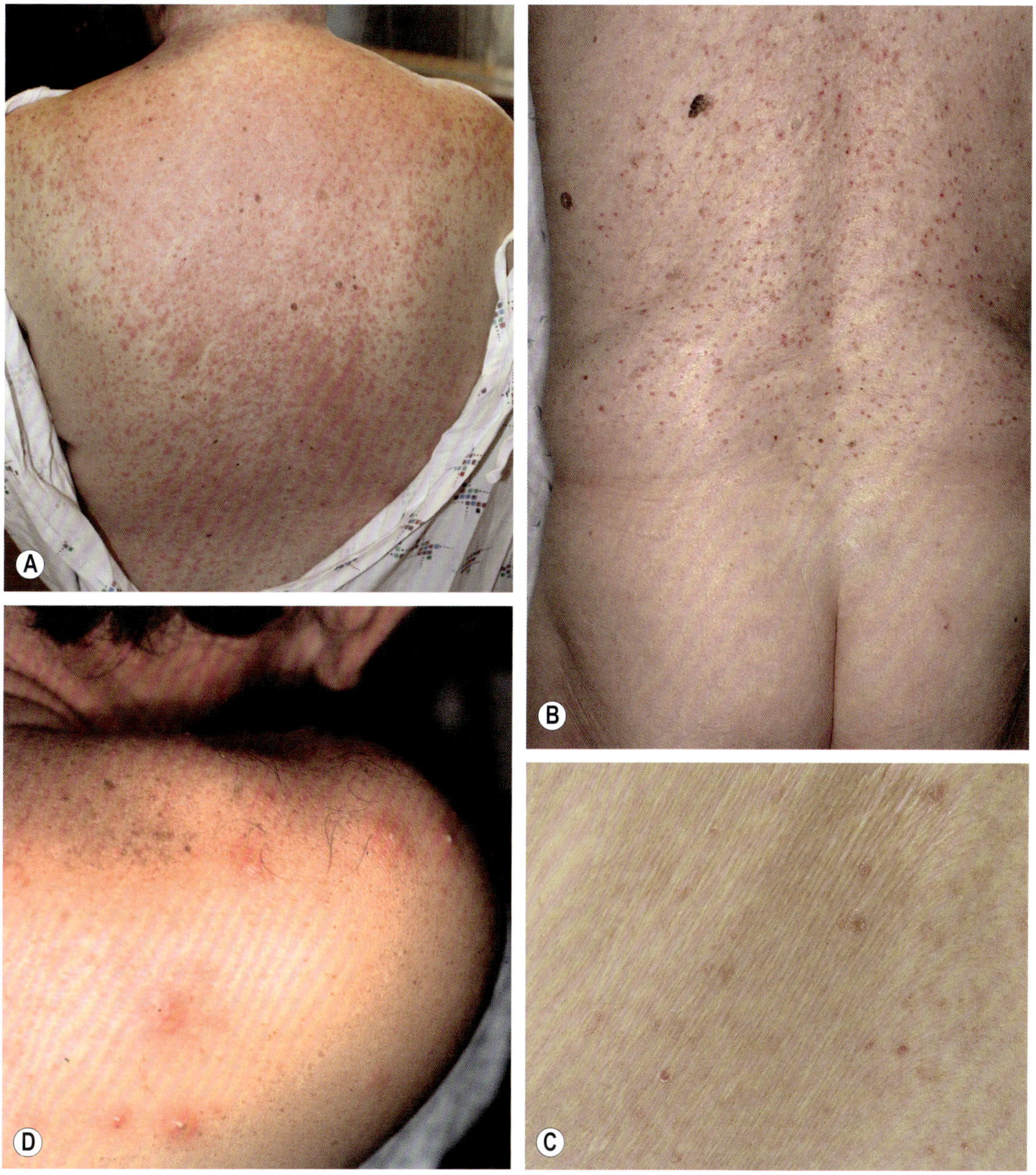

图 2.25 背部皮疹，住院患者。**A.** 威罗非尼所致药疹。**B**、**C.** Grover 病。**D.** 毛囊炎（*A*，*D*，*Courtesy*，*Yale Dermatology Residents' Slide Collection*；*B*，*Courtesy*，*Jean L Bolognia*，*MD. B*，*D*，*From Bolognia JL*，*Jorizzo JL*，*Schaffer JV. Dermatology*，*3e. London*：*Saunders*，*2012*，*with permission.*）

躯干：上背部皮肤色素改变

鉴别要点（图 2.26）

- **斑状型或双相型皮肤淀粉样变：**波纹状色素沉着
- **硬皮病（系统性硬化症）：**“盐和胡椒”样色素减退及色素沉着

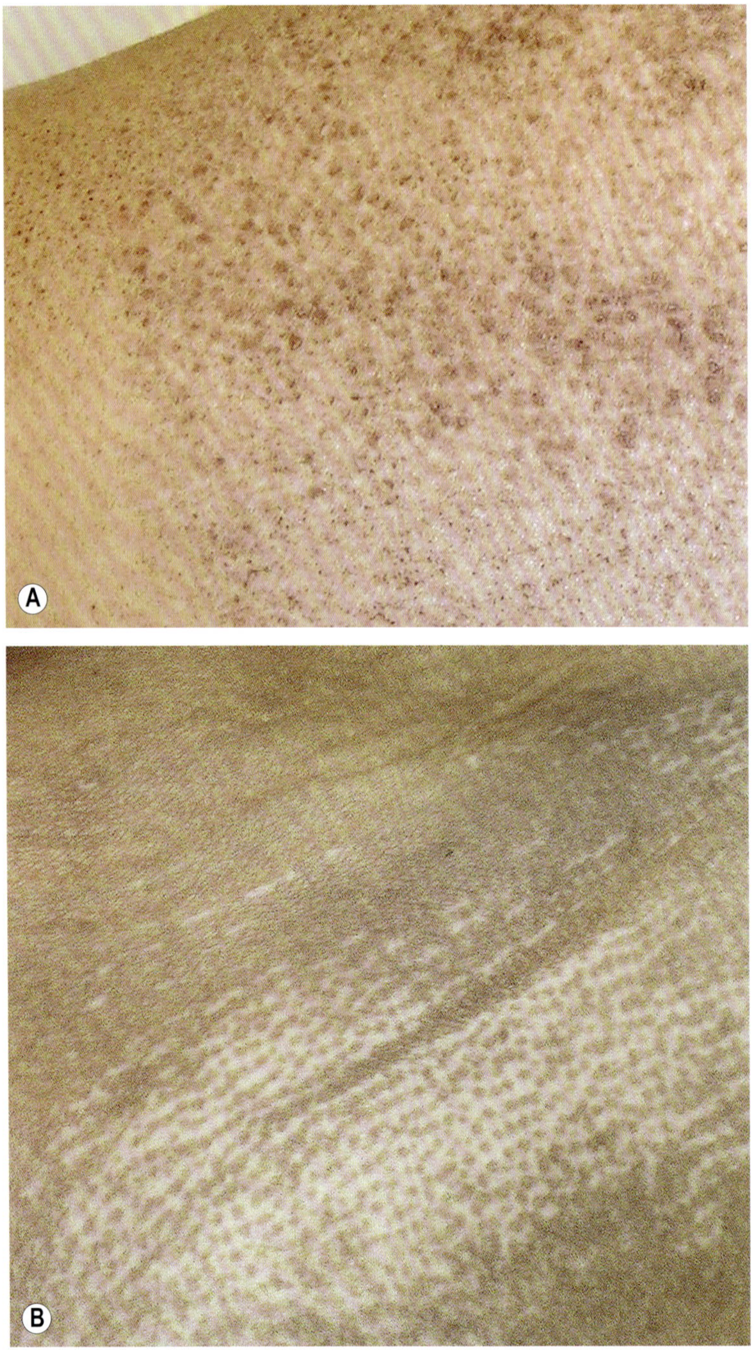

图 2.26 上背部皮肤色素改变。**A.** 双相型皮肤淀粉样变。**B.** 硬皮病

（李翔倩 译）

3　特殊分布方式的鉴别诊断

本章包含三种特征性分布：红皮病、光暴露部位和镶嵌（线状）分布皮损。由于黑色素瘤及其他形态相似疾病的视觉识别十分重要，单发的色素性病变也包含在本章。

红皮病（弥漫性红斑）

红皮病（弥漫性红斑）可由许多不同疾病引起。红斑的颜色、鳞屑的有无及多少、其他相关线索有助于疾病鉴别（表 3.1，图 3.1～图 3.4）。病史和实验室检查也有帮助。

特应性皮炎、其他湿疹性疾病以及其他一些疾病也可表现为红皮病（图 3.5、图 3.6）。

表 3.1　红皮病（弥漫性红斑）

疾病	临床特征	主要线索（如有）
毛发红糠疹	• 鲑鱼样粉红色至橙色外观 • 细薄鳞屑	• 岛屿状正常皮肤（图 3.1A；见图 5.12A） • 毛囊性丘疹（图 3.1B） • 蜡样掌跖角化过度（图 3.1C） • 甲：增厚 • 皮损自上向下发展
银屑病	• 粉红色外观（图 3.2A） • 银色至白色厚层黏着性鳞屑（如有）（图 3.2B）	• 脓疱 • 甲：点状凹陷或其他改变 • 斑块型银屑病史
先天性非大疱性鱼鳞病样红皮病	• 粉红色外观（图 3.3A～D） • 细薄鳞屑（可见局灶性板层状鳞屑）（图 3.3A～C）	• 睑外翻 • 出生时火棉胶样膜包裹病史
红皮病型蕈样肉芽肿	• 颜色各异 • 皮损脱屑情况各异	• 淋巴结病 • 蕈样肉芽肿病史
Sézary 综合征	• 皮肤萎缩或皱褶情况各异	• 外周血出现异常淋巴细胞（Sézary 细胞），从而与红皮病型蕈样肉芽肿鉴别

注：由药物、原因不明（特发性）及其他疾病引起的红皮病亦不罕见（见图 3.5、图 3.6）

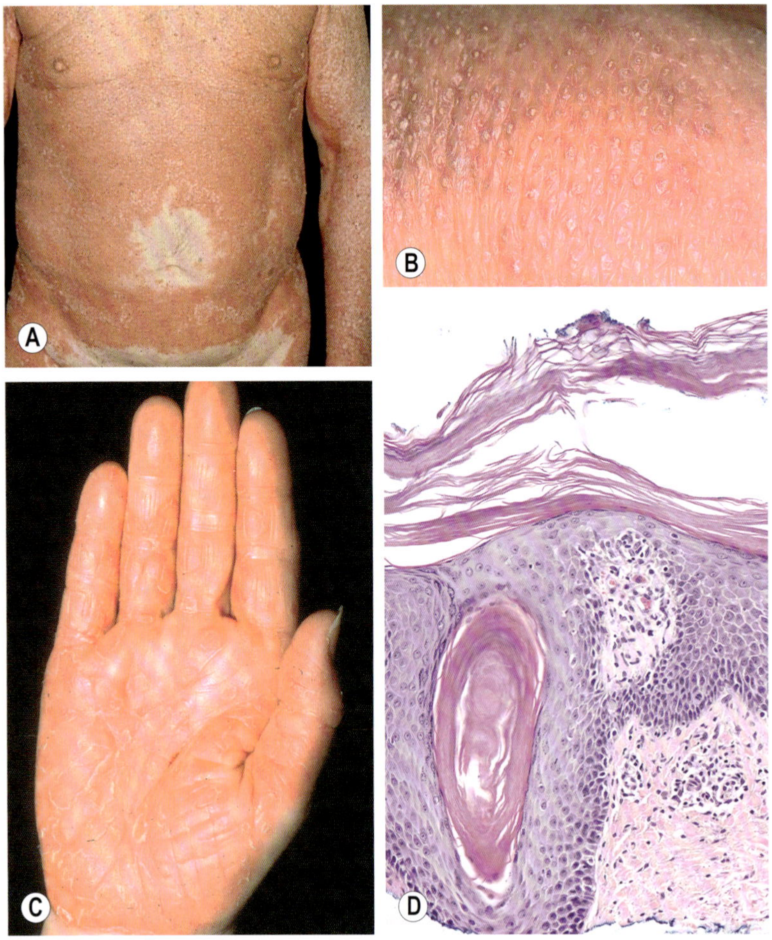

图 3.1 毛发红糠疹。**A.** 岛屿状正常皮肤。**B.** 毛囊性丘疹。**C.** 手掌蜡样鲑鱼样粉红色肥厚性斑片。**D.** 典型病理表现包括毛囊角质栓，交替存在的角化过度及角化不全，呈棋盘样外观（*A-C*，*From Schwarzenberger K*，*Werchniak AE*，*Ko C. General Dermatology. London*：*Saunders*，*2009.*）

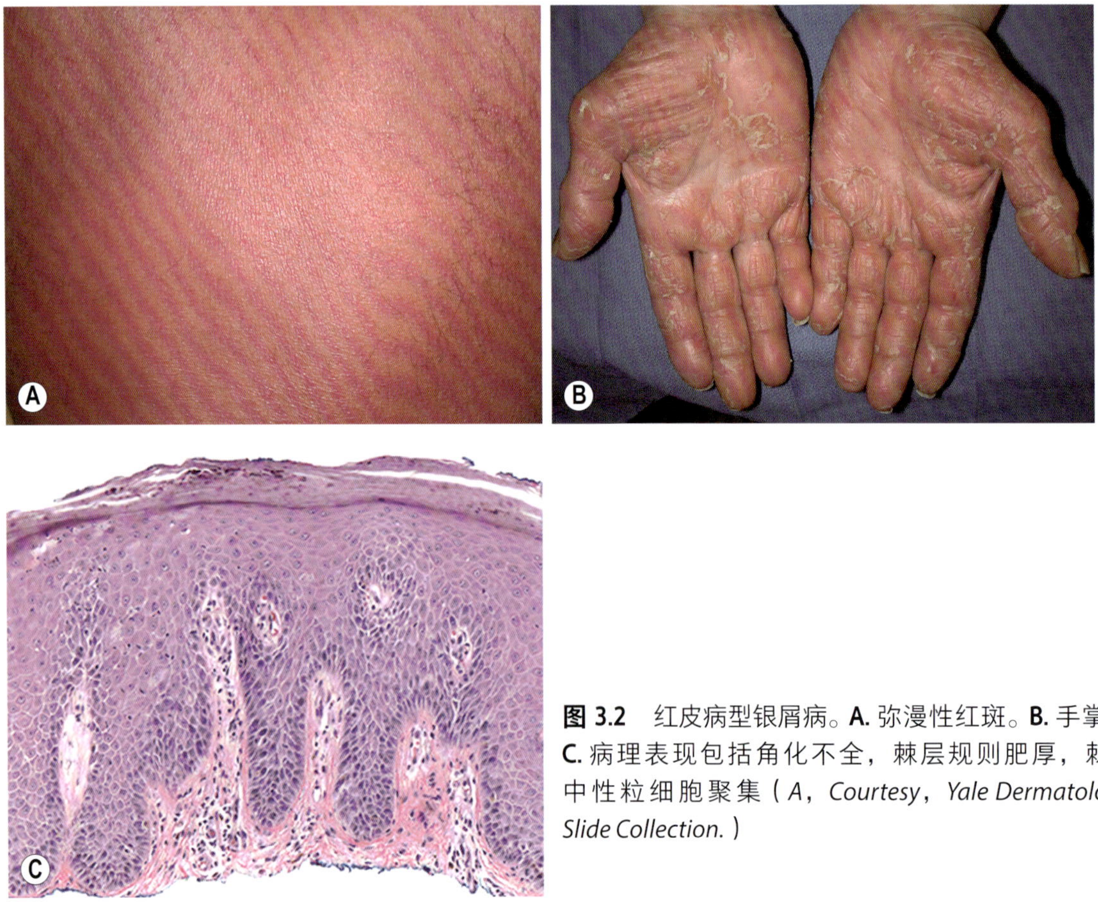

图 3.2 红皮病型银屑病。**A.** 弥漫性红斑。**B.** 手掌鳞屑性红斑。**C.** 病理表现包括角化不全，棘层规则肥厚，棘层内局灶性中性粒细胞聚集（*A*，*Courtesy*，*Yale Dermatology Residents' Slide Collection.*）

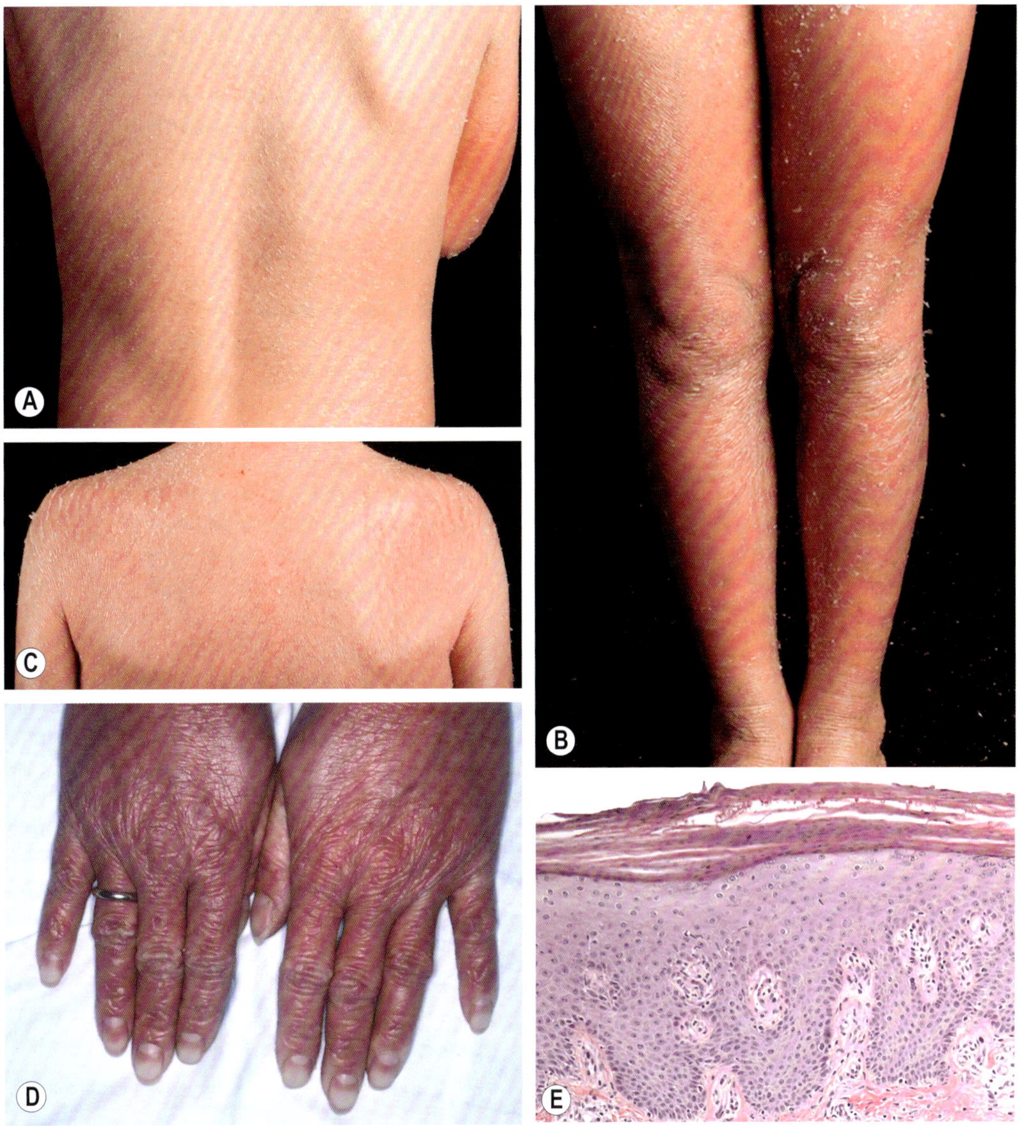

图 3.3 先天性非大疱性鱼鳞病样红皮病（常染色体隐性先天性鱼鳞病）。**A～C.** 弥漫性粉红色斑片和细薄鳞屑。**D.** 有时皮疹更红。**E.** 病理表现包括角化不全和棘层肥厚（*A-C*，*Courtesy*，*Britt Craiglow*，*MD*；*D*，*Courtesy*，*Leonard Milstone*，*MD.*）

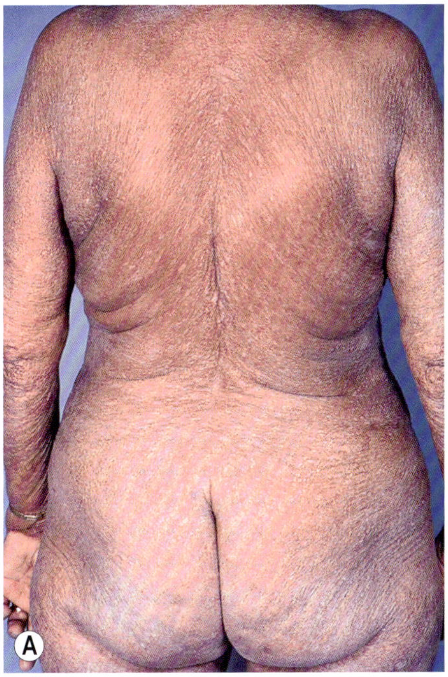

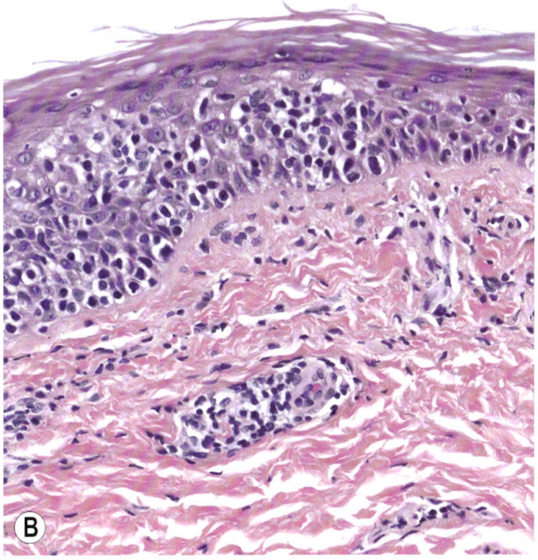

图 3.4 Sézary 综合征。**A.** 弥漫性粉红色至红棕色斑片，不易察觉的鳞屑和萎缩，部分皮肤皱褶样外观。**B.** 病理表现可能是非特异的，特征性改变为表皮内可见不典型的淋巴样细胞（*A*，*Courtesy*，*Rein Willemze*，*MD. From Bolognia JL*，*Jorizzo JL*，*Schaffer JV. Dermatology*，*3e. London*：*Saunders*，*2012*，*with permission.*）

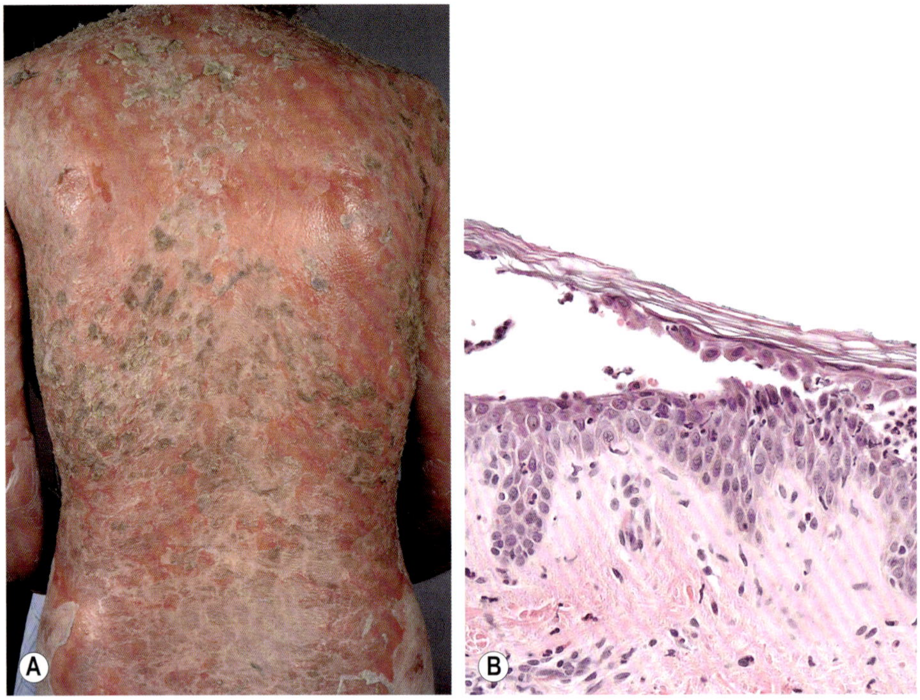

图 3.5 落叶型天疱疮。**A.** 局灶糜烂，红斑，厚层鳞屑。**B.** 病理表现包括角质层下方的棘层细胞松解（*A，Courtesy，NYU Slide Collection. From Bolognia JL，Jorizzo JL，Schaffer JV. Dermatology，3e. London：Saunders，2012，with permission.*）

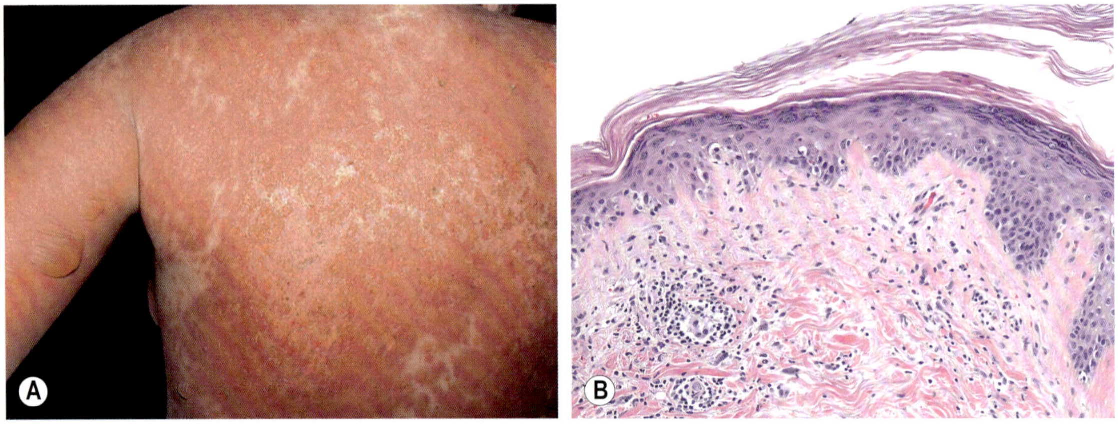

图 3.6 急性红斑狼疮（急性表皮细胞广泛性凋亡，acute syndrome of apoptotic pan-epidermolysis，ASAP）患者出现中毒性表皮坏死松解样表现。**A.** 左上臂局部出现水疱。**B.** 病理表现包括界面改变（*A，Courtesy，Yale Dermatology Residents' Slide Collection. From Bolognia JL，Jorizzo JL，Schaffer JV. Dermatology，3e. London：Saunders，2012，with permission.*）

光暴露部位

当确定皮损为曝光部位分布（见图 1.16A，图 3.7），原发皮损的形态、初始累及表皮（图 3.8、图 3.9）或真皮（图 3.10、图 3.11）有助于缩小鉴别诊断的范围，组织病理学也可提供线索（表 3.2）。

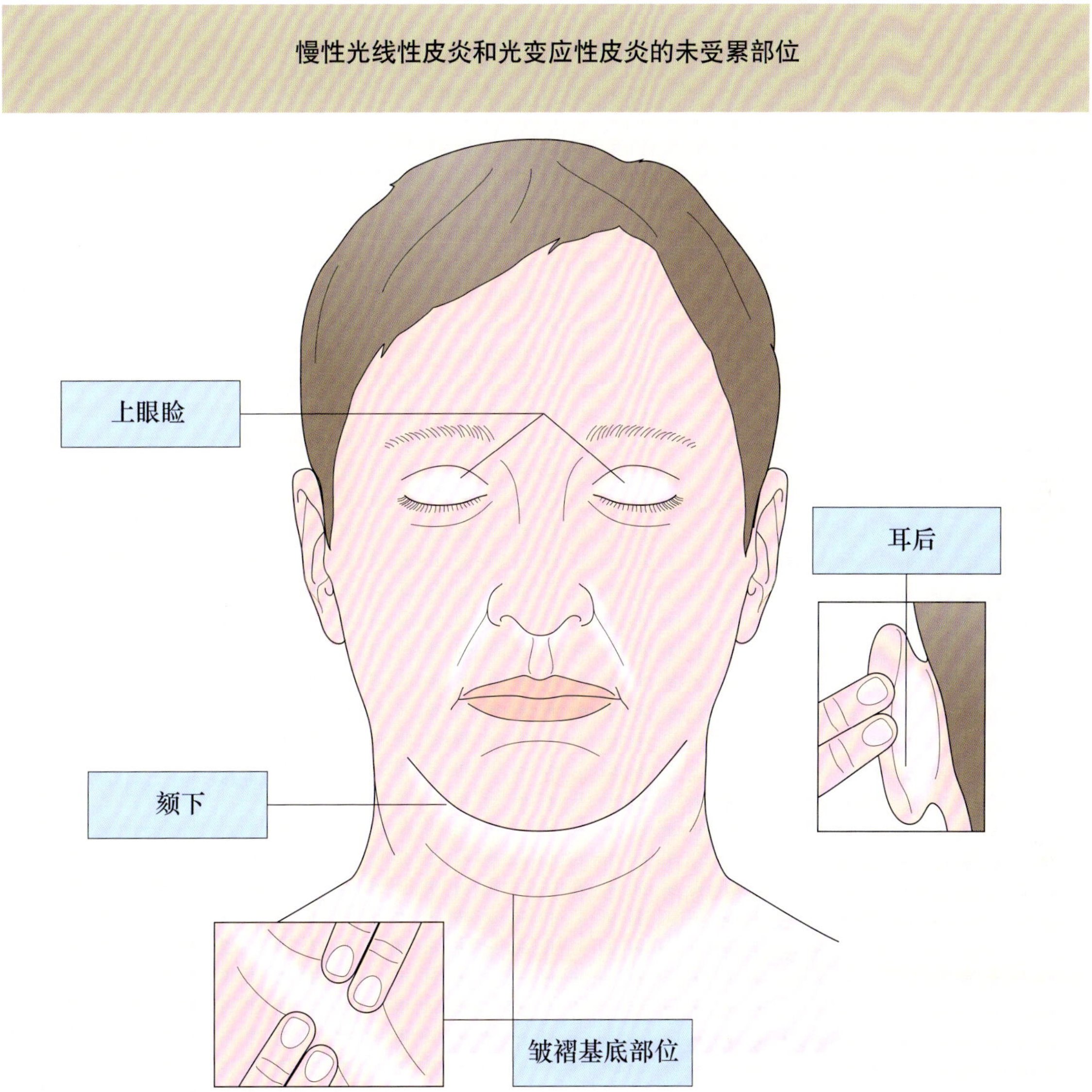

图 3.7 慢性光线性皮炎和光变应性皮炎的未受累部位。包括上眼睑、鼻唇沟、耳后、颏下区和皮肤皱褶深处（*From Bolognia JL，Jorizzo JL，Schaffer JV. Dermatology，3e. London：Saunders，2012，with permission.*）

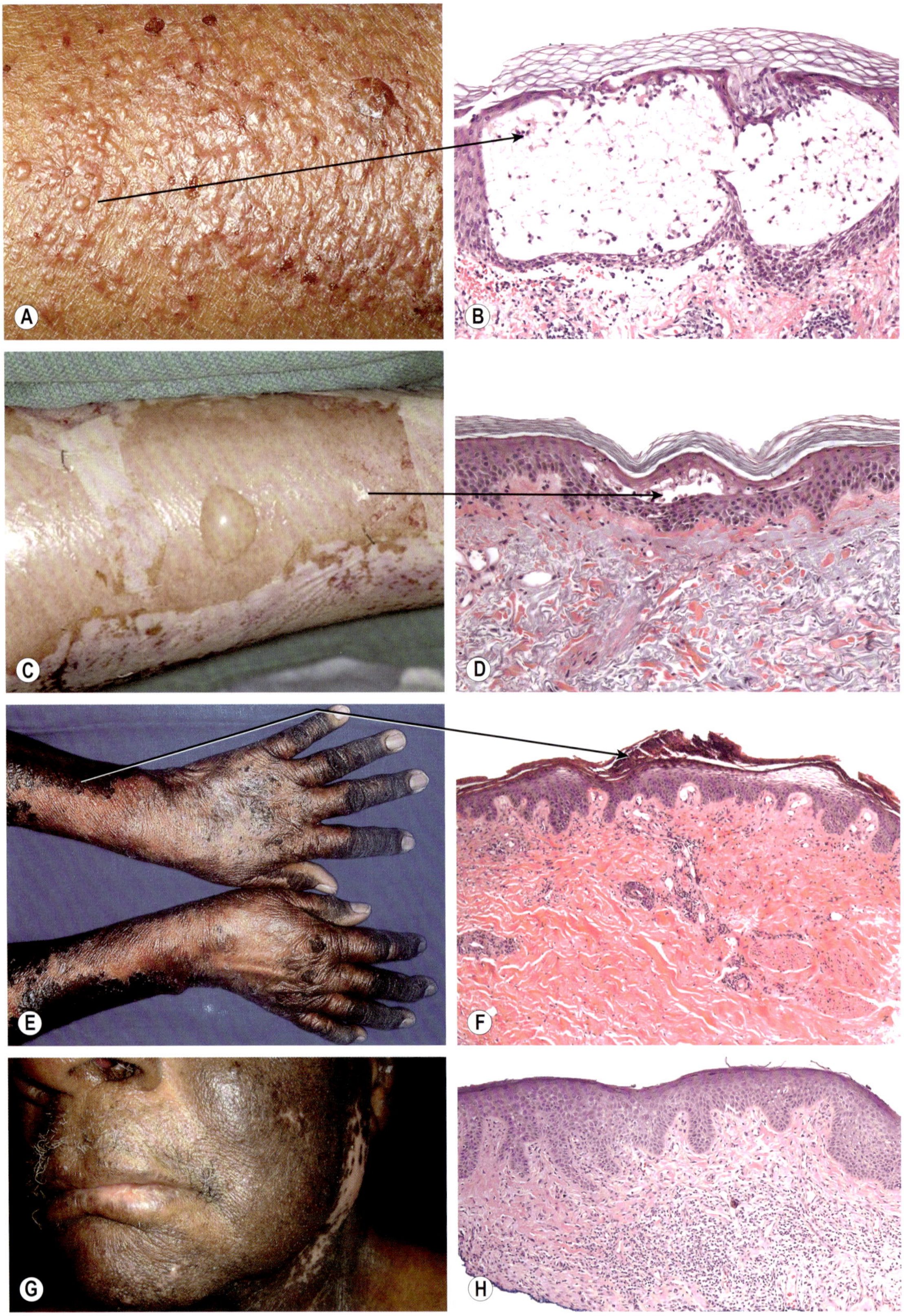

图 3.8 光反应（photoreaction）。**A**、**B.** 光变应性。**C**、**D.** 光毒性。**E**、**F.** 糙皮病（烟酸缺乏症）。**G**、**H.** 慢性光线性皮炎（*B*，*Courtesy*，*Lorrenzo Cerroni*，*MD*；*E*，*Courtesy*，*Yale Dermatology Residents' Slide Collection. G*，*Courtesy*，*Henry Lim*，*MD. A*，*C*，*From Schwarzenberger K*，*Werchniak AE*，*Ko C. General Dermatology. London*：*Saunders*，*2009. B*，*E*，*G*，*From Bolognia JL*，*Jorizzo JL*，*Schaffer JV. Dermatology*，*3e. London*：*Saunders*，*2012*，*with permission.*）

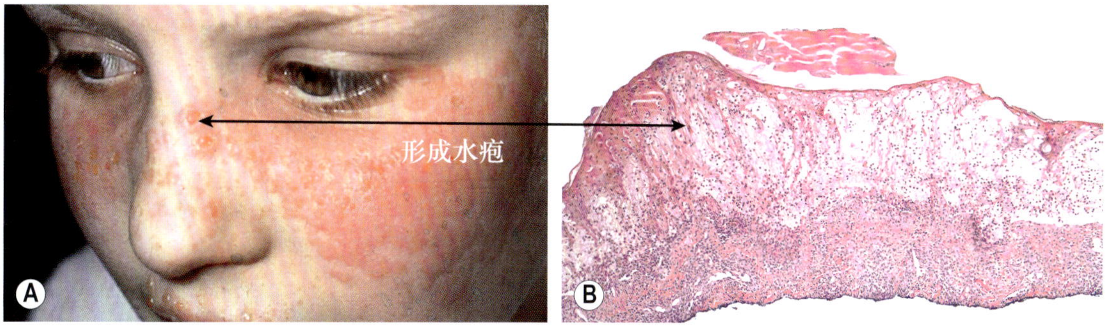

图 3.9 种痘样水疱病（*Courtesy，John L M Hawk，MD. From Bolognia JL，Jorizzo JL，Schaffer JV. Dermatology，3e. London：Saunders，2012，with permission.*）

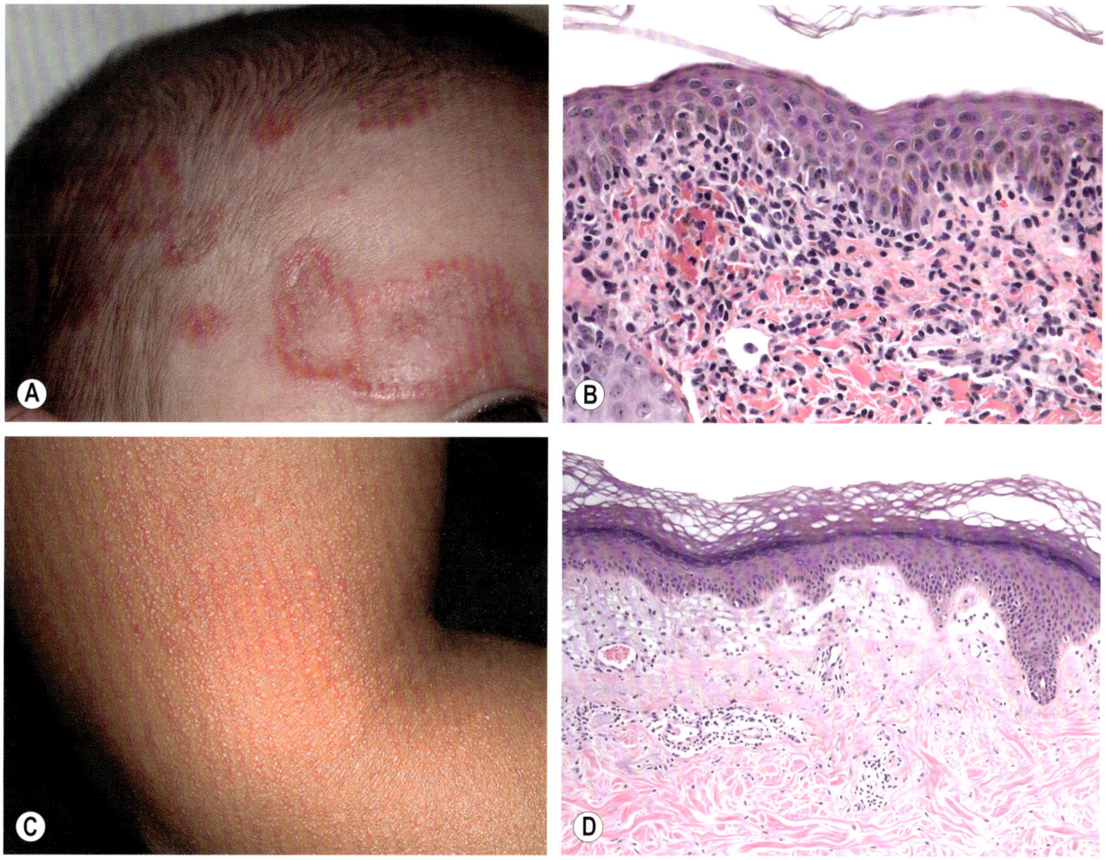

图 3.10 红斑基础上丘疹及斑块。**A、B.** 新生儿红斑狼疮。**C、D.** 多形性日光疹（*A，Courtesy，Julie V Schaffer，MD；C，Courtesy，Yale Dermatology Residents' Slide Collection. A，C，From Bolognia JL，Jorizzo JL，Schaffer JV. Dermatology，3e. London：Saunders，2012，with permission.*）

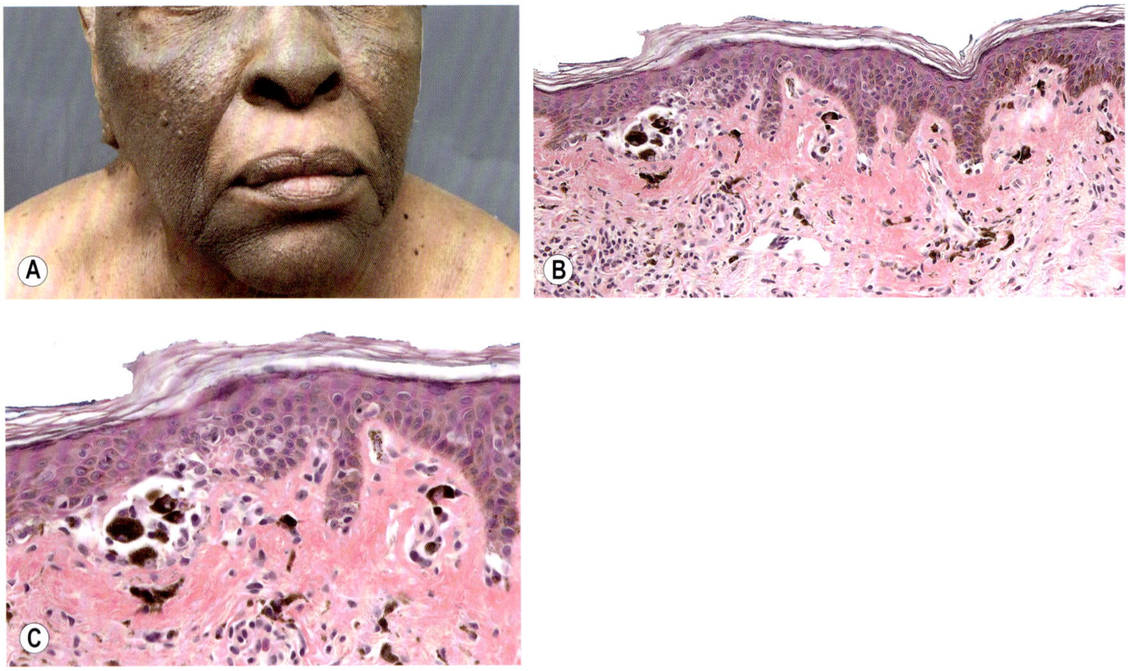

图 3.11 地尔硫䓬相关性光暴露部位色素沉着。**A.** 面部新发暗色斑，非光暴露部位不受累。**B、C.** 病理可见界面改变和色素失禁

表 3.2 光反应

疾病	形态学	组织病理学
表皮光反应		
光变态反应	• 急性海绵水肿样或湿疹样改变	• 水疱 • 嗜酸性粒细胞
光毒性反应（如：日晒伤）	• 根据严重程度不同，表现为红斑或水疱	• 坏死的角质形成细胞
烟酸缺乏症	• 薄层鳞屑，红斑，似“画”样	• 角化不全和（或）表皮上层细胞坏死
慢性光线性皮炎	• 苔藓样变，红斑	• 轻度海绵水肿，棘层肥厚，角化过度
种痘样水疱病	• 水疱和红斑	• 网状变性
真皮光反应		
新生儿红斑狼疮	• 环形红斑，斑块	• 空泡性界面改变 • 真皮淋巴细胞浸润
多形性日光疹	• 水肿性红斑，丘疹和斑块	• 真皮乳头水肿 • 血管周围淋巴细胞
药物引起的色素改变	• 光暴露部位皮肤出现色素改变	• 黑素沉积于真皮

镶嵌分布

特定遗传性皮肤病（图 3.12）可出现镶嵌分布的皮损（见图 1.18B），具有特征性；皮损可由表皮（图 3.13）或真皮（图 3.14）改变引起。

鉴别要点

- **表皮痣**：棕色丘疹，呈线状排列（见图 1.19）
- **炎性线状疣状表皮痣**：红斑样鳞屑性丘疹和斑块，似银屑病（见图 1.28A）
- **线状汗孔角化病**：粉红色线状皮损，仔细观察可见隆起性鳞屑性边缘
- **色素失禁症**：红斑及水疱，呈涡轮状或网状，可伴疣状损害和（或）色素沉着，呈花边状（见图 1.29）

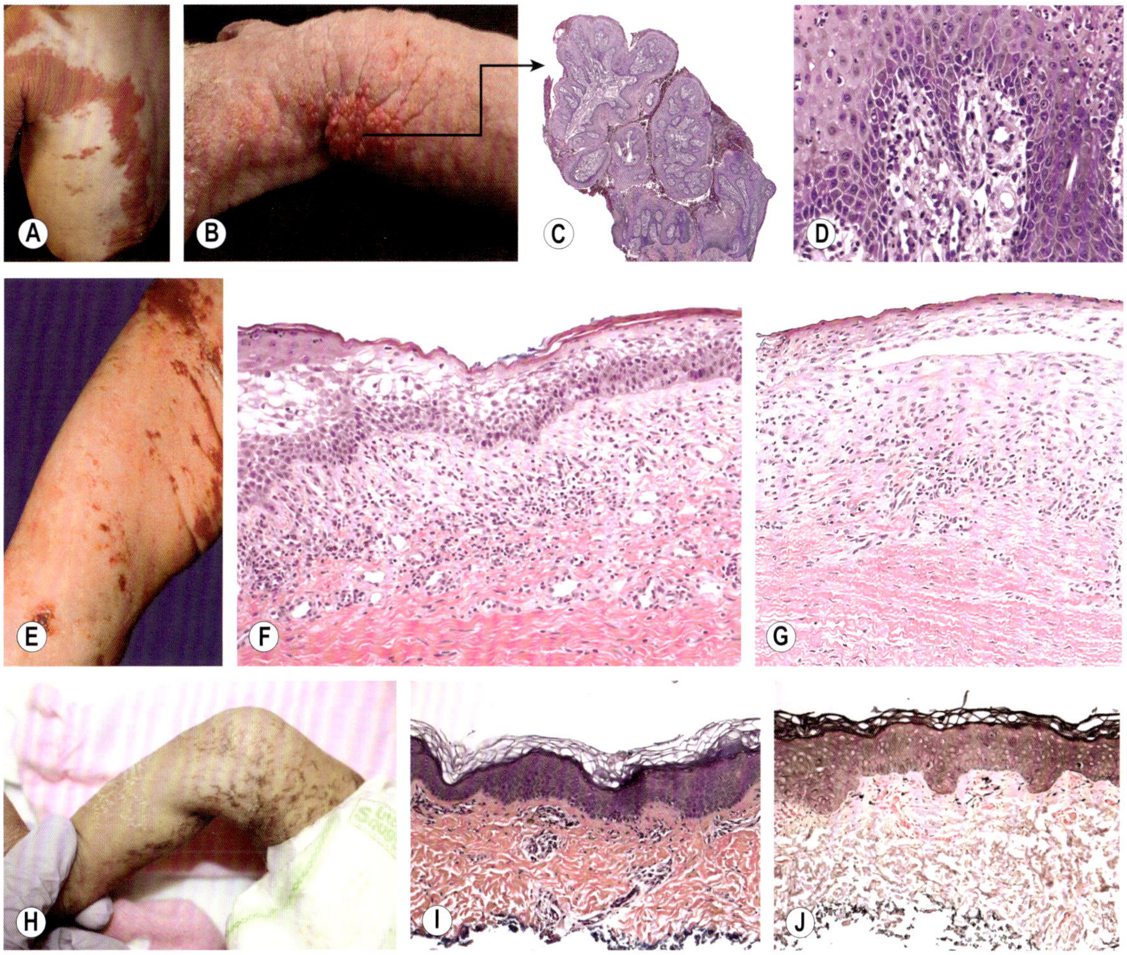

图 3.12 线状分布。**A～D.** CHILD 综合征（红色质脆结节病理为疣状黄瘤样）。粉红色肥厚性斑块，单侧分布。**E～G.** Goltz 综合征，特征性表现为萎缩和毛细血管扩张。典型病理表现包括脂肪细胞上延至真皮。对萎缩及毛细血管扩张区域活检仅可见真皮萎缩及炎症细胞浸润。**H～J.** 色素失禁症，第三期（色素沉着期），呈涡轮状，具有特征性。Fontana Masson 染色（J）可见明显色素失禁（I）（*A，B，Courtesy，Leonard Milstone，MD；E，G，Courtesy，Yale Dermatology Residents' Slide Collection. E，From Bolognia JL，Jorizzo JL，Schaffer JV. Dermatology，3e. London：Saunders，2012，with permission.*）

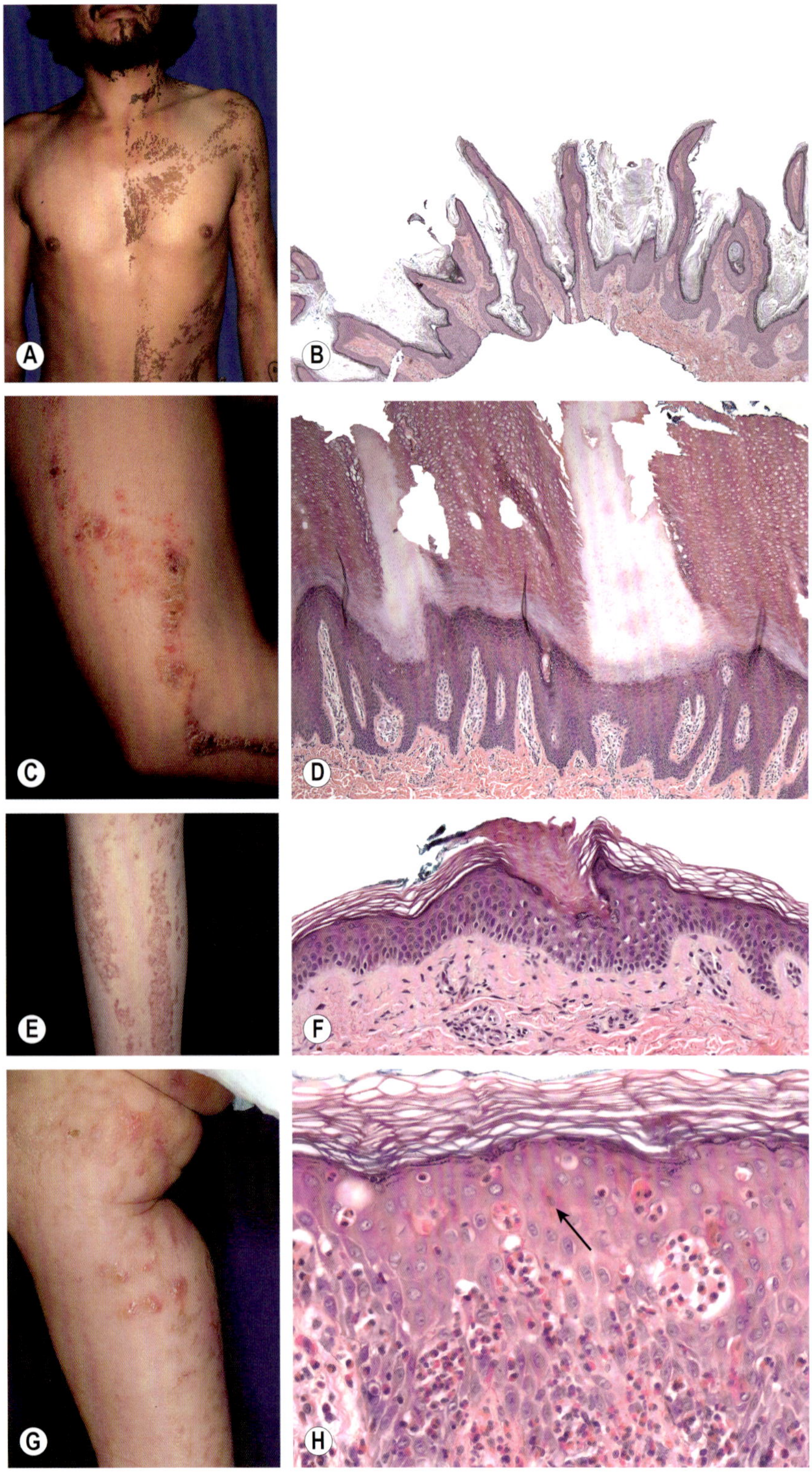

图 3.13 线状分布。**A、B.** 表皮痣。角化过度及棘层肥厚，类似脂溢性角化症（B）。**C、D.** 炎性线状疣状表皮痣。角化过度及角化不全交替出现（D）。**E、F.** 线状汗孔角化症。鸡眼样板（角化不全柱，F）。**G、H.** 色素失禁症。海绵水肿，嗜酸性脓疱，伴角化不良细胞（H，箭头所示）（*A，C，E，Courtesy，Yale Dermatology Residents' Slide Collection；H，Courtesy，Laura B Pincus，MD. A，E，G，From Bolognia JL，Jorizzo JL，Schaffer JV. Dermatology，3e. London：Saunders，2012，with permission. C，From Bolognia JL，Schaffer JV，Duncan KO，Ko CJ. Dermatology Essentials，1e. Philadelphia：Saunders，2014，with permission.*）

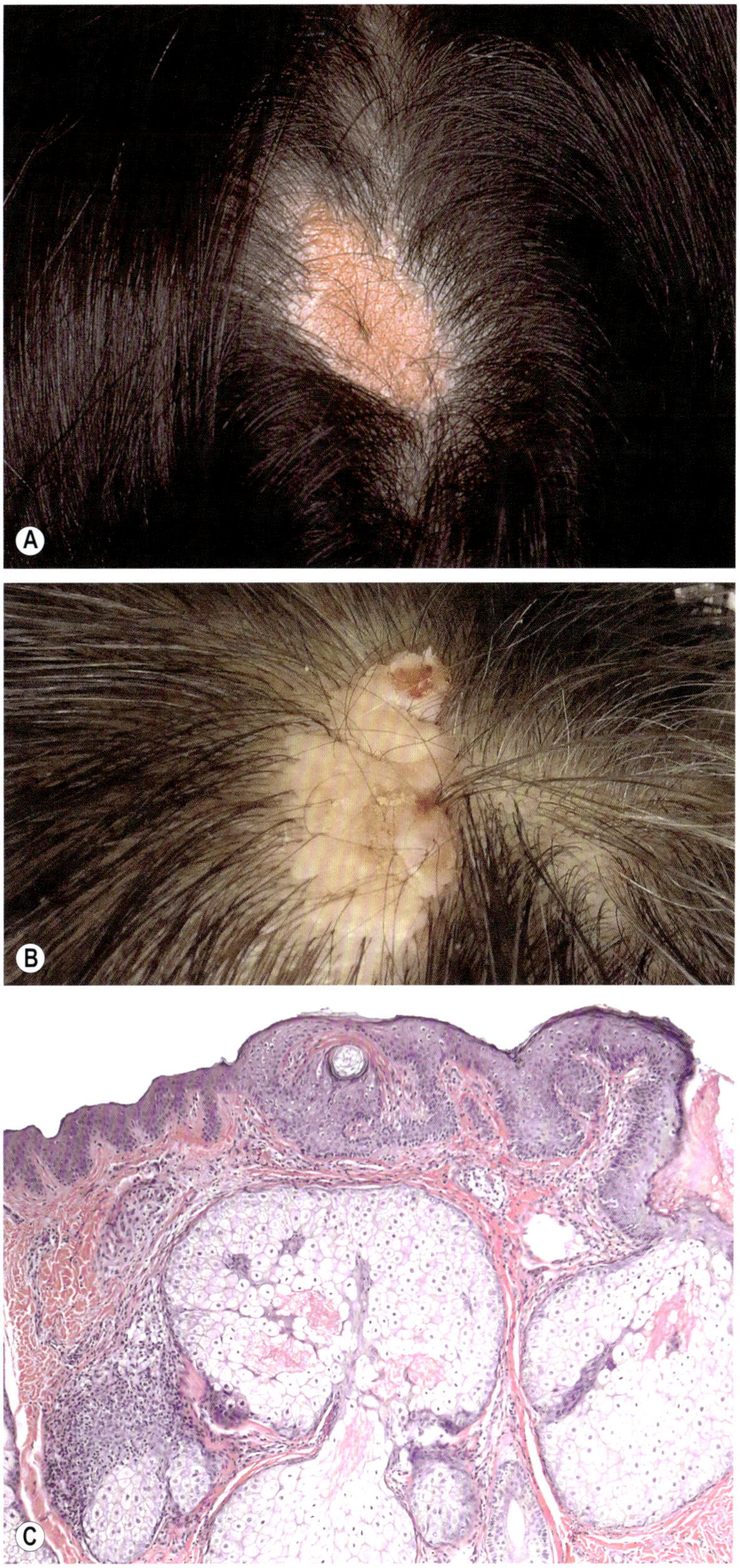

图 3.14 皮脂腺痣。**A**、**B.** 乳头瘤状，黄色至粉红色斑块，呈椭圆形或线状。常见于头皮。**C.** 病理表现包括棘层肥厚，腺体与表皮相连（*A*，*Courtesy*，*Yale Dermatology Residents' Slide Collection. A*，*From Bolognia JL*，*Jorizzo JL*，*Schaffer JV. Dermatology*，*3e. London*：*Saunders*，*2012*，*with permission.*）

单发色素性肿瘤

鉴别要点（图 3.15）

- **血管角化瘤：**境界清楚的圆形结构上可见红色腔隙；病理表现为真皮浅层血管扩张，血管内可见红细胞
- **恶性黑色素瘤：**颜色、形态不对称，蓝白结构，皮损边缘不规则条纹；病理表现为黑素细胞巢排列不对称，伴有单个黑素细胞向单侧边缘不断延伸
- **结节性恶性黑色素瘤：**蓝白幕，黑色至棕色不规则点状、球状、污斑；病理表现为真皮内大量异型黑素细胞
- **色素型基底细胞癌：**皮损边缘可见枫叶样结构（蓝灰色色素岛），红色糜烂；病理表现为含有黑素的基底样细胞团块
- **脂溢性角化症：**粟粒样角囊肿（亮白色小球），具有特征性，粉刺状开口（黑色小球）；病理表现为棘层肥厚，表皮内可见假性角囊肿

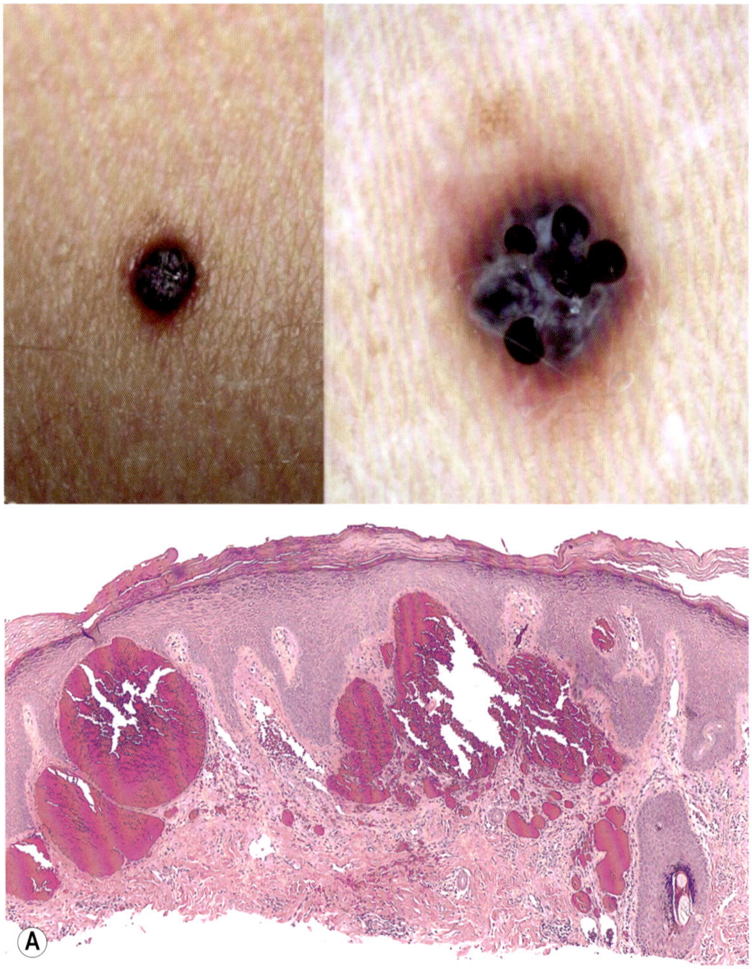

图 3.15　单发色素性肿瘤临床和皮肤镜照片。**A.** 血管角化瘤

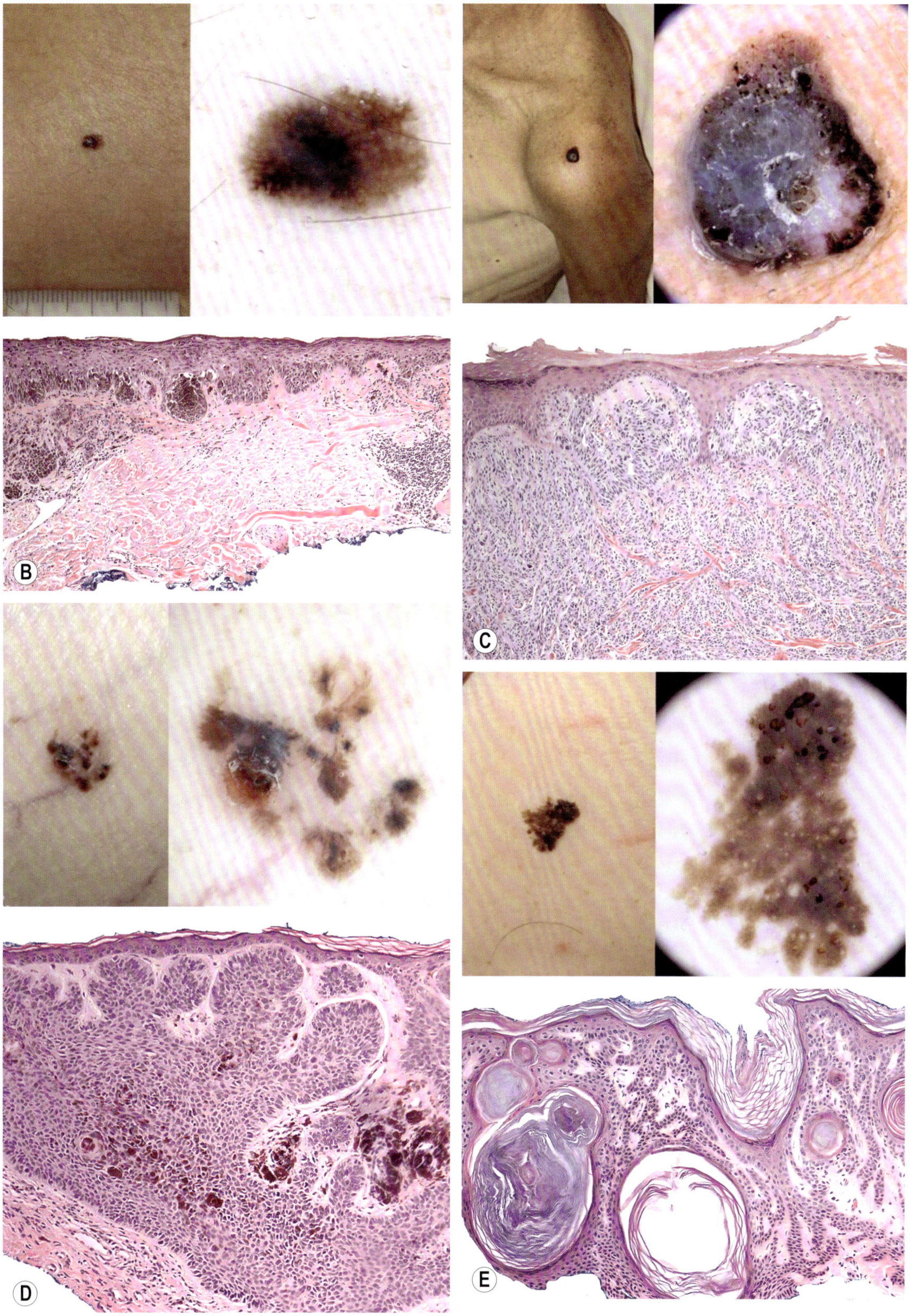

图 3.15（续） **B.** 恶性黑色素瘤。**C.** 结节性恶性黑色素瘤。**D.** 色素型基底细胞癌。**E.** 脂溢性角化症（*Courtesy, Giuseppe Argenziano, MD, and Iris Zalaudek, MD. From Bolognia JL, Schaffer JV, Duncan KO, Ko CJ. Dermatology Essentials, 1e. Philadelphia: Saunders, 2014, with permission.*）

（李翔倩　译）

4 海绵水肿性或湿疹样病变

本章包含急性和亚急性特应性皮炎、脂溢性皮炎、乏脂性湿疹、淤积性皮炎、自身敏感性皮炎、钱币状湿疹、接触性皮炎和皮肤癣菌病。

临床表现：

急性皮损：水肿性粉红色丘疹或斑块，伴渗液和（或）结痂（见图 1.33）

亚急性皮损：粉红色斑片或斑块，伴鳞屑或结痂

慢性：肥厚性斑块，呈苔藓样变（见图 1.39、图 1.43 和第 5 章）

组织病理学：

湿疹样变常见表皮内海绵水肿（角质形成细胞间水肿）。急性期表皮内细胞间隙较大，对应水疱（或大疱）样皮损。海绵水肿的程度有所不同，一般急性期最重，慢性期可非常轻微。

特应性皮炎

临床表现：

婴儿期

好发部位：面部和身体伸侧（图 4.1、图 4.2）

儿童期

好发部位：身体屈侧（见图 5.18，图 4.3）

成人期

（参见第 5 章、图 2.18A）

诊断线索

毛周角化症、干皮病、鱼鳞病、白色糠疹：参见第 5 章

组织病理学：

表皮及真皮可见嗜酸性粒细胞浸润

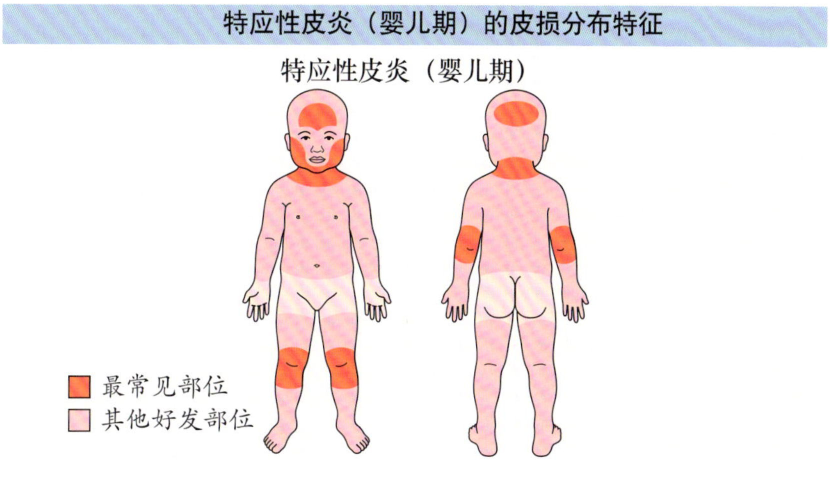

图 4.1　特应性皮炎（婴儿期）的皮损分布特征（*Courtesy，Julie V Schaffer，MD. From Bolognia JL，Schaffer JV，Duncan KO，Ko CJ. Dermatology Essentials，1e. Philadelphia：Saunders，2014，with permission.*）

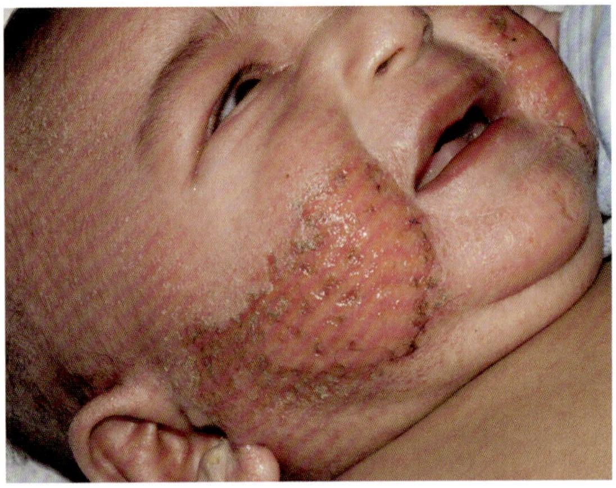

图 4.2 特应性皮炎，婴儿期。急性期累及面颊下部（*Courtesy，Julie V Schaffer，MD. From Bolognia JL，Schaffer JV，Duncan KO，Ko CJ. Dermatology Essentials，1e. Philadelphia：Saunders，2014，with permission.*）

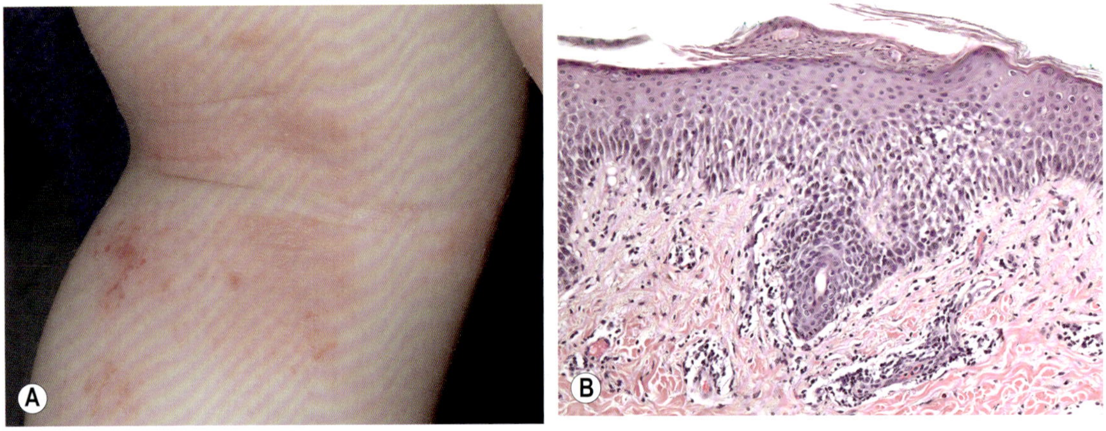

图 4.3 特应性皮炎，儿童期。**A.** 位于腘窝的急性至亚急性期皮疹。**B.** 病理表现包括表皮内细胞间水肿（海绵水肿），上覆角化不全及浆痂（*A，Courtesy，Julie V Schaffer，MD. From Bolognia JL，Schaffer JV，Duncan KO，Ko CJ. Dermatology Essentials，1e. Philadelphia：Saunders，2014，with permission.*）

脂溢性皮炎，婴儿期

临床表现：

潮湿性、鳞屑性斑块，累及身体屈侧（见图 2.14C，图 4.4）

组织病理学：

可见毛囊漏斗部周围角化不全

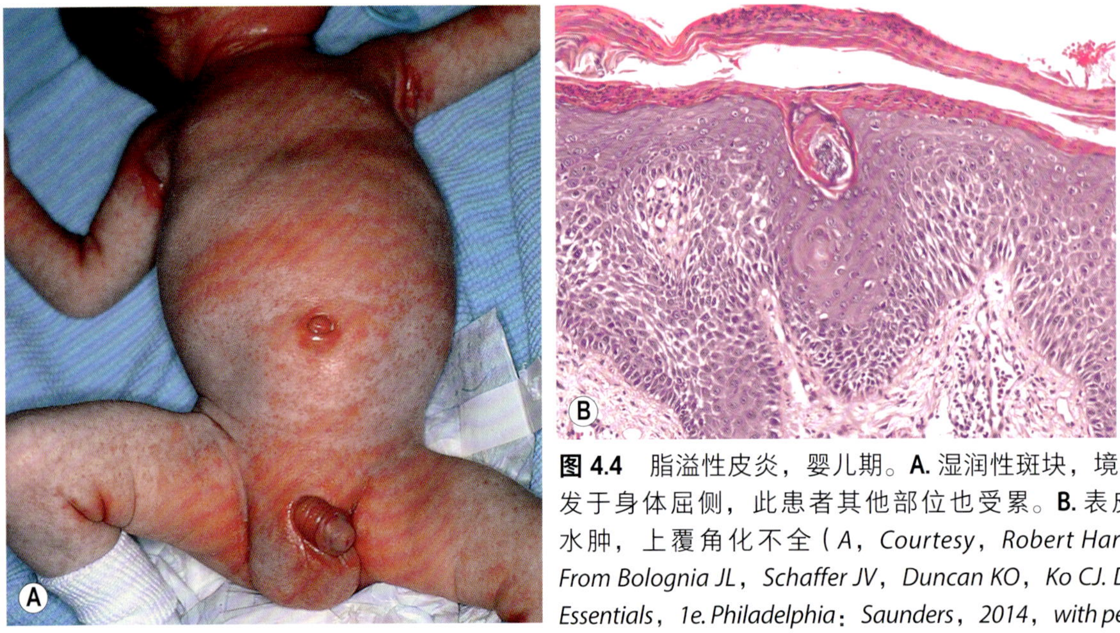

图 4.4 脂溢性皮炎，婴儿期。**A.** 湿润性斑块，境界不清，好发于身体屈侧，此患者其他部位也受累。**B.** 表皮内细胞间水肿，上覆角化不全（*A，Courtesy，Robert Hartman，MD. From Bolognia JL，Schaffer JV，Duncan KO，Ko CJ. Dermatology Essentials，1e. Philadelphia：Saunders，2014，with permission.*）

脂溢性皮炎，成人期

临床表现：

好发于头皮、耳后、面中部、上胸背部

颜色各异的丘疹和斑块，上覆薄层油腻性鳞屑（图 4.5，见图 1.55D、图 2.6F）

皮疹可呈环状（见图 2.9B）

组织病理学：

可见毛囊漏斗部周围角化不全

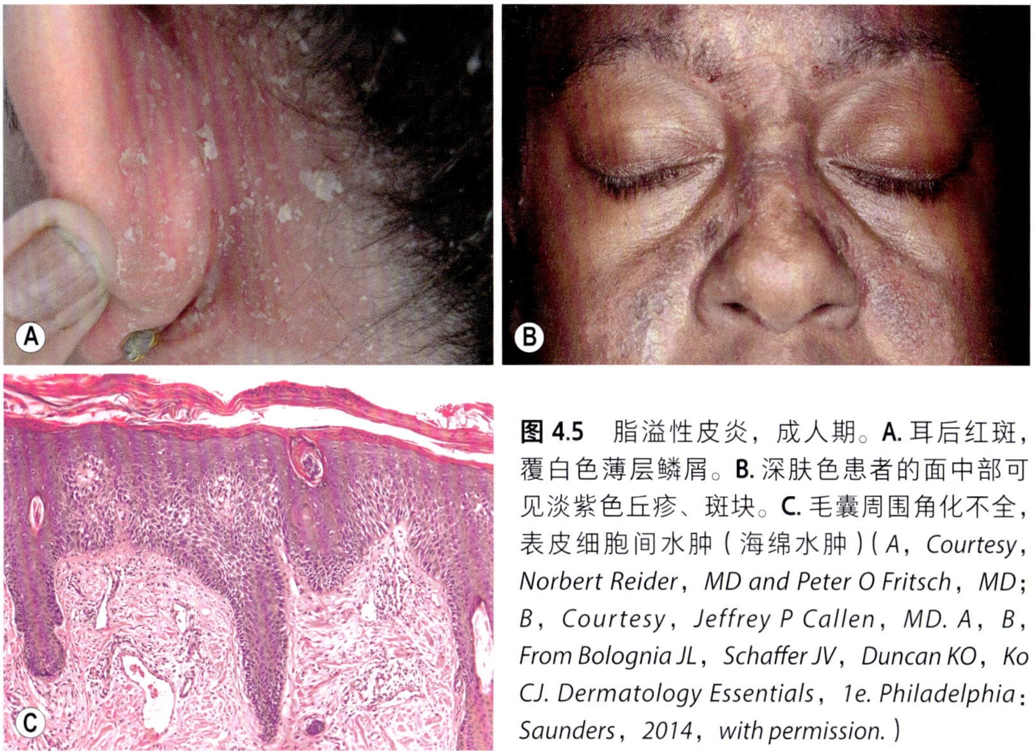

图 4.5 脂溢性皮炎，成人期。**A.** 耳后红斑，覆白色薄层鳞屑。**B.** 深肤色患者的面中部可见淡紫色丘疹、斑块。**C.** 毛囊周围角化不全，表皮细胞间水肿（海绵水肿）（*A，Courtesy，Norbert Reider，MD and Peter O Fritsch，MD；B，Courtesy，Jeffrey P Callen，MD. A，B，From Bolognia JL，Schaffer JV，Duncan KO，Ko CJ. Dermatology Essentials，1e. Philadelphia：Saunders，2014，with permission.*）

乏脂性湿疹（干燥性湿疹、裂纹性湿疹）

临床表现：

好发于下肢侧缘和上背部侧缘

可伴瘙痒

皮肤浅表裂纹样外观（图 4.6）

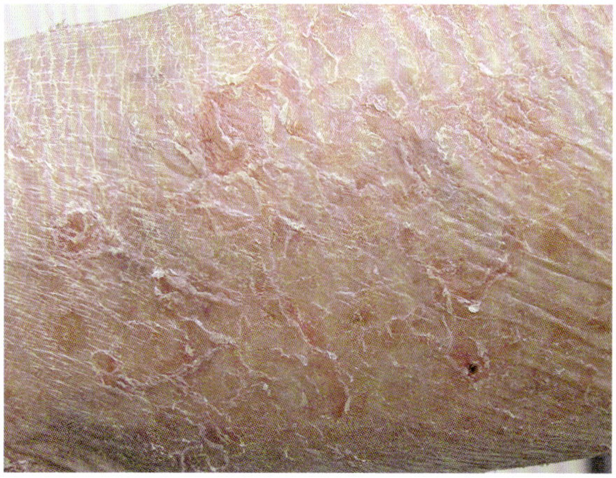

图 4.6 乏脂性湿疹（*Courtesy，Kalman Watsky，MD.*）

淤积性皮炎

临床表现：

好发于下肢，多对称分布

伴或不伴静脉高压导致的下肢水肿：静脉曲张（图 4.7），瘀点，硬化性脂膜炎（见图 2.21），内踝上方溃疡（图 4.8，参见第 10 章），青斑样血管病

组织病理学：

毛细血管管壁增厚，血管数量增多，排列与表皮垂直。

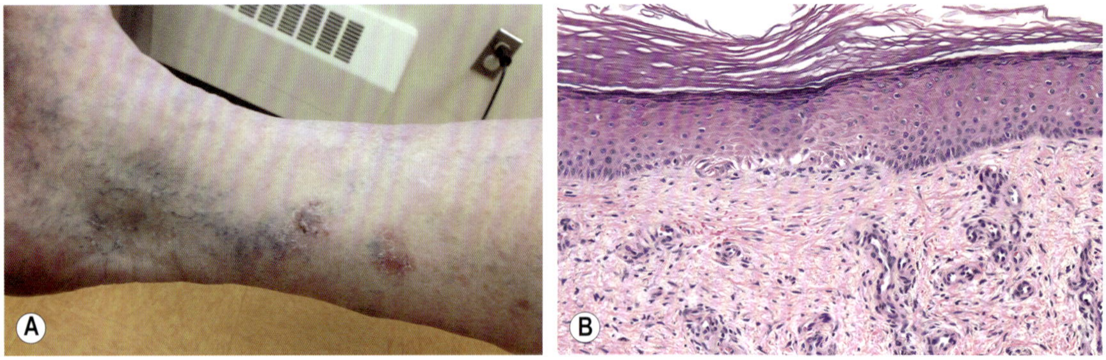

图 4.7 淤积性皮炎。**A**、**B.** 静脉曲张明显

自身敏感性皮炎

临床表现：

面积较大（可为全身泛发），好发于四肢伸侧（图 4.8）

由身体某部位的湿疹样变引起（如变应性接触性皮炎、淤积性皮炎、皮肤癣菌病等）

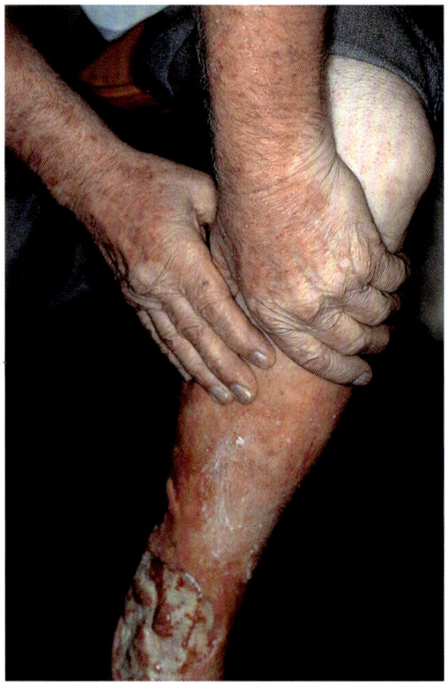

图 4.8 自身敏感性皮炎。前臂伸侧受累。该患者患有淤积性皮炎和新霉素所致的变应性接触性皮炎。内踝上部可见静脉溃疡（*Courtesy*，*Jean L Bolognia*，*MD. From Bolognia JL*，*Schaffer JV*，*Duncan KO*，*Ko CJ. Dermatology Essentials*，*1e. Philadelphia*：*Saunders*，*2014*，*with permission.*）

钱币状湿疹

临床表现：

好发于四肢

2～3 cm 大小硬币状斑块（图 4.9），常伴渗液（见图 1.55E）

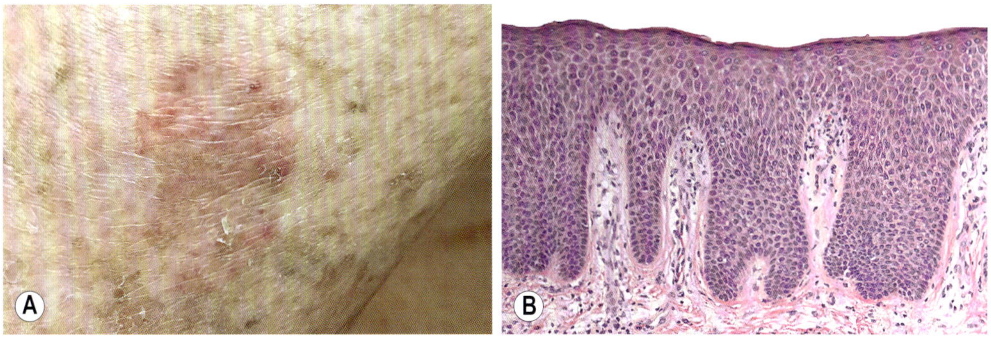

图 4.9 钱币状湿疹。**A.** 圆形薄层斑块。**B.** 该病例病理表现包括角化不全、棘层肥厚、海绵水肿

变应性接触性皮炎

临床表现：

前期已致敏患者出现的迟发型变态反应

渗出、水疱或大疱等的急性皮损（图 4.10）比慢性损害更常见（图 4.11），慢性期皮损在手部并不少见（见图 2.18F）

组织病理学：

表皮及真皮可见嗜酸性粒细胞浸润

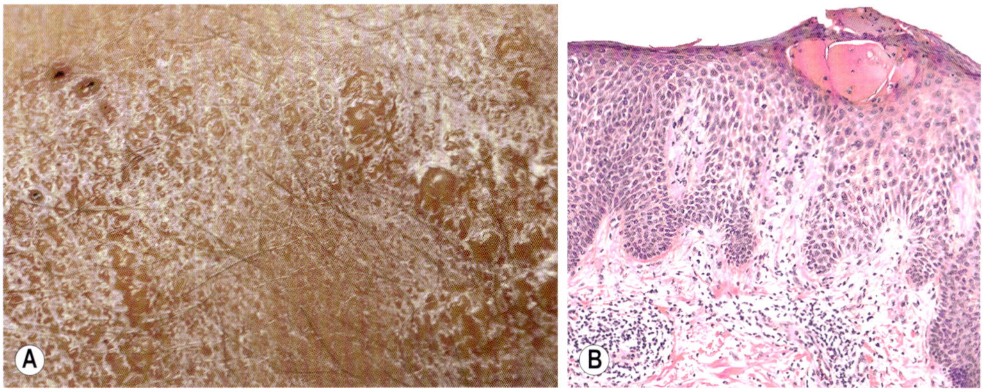

图 4.10 急性变应性接触性皮炎，醋酸氯己定溶液引起。**A.** 急性期，水疱性皮损。**B.** 海绵水肿，可见嗜酸性粒细胞（*A*，*Courtesy*，*Yale Dermatology Residents' Slide Collection.*）

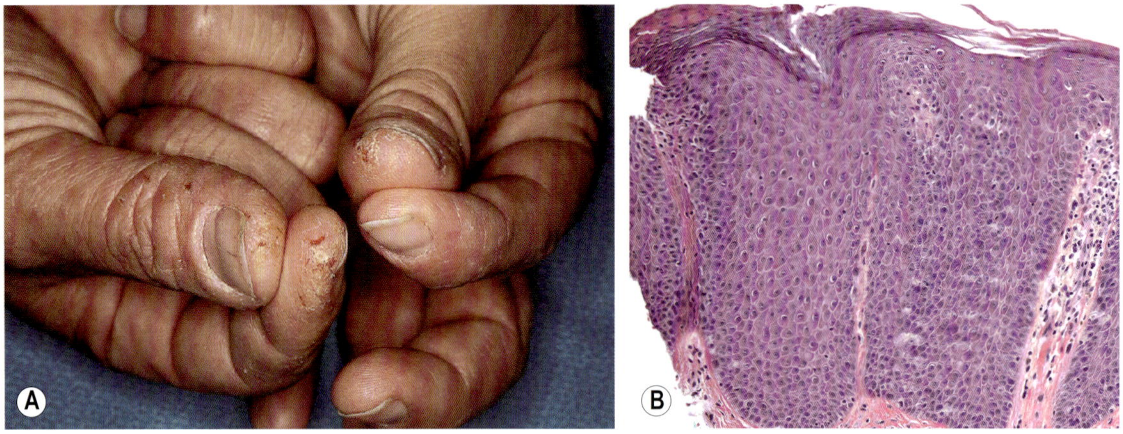

图 4.11 **A.** 慢性变应性接触性皮炎，眼镜商长期接触戊二醛引起。**B.** 慢性湿疹样变，病理表现包括局灶角化不全，棘层肥厚，轻度海绵水肿（*A，Courtesy，Kalman Watsky，MD. From Bolognia JL，Schaffer JV，Duncan KO，Ko CJ. Dermatology Essentials，1e. Philadelphia：Saunders，2014，with permission.*）

刺激性接触性皮炎（图 4.12、图 4.13）

临床表现：

由接触物的局部毒性反应（非免疫性）引起（见图 2.17D、图 2.18E、图 2.23C）

皮肤增厚及皲裂更常见于慢性期皮损

组织病理学：

表皮浅层散在角化不良细胞或坏死

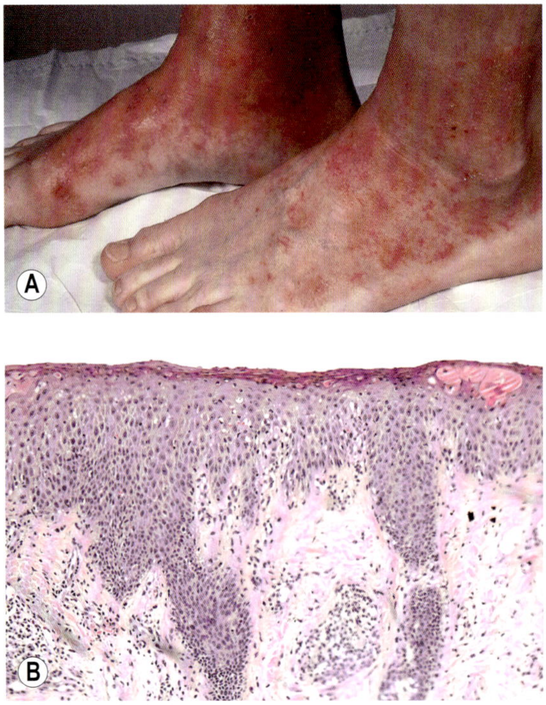

图 4.12 双侧刺激性接触性皮炎，穿着全包裹式鞋引起（*Courtesy，David Cohen，MD. From Bolognia JL，Schaffer JV，Duncan KO，Ko CJ. Dermatology Essentials，1e. Philadelphia：Saunders，2014，with permission.*）

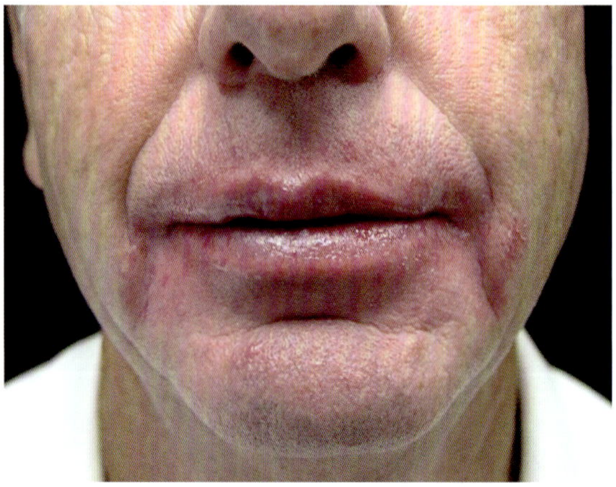

图 4.13 刺激性接触性皮炎（舔唇）引起的唇炎及口周皮炎（*Courtesy，Jeffrey P Callen，MD. From Bolognia JL，Schaffer JV，Duncan KO，Ko CJ. Dermatology Essentials，1e. Philadelphia：Saunders，2014，with permission.*）

皮肤癣菌病

临床表现：

环形皮损，鳞屑性边缘［真菌镜检（KOH）有助于确诊］（图 4.14A、B，见图 2.9A、图 2.15C、图 2.18D、图 2.23A）

组织病理学：

角质层内可见真菌菌丝（菌丝具有轻度折光性；横切面为空心圆圈）

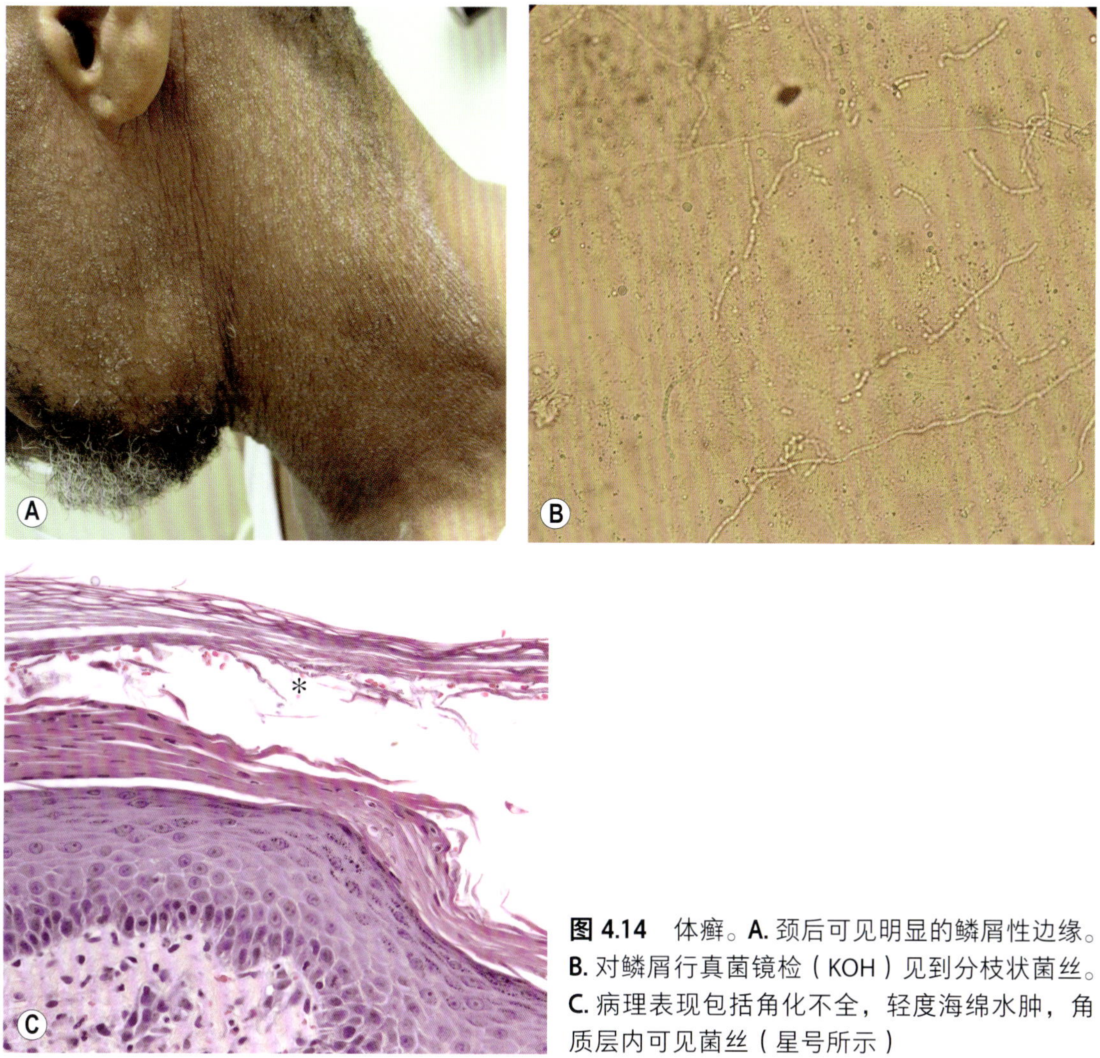

图 4.14 体癣。**A.** 颈后可见明显的鳞屑性边缘。**B.** 对鳞屑行真菌镜检（KOH）见到分枝状菌丝。**C.** 病理表现包括角化不全，轻度海绵水肿，角质层内可见菌丝（星号所示）

大疱性类天疱疮，湿疹样

临床表现：

已描述多种大疱性类天疱疮的非特异性临床表现，其中包括湿疹样（图 4.15）

组织病理学：

表皮下裂隙，伴嗜酸性粒细胞浸润（图 4.15C）

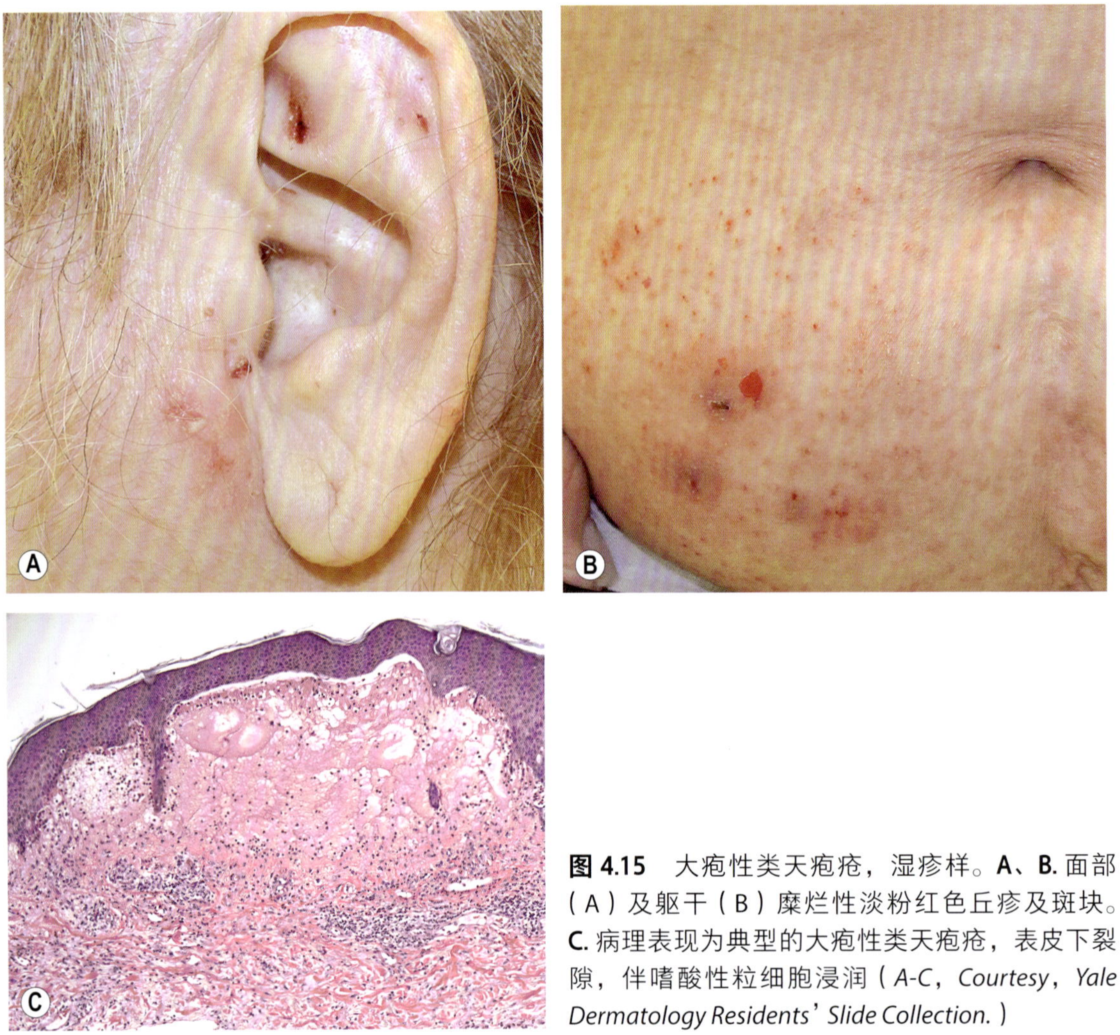

图 4.15 大疱性类天疱疮，湿疹样。**A、B.** 面部（A）及躯干（B）糜烂性淡粉红色丘疹及斑块。**C.** 病理表现为典型的大疱性类天疱疮，表皮下裂隙，伴嗜酸性粒细胞浸润（*A-C*，*Courtesy*，*Yale Dermatology Residents' Slide Collection.*）

（李翔倩　译）

5 丘疹鳞屑性或银屑病样皮损

“银屑病样”是指类似银屑病改变的皮肤病。银屑病是这类皮肤病的“原型”，通常表现为红色丘疹、斑块，上覆干燥性鳞屑。部分学者将类似皮损描述为“丘疹鳞屑性”（见图 8.10）。

本章包含银屑病、毛发红糠疹、慢性湿疹样皮炎和落叶型天疱疮。此外，其他皮肤病也可表现为“银屑病样”（如药疹）。

银屑病，经典的斑块型

临床表现：

常对称分布

好发于肘、膝、头皮、下背部（图 5.1）

可较为泛发性（图 5.2，见图 6.1）

境界清楚的红色斑块（图 5.3A，线条所示），因真皮浅层血管而呈现粉红色（图 5.3A，圆圈所示）

充分发展的厚层黏着性鳞屑为银白色至黄色（图 5.4，箭头所示；见图 1.55A）

组织病理学：

银白色鳞屑，对应干燥性的角化不全，无浆痂（图 5.3B，箭头所示）

表皮增生或肥厚（图 5.3B，线条所示），颗粒层变薄或消失

真皮乳头可见明显血管（图 5.3B，圆圈所示）

诊断线索：

皮损可出现同形反应（线状排列）（图 5.5）

甲改变：远端甲剥离（图 5.6，蓝色箭头所示）、甲点状凹陷（图 5.6，橙色箭头所示）、甲下角化过度（图 5.6，绿色箭头所示），油斑、甲增厚或变黄（图 5.7）

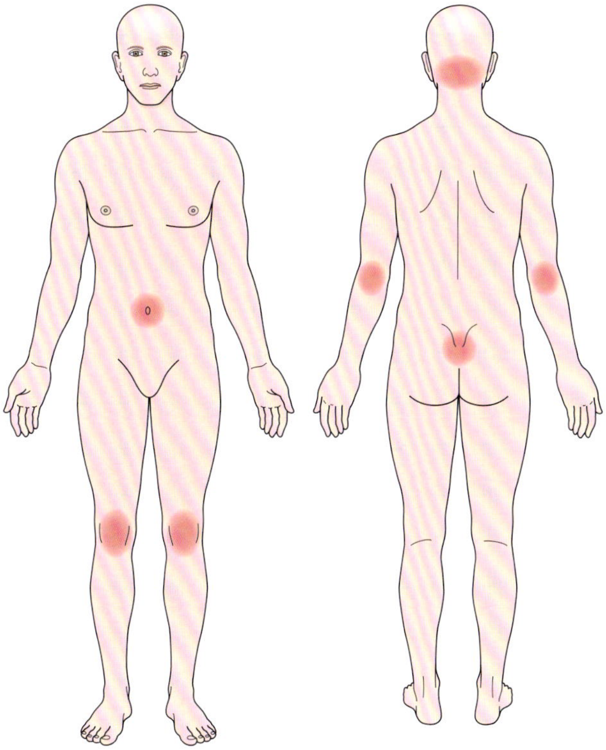

图 5.1　银屑病，斑块型。常见的分布区域

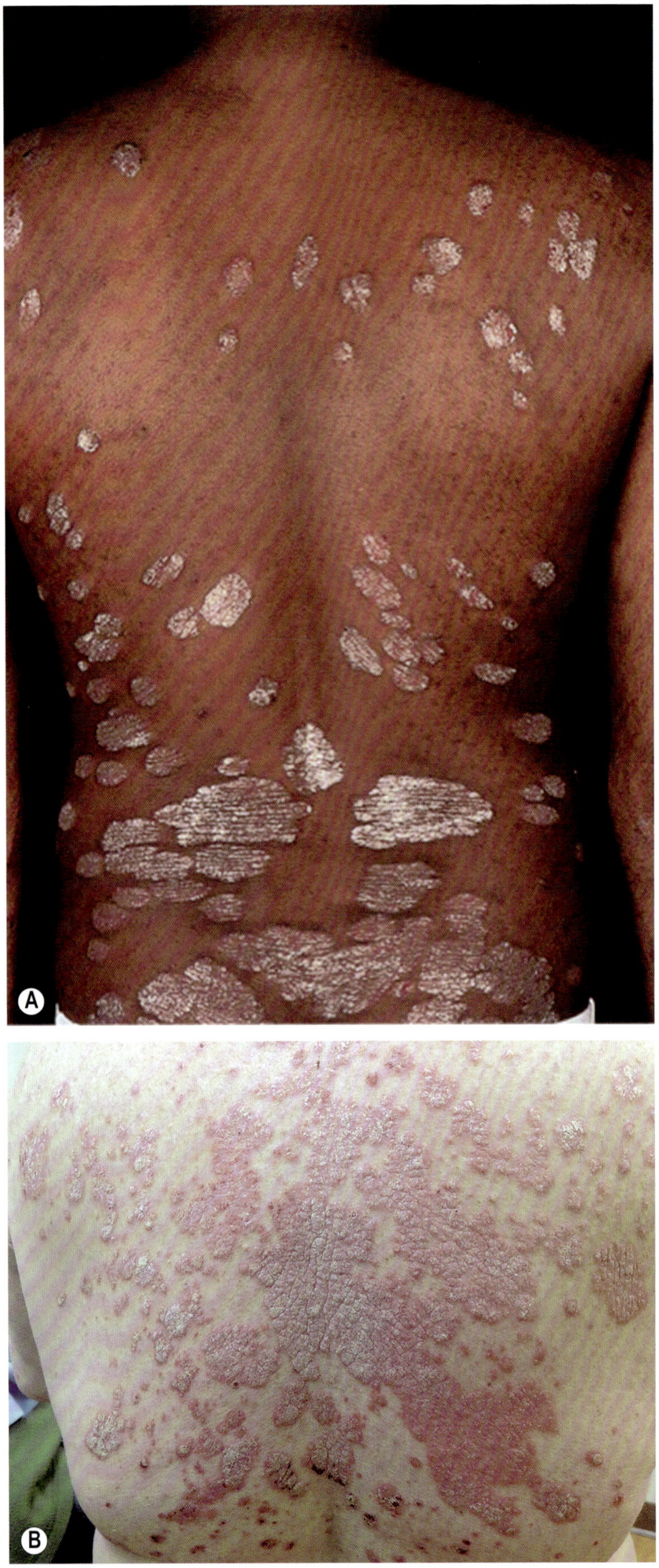

图 5.2 银屑病，斑块型（*A，Courtesy，Peter C M van de Kerkhof，MD. From Bolognia JB，Jorizzo JL，Rapini RP. Dermatology，2e. London：Saunders，2008，with permission.*）

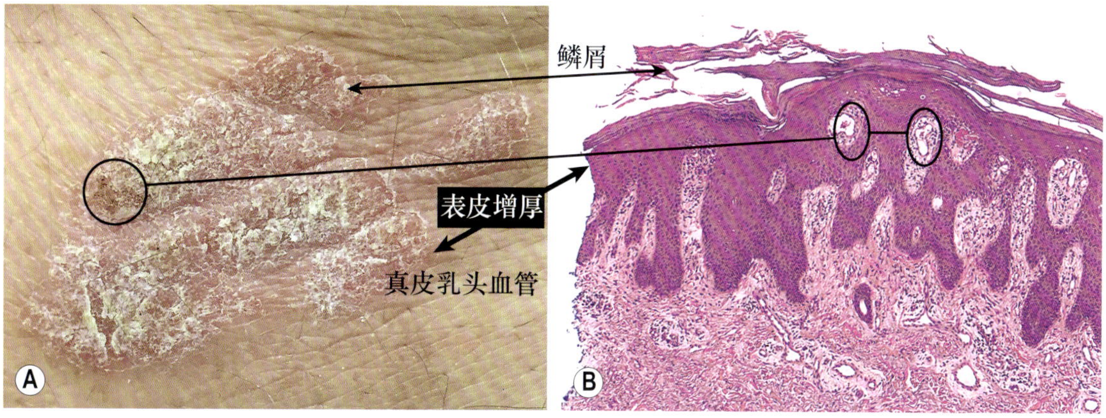

图 5.3 银屑病。粉红色斑块，境界清楚，上覆黄白色黏着性鳞屑

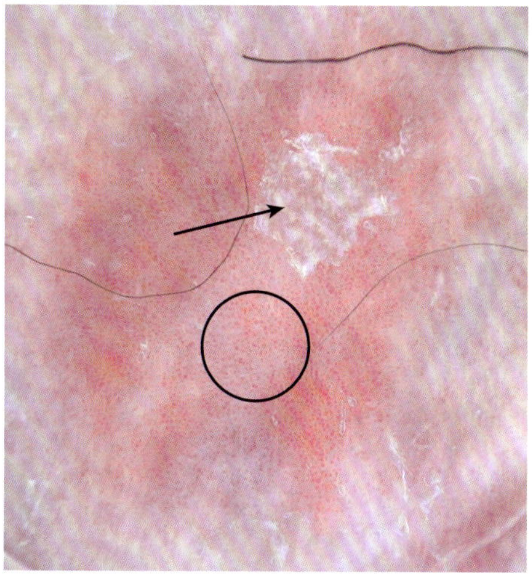

图 5.4 银屑病（皮肤镜）。银白色鳞屑（箭头所示）和显著的规则分布的点状血管（圆圈所示）（*Courtesy*，*Giuseppe Argenziano*，*MD*，*and Iris Zalaudek*，*MD. From Bolognia JL*，*Jorizzo JL*，*Schaffer JV. Dermatology*，*3e. London*：*Saunders*，*2012*，*with permission.*）

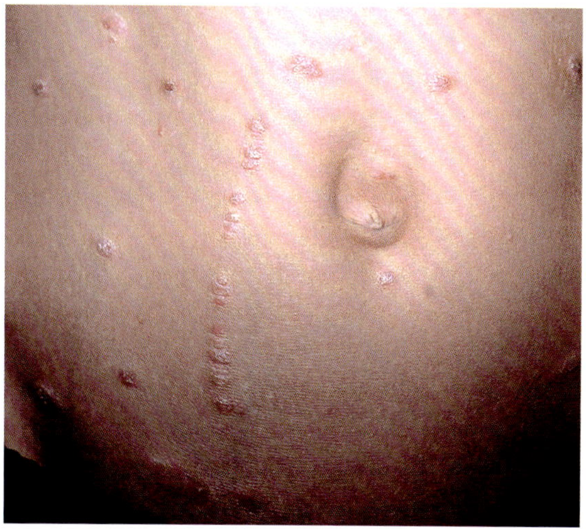

图 5.5 银屑病，同形反应（*Courtesy*，*Yale Dermatology Residents' Slide Collection. From Bolognia JL*，*Jorizzo JL*，*Schaffer JV. Dermatology*，*3e. London*：*Saunders*，*2012*，*with permission.*）

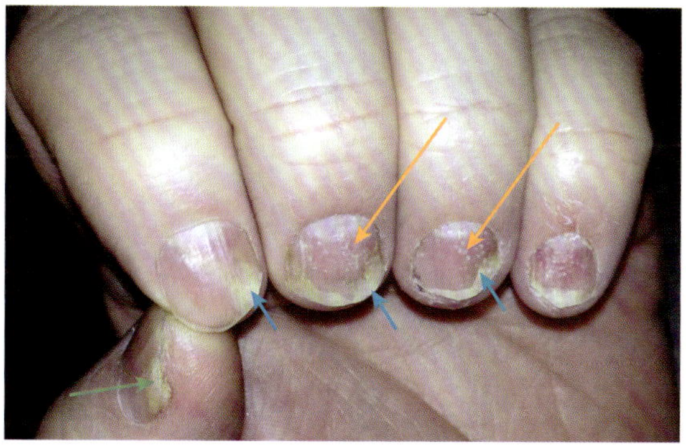

图 5.6 甲银屑病

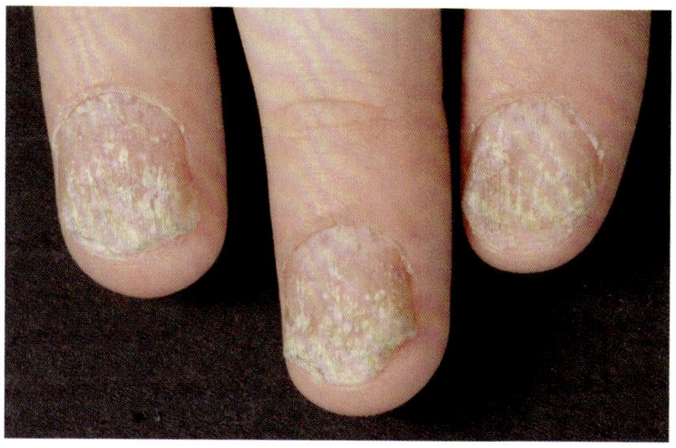

图 5.7 甲银屑病（*Courtesy*，*Peter CM van de Kerkhof*，*MD*，*and Frank O Nestlé*，*MD. From Bolognia JL*，*Jorizzo JL*，*Schaffer JV. Dermatology*，*3e. London*：*Saunders*，*2012*，*with permission.*）

银屑病，其他类型或部位

点滴型（参见第 6 章）：皮损直径通常＜1 cm，上覆特征性鳞屑（图 5.8，见图 6.1、图 6.21）

掌跖（参见第 2 章）：特征性鳞屑性皮损，该部位皮肤可不伴红斑（图 5.9，见图 2.18C、图 2.23B）

反向型（参见第 2 章）：粉红色斑块，细薄鳞屑（图 5.10，见图 2.14～图 2.17）

脓疱型（参见第 11 章）：红斑及脓疱，脓疱可融合成“脓湖”（图 5.11，见图 11.21）

红皮病型（见图 3.2）

线状（见图 1.28A）

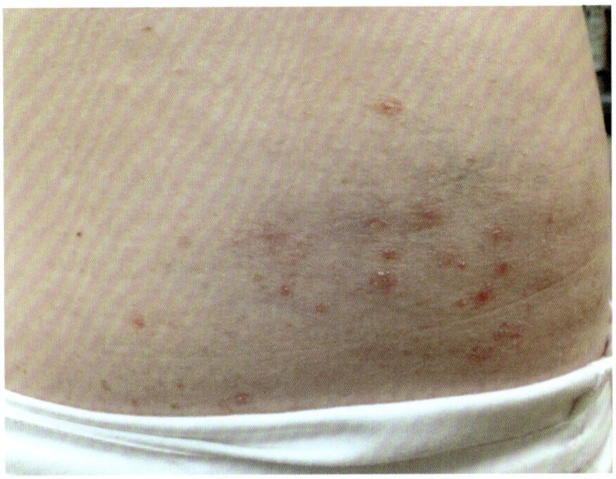

图 5.8 点滴型银屑病

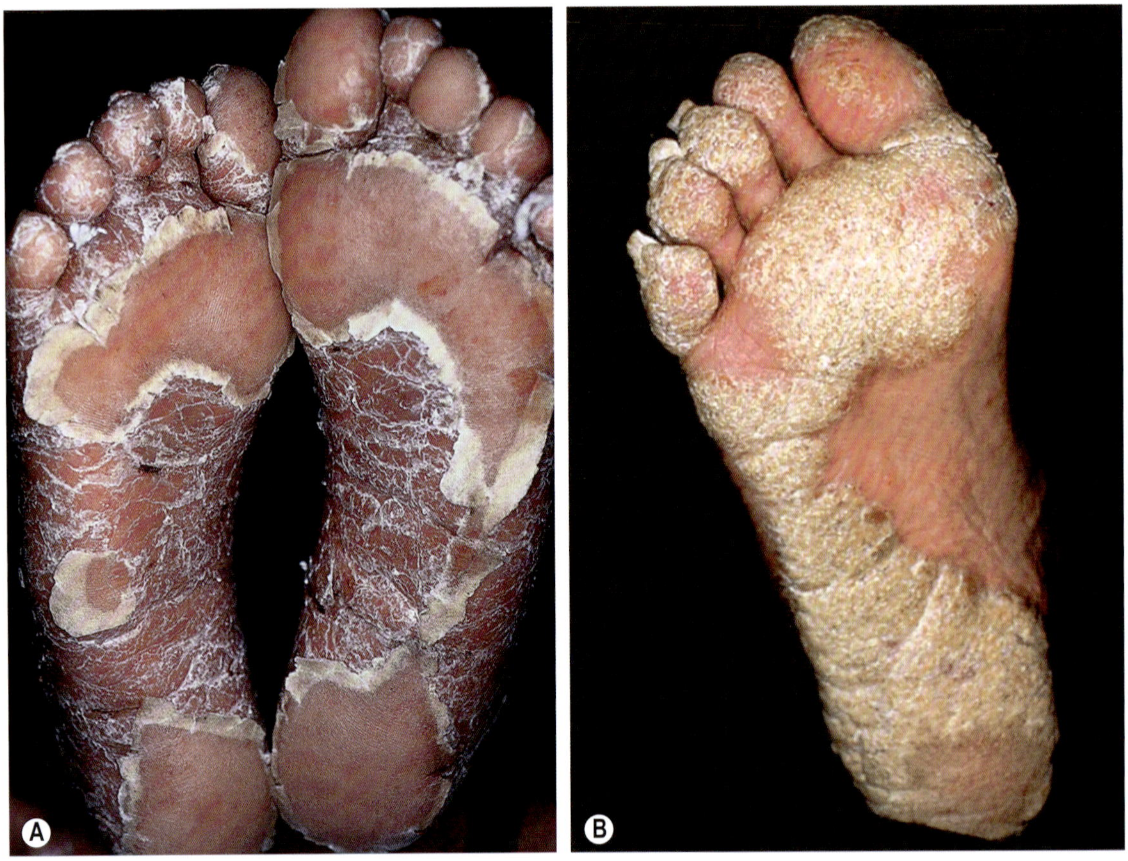

图 5.9 掌跖脓疱病（*A，Courtesy，Peter CM van de Kerkhof，MD. B，Courtesy，Yale Dermatology Residents' Slide Collection. From Bolognia JL，Jorizzo JL，Schaffer JV. Dermatology，3e. London：Saunders，2012，with permission.*）

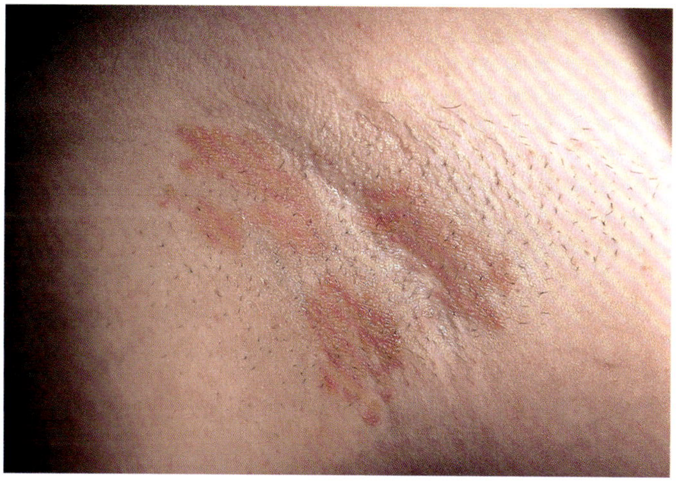

图 5.10 反向型银屑病（*Courtesy*，*Ronald P Rapini*，*MD. From Bolognia JL*，*Jorizzo JL*，*Schaffer JV. Dermatology*，*3e. London*：*Saunders*，*2012*，*with permission.*）

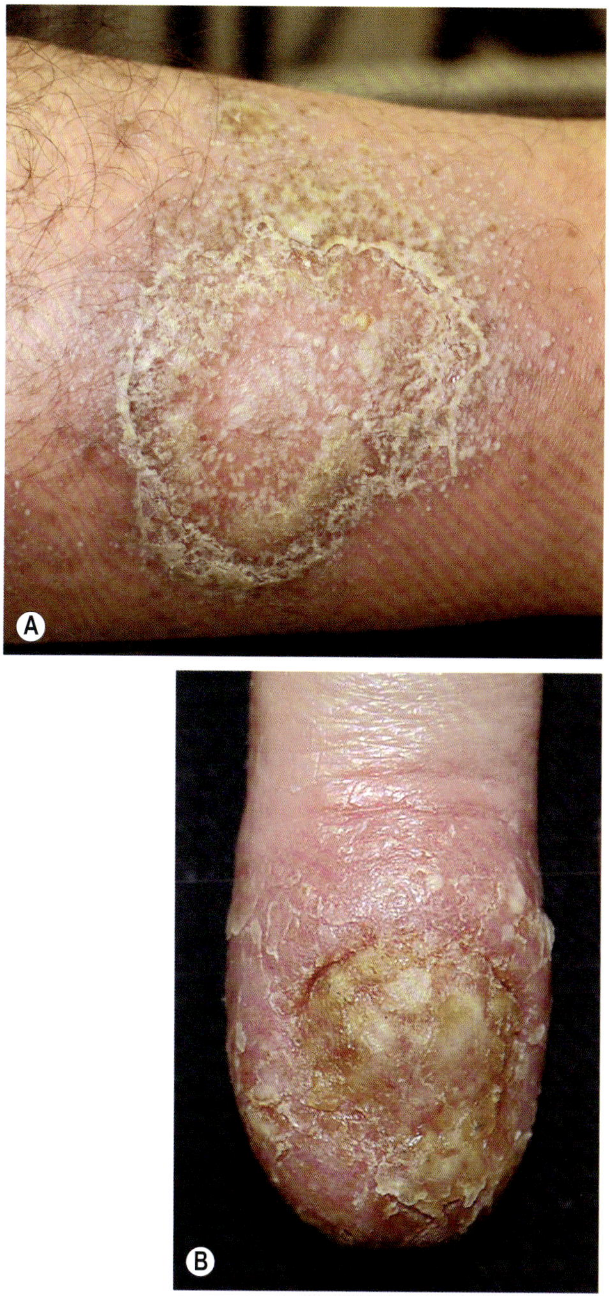

图 5.11 脓疱型银屑病。发生于手指，称为 Hallopeau 连续性肢端皮炎（*Courtesy*，*Yale Dermatology Residents' Slide Collection. From Bolognia JL*，*Schaffer JV*，*Duncan KO*，*Ko CJ. Dermatology Essentials*，*1e. Philadelphia*：*Saunders*，*2014*，*with permission.*）

毛发红糠疹

临床表现：

典型的充分发展的皮损容易识别（图 5.12、图 5.13，见图 3.1）。早期皮损和银屑病相似（图 5.14A，见图 6.19A）。

典型成年型或幼年型：鲑鱼样粉红色至橙色红皮病，岛屿状正常皮肤（可大可小）和毛囊性丘疹

非典型性幼年型与 *CARD14* 突变有关，因此有学者提出用“*CARD14* 相关性丘疹鳞屑性皮肤病”来描述此类病变

组织病理学：

交替存在的角化过度及角化不全，呈棋盘样外观，棘层肥厚，血管周围淋巴细胞，毛囊角质栓（图 5.14，箭头所示）

诊断线索

橙色（图 5.15，箭头所示）至粉红色蜡样掌跖角化过度

甲增厚

岛屿状正常皮肤（图 5.16，箭头所示）

毛囊性丘疹（图 5.17）

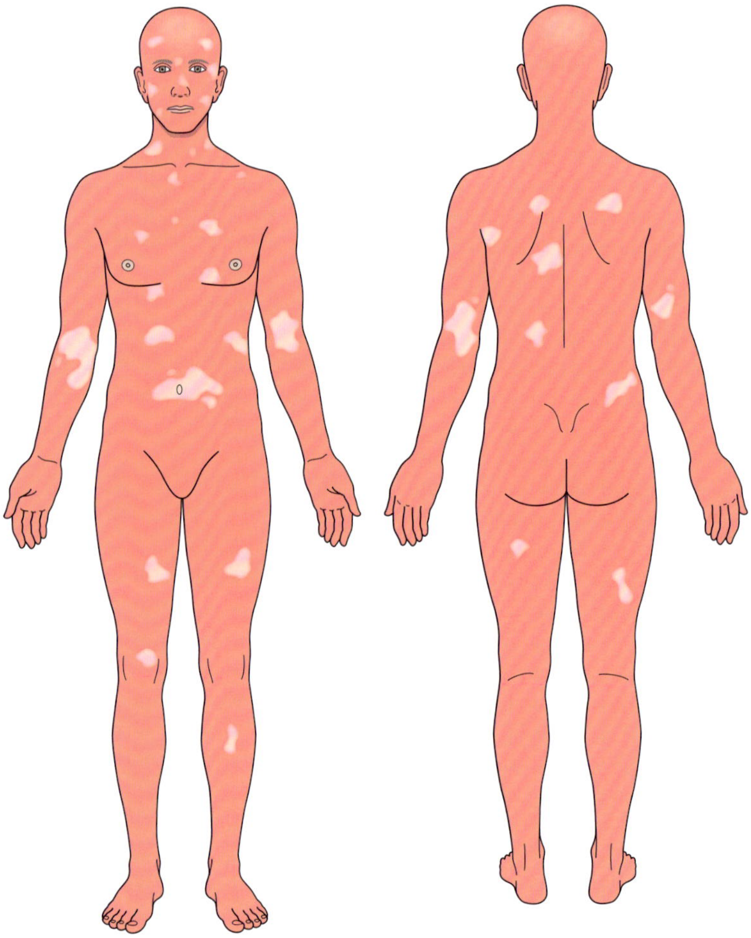

图 5.12 毛发红糠疹，常见的分布区域，伴岛屿状正常皮肤

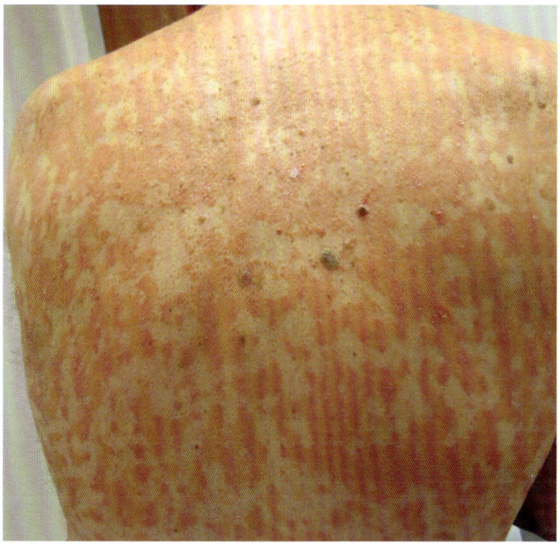

图 5.13 毛发红糠疹（*Courtesy*，*Brett King*，*MD.*）

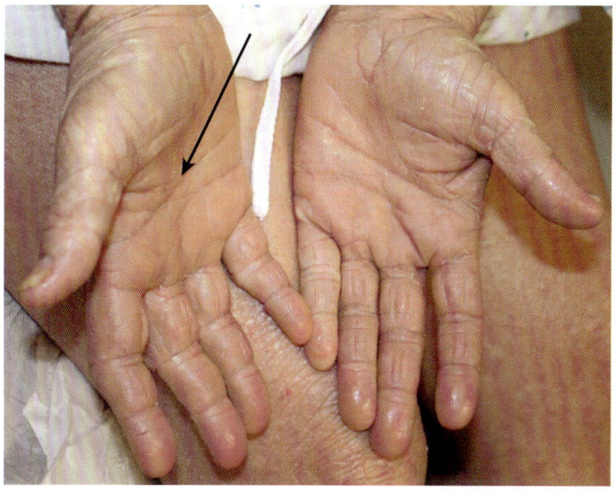

图 5.15 蜡样掌跖角化过度（*Courtesy*，*Evelyn Lilly*，*MD.*）

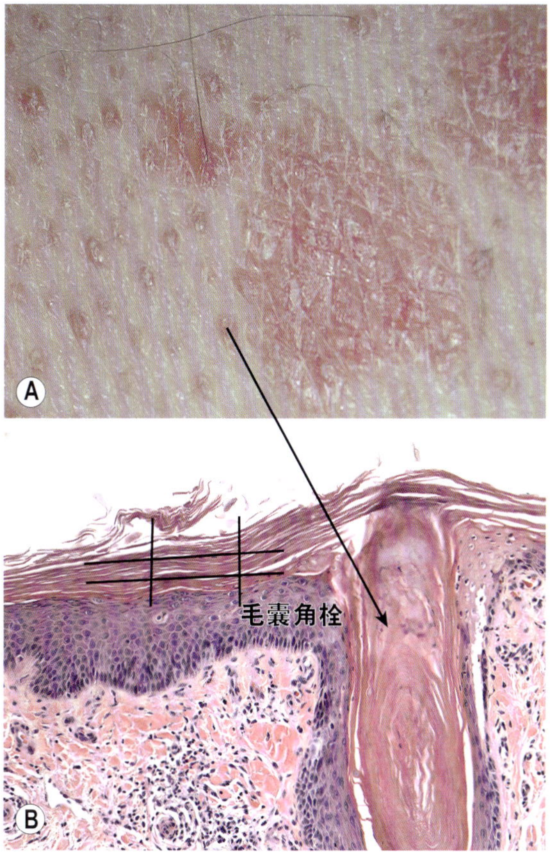

图 5.14 毛发红糠疹。明显的毛囊性丘疹病理上对应毛囊角栓。典型病理表现为交替存在的角化过度及角化不全，呈棋盘样外观，但并不常见

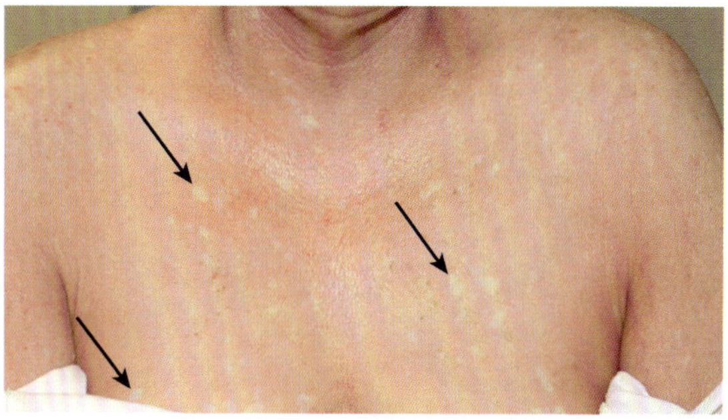

图 5.16 岛屿状正常皮肤（*Courtesy*，*Evelyn Lilly*，*MD.*）

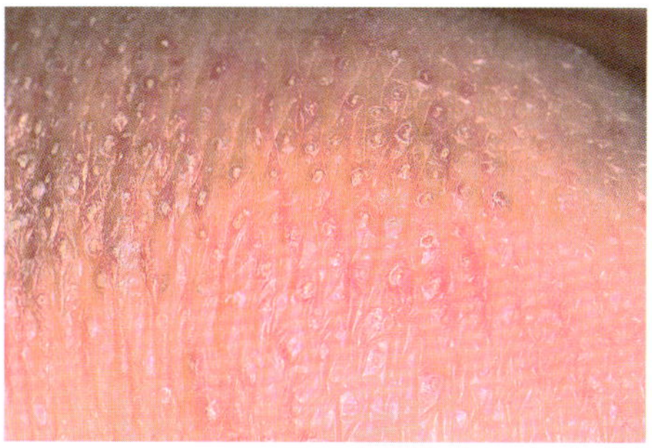

图 5.17 毛囊性角化过度（*From Schwarzenberger K*，*Werchniak AE*，*Ko C. General Dermatology. London*：*Saunders*，*2009.*）

慢性湿疹样皮炎

临床表现：

特应性皮炎常在婴儿期后呈慢性改变，好发于特定部位（图 5.18）

皮肤增厚，皮纹突出（苔藓样变）（图 5.19、图 5.20）

常见抓痕

组织病理学：

角化不全，可见颗粒层，棘层肥厚，轻度海绵水肿（图 5.20B）

许多线索和相关特征可诊断特应性皮炎（图 5.21～图 5.27）

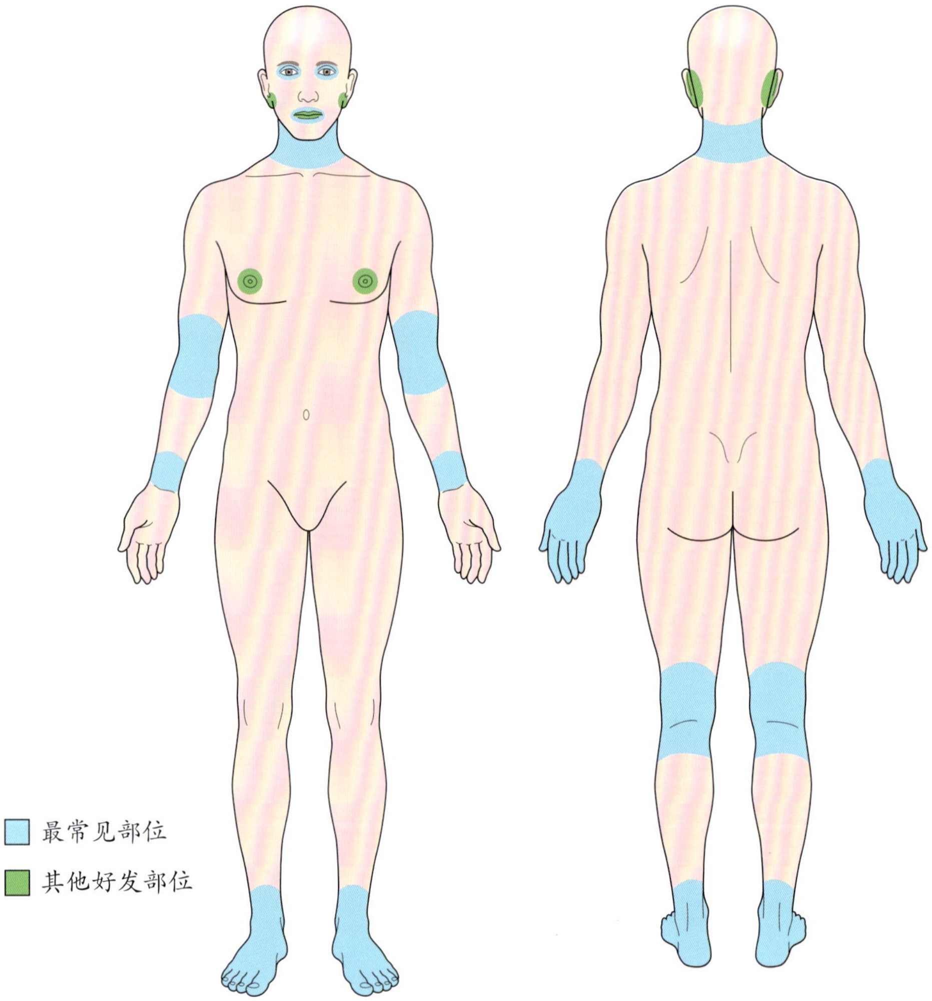

图 5.18 婴儿期后特应性皮炎常见受累部位（*From Bolognia JL，Schaffer JV，Duncan KO，Ko CJ. Dermatology Essentials，1e. Philadelphia：Saunders，2014，with permission.*）

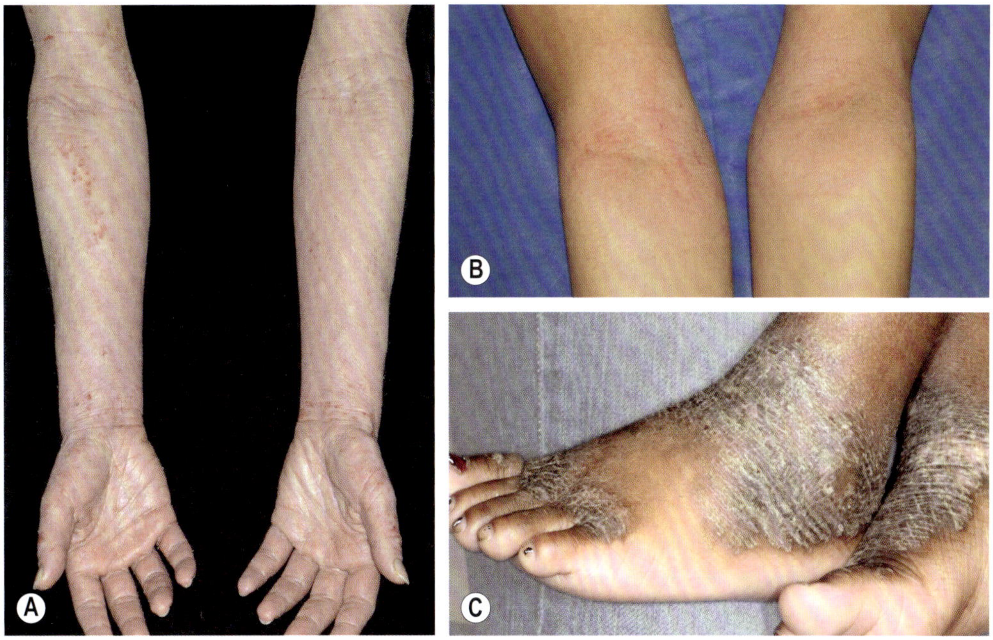

图 5.19 慢性特应性皮炎（*A，Courtesy，Thomas Bieber，MD，and Caroline Bussmann，MD. B，Courtesy，Dirk Elston，MD；C，Courtesy Anne Lucky，MD. A，From Bolognia JL，Jorizzo JL，Schaffer JV. Dermatology，3e. London：Saunders，2012，with permission. B，From Elston D. Clinical image collection. Dermatopathology，2e. London：Saunders，2014. C，From Schachner LA，Hansen RE. Pediatric Dermatology，5e. London：Mosby，2011.*）

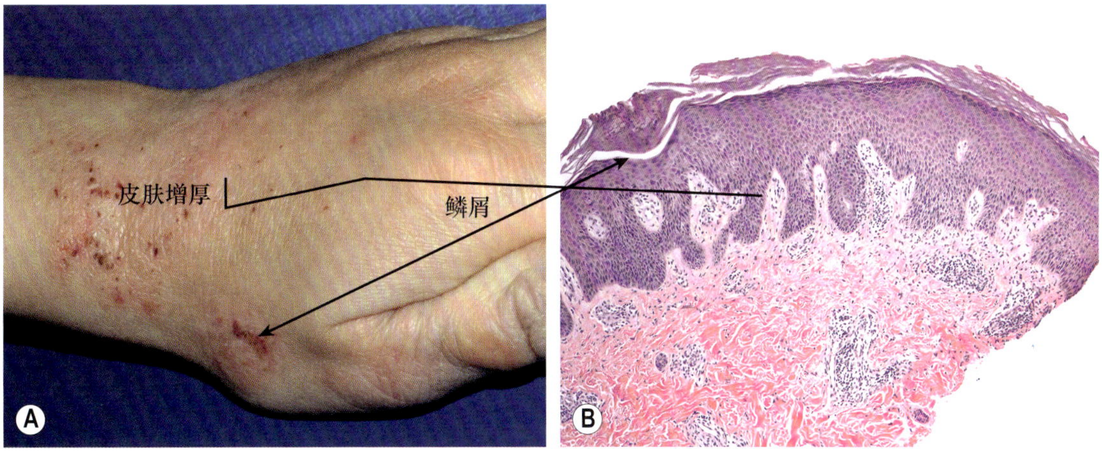

图 5.20 慢性特应性皮炎（*A，Courtesy，Julie V Schaffer，MD. A，From Bolognia JL，Jorizzo JL，Schaffer JV. Dermatology，3e. London：Saunders，2012，with permission.*）

特应性皮炎的诊断线索

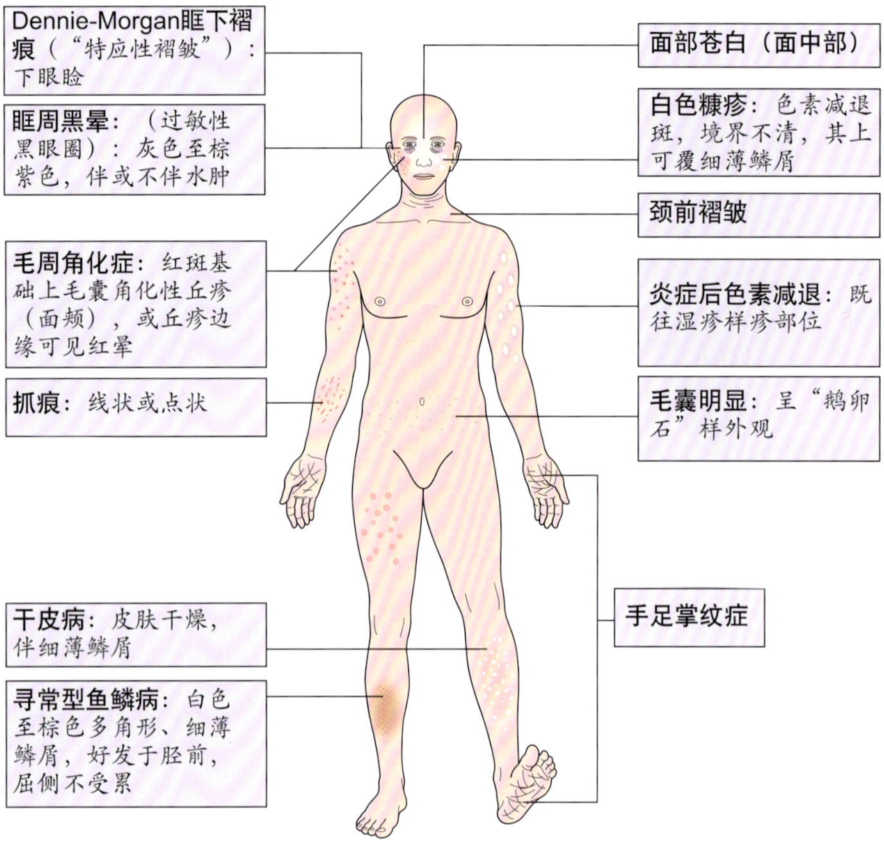

图 5.21 特应性皮炎相关特征（*From Bolognia JL，Schaffer JV，Duncan KO，Ko CJ. Dermatology Essentials，1e. Philadelphia：Saunders，2014，with permission.*）

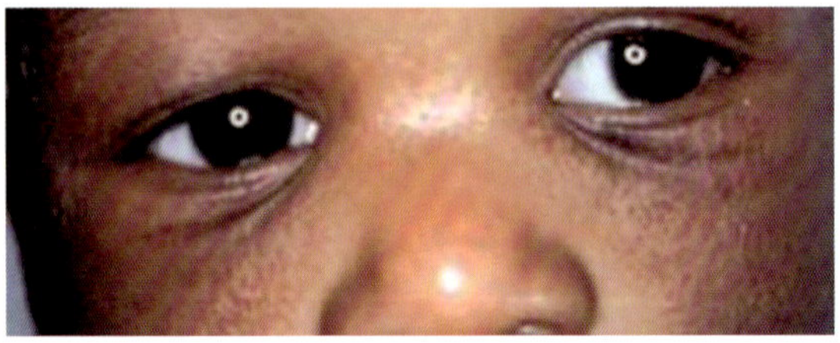

图 5.22 双下眼睑的 Dennie-Morgan 眶下褶痕（*From Bolognia JL，Schaffer JV，Duncan KO，Ko CJ. Dermatology Essentials，1e. Philadelphia：Saunders，2014，with permission.*）

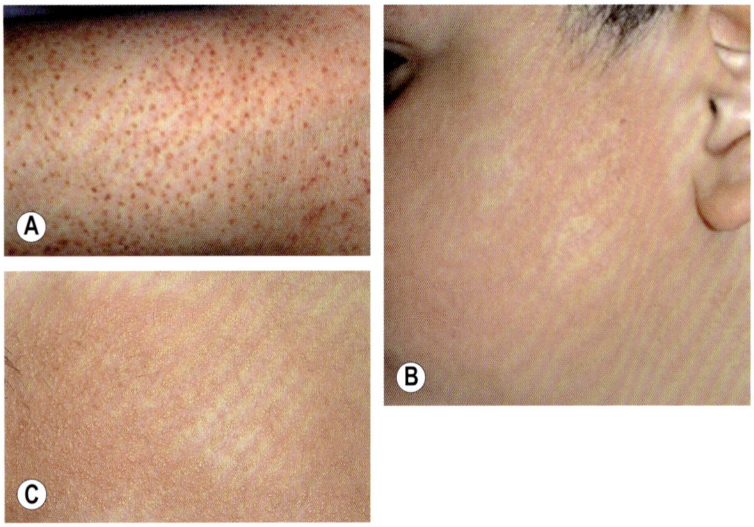

图 5.23 **A.** 毛周角化症。**B**、**C.** 面部毛周红斑角化症（*A，Courtesy，Yale Dermatology Residents' Slide Collection；B，C，Courtesy，Julie V Schaffer，MD. From Bolognia JL，Schaffer JV，Duncan KO，Ko CJ. Dermatology Essentials，1e. Philadelphia：Saunders，2014，with permission.*）

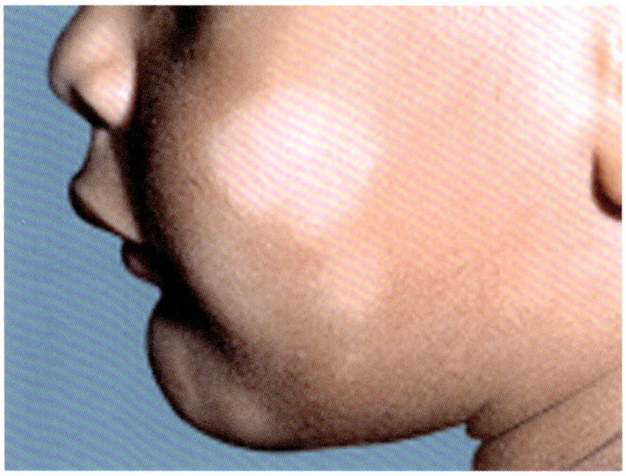

图 5.24 白色糠疹（*Courtesy，Anthony J Mancini，MD. From Bolognia JL，Schaffer JV，Duncan KO，Ko CJ. Dermatology Essentials，1e. Philadelphia：Saunders，2014，with permission.*）

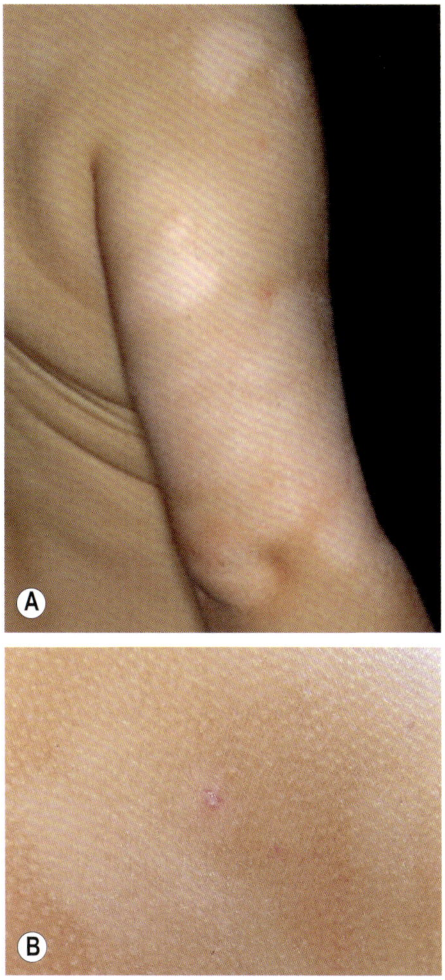

图 5.25 炎症后色素减退（*A，Courtesy，Thomas Bieber，MD and Caroline Bussman，MD. From Bolognia JL，Schaffer JV，Duncan KO，Ko CJ. Dermatology Essentials，1e. Philadelphia：Saunders，2014，with permission.*）

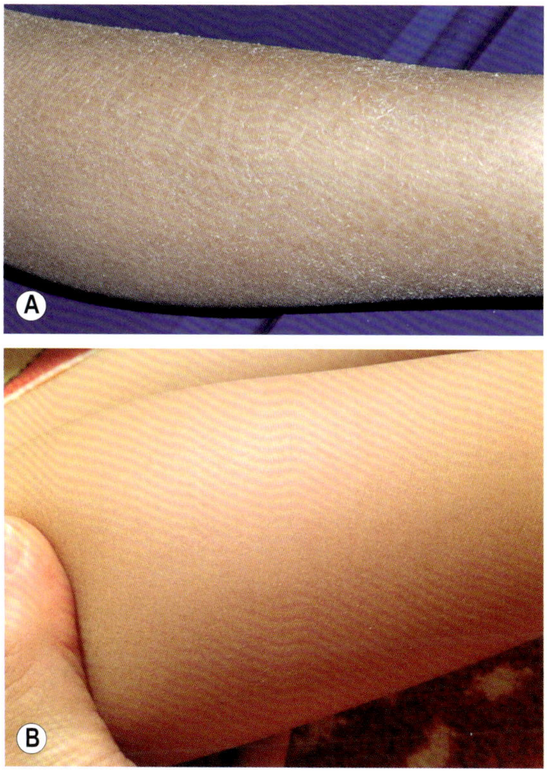

图 5.26 寻常型鱼鳞病 *vs.* 轻度干皮病。**A.** 寻常型鱼鳞病。**B.** 干皮病，轻度（*A，Courtesy，Julie V Schaffer，MD. A，From Bolognia JL，Schaffer JV，Duncan KO，Ko CJ. Dermatology Essentials，1e. Philadelphia：Saunders，2014，with permission.*）

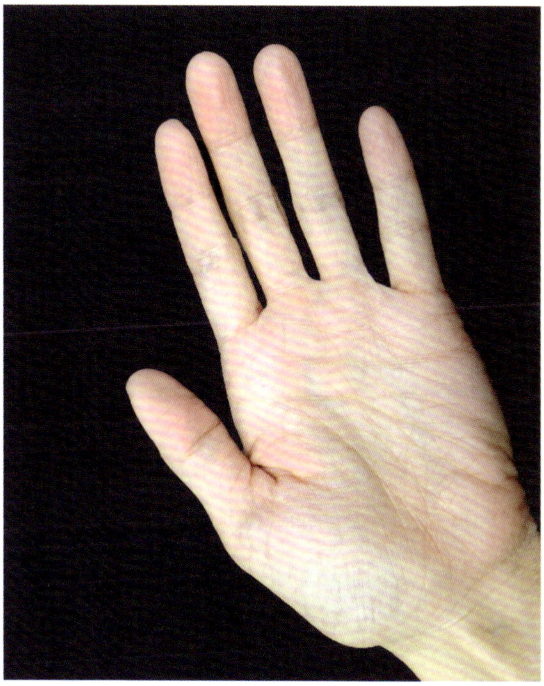

图 5.27 手掌掌纹征

落叶型天疱疮

临床表现：

好发于头皮、面部、躯干上部（图 5.28，见图 6.19B）

可呈泛发性（参见第 3 章）

糜烂为主要线索（图 5.29，箭头所示）

组织病理学：

个别皮损增厚（图 5.30A，线条所示），呈红色，覆玉米片样鳞屑（图 5.30A，箭头所示）

鳞屑与糜烂对应病理上角质层下水疱（图 5.30B，箭头所示）

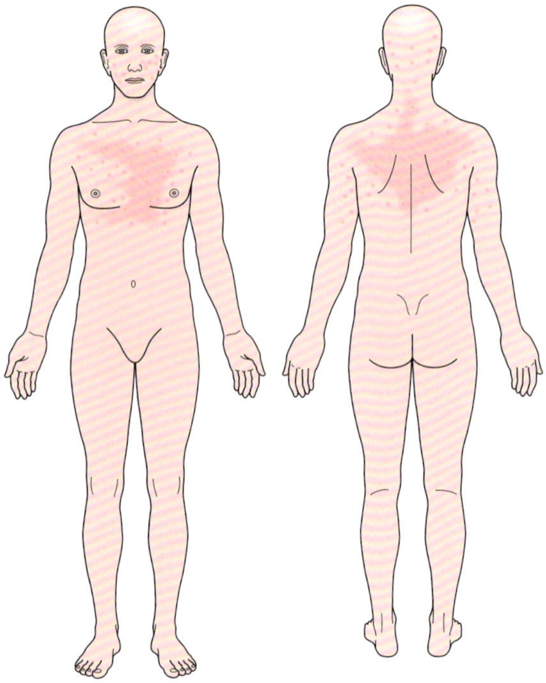

图 5.28 落叶型天疱疮。皮损主要分布于面中部、头皮和躯干上部

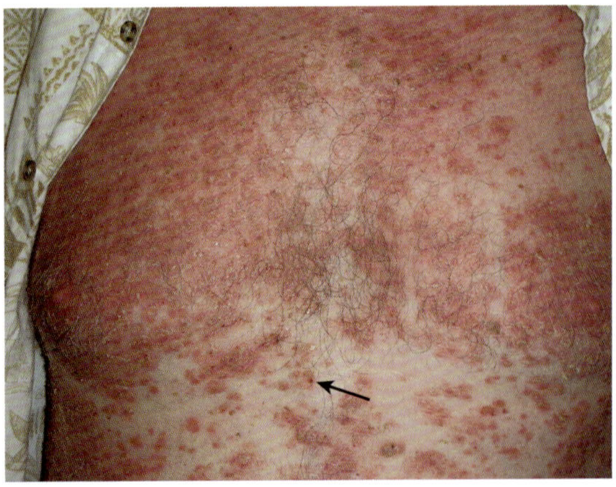

图 5.29 落叶型天疱疮

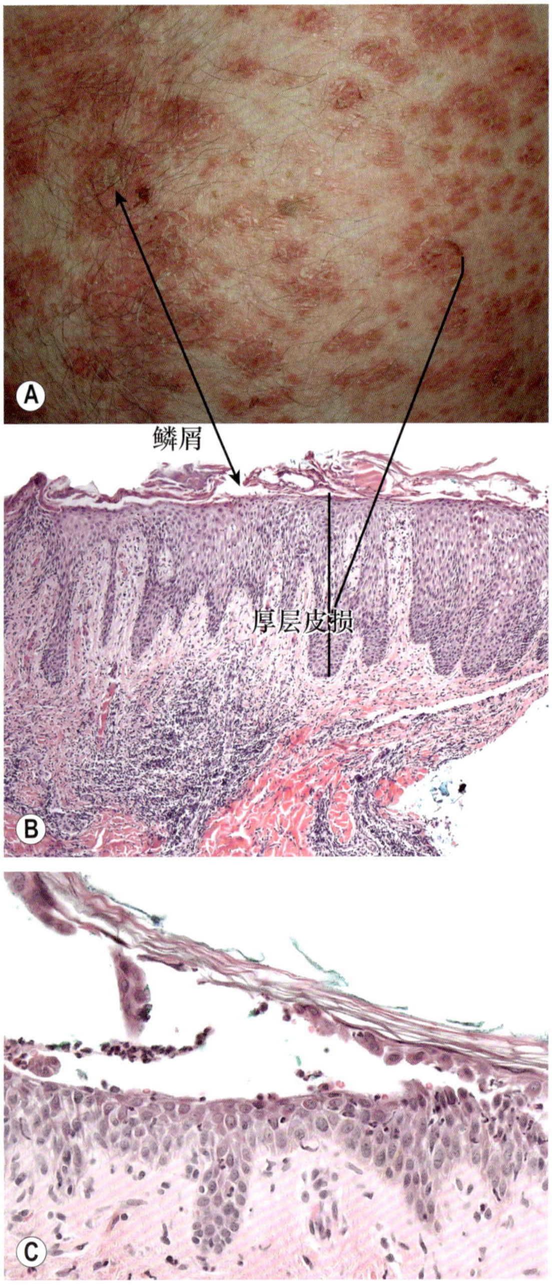

图 5.30 落叶型天疱疮。**A、B.** 粉红色斑块，表皮增厚，其上浅表糜烂。**C.** 此病例可见表皮浅层明显棘层松解

银屑病样皮疹

鉴别要点（图 5.31）

- **银屑病**：鲜红色的斑丘疹和斑块，境界清楚，上覆白色至银白色黏着性鳞屑
- **毛发红糠疹**：橙红色斑，上覆细薄鳞屑，可见毛囊性丘疹
- **亚急性皮肤型红斑狼疮**：粉红色斑块，鳞屑明显少于银屑病皮损，好发于躯干上部
- **落叶型天疱疮**：糜烂及玉米片样鳞屑
- **TNF 抑制剂导致的银屑病样药疹**：粉红色丘疹及斑块，外观似银屑病皮损
- **移植物抗宿主病**：粉红色丘疹，上覆白色黏着性鳞屑，外观似点滴型银屑病皮损；患者有干细胞移植史非常重要，皮肤活检（坏死的角质形成细胞）有助于诊断
- **慢性特应性皮炎**（图 5.20A）：病理可表现为银屑病样增生；临床上可见皮损境界不清，皮纹突出（皮肤增厚）及抓痕

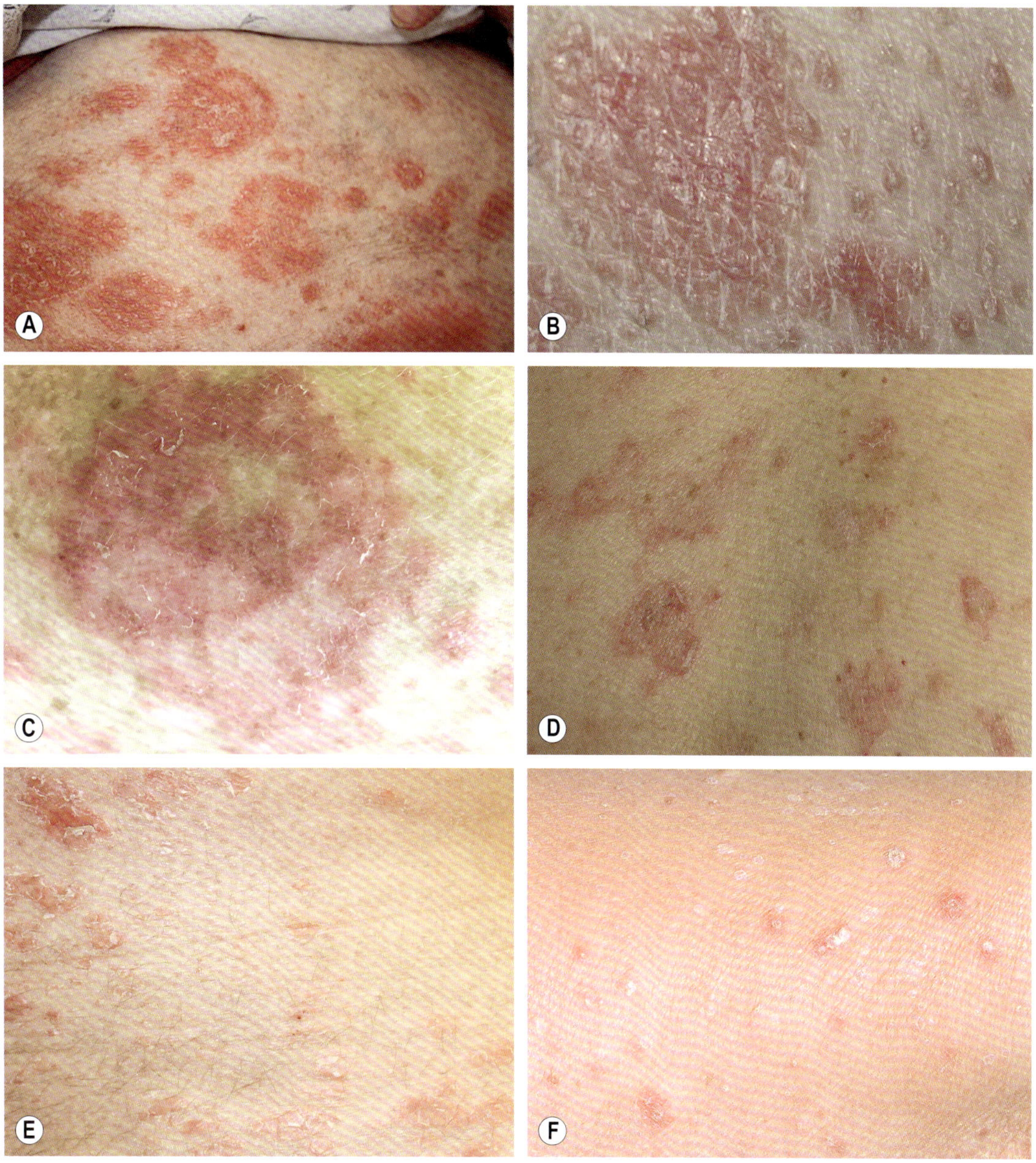

图 5.31 银屑病样皮肤病。**A.** 银屑病。**B.** 毛发红糠疹。**C.** 亚急性皮肤型红斑狼疮。**D.** 落叶型天疱疮。**E.** TNF 抑制剂导致的银屑病样药疹。**F.** 移植物抗宿主病（*C，Courtesy，Julie V Schaffer，MD. D，E，Courtesy，Yale Dermatology Residents' Collection；F，Courtesy，Julia Lehman，MD. C，From Bolognia JL，Jorizzo JL，Schaffer JV. Dermatology，3e. London：Saunders，2012，with permission.*）

（李翔倩　译）

6　小型、鳞屑性皮损

本章包含点滴型银屑病、玫瑰糠疹、扁平苔藓、苔藓样糠疹、花斑癣、二期梅毒、小斑块型副银屑病和 Darier 病。此类疾病的皮损为丘疹，上覆鳞屑。

点滴型银屑病

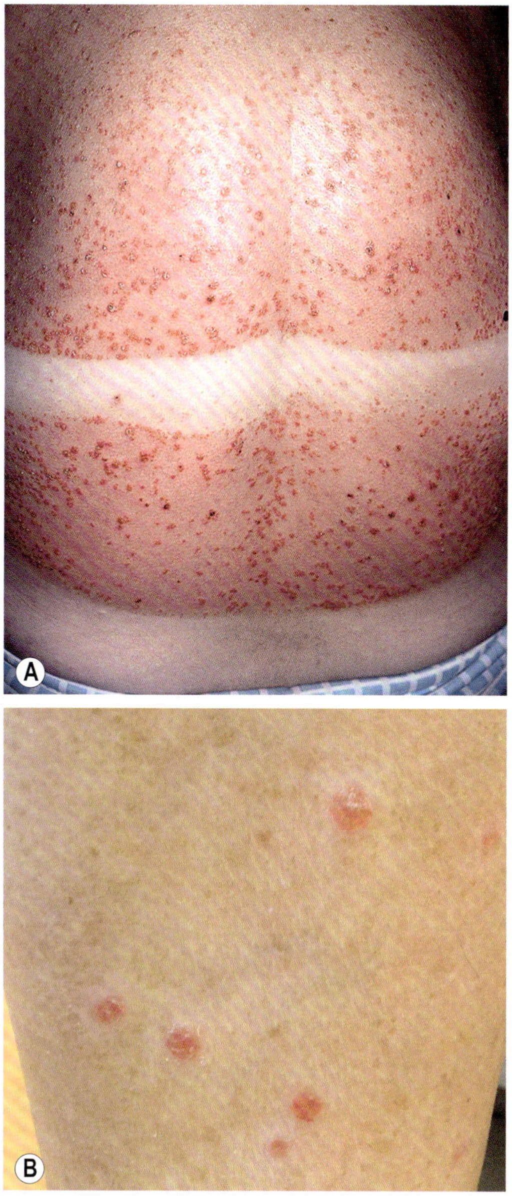

图 6.1　点滴型银屑病。（A）日晒后皮损加重（Koebner 现象）（*A，Courtesy，Ronald Rapini，MD. A，From Bolognia JL，Jorizzo JL，Schaffer JV. Dermatology，3e. London：Saunders，2012，with permission.*）

临床表现：

粉色至红色丘疹（图 6.1），上覆黏着性白色鳞屑（图 6.2，箭头所示），通常直径小于 1 cm，散布于躯干及四肢

组织病理学：

基底细胞轻度增生，灶性角化不全，伴中性粒细胞聚集（图 6.2，箭头所示）

可见轻度海绵水肿

可见真皮乳头小血管扩张（图 6.2，圆圈所示）

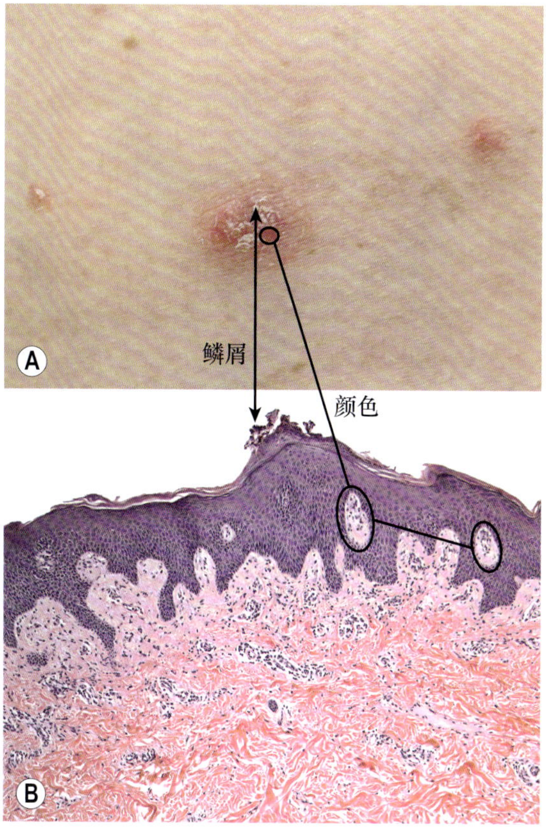

图 6.2　点滴型银屑病。灶性角化不全，伴中性粒细胞聚集

玫瑰糠疹

临床表现：

皮损开始为一母斑（常为最大的皮损）

- 先于泛发性、对称性皮损出现（下文所述）

充分发展后，出现泛发性、对称性皮疹（图 6.3）

- 躯干及四肢近端
- 皮损长轴与 Langer 线（皮肤张力线）方向平行，在背部呈“圣诞树”样分布

圆形或椭圆形丘疹、斑块，呈淡鲑鱼色（图 6.4，圆圈所示），中央为白色细薄鳞屑（图 6.4，箭头所示；图 6.5，见图 1.55B）或出现领圈状鳞屑（图 6.6）

组织病理学：

灶性角化不全（图 6.4，箭头所示），通常不伴中性粒细胞聚集

轻度海绵水肿，可见轻度血管周围淋巴细胞浸润和红细胞外渗（图 6.4，圆圈所示）

玫瑰糠疹：变异型

反向性（图 6.6A）

- 皮损分布于皮肤皱褶部位（腋下、腹股沟）
- 皮损长轴与 Langer 线（皮肤张力线）方向平行（图 6.3）

深色肤色患者（图 6.6B）

- 可能有毛囊突出
- 皮损中央色素沉着

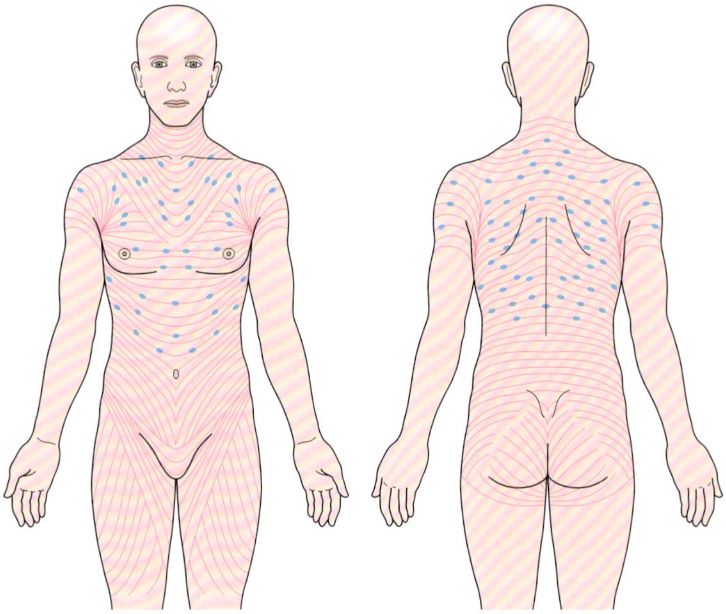

图 6.3 玫瑰糠疹。典型的皮损分布方式，其长轴与红色线条（Langer 线）方向平行（*From Bolognia JL, Schaffer JV, Duncan KO, Ko CJ. Dermatology Essentials, 1e. Philadelphia: Saunders, 2014, with permission.*）

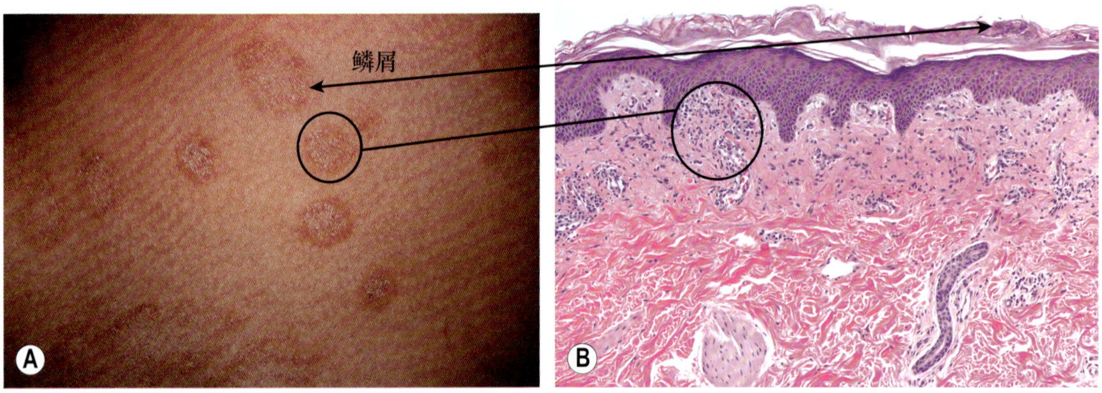

图 6.4 玫瑰糠疹（*A, Courtesy, Yale Dermatology Residents' Slide Collection. A, B, From Bolognia JL, Jorizzo JL, Schaffer JV. Dermatology, 3e. London: Saunders, 2012, with permission.*）

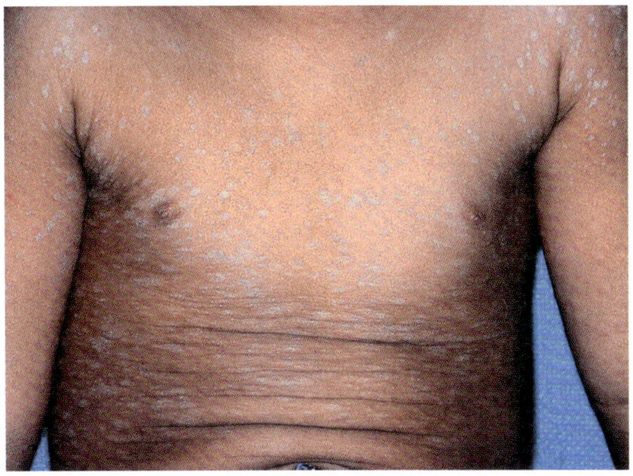

图 6.5 玫瑰糠疹（*From James WD，Berger T，Elston D. Andrews' Diseases of the Skin，11e. Edinburgh：Saunders，2011.*）

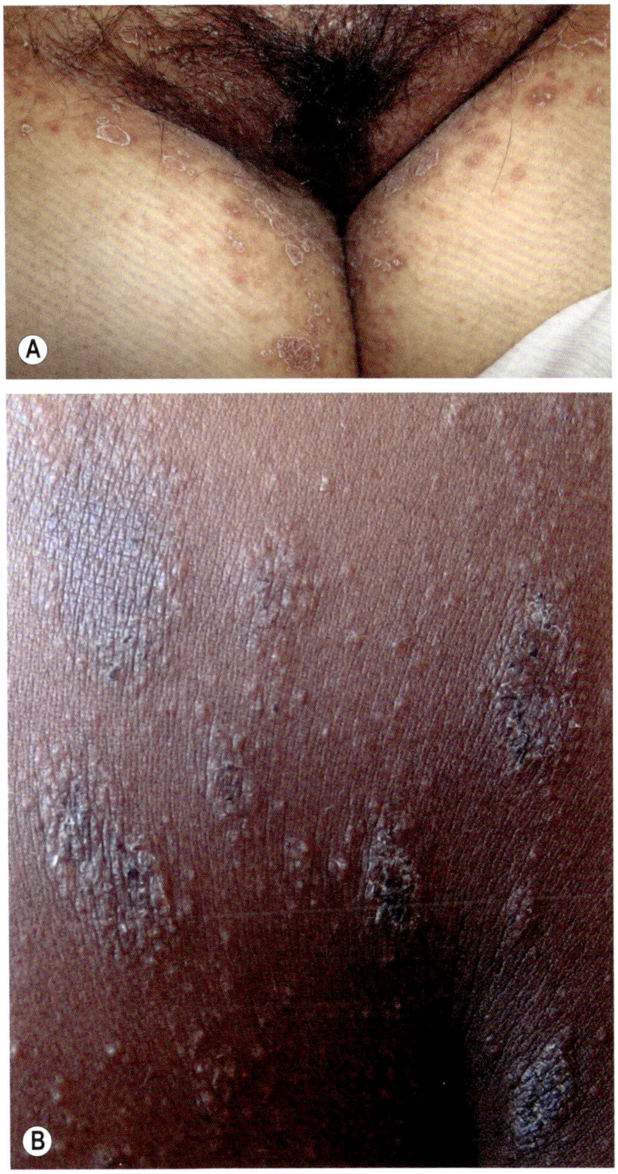

图 6.6 玫瑰糠疹。**A.** 反向性玫瑰糠疹。**B.** 深色肤色的玫瑰糠疹（*A，Courtesy，Yale Dermatology Residents' Slide Collection. B，Courtesy，Aisha Sethi，MD. B，From Bolognia JL，Schaffer JV，Duncan KO，Ko CJ. Dermatology Essentials，1e. Philadelphia：Saunders，2014，with permission.*）

扁平苔藓

皮损多对称分布

- 特征性分布于手腕 / 前臂、脚踝 / 胫前、手足背、生殖器部位（图 6.7）
- 皮损可呈泛发性

紫罗兰色扁平丘疹、斑块（图 6.8；图 6.9A，圆圈所示）

典型鳞屑表现为白色网状条纹（Wickham 纹）（见图 1.55C，箭头所示），可能与角化过度 / 颗粒层增厚相关（图 6.9、图 6.10，箭头所示）

组织病理学：

表皮增生（角化过度及颗粒层增厚），炎症细胞苔藓样浸润（图 6.9B，圆圈所示）伴色素失禁（图 6.9B，橙色箭头所示）

扁平苔藓的诊断线索

甲改变（图 6.11）：甲萎缩、脱落，甲纵沟，表面粗糙，甲周皮肤呈紫罗兰色改变，甲翼状胬肉（甲小皮过度生长覆盖甲床）

口腔改变：花边样白色斑块（图 6.12），糜烂或溃疡（见图 2.11H、图 2.13B）

Koebner 现象：皮损可继发于创伤，多呈线状分布（图 6.13A）

肥厚性或大疱性皮损，多好发于胫前（图 6.13A、B，见图 12.13、图 24.16）

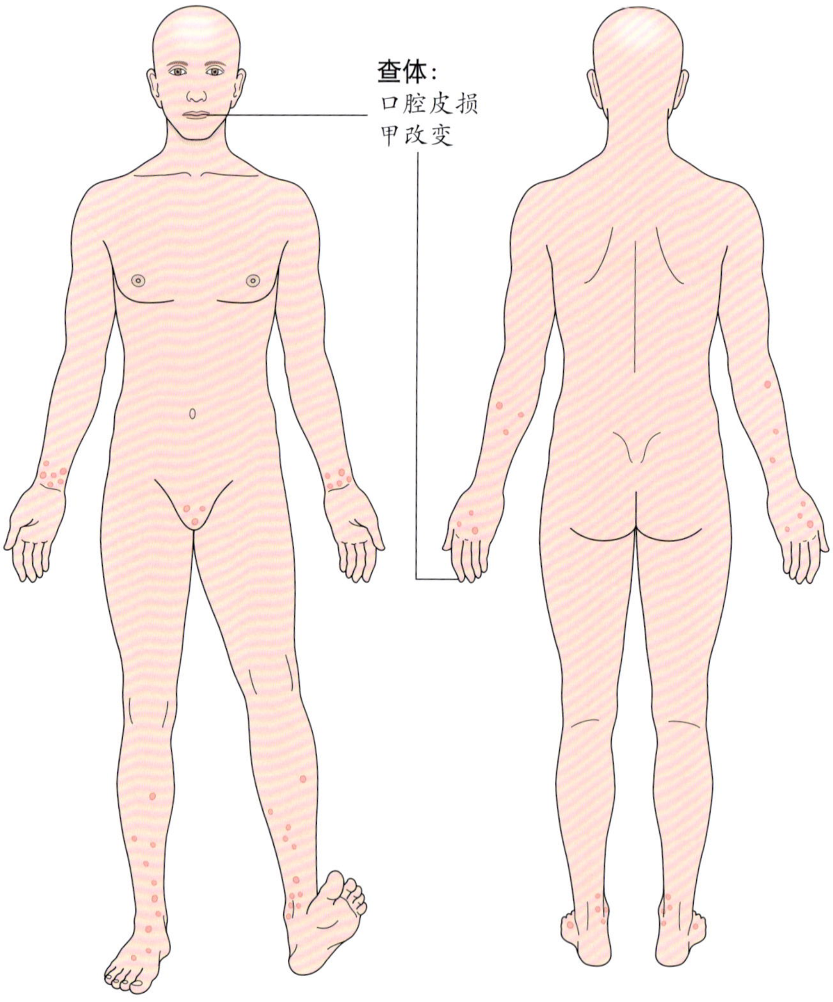

图 6.7 扁平苔藓的常见分布区域

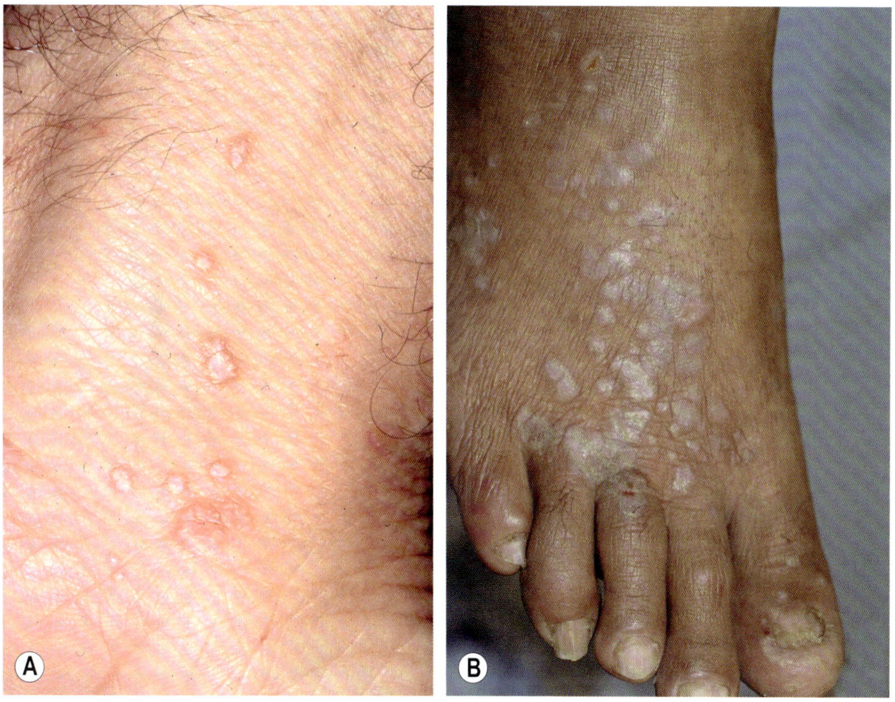

图 6.8 扁平苔藓（*From Schwarzenberger K，Werchniak AE，Ko C. General Dermatology. London：Saunders，2009.*）

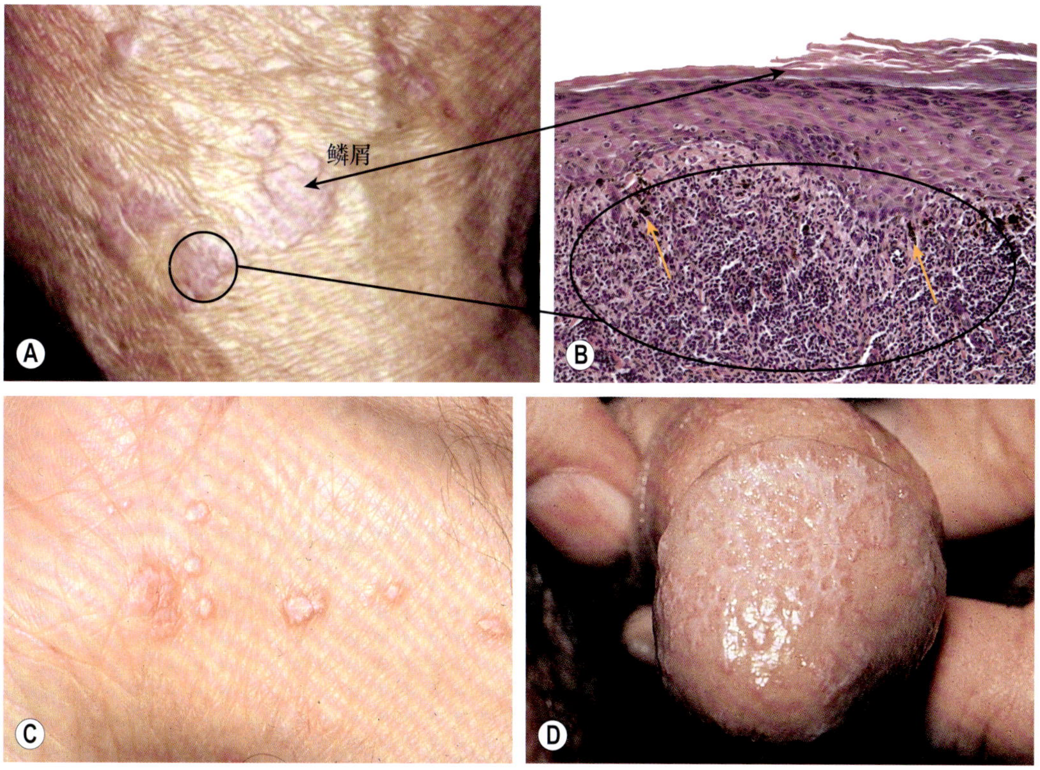

图 6.9 扁平苔藓。**A、C、D.** 粉红色至紫色扁平丘疹，覆黏着性鳞屑。**B.** 角化过度，颗粒层增厚，炎症细胞苔藓样浸润（*A，B，Courtesy，Yale Dermatology Residents' Slide Collection.*）

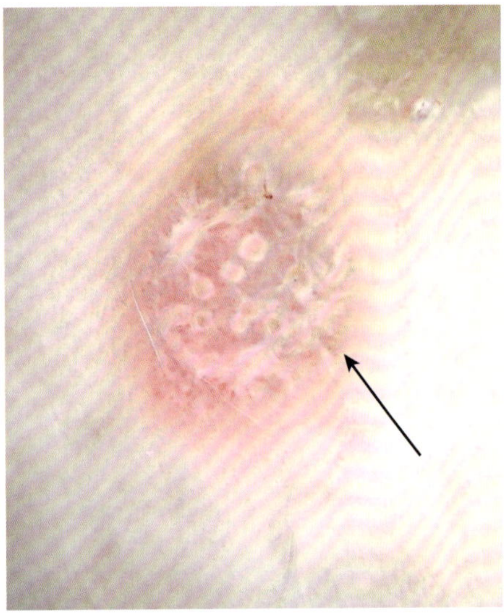

图 6.10 扁平苔藓，皮肤镜（*Courtesy*，*Iris Zalaudek*，*MD. From Bolognia JL*，*Jorizzo JL*，*Schaffer JV. Dermatology*，*3e. London*：*Saunders*，*2012*，*with permission.*）

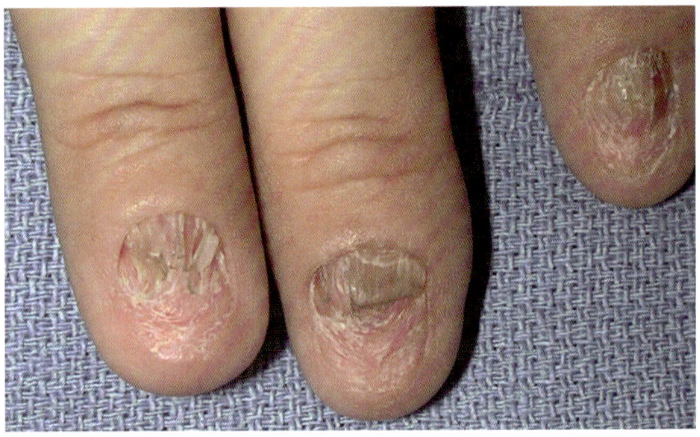

图 6.11 甲扁平苔藓（*Courtesy*，*Yale Dermatology Residents' Slide Collection.*）

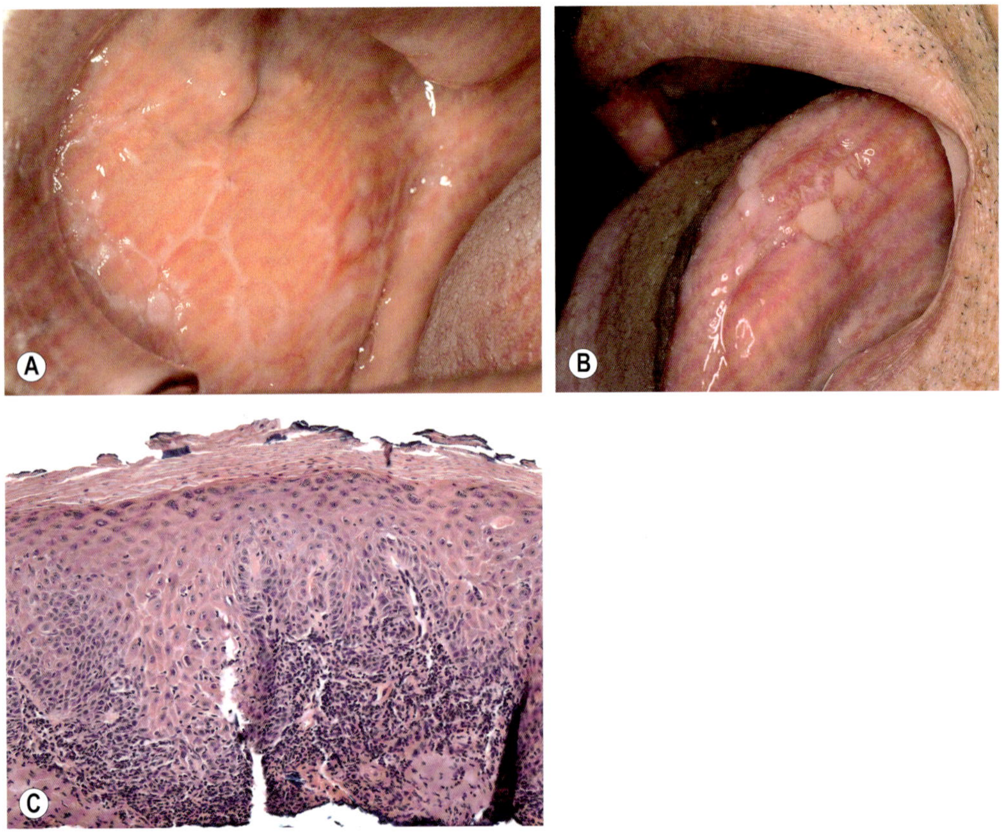

图 6.12 口腔扁平苔藓。口腔皮损包括花边样白色斑块（**A**）和糜烂（**B**）。病理表现与图 6.9 相似（*A*，*Courtesy*，*Yale Dermatology Residents' Slide Collection*；*B*，*Courtesy*，*Louis A Fragola*，*Jr*，*MD. A*，*B*，*From Bolognia JL*，*Jorizzo JL*，*Schaffer JV. Dermatology*，*3e. London*：*Saunders*，*2012*，*with permission.*）

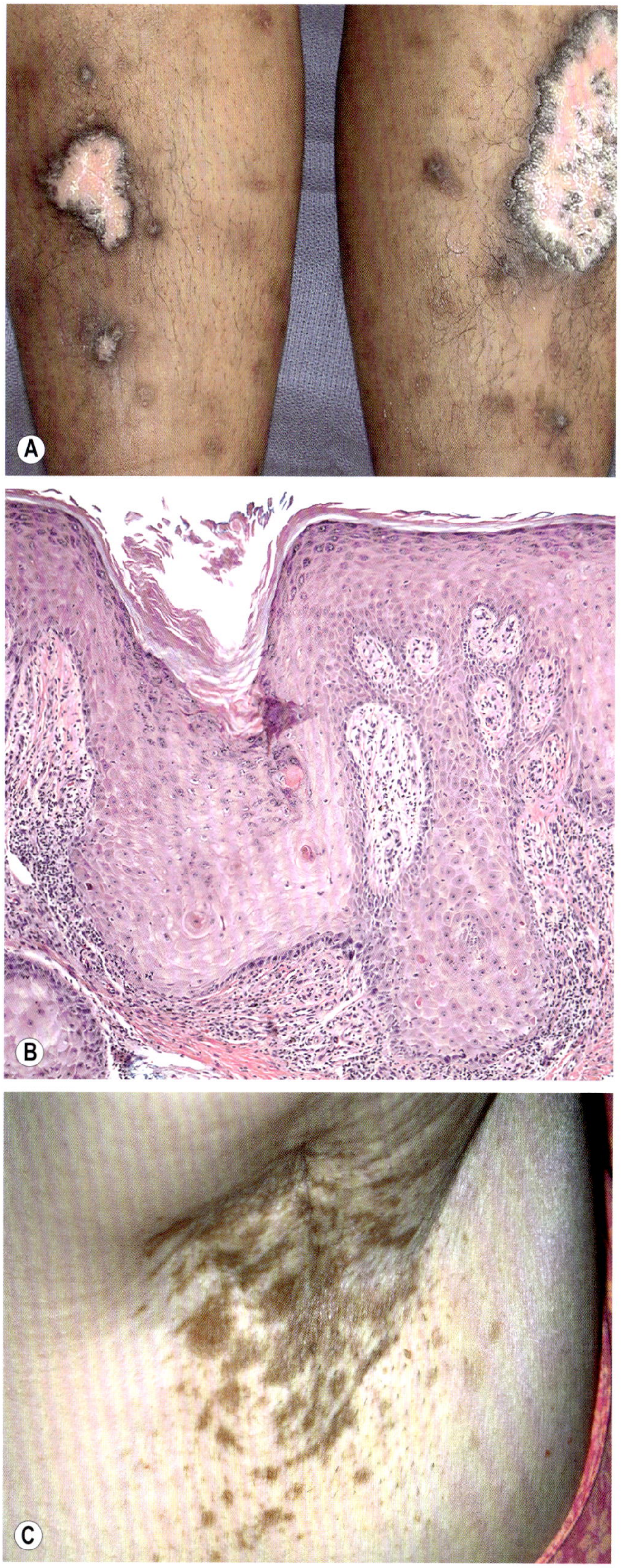

图 6.13 扁平苔藓：变异型。**A.** 肥厚性扁平苔藓。**B.** 增厚的棘层下方可见炎症细胞苔藓样浸润。**C.** 反转性色素型扁平苔藓（*Courtesy*，*Yale Dermatology Residents' Slide Collection.*）

苔藓样糠疹

包含两种主要类型：急性及慢性。

急性痘疮样苔藓样糠疹（图 6.14A、B）

临床表现：

粉色至红色丘疹，上覆鳞屑，部分皮损可见糜烂或抓痂、水疱

皮损成批出现，愈后留有瘢痕

组织病理学：

表皮角化不全，淋巴细胞外渗，界面改变，真皮浅层及深层血管周围炎症细胞浸润

慢性苔藓样糠疹（图 6.14C～E）

临床表现：

红棕色至粉红色丘疹，可覆鳞屑

皮损可有色素减退

皮损成批出现

组织病理学：

炎症细胞外渗，血管周围轻度炎症细胞浸润

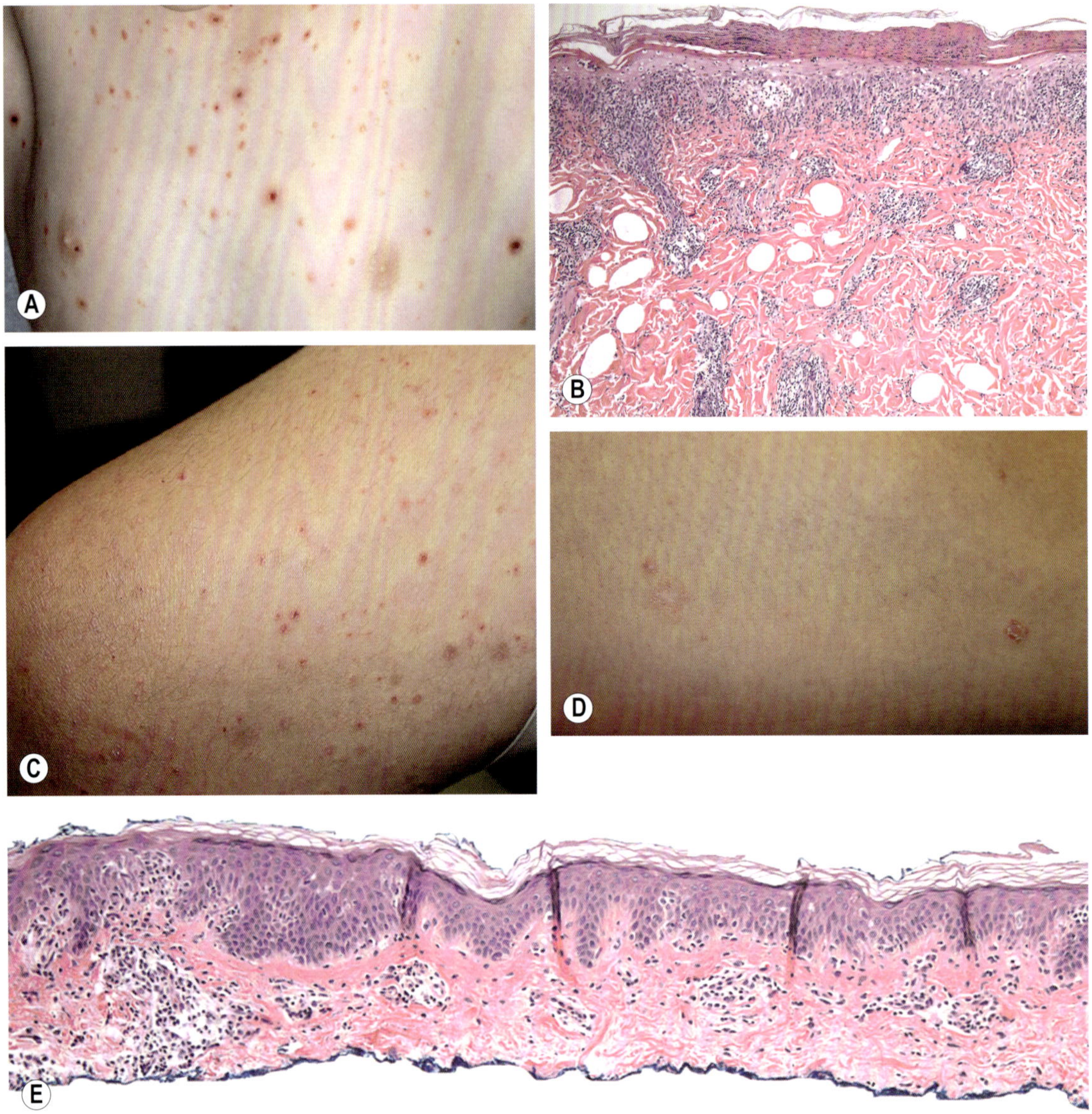

图 6.14 苔藓样糠疹。**A、B.** 急性痘疮样苔藓样糠疹。**C～E.** 慢性苔藓样糠疹（*A, Courtesy, Julie V Schaffer, MD. C, D, Courtesy, Yale Dermatology Residents' Slide Collection. A, From Bolognia JL, Schaffer JV, Duncan KO, Ko CJ. Dermatology Essentials, 1e. Philadelphia: Saunders, 2014, with permission.*）

花斑糠疹（花斑癣）

临床表现：

浅部真菌感染（马拉色菌属）

对称分布的圆形至椭圆形的斑疹 / 斑片至扁平的丘疹、斑块；颜色多变（粉红色至棕色，深色肤色患者可见色素减退）；细薄的粉末样鳞屑（图 6.15，箭头所示；见图 1.55G）

组织病理学：

角质层中聚集性分布的圆形孢子和细长假菌丝（图 6.15E，短箭头所示）；表皮其他方面正常

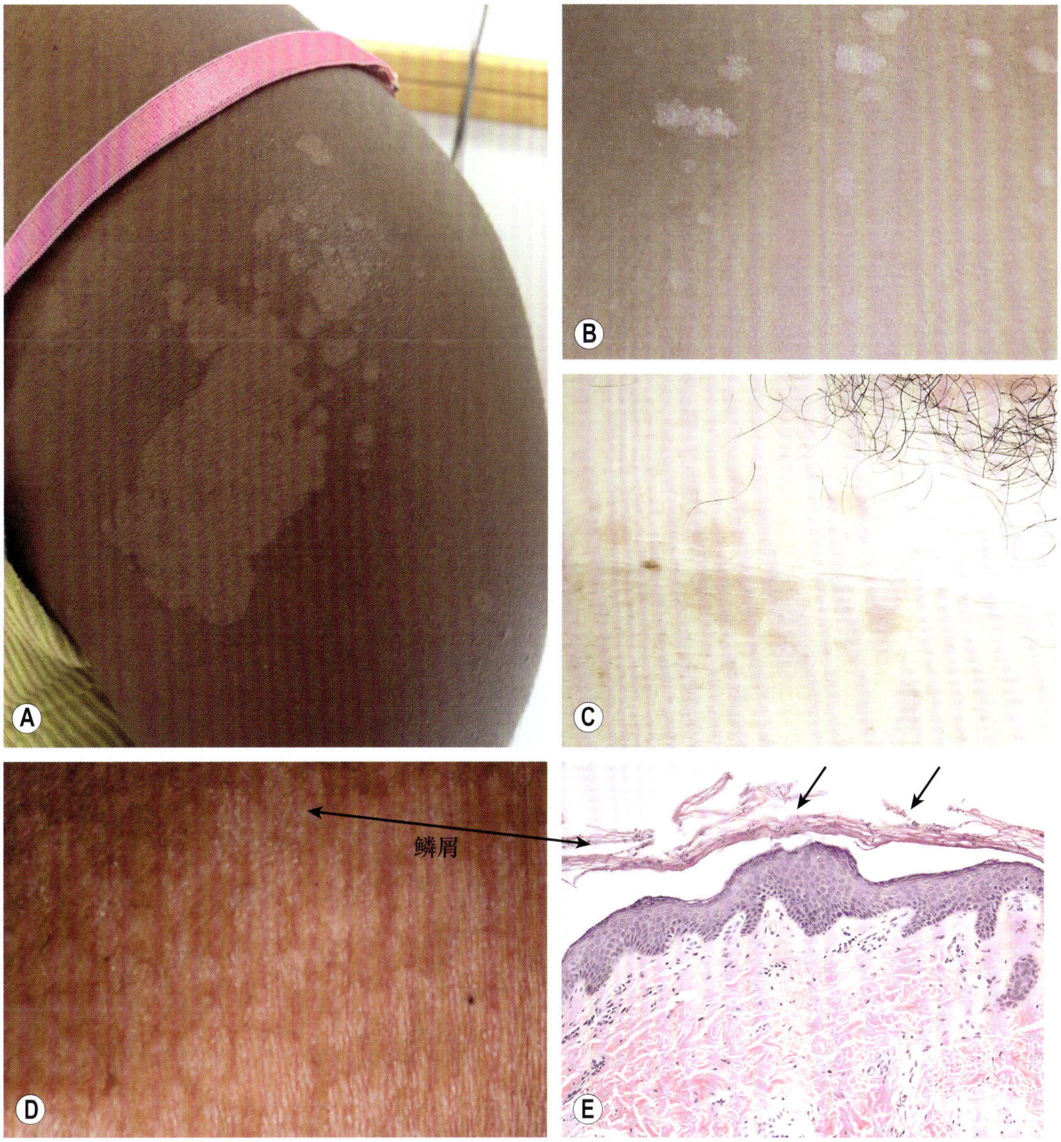

图 6.15 花斑癣。A、B、C. 扁平色素减退性丘疹和斑块。D、E. 细薄的粉末样鳞屑，可见孢子和假菌丝

二期梅毒

临床表现：

较薄的粉红色至红棕色丘疹和斑块，上覆鳞屑，好发于躯干（图 6.16）

组织病理学：

表皮呈银屑病样增生，真皮内炎症细胞苔藓样浸润，血管周围可见淋巴细胞及浆细胞（图 6.16）

梅毒：诊断线索

红棕色丘疹、斑块，有时可见领圈状鳞屑，好发于手掌、足掌（图 6.17，见图 2.19B）

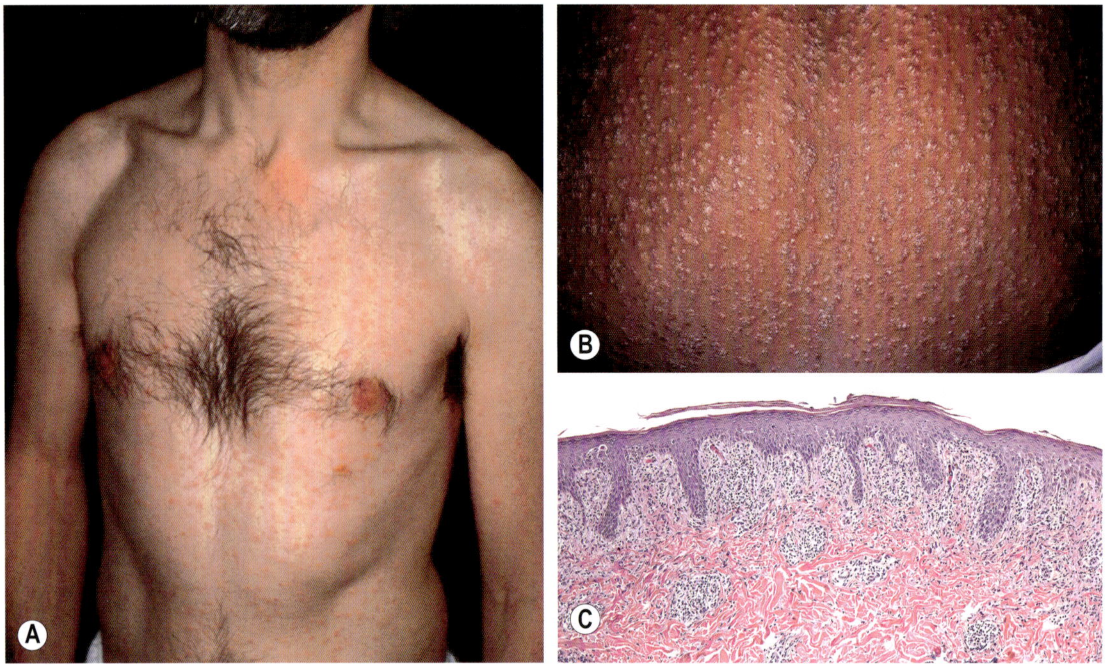

图 6.16 二期梅毒（*A，B，Courtesy，Yale Dermatology Residents' Slide Collection. A，B，From Bolognia JL，Schaffer JV，Duncan KO，Ko CJ. Dermatology Essentials，1e. Philadelphia：Saunders，2014，with permission.*）

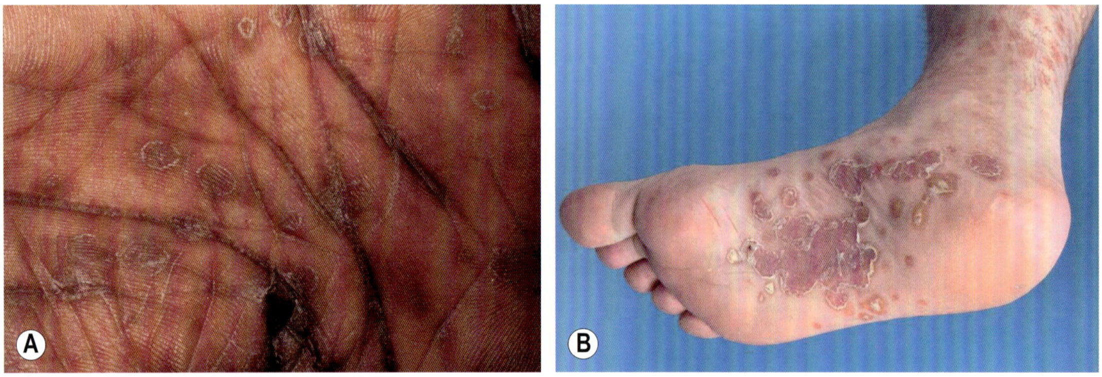

图 6.17 二期梅毒，肢端皮损（*A，Courtesy，Yale Dermatology Residents' Slide Collection. B，Courtesy，Angelika Stary，MD. A，B，From Bolognia JL，Schaffer JV，Duncan KO，Ko CJ. Dermatology Essentials，1e. Philadelphia：Saunders，2014，with permission.*）

小斑块型副银屑病

临床表现：

皮损直径小于 5 cm（图 6.18A）；指状皮病的皮损长轴可大于 5 cm

组织病理学：

轻度海绵水肿，散在淋巴细胞亲表皮性浸润（图 6.18C）

指状皮病（小斑块型副银屑病的变异型）

临床表现：

棕色至粉红色的扁平斑块，上覆细薄鳞屑

皮损外观似“指纹样”（图 6.18B）

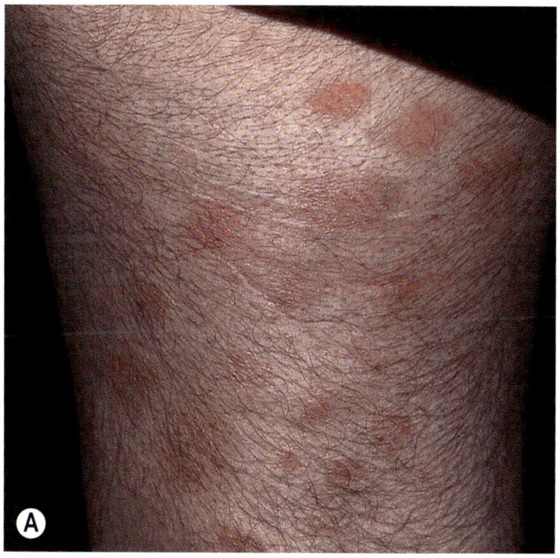

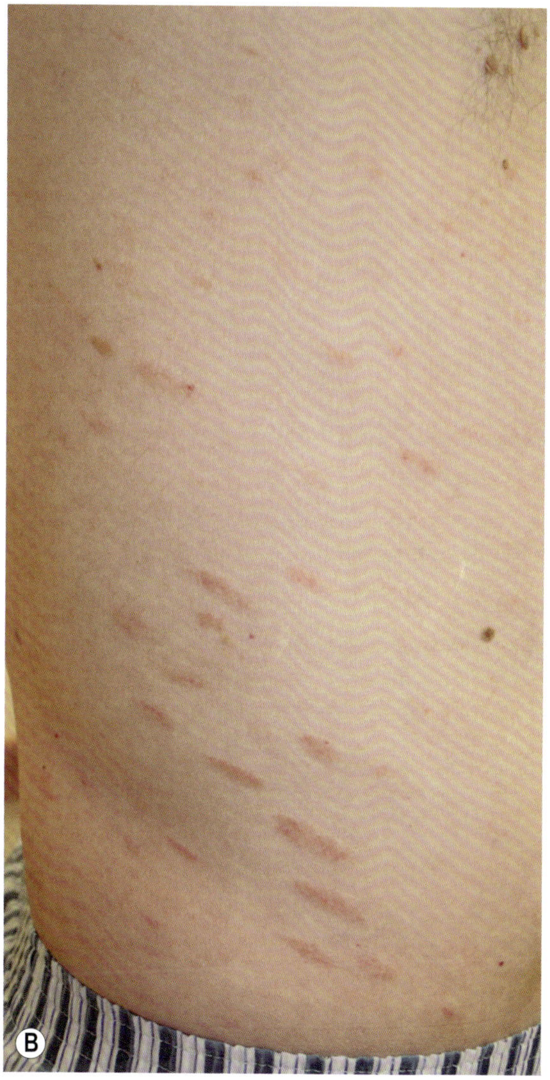

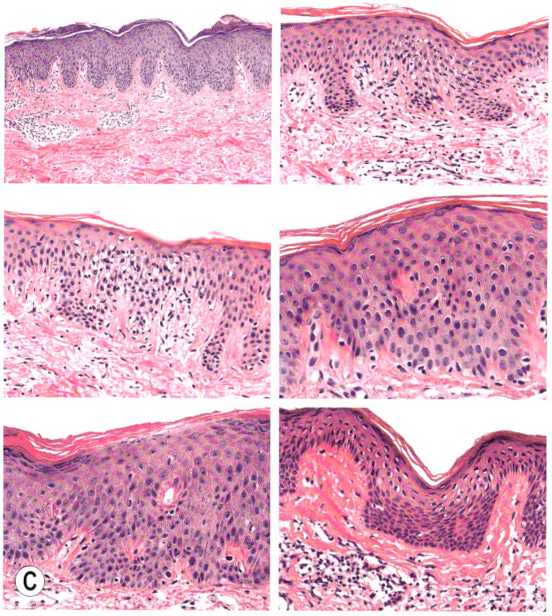

图 6.18 小斑块型副银屑病。（B）又称为指状皮病（*A，Courtesy，Gary Wood，MD，and George Reizner，MD；B，Courtesy，Yale Dermatology Residents' Slide Collection. A，From Bolognia JL，Schaffer JV，Duncan KO，Ko CJ. Dermatology Essentials，1e. Philadelphia：Saunders，2014，with permission. C，From Belousova IE，Vanecek T，Samtsov AV，et al. A patient with clinicopathologic features of small plaque parapsoriasis presenting later with plaque-stage mycosis fungoides：report of a case and comparative retrospective study of 27 cases of "nonprogressive" small plaque parapsoriasis. J Am Acad Dermatol. 2008；59：474-82，© Elsevier.*）

其他可表现为鳞屑性丘疹/斑块的皮肤病

疥疮

临床表现：

皮损呈多种形态，包括湿疹样扁平斑块和炎症性丘疹（见图 23.5）

线性隧道是重要的诊断线索（见图 23.6A、B，图 2.20B，图 13.5）

组织病理学：

表皮海绵水肿，角质层内可见虫体、粪便和（或）虫卵（见图 23.7）

毛发红糠疹（参见第 5 章）

临床表现：

特征性表现为自上而下蔓延的红皮症（见图 3.1，图 5.12～图 5.17）

躯干部位的早期皮损为孤立性、鳞屑性损害（图 6.19A）

组织病理学：

交替存在的角化过度及角化不全，呈棋盘样外观，棘层不规则肥厚，毛囊角栓

落叶型天疱疮

临床表现：

结痂性、鳞屑性或糜烂性丘疹（图 6.19B，见图 5.30）

组织病理学：

棘层松解，发生在角质层下

红斑狼疮

临床表现：

位于躯干或四肢的丘疹鳞屑性皮损，有时呈环状（图 6.19C，见图 5.31C、图 8.10）

组织病理学：

基底层及其上方可见坏死细胞，真皮浅层血管周围淋巴细胞浸润

Darier 病（毛囊角化病）

临床表现：

常染色体显性遗传性皮肤病；由 *ATP2A2* 突变所致

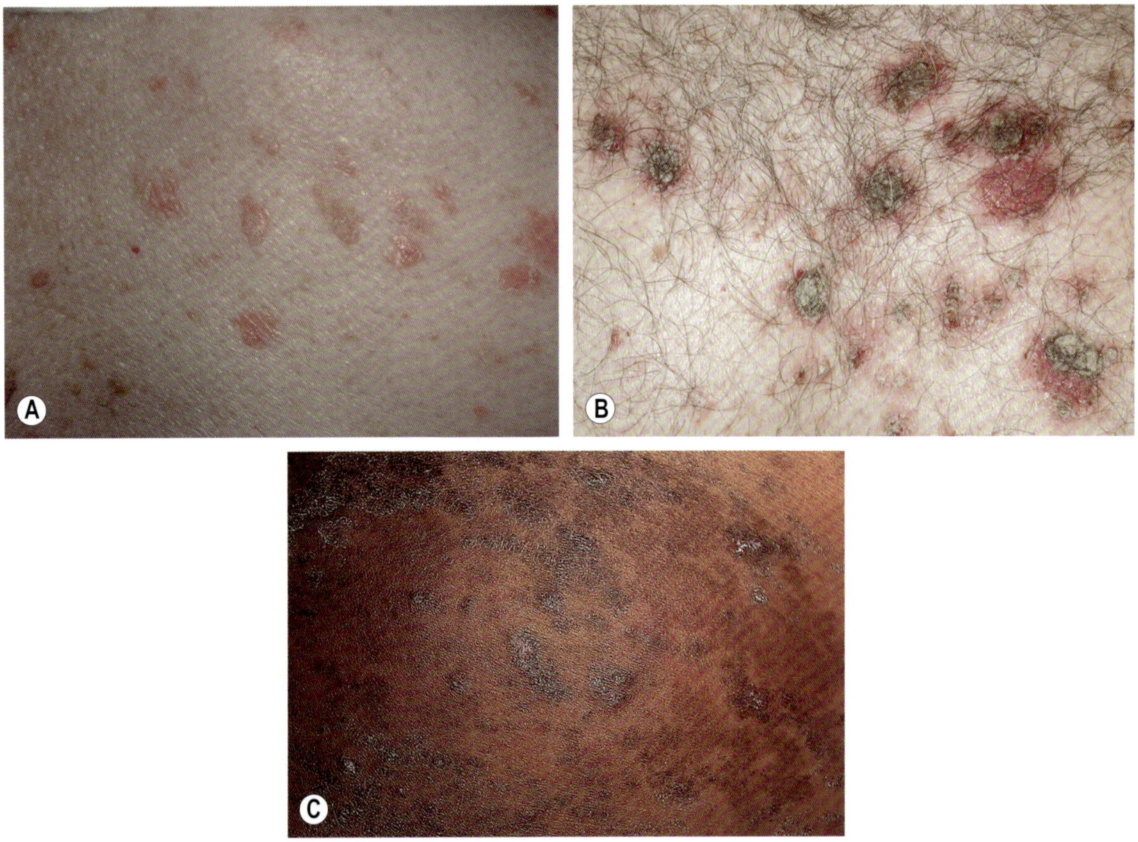

图 6.19 **A.** 毛发红糠疹。早期胸部的丘疹鳞屑性皮损。**B.** 落叶型天疱疮。躯干的结痂性和糜烂性皮损。**C.** 亚急性皮肤型红斑狼疮。躯干的鳞屑性丘疹（*B*，*C*，*Courtesy*，*Yale Dermatology Residents' Collection.*）

好发于头皮、面部、胸部、背部（脂溢部位）（图 6.20A）；有时可发生于间擦部位

粉红色至棕色丘疹，其上有痂覆盖，逐渐融合（图 6.20B、C）

组织病理学：

角化过度，下方可见棘层松解、角化不良（图 6.20D）

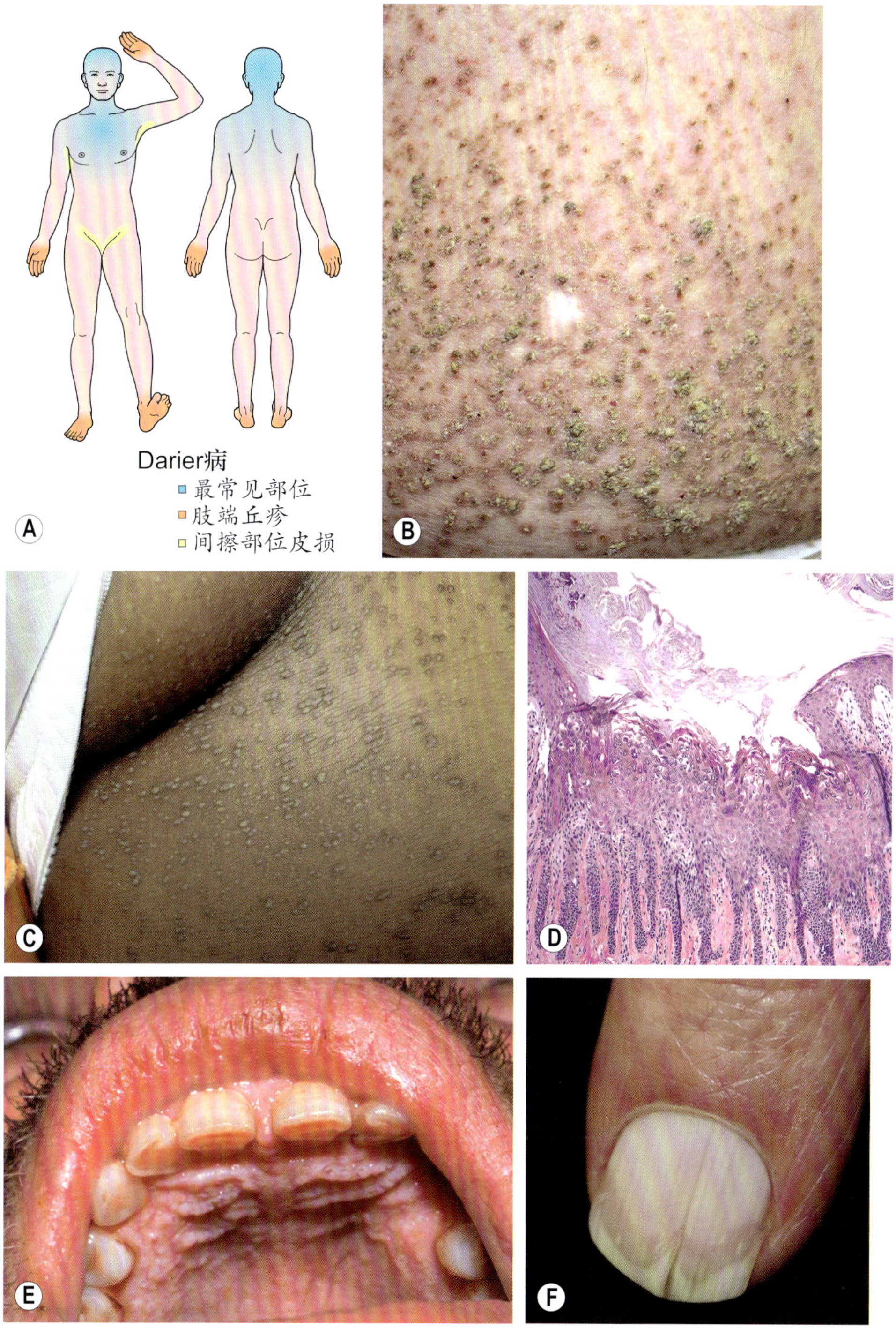

图 6.20 Darier 病。**A.** 皮损好发部位。**B～D.** 典型皮损。**E.** 口腔损害。**F.** 甲改变，包括白色和红色纵纹（图示）和游离端 V 形凹陷（*B，F，Courtesy，Yale Dermatology Residents' Slide Collection. A，From Bolognia JL，Schaffer JV，Duncan KO，Ko CJ. Dermatology Essentials，1e. Philadelphia：Saunders，2014，with permission. E，Courtesy，Daniel Hohl，MD. E，From Bolognia JL，Jorizzo JL，Schaffer JV. Dermatology，3e. London：Saunders，2012，with permission.*）

小的红斑基础上的鳞屑性皮损

鉴别要点（图 6.21）

点滴型银屑病： 粉红色斑疹基础上可见银色鳞屑

玫瑰糠疹： 粉红色斑疹基础上可见中央或领圈状鳞屑

扁平苔藓： 扁平紫色丘疹基础上可见线状、网状鳞屑（Wickham 纹）

苔藓样糠疹（慢性）： 红棕色丘疹，有时可见鳞屑

指状皮病： 暗粉红至棕色，形态呈狭长的椭圆形

梅毒： 红棕色至紫罗兰色丘疹

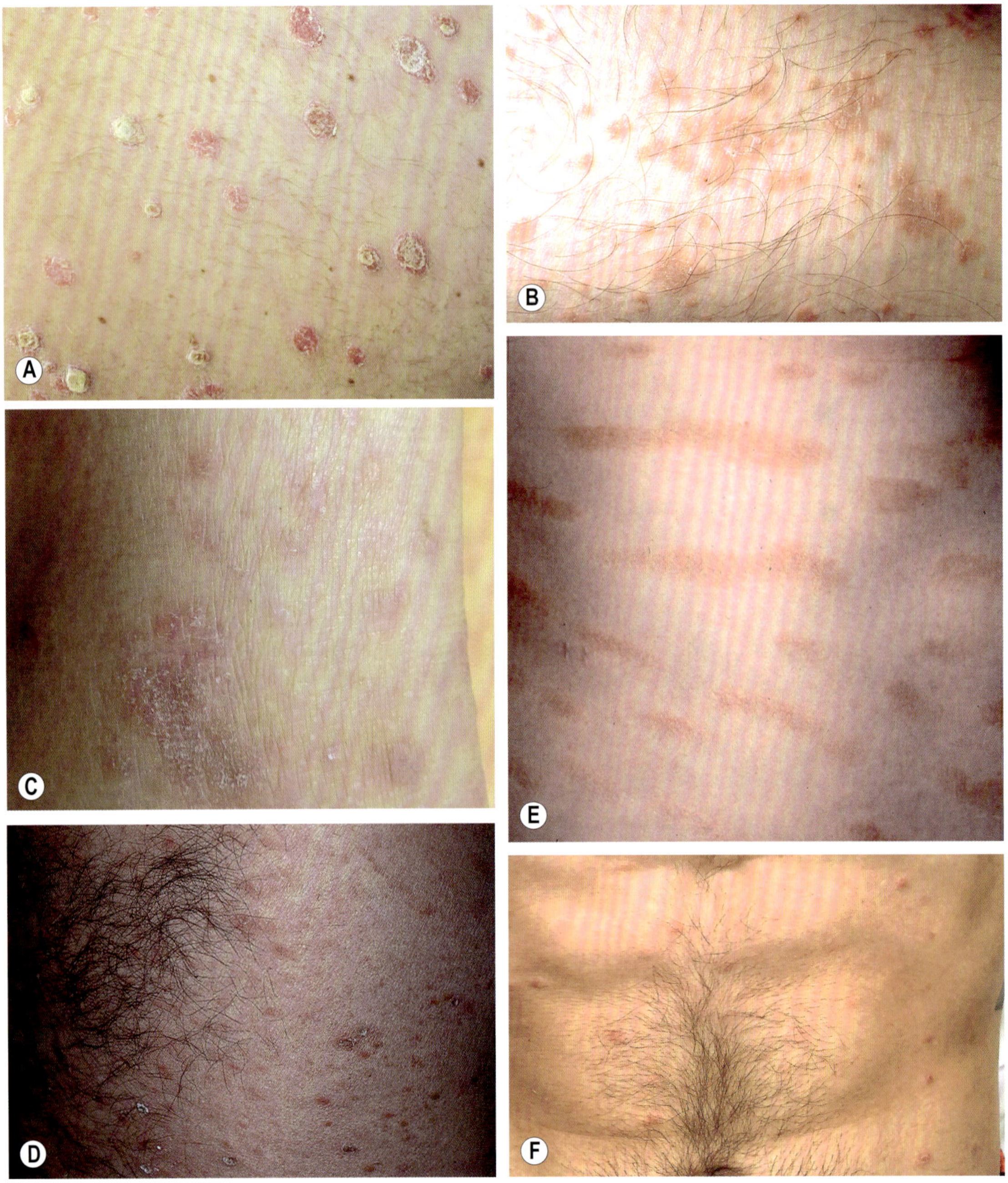

图 6.21 红斑基础上小的鳞屑性皮损。**A.** 点滴型银屑病。**B.** 玫瑰糠疹。**C.** 扁平苔藓。**D.** 苔藓样糠疹（慢性）。**E.** 指状皮病。**F.** 梅毒（*D，F Courtesy，Yale Dermatology Residents' Slide Collection；B，E，From Schwarzenberger K，Werchniak AE，Ko C. General Dermatology. London：Saunders，2009. D，F，From Bolognia JL，Jorizzo JL，Schaffer JV. Dermatology，3e. London：Saunders，2012，with permission.*）

脐凹样或结痂性丘疹

鉴别要点（图 6.22）

传染性软疣：粉红色至白色丘疹，中央凹陷，可伴结痂

隐球菌病：粉红色至紫色丘疹，中央结痂性凹陷

组织胞浆菌病：粉红色丘疹，部分呈脐凹状

水痘：粉红色丘疹，部分结痂；可见淡红斑背景上的水疱（“玫瑰花瓣上的露珠”）

疱疹性湿疹：脐凹样、结痂性丘疹，形态一致

疱疹性毛囊炎：中央凹陷性丘疹；皮损表现为以毛囊为中心时便于诊断

柯萨奇病毒感染：水疱，部分结痂

朗格汉斯细胞组织细胞增生症：结痂性红棕色丘疹；好发于头皮、腹股沟

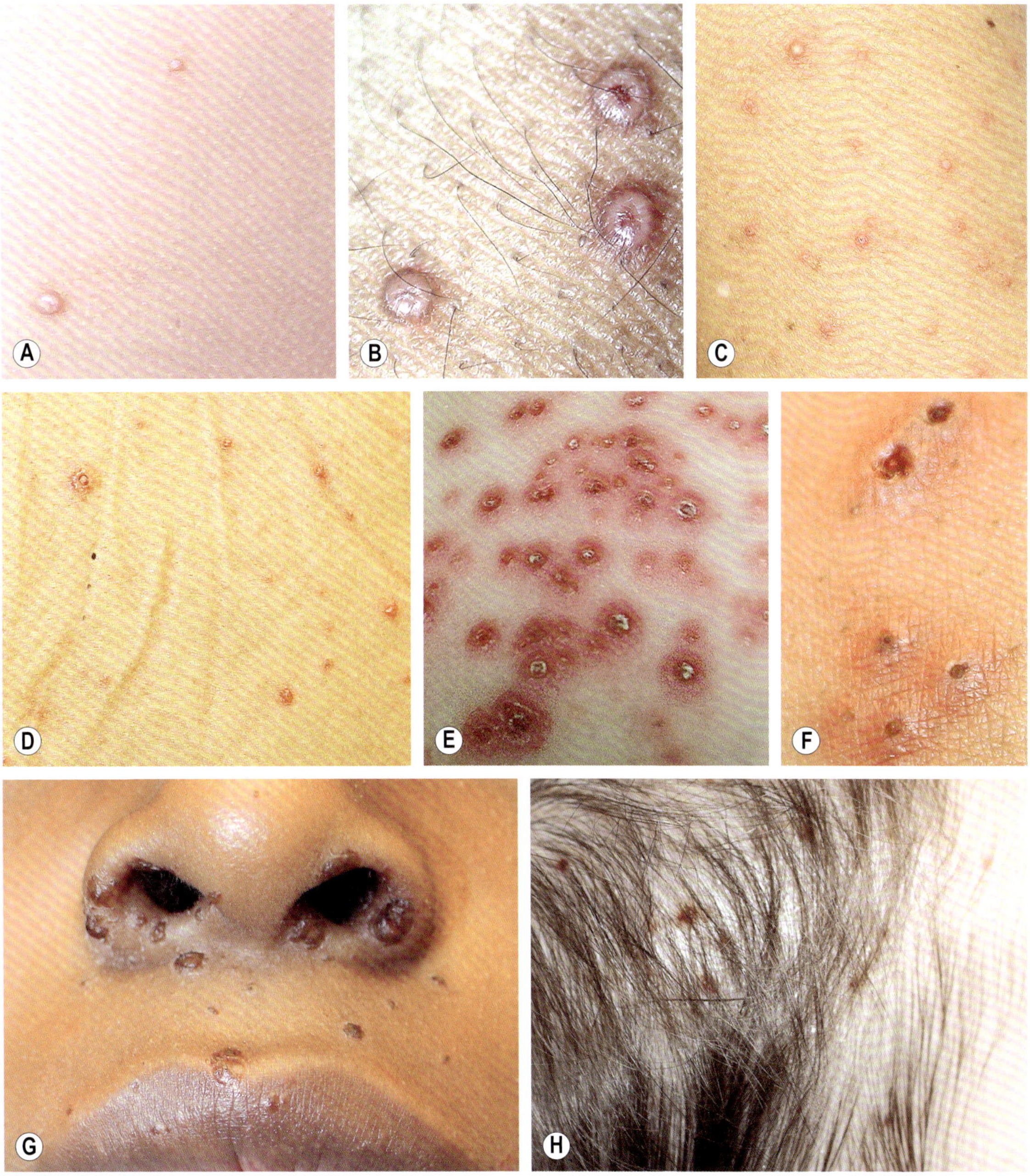

图 6.22 脐凹样或结痂性丘疹。**A.** 传染性软疣。**B.** 隐球菌病。**C.** 组织胞浆菌病。**D.** 水痘。**E.** 疱疹性湿疹。**F.** 疱疹性毛囊炎。**G.** 柯萨奇病毒感染。**H.** 朗格汉斯细胞组织细胞增生症（*B-H*，*Courtesy*，*Yale Dermatology Residents' Slide Collection.*）

（李翔倩　译）

7 表皮改变的皮损

以表皮改变为主的疾病在临床上一般具有特征性的形态和（或）颜色（表 7.1～表 7.4）。显微镜下可显示肿瘤的厚度（棘层增厚）。其他特征也较为显著。

表 7.1 表皮改变的疾病：颜色——棕色

疾病	临床表现	组织病理学特征	其他线索
脂溢性角化症	• 颜色多样（图 7.1A）但通常为淡褐色至深棕色斑块 • 角囊肿（图 7.1B；图 7.1C，箭头所示；见图 7.15） • 黏着性外观	• 有不同的亚型，通常棘层增厚伴假性角囊肿	**皮肤镜** • 多发粟粒样囊肿 • 粉刺样开口
日光性黑子（图 7.2）	均一的斑片 光暴露部位皮肤	色素性的基底层	**皮肤镜** • 虫蚀状边缘 • 指纹样区域 • 短的、间断的细线
交界痣（图 7.3）	• 棕色斑片	• 均匀分布的黑素细胞，常常成巢	**皮肤镜** • 规则的色素网格
原位恶性黑素瘤（图 7.5）	• 不对称性 • 边缘不规则 • 颜色不均匀（图 7.4；见图 2.8A）	• 不规则的黑素细胞聚集	• 在肢端，色素性皮嵴是一个重要的线索 **皮肤镜** • 颜色和结构不对称 • 不典型色素网 • 蓝白幕 • 黑点和球

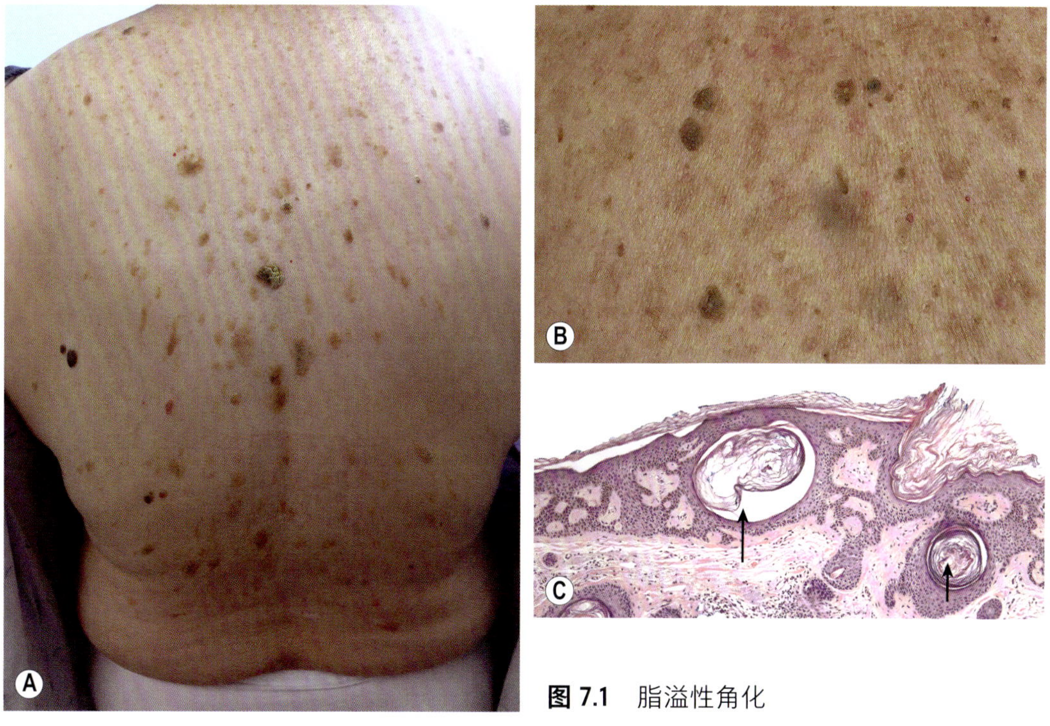

图 7.1 脂溢性角化

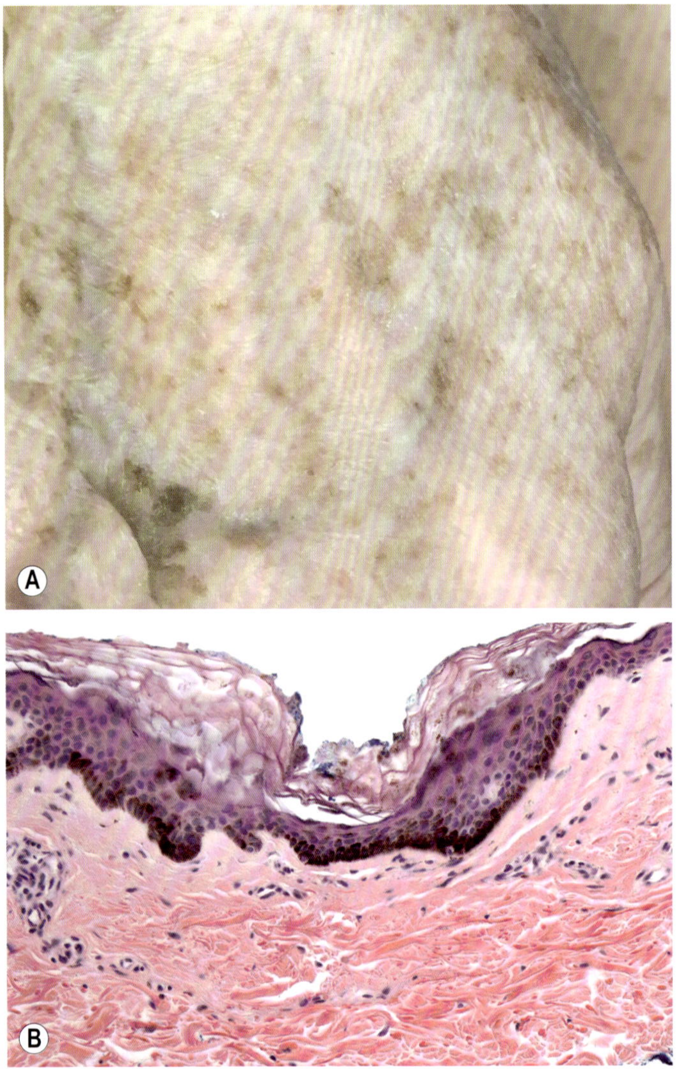

图 7.2 日光性黑子

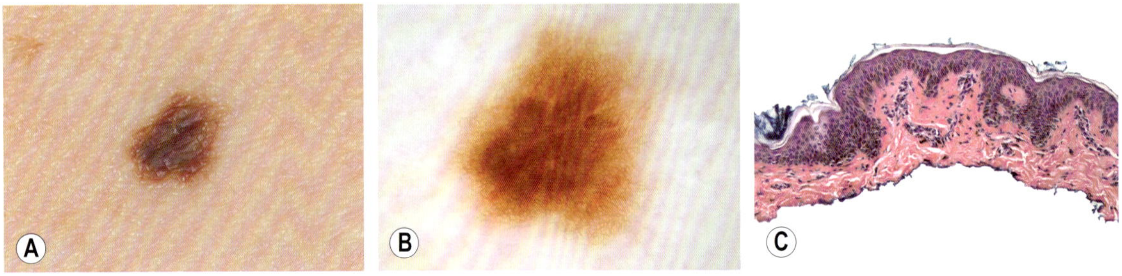

图 7.3 交界痣（*A，B，Courtesy，Giuseppe Argenziano，MD，and Iris Zalaudek，MD. A，B，From Bolognia JL，Jorizzo JL，Schaffer JV. Dermatology，3e. London：Saunders，2012，with permission.*）

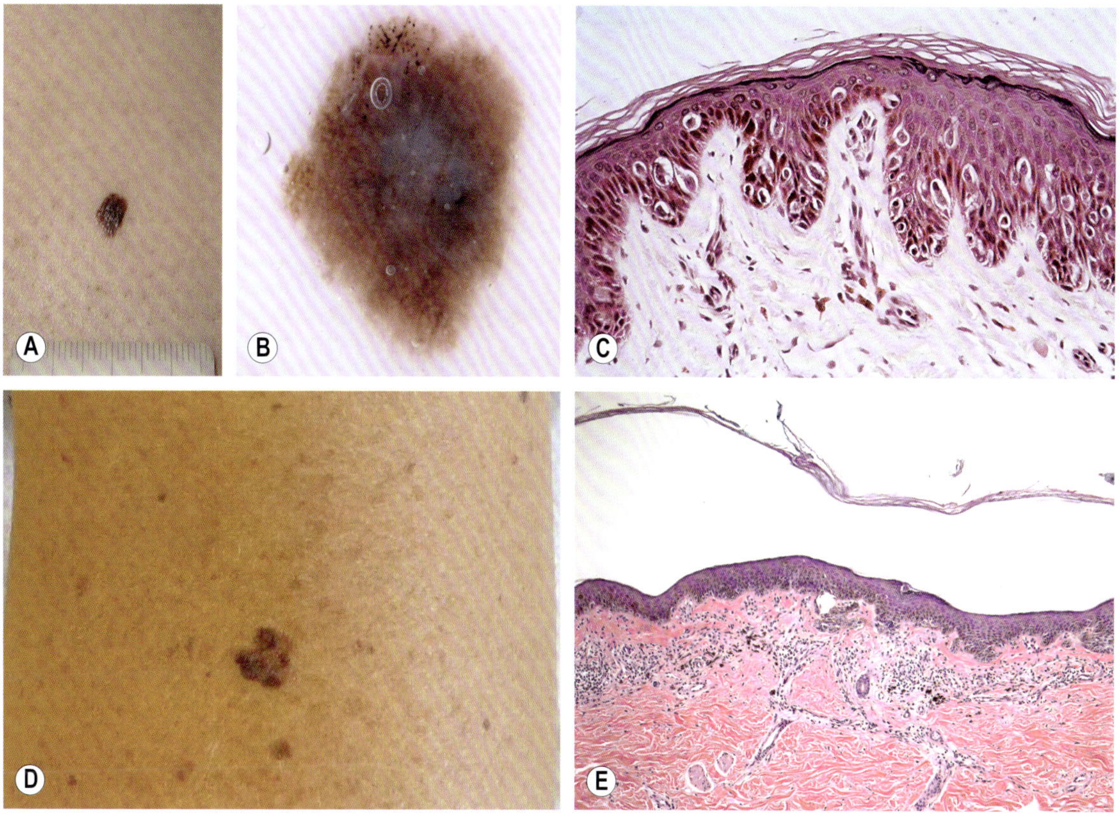

图 7.4 原位恶性黑素瘤（*A*，*B*，*Courtesy*，*Giuseppe Argenziano*，*MD*，*and Iris Zalaudek*，*MD. C*，*Courtesy*，*Helmut Kerl*，*MD. A-C*，*From Bolognia JL*，*Jorizzo JL*，*Schaffer JV. Dermatology*，*3e. London*：*Saunders*，*2012*，*with permission.*）

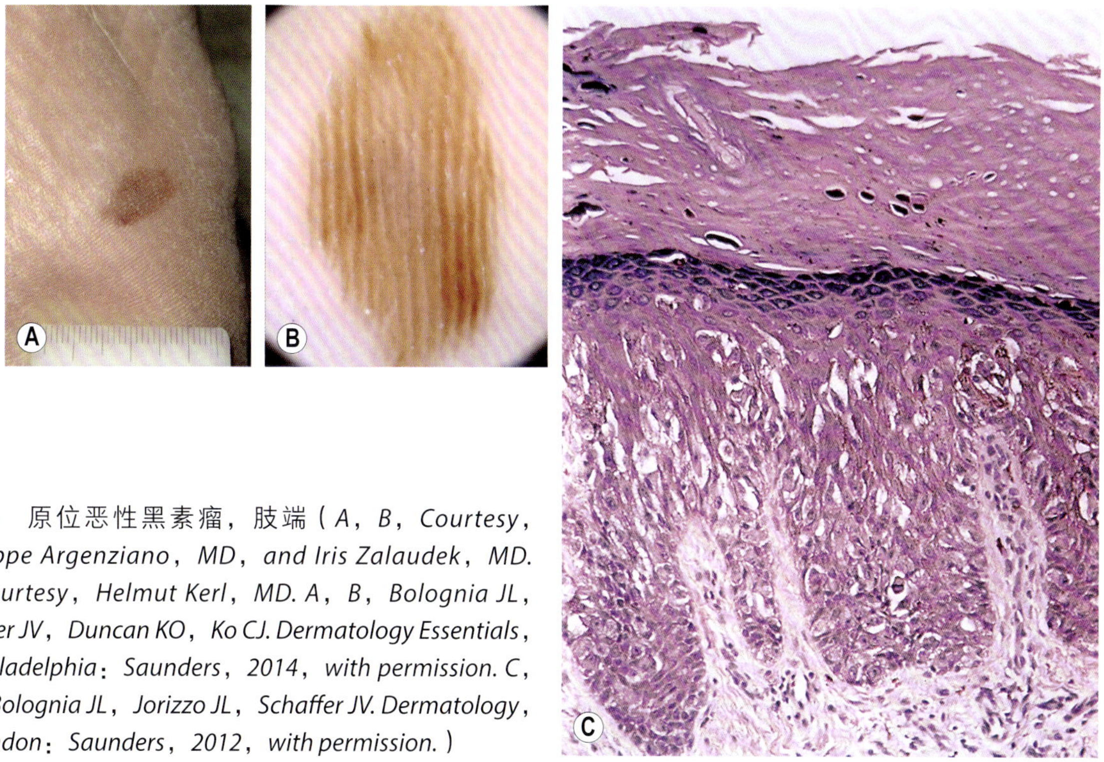

图 7.5 原位恶性黑素瘤，肢端（*A*，*B*，*Courtesy*，*Giuseppe Argenziano*，*MD*，*and Iris Zalaudek*，*MD. C*，*Courtesy*，*Helmut Kerl*，*MD. A*，*B*，*Bolognia JL*，*Schaffer JV*，*Duncan KO*，*Ko CJ. Dermatology Essentials*，*1e. Philadelphia*：*Saunders*，*2014*，*with permission. C*，*From Bolognia JL*，*Jorizzo JL*，*Schaffer JV. Dermatology*，*3e. London*：*Saunders*，*2012*，*with permission.*）

表 7.2 表皮改变的疾病：颜色——粉红色至淡褐色			
疾病	临床表现	组织病理学	其他线索
光线性角化病（图 7.6）	• 粗糙的黄白色鳞屑，有时不明显 • 丘疹或斑块	• 不典型角质形成细胞，其上角化不全	
苔藓样角化病（图 7.7）	• 扁平的粉色斑块	• 淋巴细胞在真皮呈带状浸润	
播散性浅表性光线性汗孔角化症	• 皮色或淡褐色至粉色的扁平丘疹或斑块 • 隆起锐利的边缘（图 7.8，箭头所示）	• 异常的颗粒层上有角化不全柱	
大细胞棘皮瘤	• 扁平的粉色至淡褐色斑块（图 7.9）	• 增大的角质形成细胞	
原位鳞状细胞癌（图 7.10）	• 红色至粉色扁平的丘疹或斑块（有时隆起明显），其上有不规则或角化过度性鳞屑	• 表皮全层可见不典型细胞	**皮肤镜** • 肾小球样血管 • 浅表鳞屑
浅表性基底细胞癌（图 7.11）	• 粉红色鳞屑斑块	• 表皮基底层可见基底样细胞团块	**皮肤镜** • 细小的毛细血管扩张

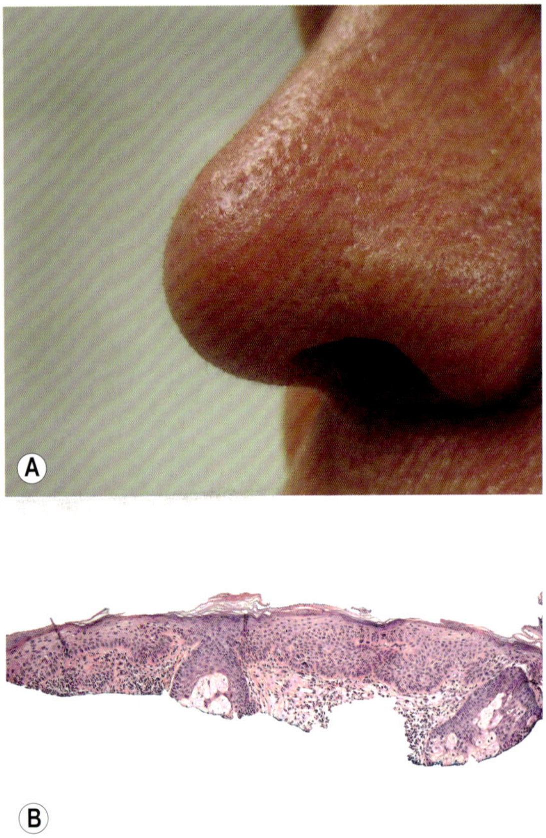

图 7.6 光线性角化病，皮损小而薄，触诊更容易发现

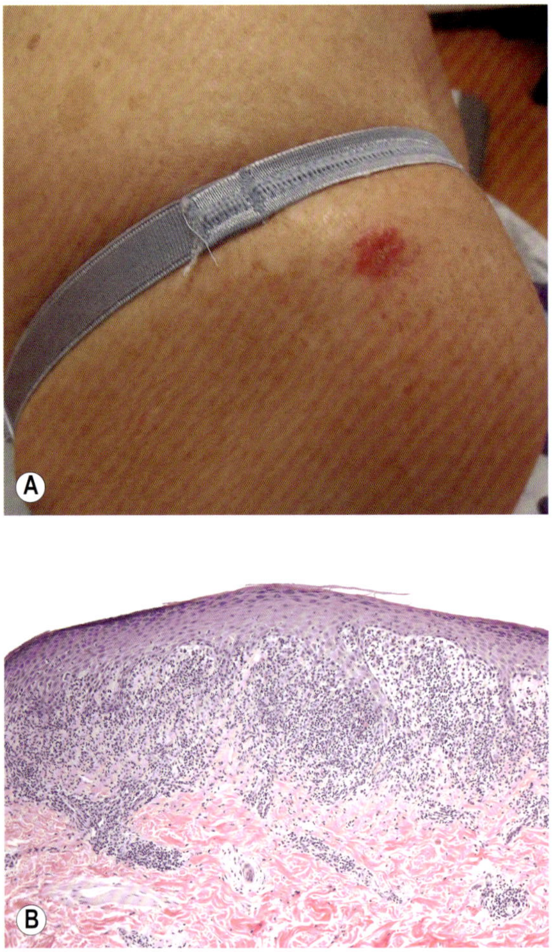

图 7.7 苔藓样角化病

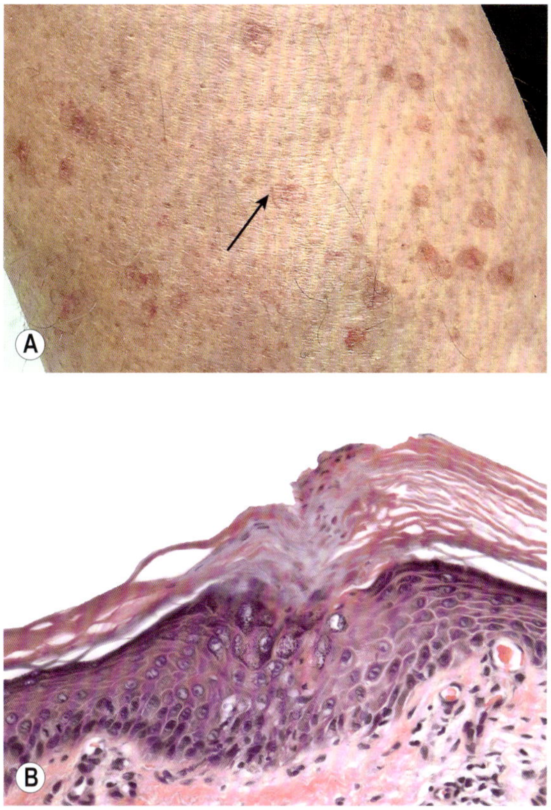

图 7.8 播散性浅表性光线性汗孔角化症（*A*，*Courtesy*，*Yale Dermatology Residents' Slide Collection.*）

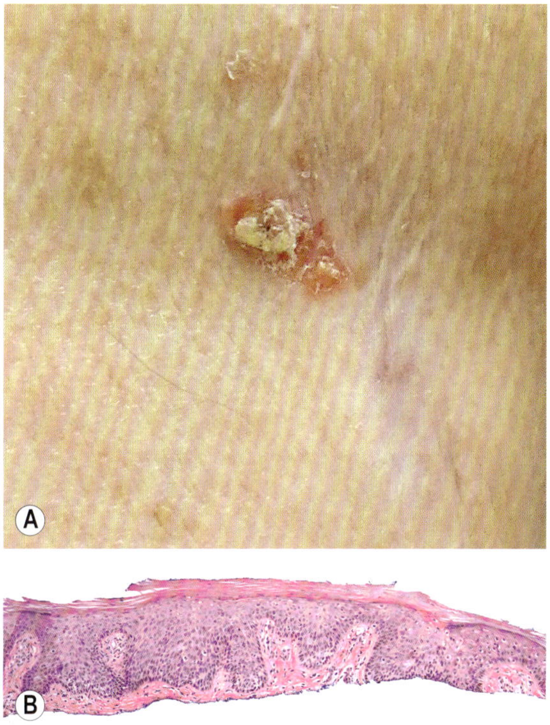

图 7.10 原位鳞状细胞癌

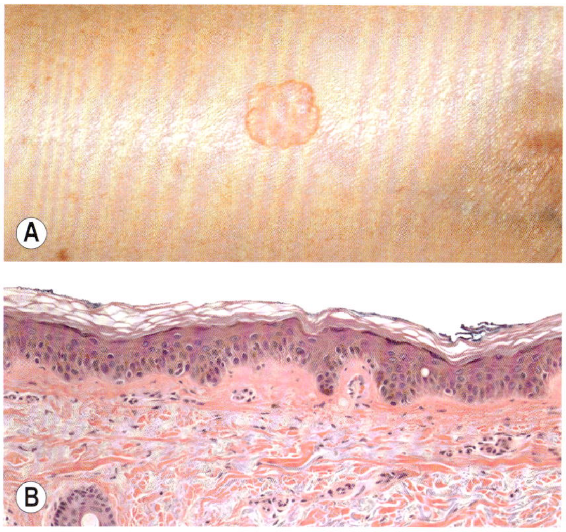

图 7.9 大细胞棘皮瘤（*A*，*Courtesy*，*Luis Requena*，*MD. A*，*From Bolognia JL*，*Schaffer JV*，*Duncan KO*，*Ko CJ. Dermatology Essentials*，*1e. Philadelphia*：*Saunders*，*2014*，*with permission.*）

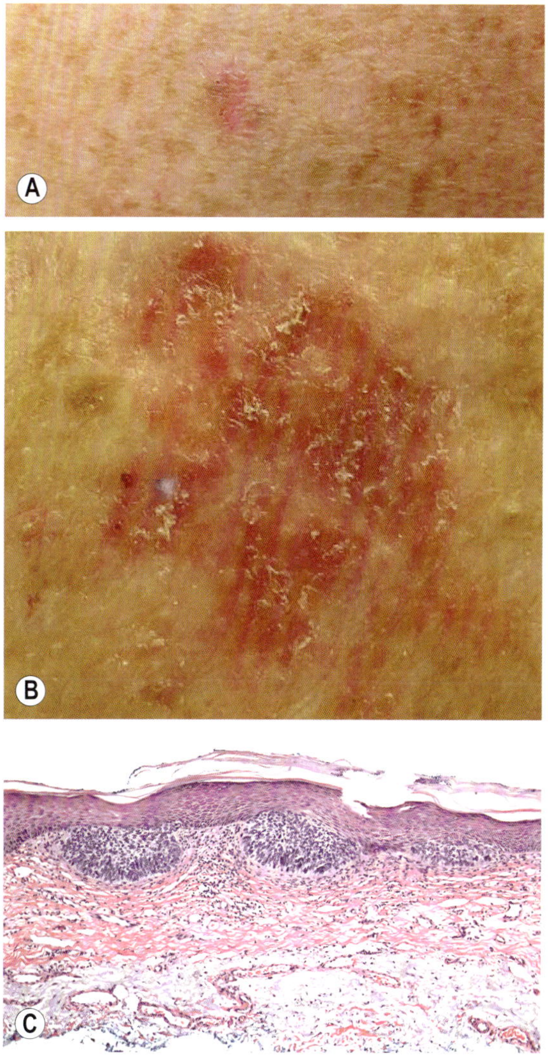

图 7.11 浅表性基底细胞癌

表 7.3 表皮改变的疾病：颜色——红色至粉色

疾病	临床表现	组织病理学	其他线索
透明细胞棘皮瘤	• 界限清楚，红色有光泽的丘疹；领圈状鳞屑（图 7.12）	• 表皮内透明细胞 • 表皮角化不全	• 透明细胞和周围正常的表皮截然分开
汗孔瘤	• 红斑丘疹（图 7.13）	• 单一圆形至卵圆形蓝色细胞 • 血管性基质	• 导管结构（圆形腔隙内衬以粉色上皮）
佩吉特病（图 7.14）	• 红斑，糜烂，鳞屑	• 细胞增大，胞质丰富 • 细胞团块围绕腔隙	• 单侧 • 位置：乳头 / 乳晕
乳房外佩吉特病（图 7.15）	• 界限清楚的红斑，表面有糜烂、鳞屑；局灶的白色浸渍		• 部位：腹股沟

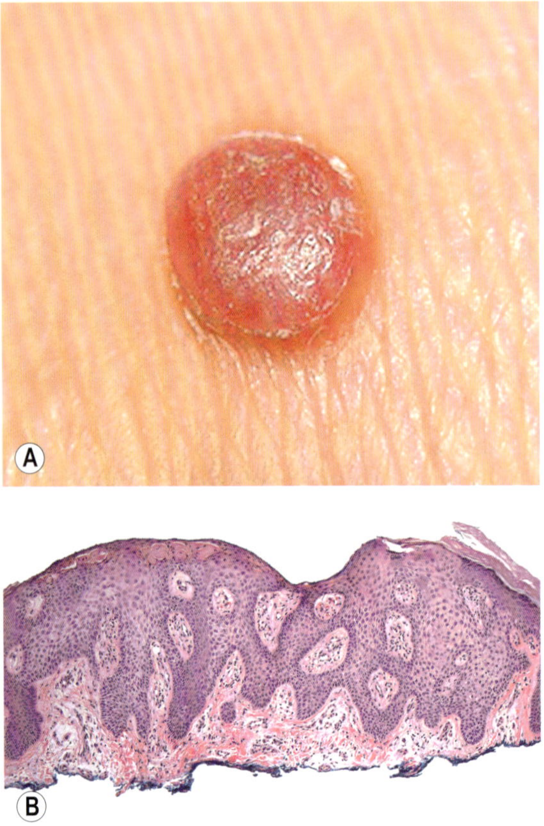

图 7.12 透明细胞棘皮瘤（*A*，*Courtesy*，*Luis Requena*，*MD*；*B*，*Courtesy*，*Lorrenzo Cerroni*，*MD. A*，*From Bolognia JL*，*Schaffer JV*，*Duncan KO*，*Ko CJ. Dermatology Essentials*，*1e. Philadelphia*：*Saunders*，*2014*，*with permission.*）

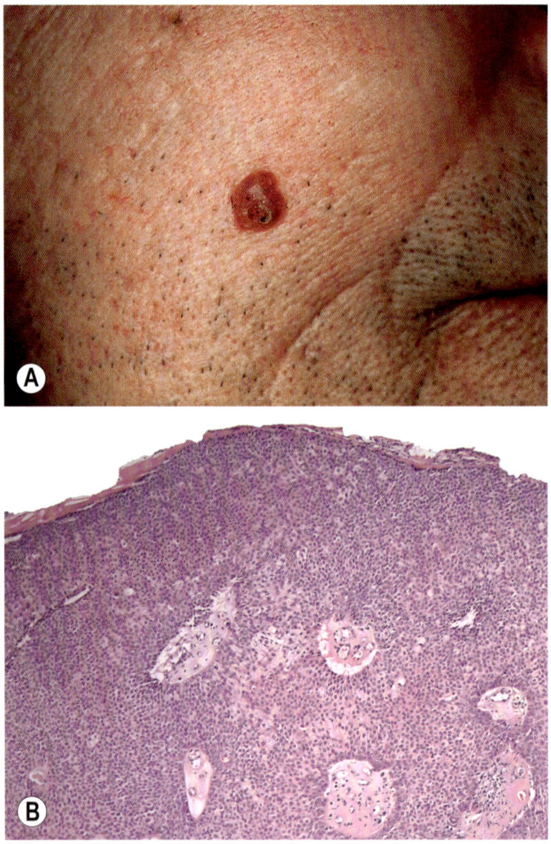

图 7.13 汗孔瘤（*A*，*From Bolognia JL*，*Jorizzo JL*，*Schaffer JV. Dermatology*，*3e. London*：*Saunders*，*2012*，*with permission.*）

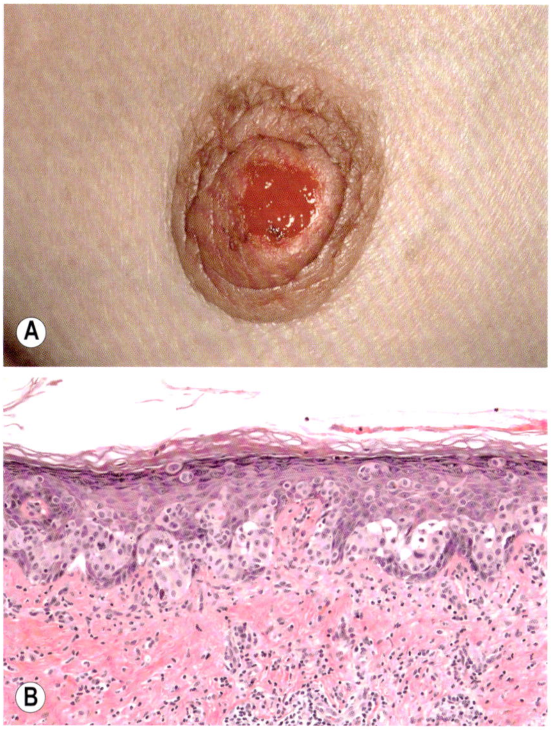

图 7.14 乳房佩吉特病（*A，Courtesy，Robert Hartman，MD. A，From Bolognia JL，Jorizzo JL，Schaffer JV. Dermatology，3e. London：Saunders，2012，with permission.*）

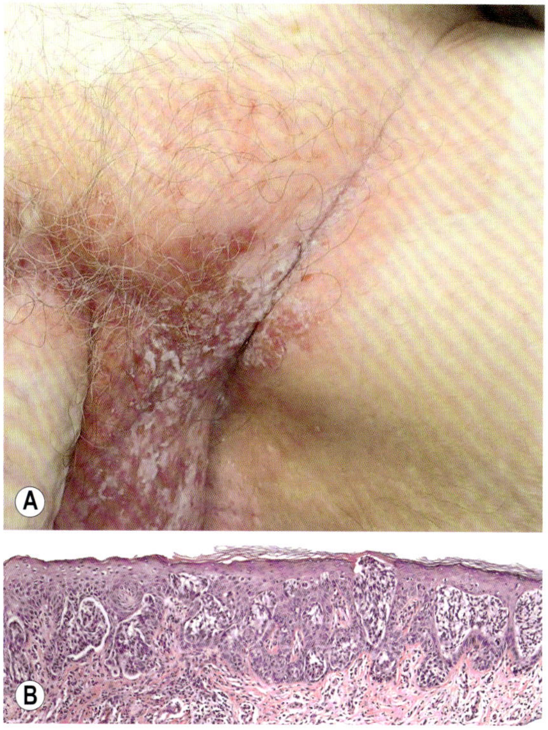

图 7.15 乳房外佩吉特病

表 7.4 表皮改变的疾病——颜色：白色至皮色

疾病	临床表现	组织病理学
寻常疣	• 指样凸起 • 红黑色圆点	• 乳头瘤样增生（图 7.16，箭头所示） • 挖空细胞
传染性软疣（图 7.17；见图 6.22）	• 白色至浅粉色，珍珠状丘疹 • 中央通常有脐凹	• 卵圆形或圆形，大的、粉色的包涵体
毛鞘瘤（图 7.18）	• 疣状或平滑的黄白色丘疹	• 球状的苍白细胞团块 • 周边细胞成栅栏状排列 • 嗜伊红的增厚的基底膜带
毛囊漏斗部肿瘤（图 7.19）	• 白色扁平丘疹	• 网状交织的苍白细胞条索
角化棘皮瘤，消退期	• 火山口样的皮损，充满角质（图 7.20，箭头所示）	• 角质层变薄，呈杯状凹陷，充满角蛋白（图 7.20，箭头所示）

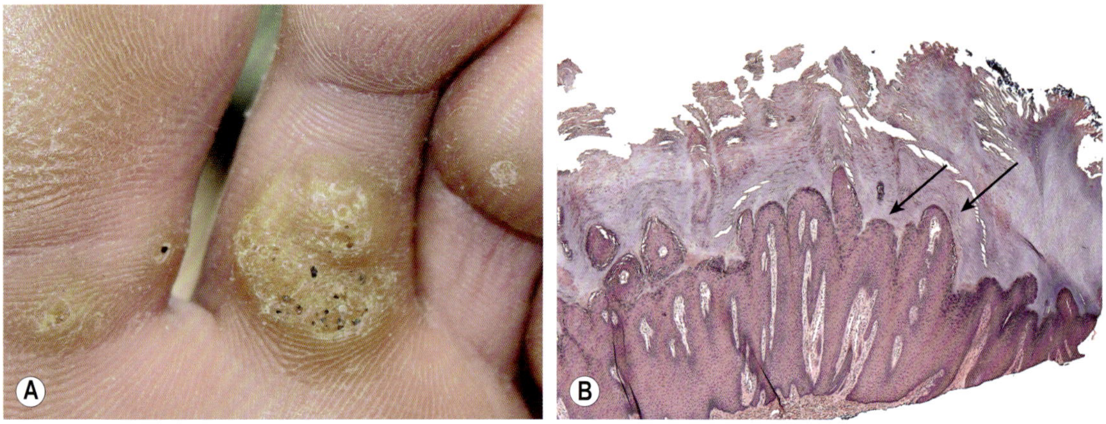

图 7.16 寻常疣（*Courtesy*，*Yale Dermatology Residents' Slide Collection.*）

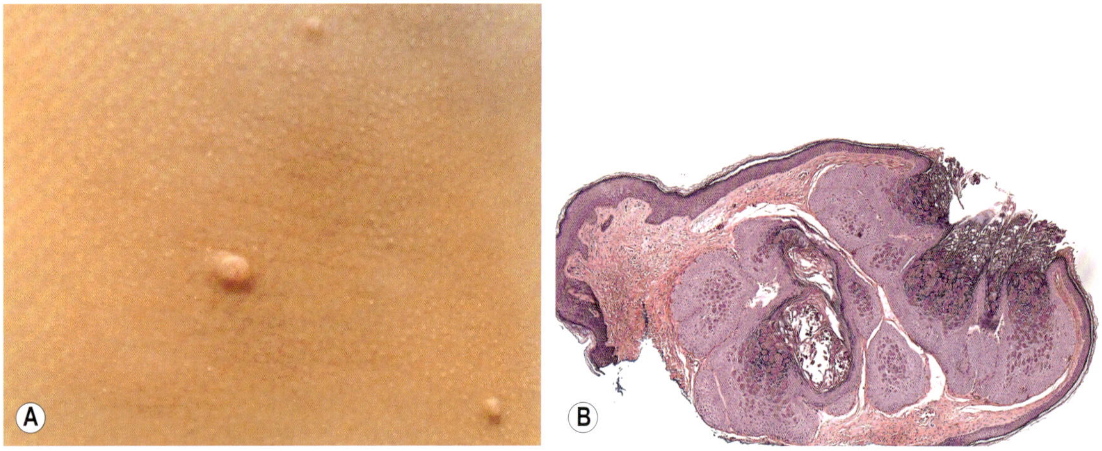

图 7.17 传染性软疣

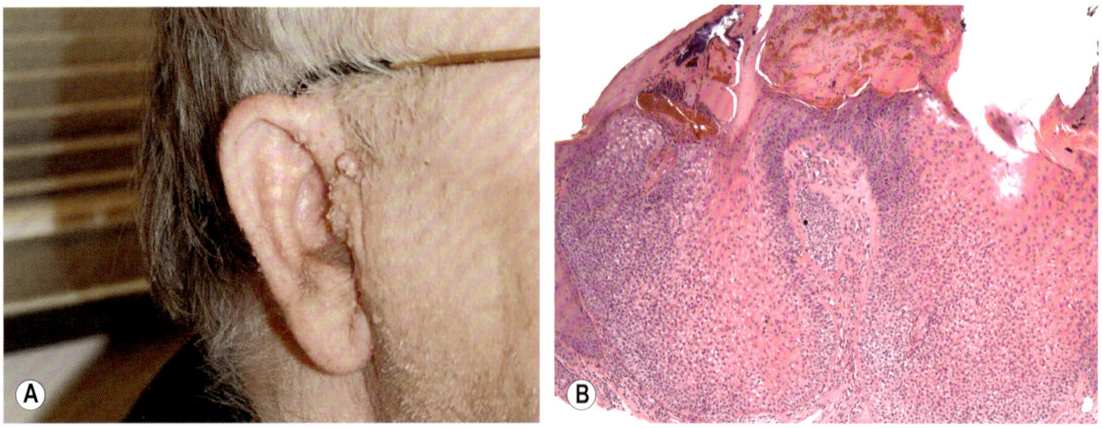

图 7.18 毛鞘瘤（*A*，*Courtesy*，*Jennifer Choi*，*MD.*）

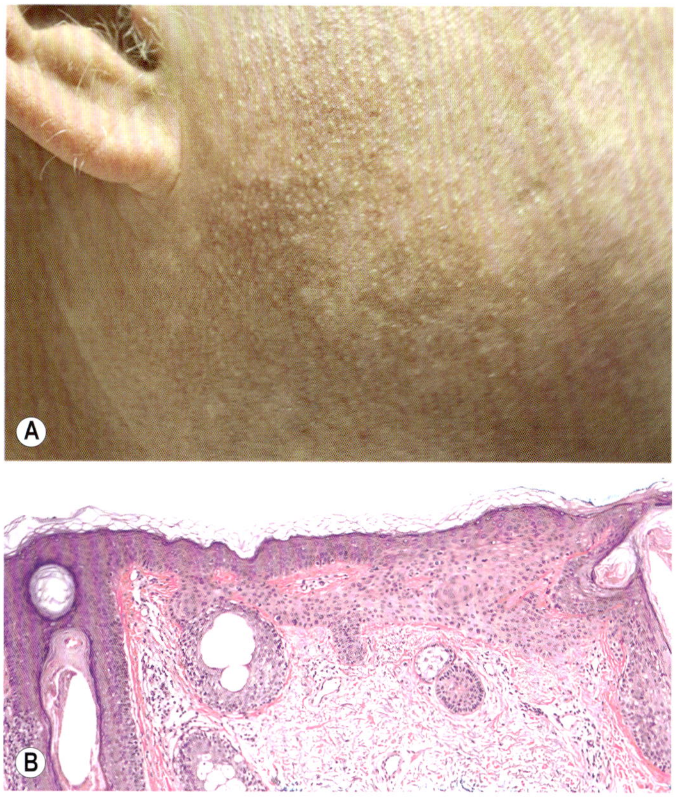

图 7.19 毛囊漏斗部肿瘤（*A*，*Courtesy*，*Peter Heald*，*MD.*）

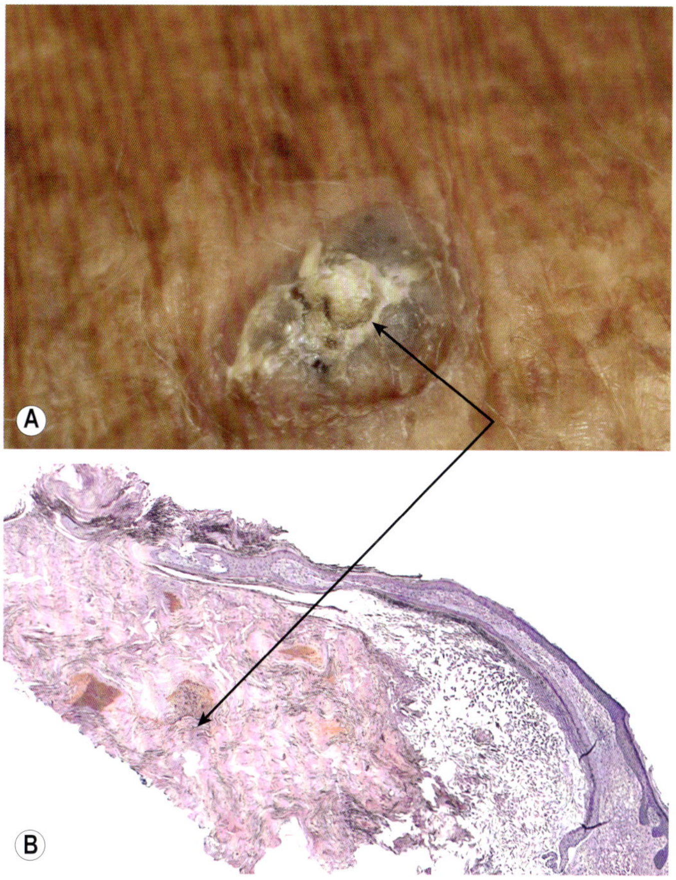

图 7.20 角化棘皮瘤，消退期（*A*，*Courtesy*，*Jennifer Choi*，*MD.*）

（马晓蕾 译）

8 表皮损伤 / 坏死

表皮损伤 / 坏死可较表浅，常表现为表皮剥脱或结痂（图 8.1A），也可较深，继发于真皮血管损伤，早期皮损呈浅灰色（图 8.1C，参见第 9 章）。“界面改变”类疾病（见图 1.36；多形红斑、红斑狼疮、固定性药疹、色素性扁平苔藓、持久性色素异常性红斑）由于存在表皮-真皮交界处（界面）的损伤，故在本章节也会进行讨论。界面改变在浅肤色人群中表现为浅粉色至紫罗兰色，在深肤色人群中表现为深灰色至棕色。

表皮损伤累及的范围具有重要意义（图 8.2），本章主要根据表皮累及范围进行分类（泛发性、泛发性或局限性、局限性）。

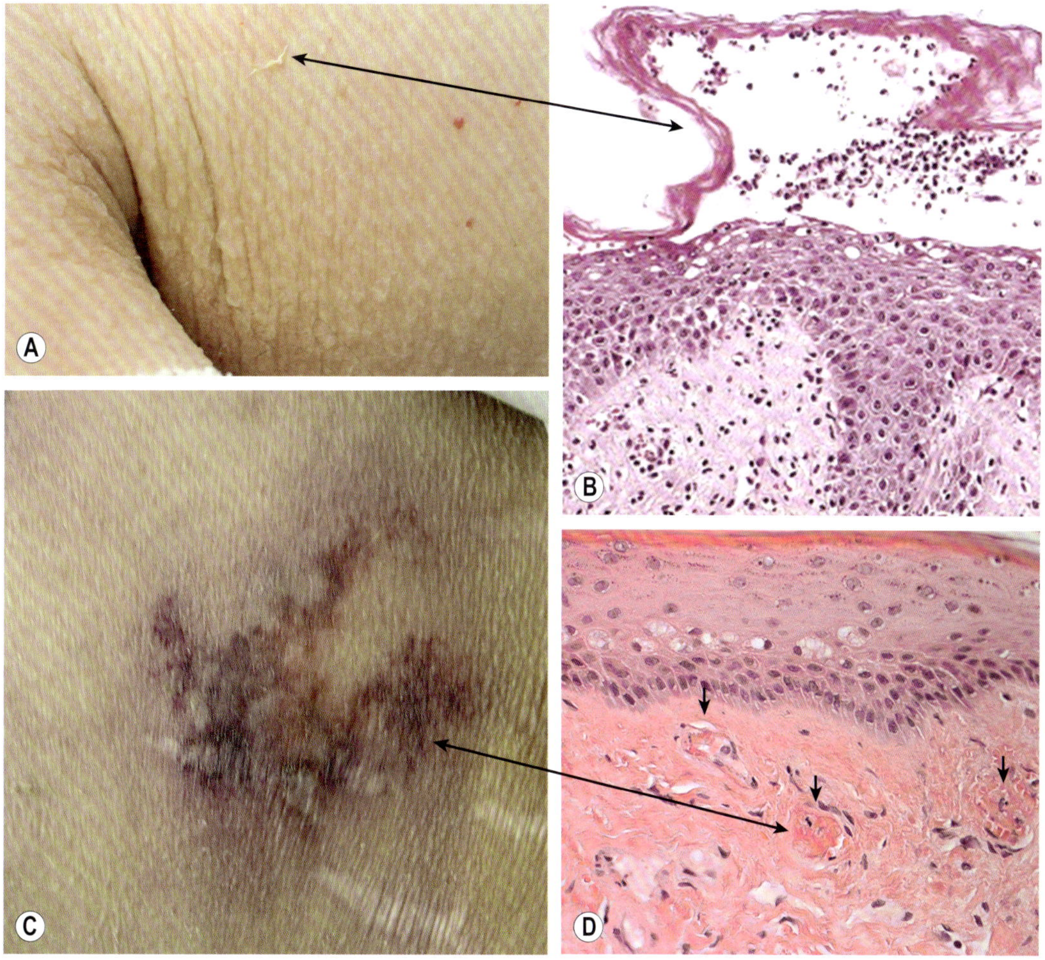

图 8.1 早期表皮坏死。葡萄球菌性烫伤样皮肤综合征（A、B）和钙化防御（C、D；一深部的钙化血管在真皮处形成血栓；深部血管未展示）（*A, Courtesy, Yale Dermatology Residents' Slide Collection. B, From Brinster NK, Liu V, McKee PH, Diwan H. Dermatopathology: High Yield Pathology. Philadelphia: Saunders, 2011. D, From Weenig RH. Pathogenesis of calciphylaxis: Hans Selye to nuclear factor kappa-B. J Am Acad Dermatol. 2008; 58: 458-71, © Elsevier.*）

泛发性

中毒性表皮坏死松解症（toxic epidermal necrolysis，TEN）

临床表现：

伴有发热、淋巴结肿大和肝炎

＞30% 体表面积（图 8.2；见图 1.51）

黏膜糜烂

斑疹性非典型靶形损害

皮肤表现为大疱和糜烂（图 8.3，箭头所示）

组织病理学：

正常角质层下表皮坏死，常伴有表皮、真皮分离。

史-约综合征（Stevens-Johnson syndrome，SJS）

临床表现：

累及＜10% 体表面积（图 8.2）

临床表现和组织病理学与中毒性表皮坏死松解症类似（图 8.4）

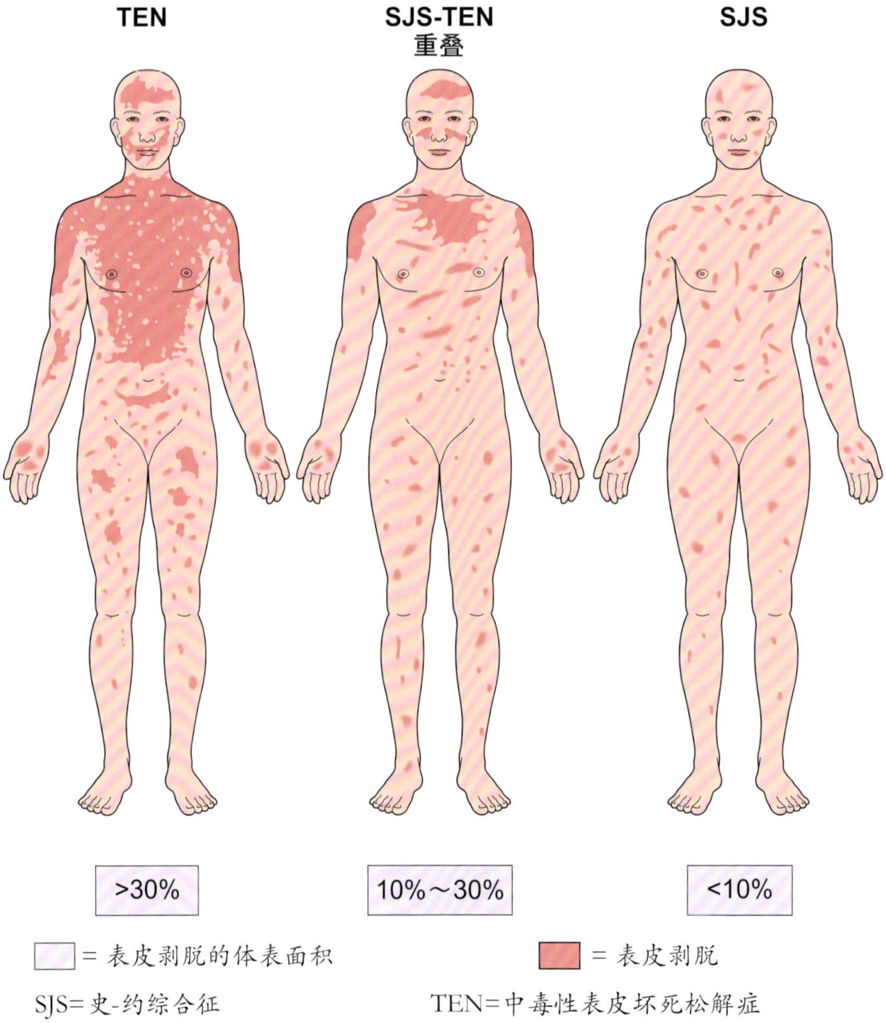

图 8.2 根据体表累及面积进行分类（*Adapted from Bastuji-Garin S，Rzany B，Stern RS，et al. Clinical classification of cases of toxic epidermal necrolysis，Stevens-Johnson syndrome，and erythema multiforme. Arch Dermatol. 1993；129：92-6. From Bolognia JL，Schaffer JV，Duncan KO，Ko CJ. Dermatology Essentials，1e. Philadelphia：Saunders，2014，with permission.*）

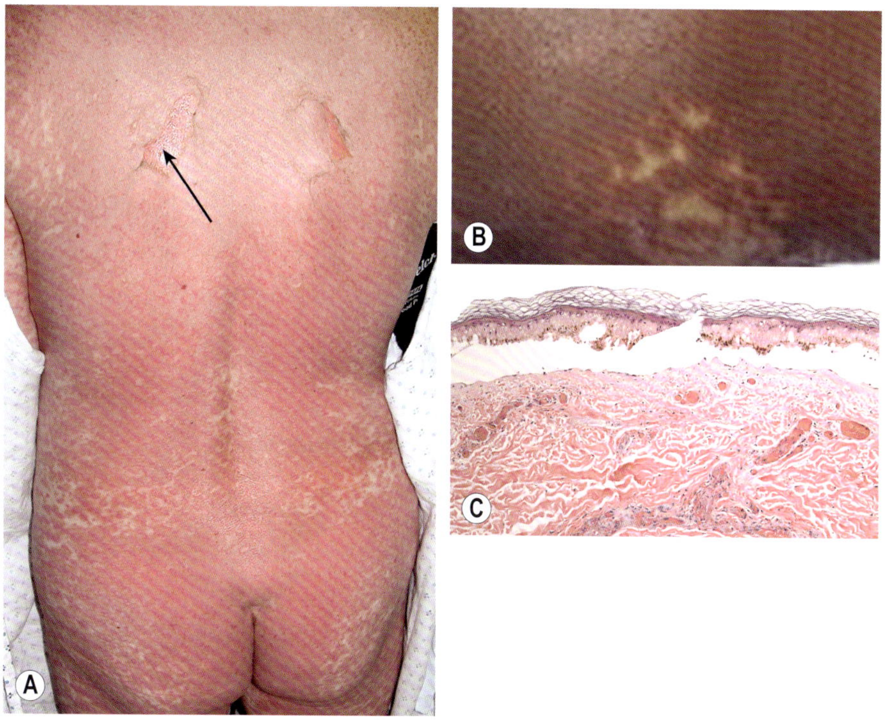

图 8.3 中毒性表皮坏死松解症。**A.** 表皮剥脱。**B.** 斑疹性非典型靶形损害。**C.** 表皮坏死伴表皮下裂隙（*A，B，Courtesy，Yale Dermatology Residents' Slide Collection. B，From Bolognia JL，Schaffer JV，Duncan KO，Ko CJ. Dermatology Essentials，1e. Philadelphia：Saunders，2014，with permission.*）

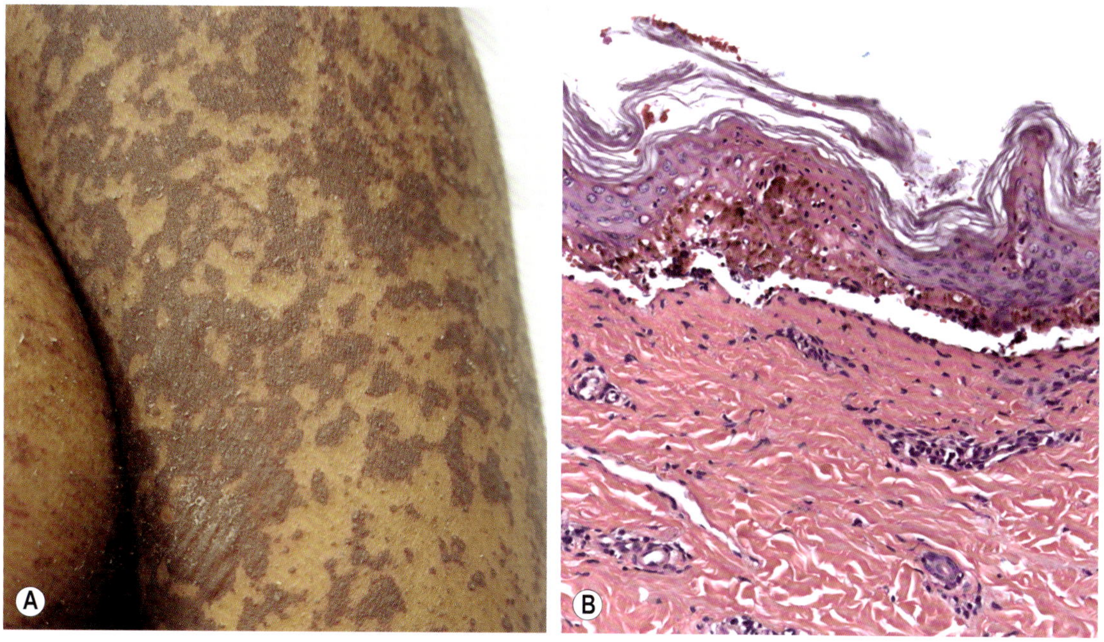

图 8.4 史–约综合征（*A，B，Courtesy，Yale Dermatology Residents' Slide Collection.*）

泛发性或局限性

日晒伤（光毒性）

临床表现：

急性红斑（图 8.5）

后期：表皮剥脱

热灼伤

临床表现：

受累体表面积可采用“九分法”来评估（图 8.6A）

急性红斑，严重时出现表皮剥脱、糜烂和（或）溃疡（图 8.6B、C）

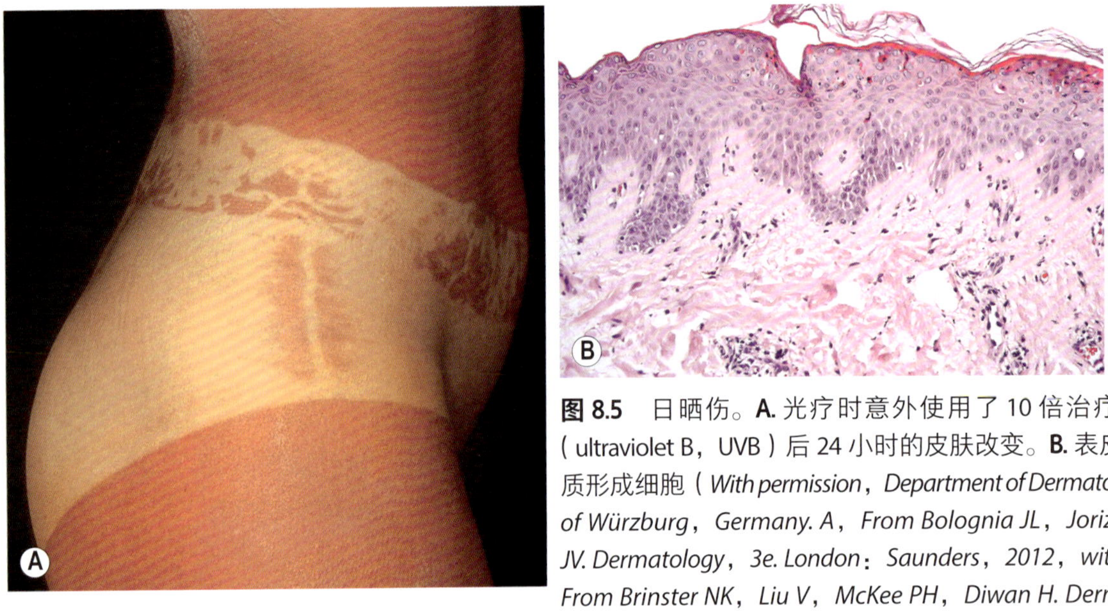

图 8.5 日晒伤。**A.** 光疗时意外使用了 10 倍治疗剂量紫外线 B（ultraviolet B，UVB）后 24 小时的皮肤改变。**B.** 表皮散在坏死的角质形成细胞（*With permission，Department of Dermatology，University of Würzburg，Germany. A，From Bolognia JL，Jorizzo JL，Schaffer JV. Dermatology，3e. London：Saunders，2012，with permission. B，From Brinster NK，Liu V，McKee PH，Diwan H. Dermatopathology：High Yield Pathology. Philadelphia：Saunders，2011.*）

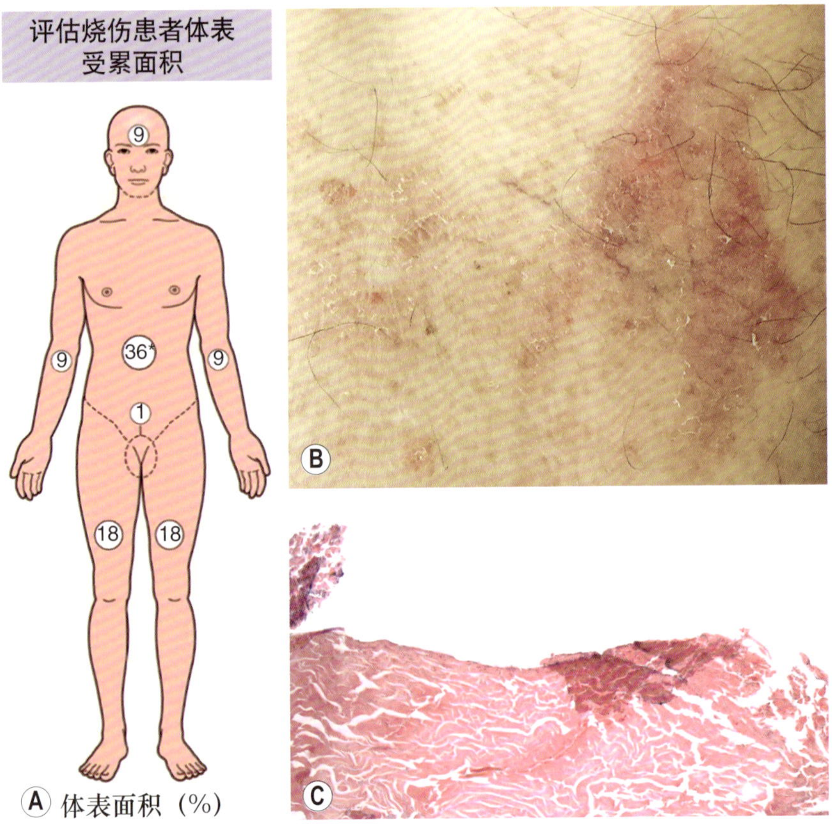

图 8.6 热灼伤。**A.** 评估体表受累面积：九分法。**B.** 皮肤被热茶溅到后出现红斑、糜烂和鳞屑。**C.** 此例灼伤表皮完全缺失（*A，Courtesy，Karynne O Duncan，MD. A，From Bolognia JL，Schaffer JV，Duncan KO，Ko CJ. Dermatology Essentials，1e. Philadelphia：Saunders，2014，with permission.*）

多形红斑

临床表现：

好发于肢端部位

典型皮损：靶形损害，表现为中央深红色，周围绕以浅色环，外周红色边缘（图 8.7A；见图 1.36、图 1.51、图 2.19A）

丘疹性非典型靶形损害（仅 2 个色带；图 8.7B）

组织病理学：

正常角质层（图 8.7C，蓝色箭头所示），界面改变（图 8.7C，绿色箭头所示），稀疏淋巴细胞浸润

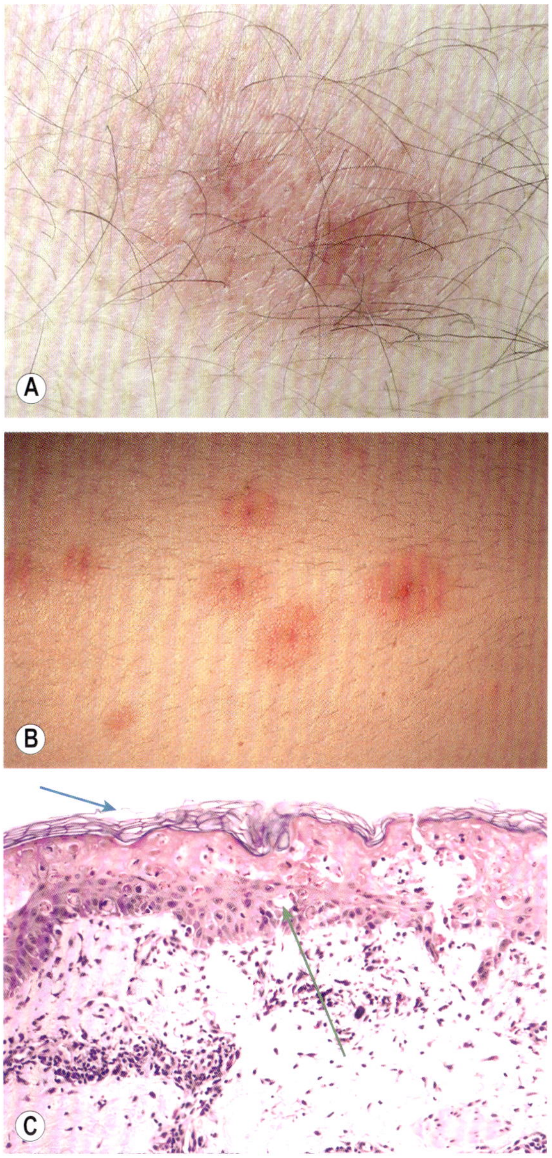

图 8.7 多形红斑。**A.** 典型皮损。**B.** 丘疹性非典型靶形损害。**C.** 网篮状角质层下可见界面改变和表皮坏死（*A，B，Courtesy，Yale Dermatology Residents' Slide Collection. B，From Bolognia JL，Schaffer JV，Duncan KO，Ko CJ. Dermatology Essentials，1e. Philadelphia：Saunders，2014，with permission.*）

鉴别要点

- **多形红斑：**典型靶形损害具有 3 个色带（见图 2.19A）；丘疹性非典型靶形损害具有 2 个色带：中间呈深粉色至红色，周围颜色较浅（图 8.8A）
- **多形性荨麻疹：**皮损中央皮肤正常（图 8.8B）

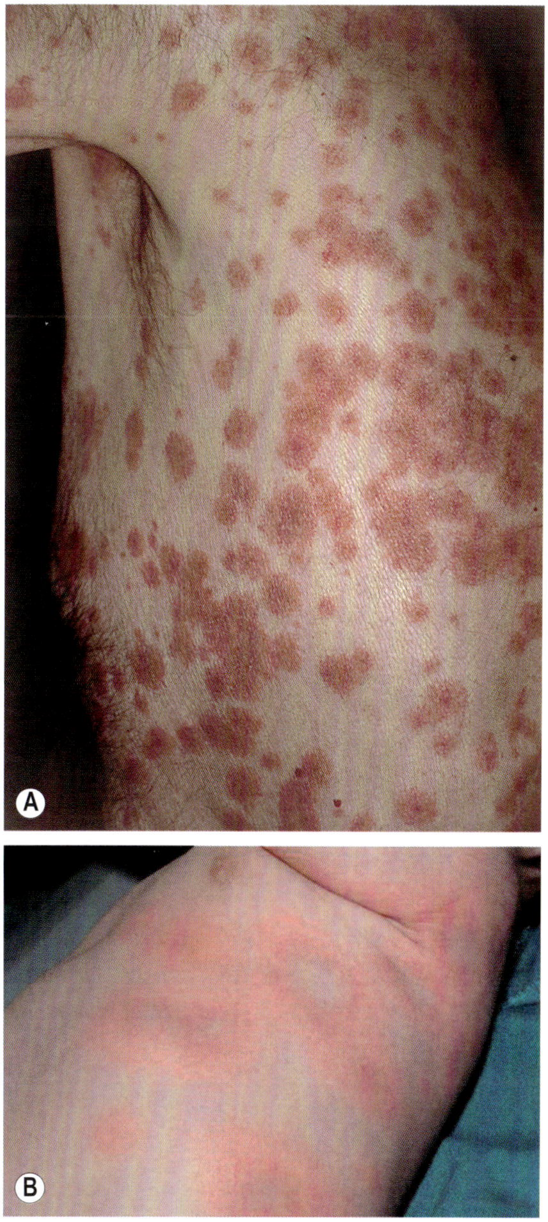

图 8.8 具有 2 个色带的皮损。**A.** 多形红斑。**B.** 多形性荨麻疹（*A，Courtesy，Yale Dermatology Residents' Slide Collection. B，Courtesy，Julie V Schaffer，MD. A，B，From Bolognia JL，Schaffer JV，Duncan KO，Ko CJ. Dermatology Essentials，1e. Philadelphia：Saunders，2014，with permission.*）

副肿瘤性天疱疮

临床表现：

唇红上覆有特征性血痂（图 8.9）

皮损与多形红斑或寻常型天疱疮类似（松弛性水疱；见图 12.1）

组织病理学：

多形红斑样皮损：界面改变（图 8.9B）；水疱样皮损：棘层松解（图 8.9C）

直接免疫荧光：

表皮－真皮交界处线状免疫球蛋白 G（immunoglobulin G，IgG）和 C3 沉积以及细胞间 IgG 和 C3 沉积（图 8.9D）

红斑狼疮

临床表现：

亚急性皮肤型红斑狼疮的皮损可泛发

表现为躯干和上肢近端的鳞屑性丘疹（图 8.10A；

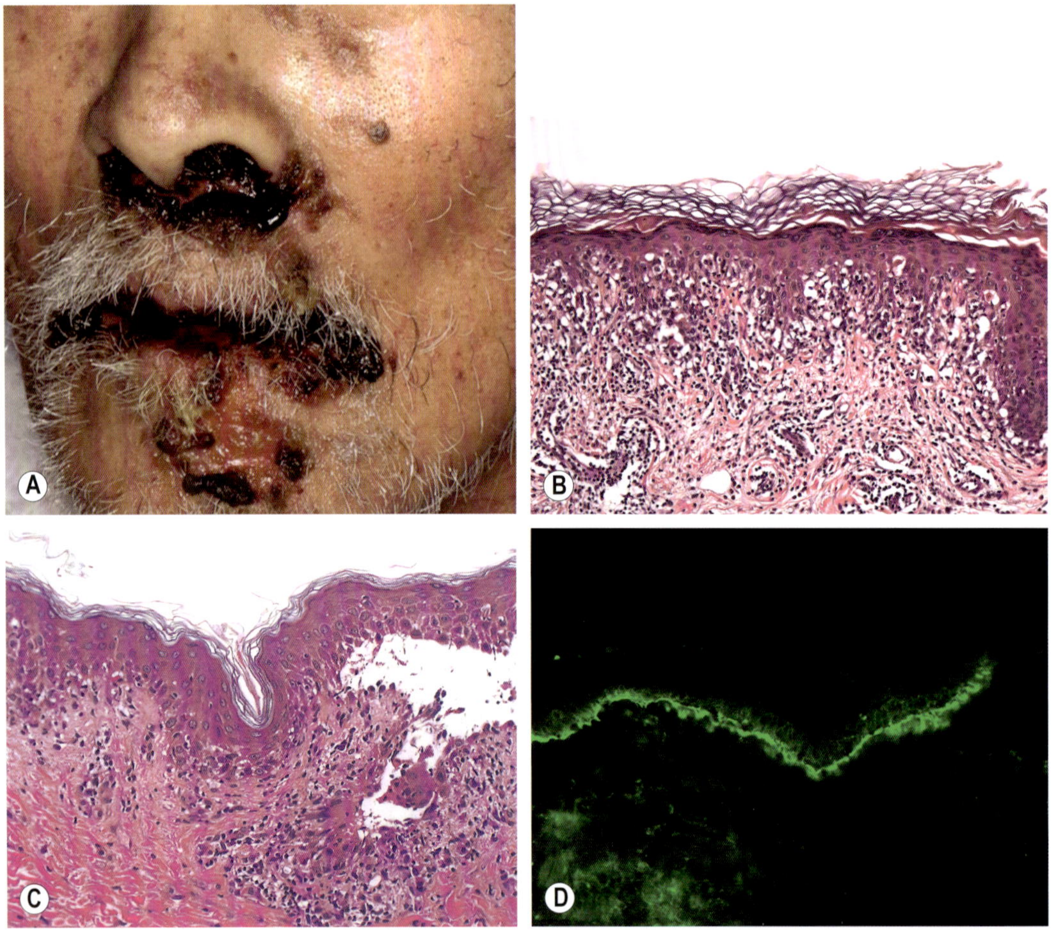

图 8.9 副肿瘤性天疱疮（*A，C，Courtesy，Masayuki Amagai，MD. D，Courtesy，Matthew Fleming，MD. A，C，From Bolognia JL，Jorizzo JL，Schaffer JV. Dermatology，3e. London：Saunders，2012，with permission. D，From Weidner N，Cote RJ，Suster S，Weiss LM. Modern Surgical Pathology，2e. Philadelphia：Saunders，2009.*）

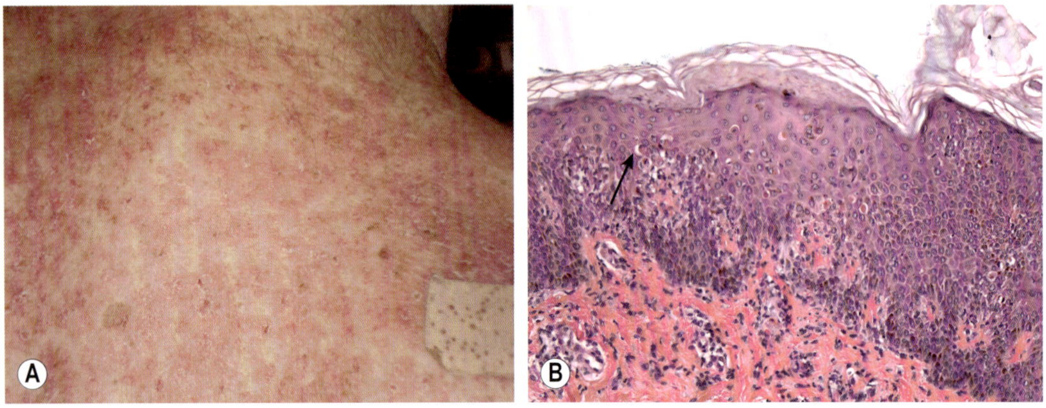

图 8.10 亚急性皮肤型红斑狼疮

见图 5.31C、图 6.19C）和环形红斑

组织病理学：

界面改变伴散在凋亡细胞（图 8.10B，箭头所示）

固定性药疹（图 8.11）

临床表现：

常见致敏药物包括：萘普生、别嘌呤醇和抗生素类

皮损一般椭圆形至圆形，红色至紫红色，有时可形成大疱

愈后往往留有色素沉着（图 8.11E）

组织病理学：

早期皮损表现为界面改变和真皮浅层和深层混合炎症细胞浸润（图 8.11B）；后期皮损表现为色素失禁和不同程度的炎症细胞浸润（图 8.11F）

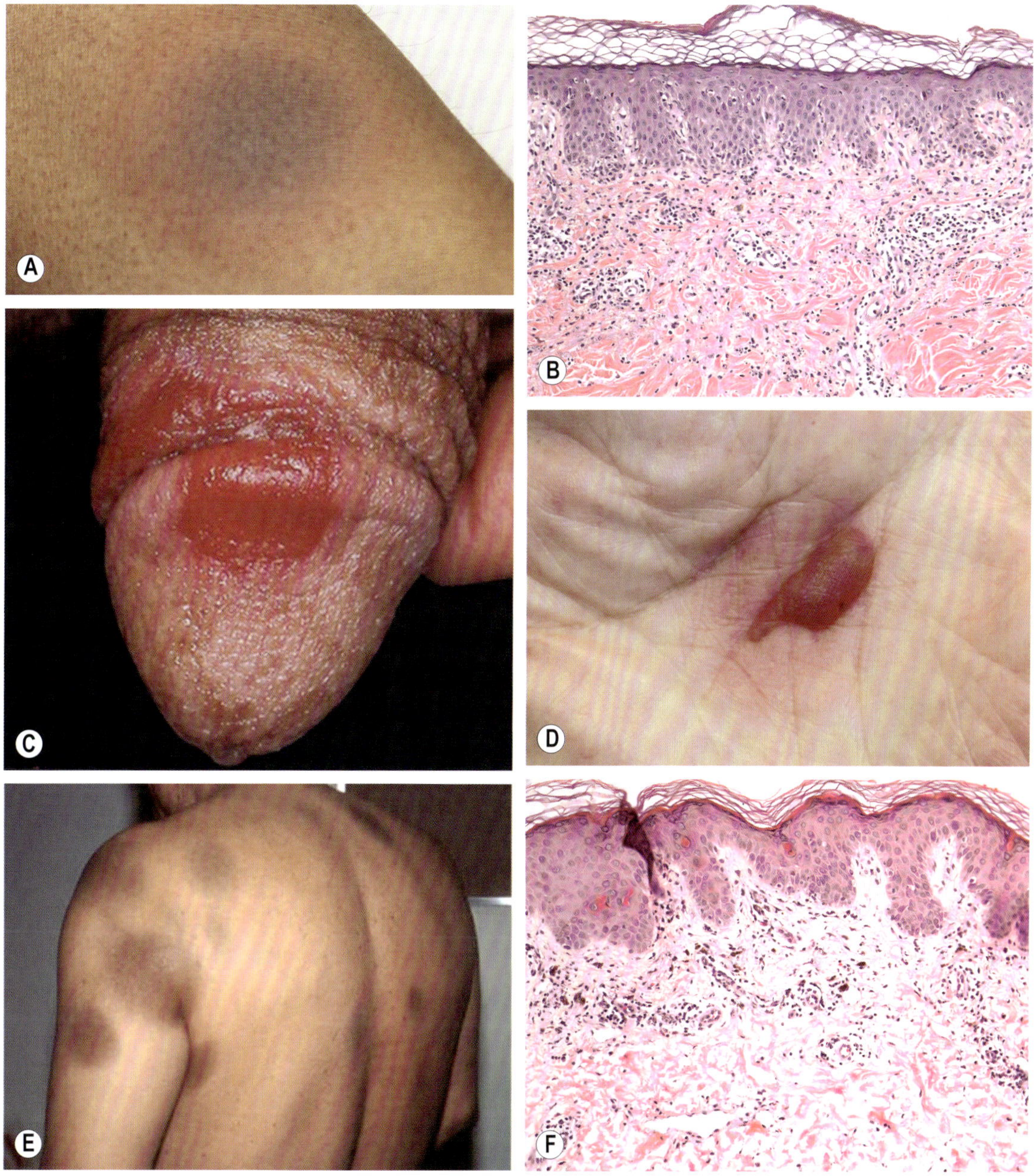

图 8.11 固定性药疹。**A**、**C**、**E.** 特征性椭圆形至圆形皮损。**B.** 早期界面改变。**C.** 糜烂性皮损。**D.** 表皮松解形成水疱。**E.** 椭圆形炎症后色素沉着斑。**F.** 后期皮损表现为明显的色素失禁（*A，D，Courtesy，Yale Dermatology Residents' Slide Collection；C，Courtesy，Kalman Watsky，MD；E，Courtesy，Mary Stone，MD. C，E，From Bolognia JL，Schaffer JV，Duncan KO，Ko CJ. Dermatology Essentials，1e. Philadelphia：Saunders，2014，with permission.*）

色素性扁平苔藓

临床表现：

褐色斑疹或斑片，可累及间擦部位（也叫反向型，如这位患者累及大腿内侧；图 8.12A）和（或）面部和颈部

可同时伴有典型的扁平苔藓皮损，表现为扁平的紫红色丘疹

组织病理学：

不同程度苔藓样炎症细胞浸润（本例为中等程度）和色素失禁（图 8.12B）

持久性色素异常性红斑（灰皮病）

临床表现：

灰褐色椭圆形斑疹或斑片，周围可环绕一圈薄的粉红色边缘（图 8.13A）

好发于躯干和上肢，皮损分布与玫瑰糠疹类似

组织病理学：

界面改变，色素失禁和少量淋巴细胞浸润

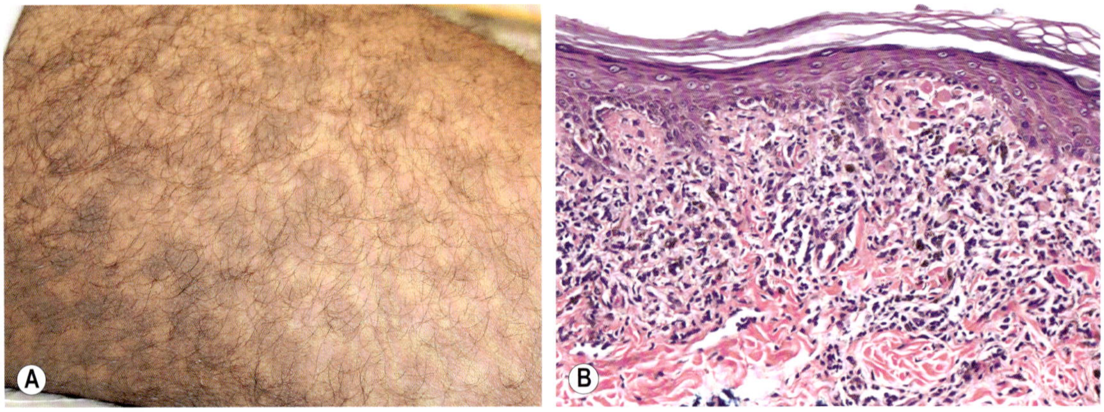

图 8.12 色素性扁平苔藓

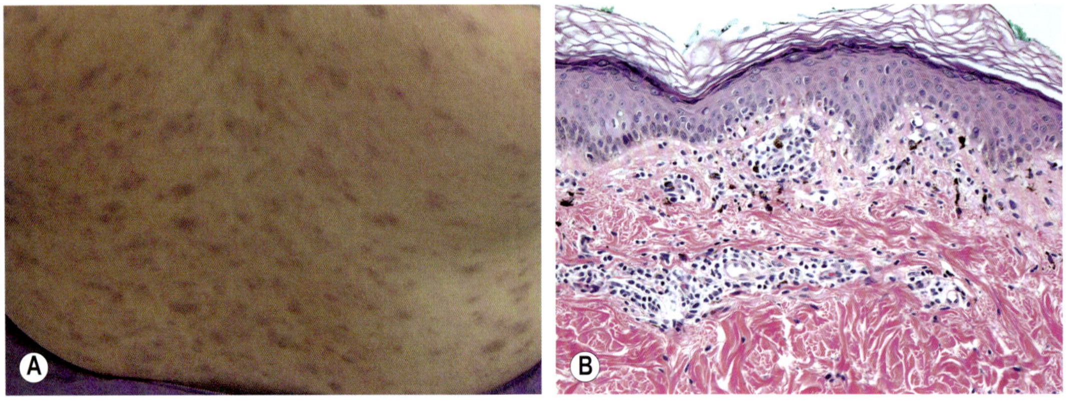

图 8.13 持久性色素异常性红斑（灰皮病）

营养缺乏症

一些营养缺乏症有其特征性的临床表现（如维生素 C 缺乏症表现为牙龈出血），但需要注意的是患者可能同时伴有其他营养物质缺乏。几种不同的营养物质缺乏在皮肤上均表现为红斑和鳞屑（由表皮浅层坏死引起）（图 8.14）。除了糙皮病好发于光暴露部位外，大部分好发于口周、间擦部位和肢端（如锌、生物素或者必需脂肪酸缺乏）。

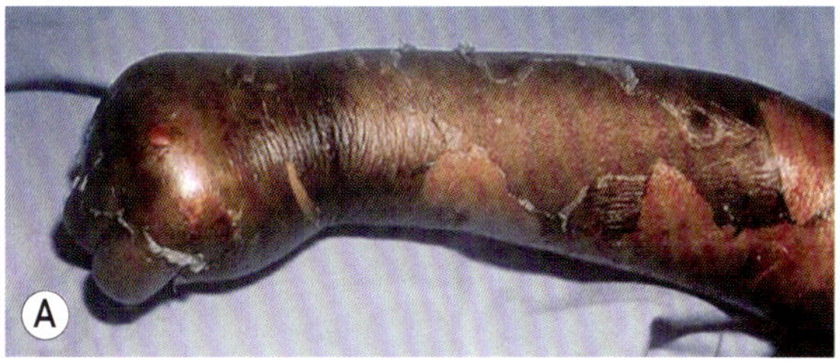

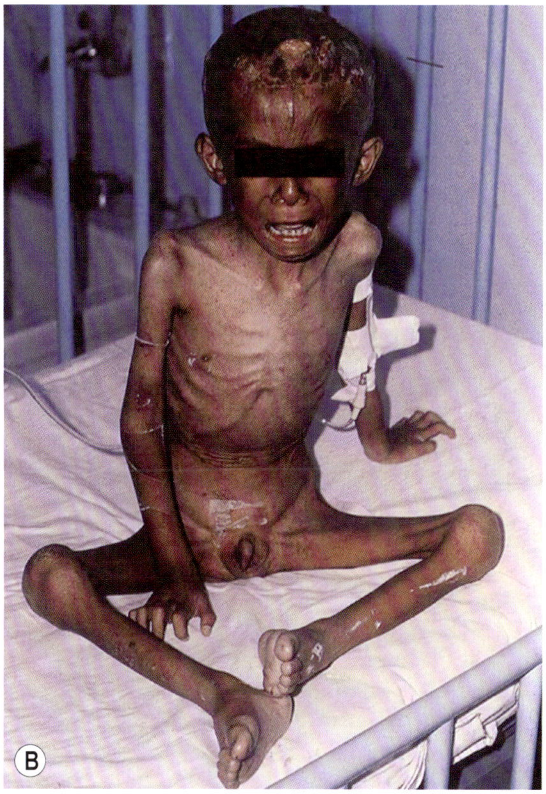

图 8.14 营养缺乏症。**A.** 消瘦症。皮肤消瘦、色素沉着和浅层坏死。**B.** 恶性营养不良病［夸希奥科病（Kwashiorkor）］。水肿和表皮浅层坏死，呈“珐琅漆”外观。**C.** 皮肤黏膜改变提示可能存在某些营养障碍（*A, B, From Bolognia JL, Jorizzo JL, Schaffer JV. Dermatology, 3e. London: Saunders, 2012, with permission. C, Courtesy, Karynne O Duncan, MD; B, C Courtesy, Ramón Ruiz-Maldonado, MD. C, From Bolognia JL, Schaffer JV, Duncan KO, Ko CJ. Dermatology Essentials, 1e. Philadelphia: Saunders, 2014, with permission.*）

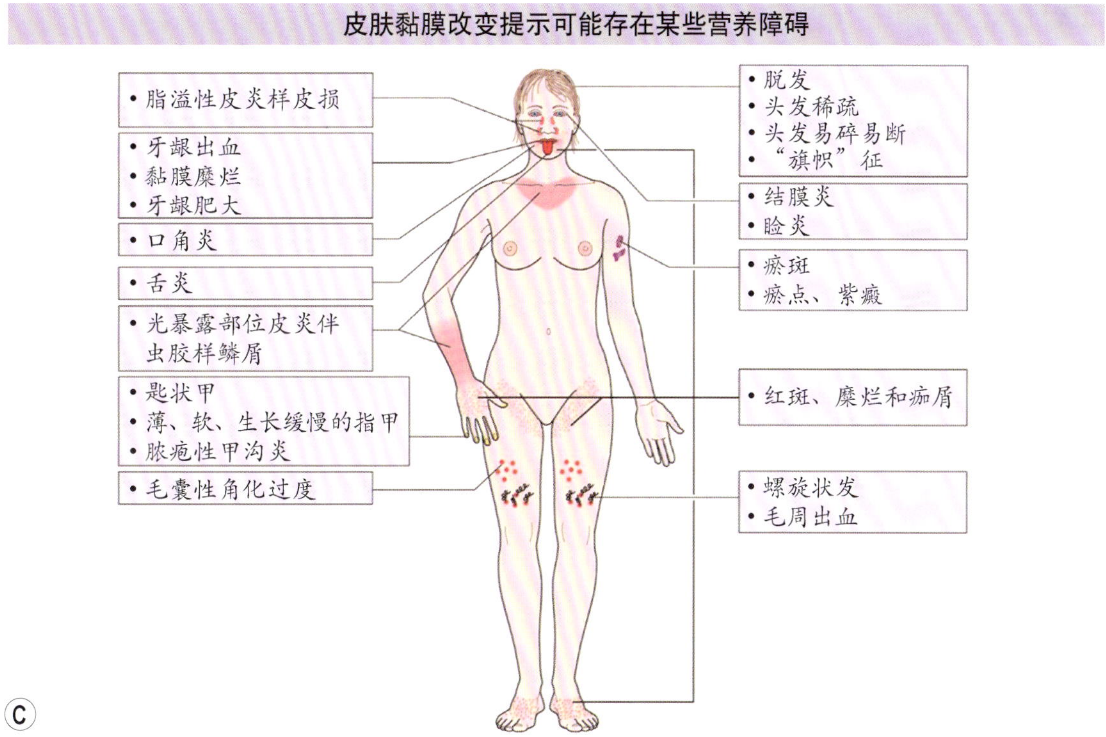

烟酸（维生素B_3）缺乏症（糙皮病，Pellagra）

临床表现：

典型三联征：腹泻、痴呆和皮炎

好发于光暴露部位（见图 3.8E）和肛周

初期表现为红斑，继而出现色素沉着、脱屑（图 8.15A）和结痂

临床线索：Casal 项链（累及大片颈部皮肤）

组织病理学：

融合性角化不全和（或）表皮上层坏死（图 8.15B，星号标记处）

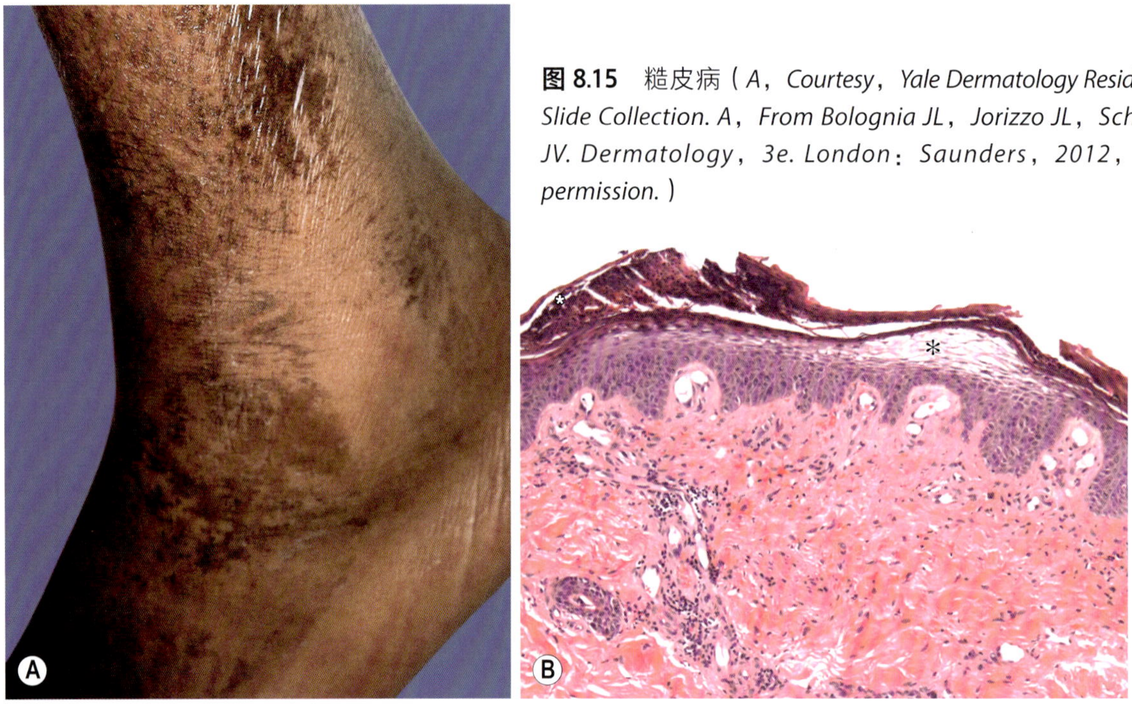

图 8.15　糙皮病（*A，Courtesy，Yale Dermatology Residents' Slide Collection. A，From Bolognia JL，Jorizzo JL，Schaffer JV. Dermatology，3e. London：Saunders，2012，with permission.*）

锌缺乏症（获得性或遗传性，后者称为肠病性肢端皮炎）

临床表现：

典型三联征：腹泻、皮炎和脱发

好发于口周、间擦部位和肢端（图 8.16A～D；见图 2.17F）

红斑、糜烂、结痂和表皮剥脱

临床线索：脓疱性甲沟炎

组织病理学：

角化不全和（或）表皮浅层坏死（图 8.16E）

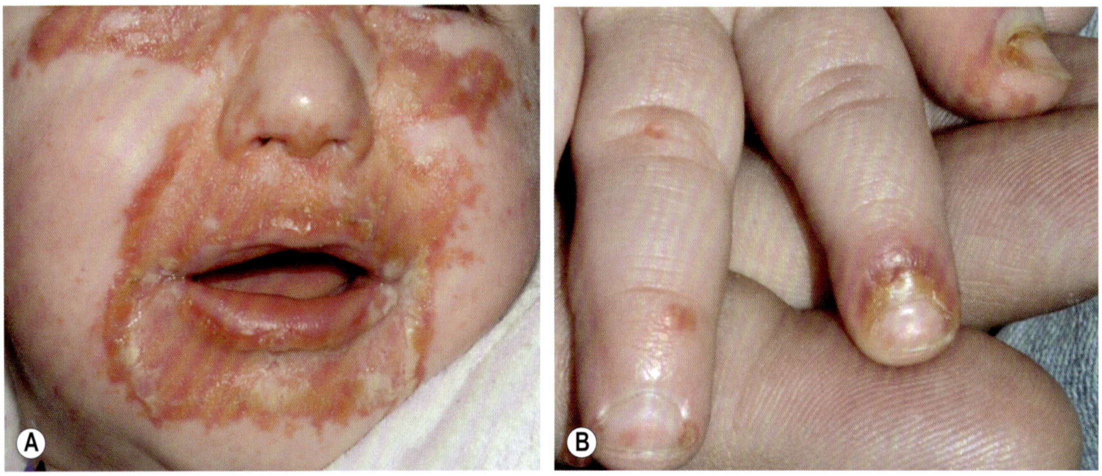

图 8.16　锌缺乏症（肠病性肢端皮炎）（*A，B，Courtesy Julie V Schaffer，MD. C，Courtesy，Jason Lott，MD；D，E Courtesy，Yale Dermatology Residents' Slide Collection. A，B，From Bolognia JL，Jorizzo JL，Schaffer JV. Dermatology，3e. London：Saunders，2012，with permission.*）

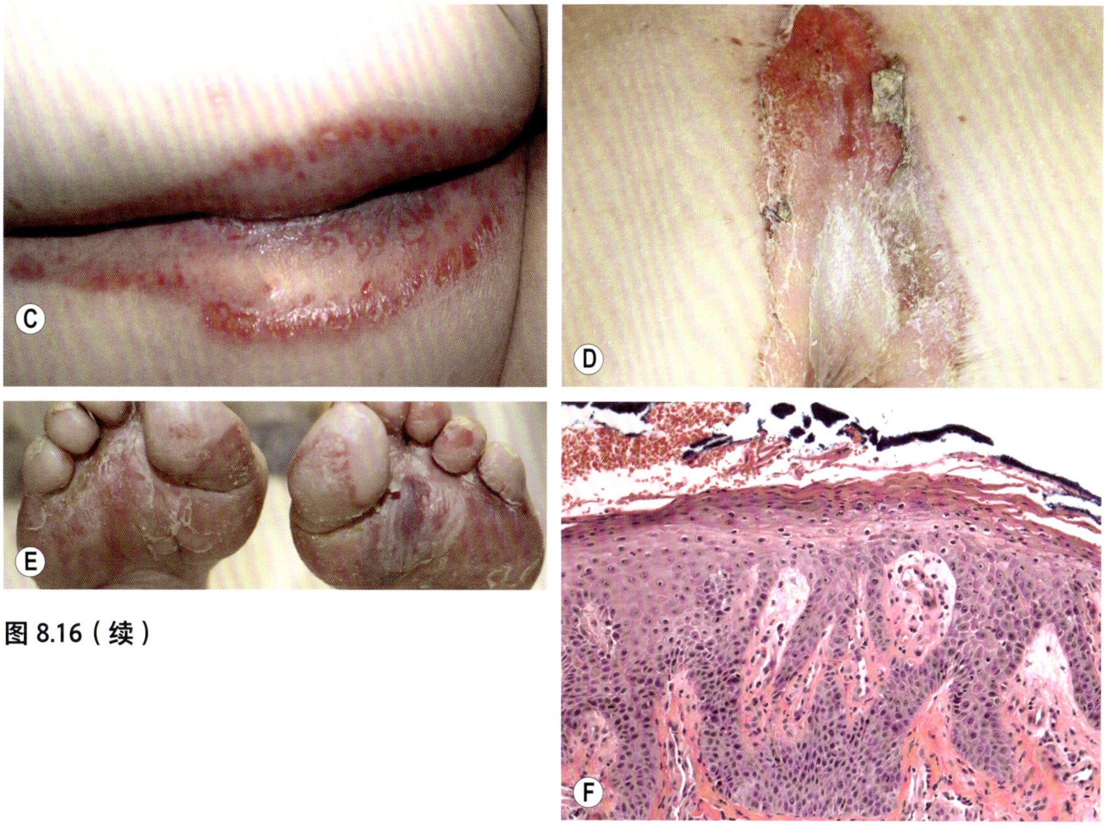

图 8.16（续）

坏死松解性肢端红斑

临床表现：

与丙型肝炎感染相关

发生于肢端（图 8.17A）

组织病理学：

表皮浅层坏死（图 8.17B）

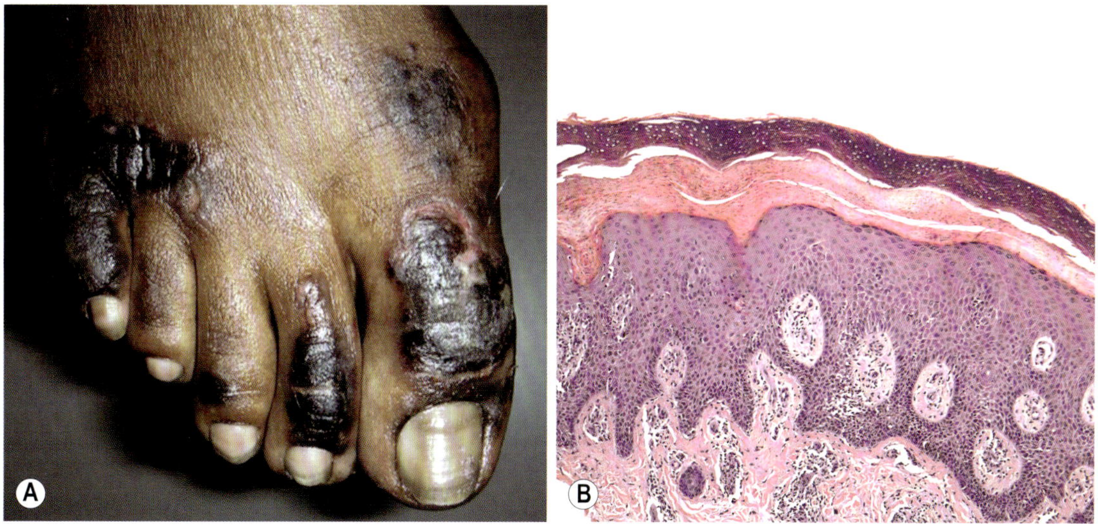

图 8.17 坏死松解性肢端红斑（*A，Courtesy，Jeffrey P Callen，MD. A，From Bolognia JL，Jorizzo JL，Schaffer JV. Dermatology，3e. London：Saunders，2012，with permission.*）

坏死松解性游走性红斑（图 8.18）

临床表现：

伴有胰高血糖素瘤

口角炎和间擦部位（尤其是腹股沟处）侵蚀性红斑

组织病理学：

表皮浅层坏死，与坏死松解性肢端红斑类似

钙化防御

（见图 8.1C 和图 9.3B）

华法林引起的皮肤坏死

（见图 9.3G）

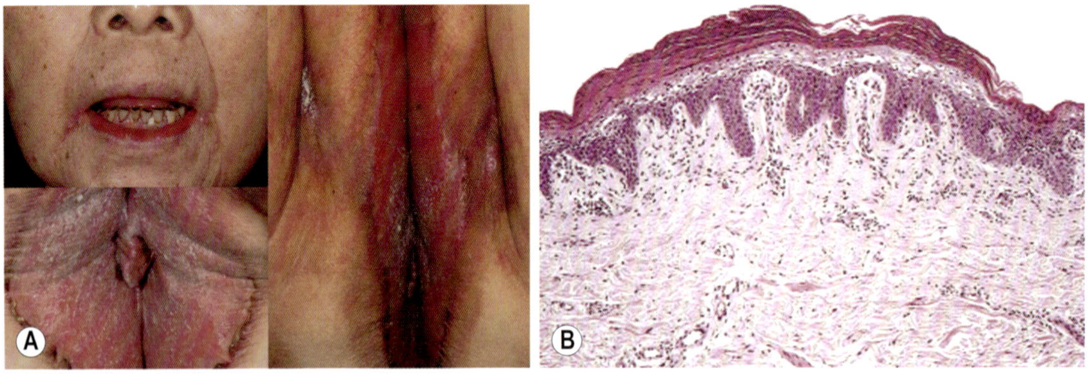

图 8.18 坏死松解性游走性红斑（*A, From Tseng HC, Liu CT, Ho JC, Lin SH. Necrolytic migratory erythema and glucagonoma rising from pancreatic head. Pancreatology. 2013; 13: 455-7, © 2013 IAP and EPC. B, From Brinster NK, Liu V, McKee PH, Diwan H. Dermatopathology: High Yield Pathology. Philadelphia: Saunders, 2011.*）

局限性

蜘蛛蜇伤

临床表现：

一些种类的蜘蛛会咬人，并导致表皮和真皮坏死（如棕色隐士蜘蛛，*Loxosceles reclusa*）

早期表现为红斑，继而变黑，甚至发展为大疱和（或）坏死（图 8.19）

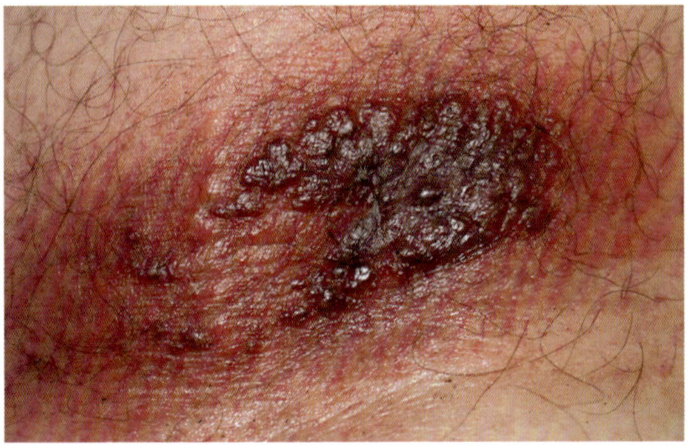

图 8.19 棕色隐士蜘蛛蜇伤（*Courtesy, Yale Dermatology Residents' Slide Collection.*）

（孙青苗　译）

9 紫癜、小血管炎和血管闭塞

紫癜是一种血管外红细胞的表现。紫癜的形态很重要——可为扁平或隆起，边缘可呈光滑/环形，或不规则/网状/扇形/锯齿状（图9.1）。网状青斑与表皮小血管网相关，表现为不规则/网状紫癜（见图1.22A、B）。本章重点介绍可触及性紫癜（图9.2）和网状紫癜（图9.3）的区别。其他具有潜在小血管损伤的疾病包括婴儿急性出血性水肿（图9.4A～C）、荨麻疹性血管炎（图9.4D、E）和持久性隆起性红斑（图9.4H～J）。

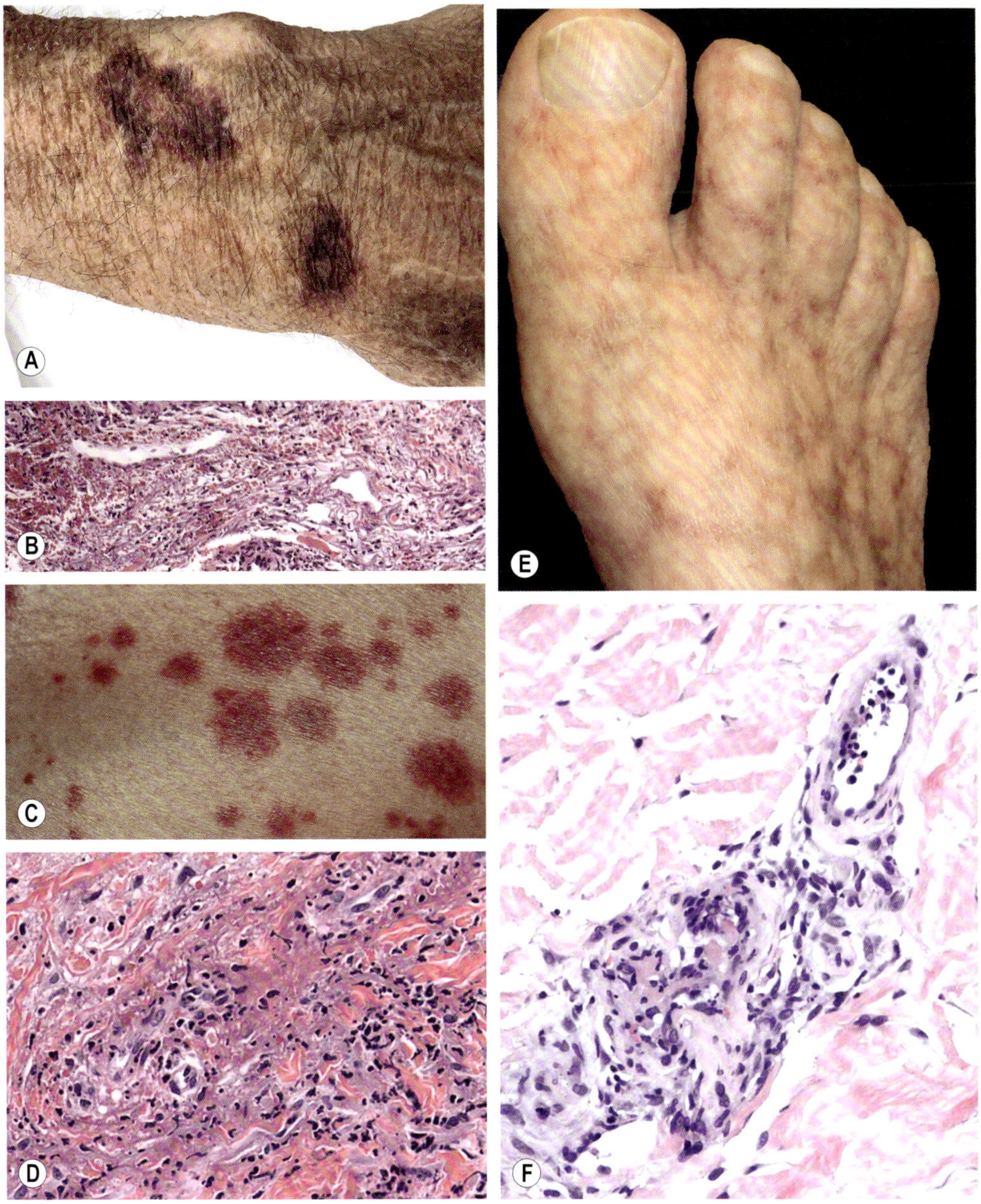

图9.1 紫癜。**A、B.** 光线性（日光性）紫癜。皮损平坦坚实、边缘光滑。镜下可见扩张的血管间有外渗的红细胞（B）。**C、D.** 可触及性紫癜（高于皮面、边缘光滑）；镜下可见白细胞碎裂和纤维素沉积（D）。**E、F.** 网状紫癜。皮损平坦，由相互连接的圆环组成网状（“网状的”）；镜下见血管闭塞伴血管周围稀疏炎症细胞浸润（F）（C, *Courtesy, Yale Dermatology Residents' Slide Collection.* C, *From Bolognia JL, Jorizzo JL, Schaffer JV. Dermatology, 3e. London: Saunders, 2012, with permission.*）

可触及性紫癜

临床表现：

可触及性紫癜是皮肤小血管炎的常见表现。病因多种多样，包括过敏性紫癜（图 9.2A）、药物、恶性肿瘤（尤其是血液系统恶性肿瘤，图 9.2B）、系统性疾病（图 9.2C～F）和感染。需要结合病史、体格检查（图 9.2F 类风湿性结节）和（或）实验室检查来确定病因

典型皮损表现为坚实的圆形丘疹，边缘光滑（图 9.1B），可伴有表面改变，如出现大疱（见图 14.2E 和图 14.5）。

组织病理学：

对于白细胞碎裂性血管炎，典型三联征为：中性粒细胞浸润、白细胞碎裂和受损毛细血管（小血管）周围纤维素沉积［图 9.1D（译者注：原文为 9.1E，有误）］。

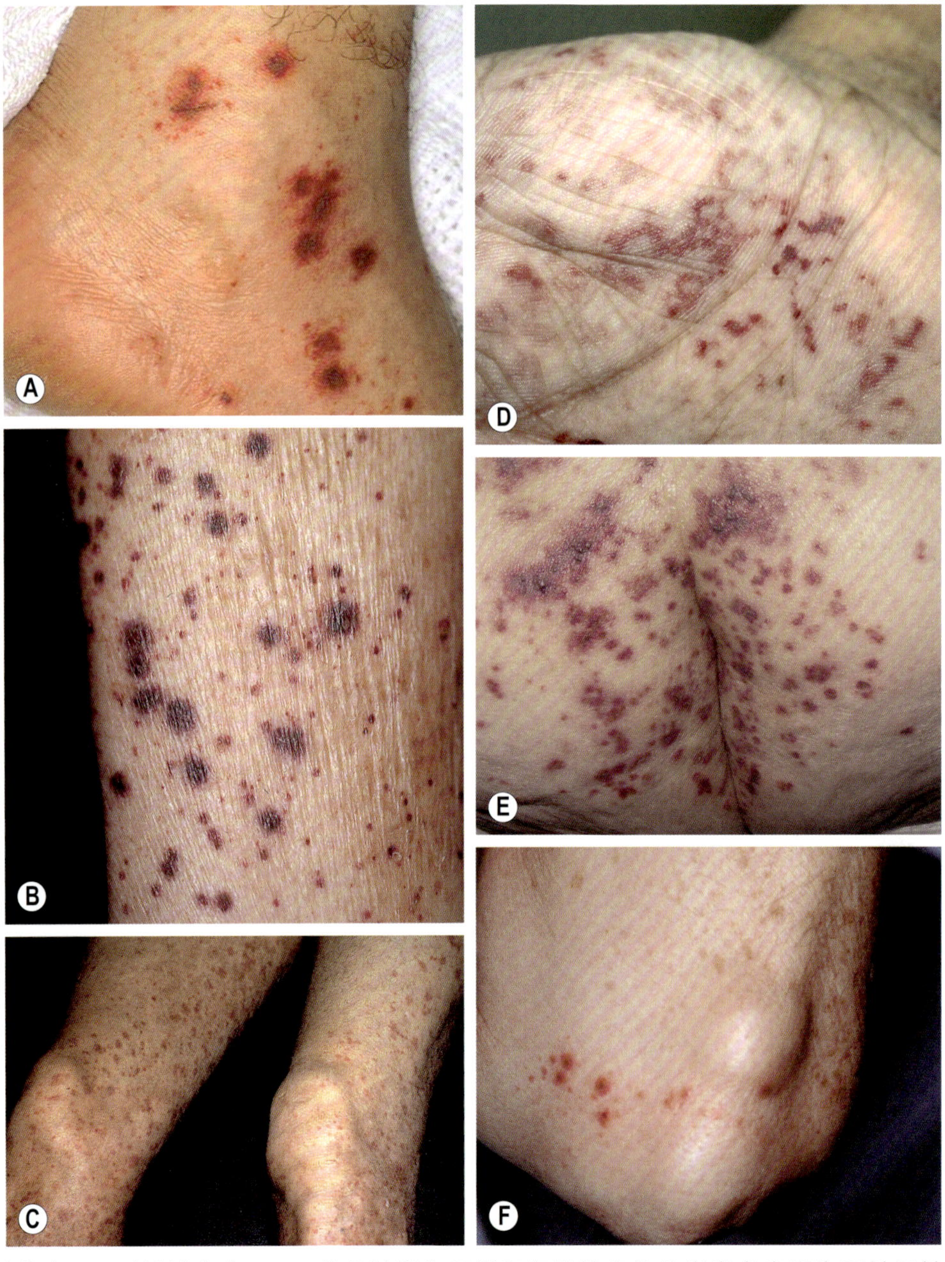

图 9.2 可触及性紫癜。**A.** 过敏性紫癜。**B.** 一位骨髓增生异常和复发性多软骨炎患者表现为可触及性紫癜。**C.** 混合型冷球蛋白血症。**D.** 肉芽肿病伴多血管炎（韦格纳肉芽肿病）。**E.** 嗜酸性肉芽肿病伴多血管炎（Churg－Strauss 综合征）。**F.** 类风湿性关节炎（*A，D，F，Courtesy，Yale Dermatology Residents' Slide Collection；B，Courtesy，Jean L Bolognia，MD. C，Courtesy，Lorinda Chung，MD，Bory Kea，MD and David F Fiorentino，MD. E，Courtesy，Kanade Shinkai，MD and Lindy P Fox，MD. A-C，E，F，From Bolognia JL，Jorizzo JL，Schaffer JV. Dermatology，3e. London：Saunders，2012，with permission.*）

网状紫癜

临床表现：

网状紫癜往往由血管闭塞引起，尤其是在没有明显的临床红斑的情况下。若网状紫癜伴有临床红斑，则可能继发于血管闭塞（图 9.3A～G，）或血管炎（图 9.3H、I）。

在网状紫癜中，部分正常血管网变得固定并可见（见图 9.1E）。后期皮损中心可呈坚实、大疱、糜烂或坏死，但皮损边缘仍呈扇形 / 不规则形、星形或者"网状"（图 9.3）。

组织病理学：

炎症可很轻微，血管腔被血栓或栓子阻塞（见图 9.1F）

在某些病例（如左旋咪唑引起的血管炎、脓毒性栓子），可同时出现血管周围中性粒细胞浸润 +/－白细胞碎裂和小血管腔闭塞。

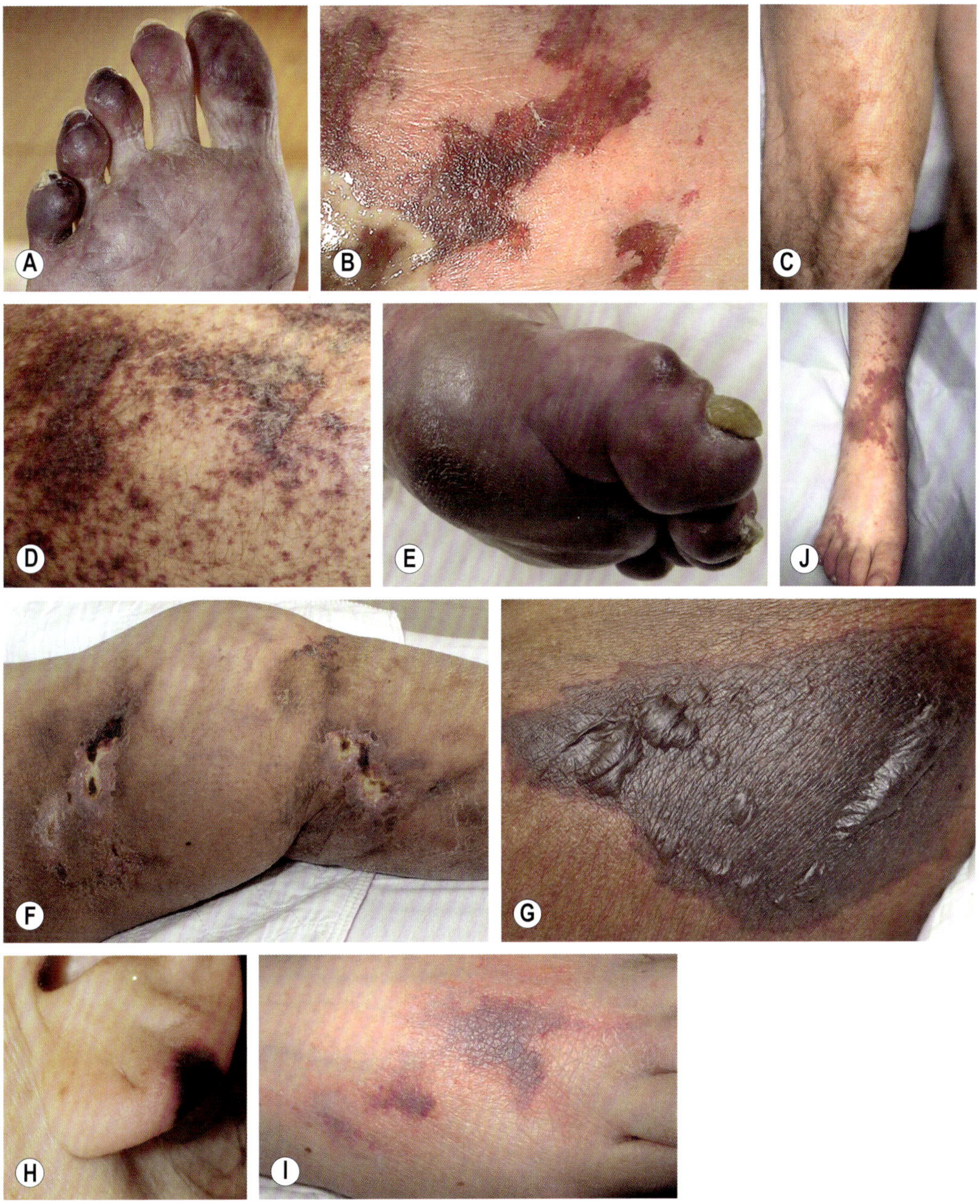

图 9.3 网状紫癜。**A.** 抗磷脂综合征。**B.** 钙化防御。**C.** 胆固醇栓子。**D.** 冷球蛋白血症，单克隆型。**E.** 弥散性血管内凝血。**F.** 血管内淋巴瘤。**G.** 华法林引起的坏死，好发于臀部、腹部等脂肪多的部位。**H.** 左旋咪唑引起的血管炎，常累及耳部。**I.** 结节性多动脉炎。**J.** 落基山斑疹热（*A，B，D，E，G-J，Courtesy，Yale Dermatology Residents' Slide Collection. C，Courtesy，Norbert Sepp，MD；F，Courtesy，Lucinda Buescher，MD. B，C，F，I，J，From Bolognia JL，Jorizzo JL，Schaffer JV. Dermatology，3e. London：Saunders，2012，with permission.*）

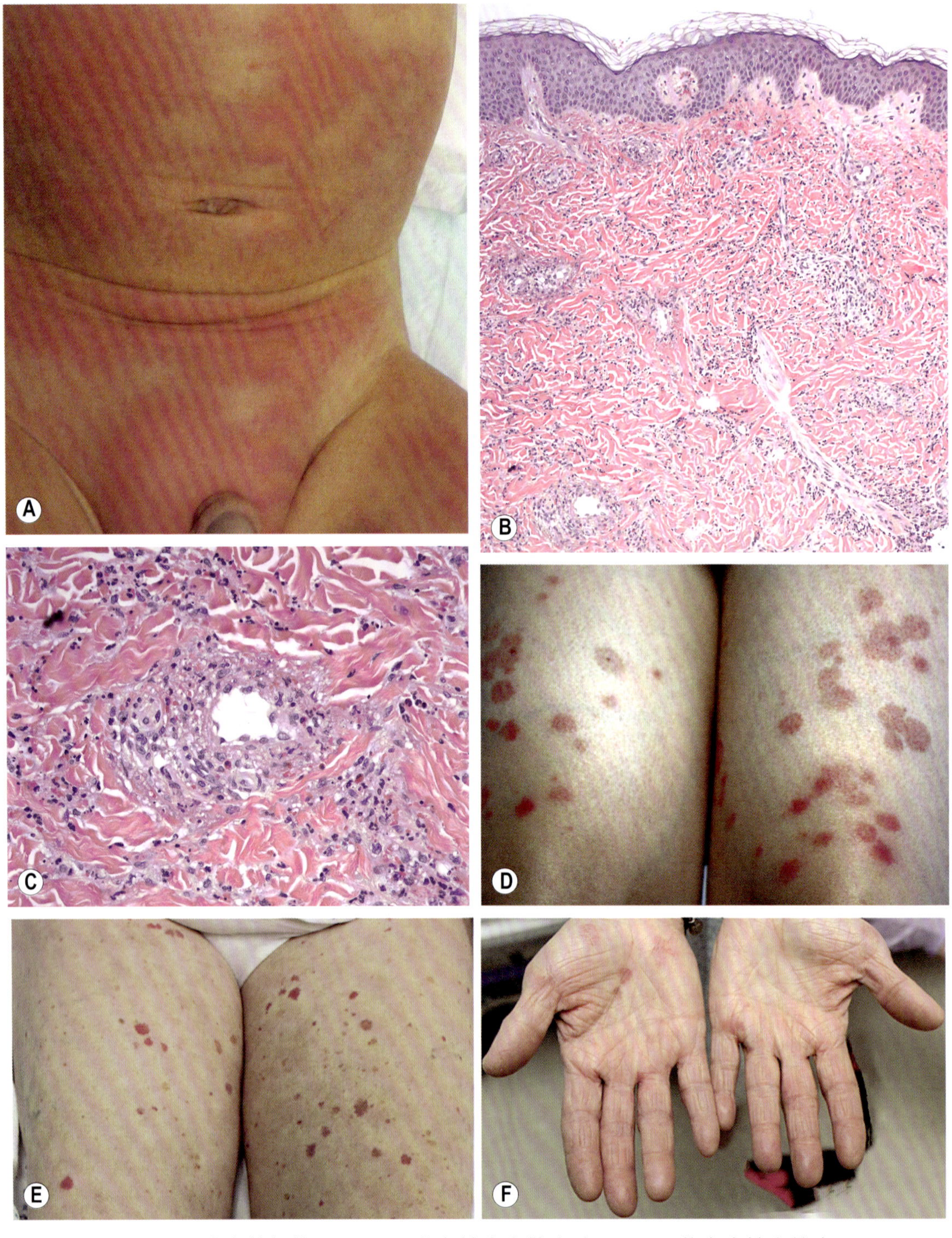

图 9.4 小血管损伤。**A～C.** 婴儿急性出血性水肿。**D～G.** 荨麻疹性血管炎

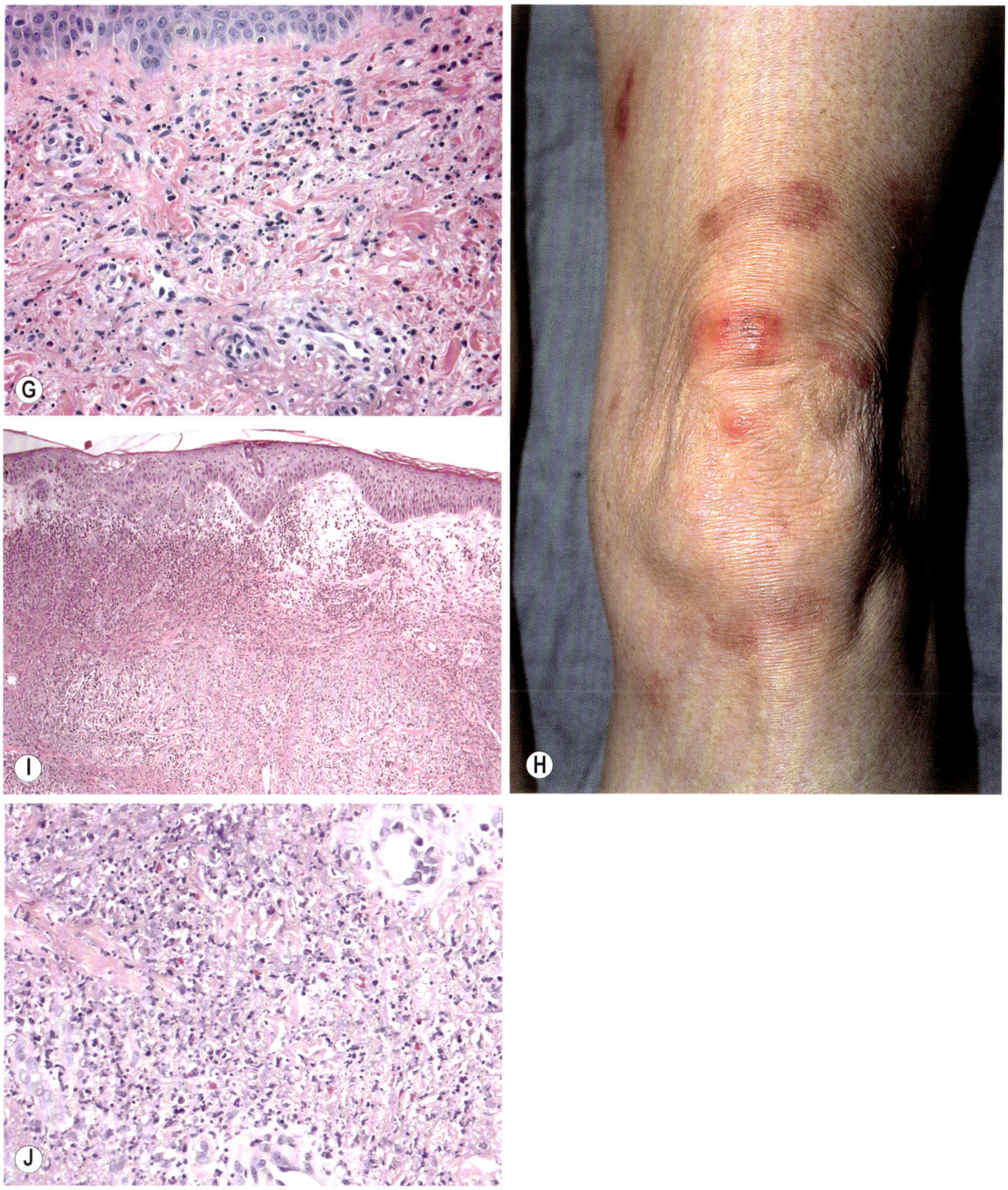

图 9.4（续） **H～J.** 持久性隆起性红斑。这三种疾病，均表现为血管周围炎症细胞浸润，但在婴儿急性出血性水肿和荨麻疹性血管炎中无纤维素样变性。持久性隆起性红斑炎症细胞浸润明显，且以中性粒细胞为主（*A，D Courtesy，Yale Dermatology Residents' Slide Collection；E，F，Courtesy Ilya Lim，MD；G，Courtesy，Kenneth Greer，MD. G，From Bolognia JL，Jorizzo JL，Schaffer JV. Dermatology，3e. London：Saunders，2012，with permission.*）

（孙青苗　译）

10　溃疡

小腿发生的溃疡主要见于三种类型（表 10.1），通常临床就可诊断。组织病理学可以帮助明确溃疡发生的原因，例如坏疽性脓皮病（图 10.1）、感染（图 10.2～图 10.4）、血管炎（图 10.5、图 10.6）、血管阻塞性疾病（图 10.7）或肿瘤（图 10.8）。引起溃疡的其他原因见图 10.9～图 10.17。

表 10.1　常见的腿部溃疡——主要的鉴别要点

	静脉	动脉	神经性 / 穿通性 *
	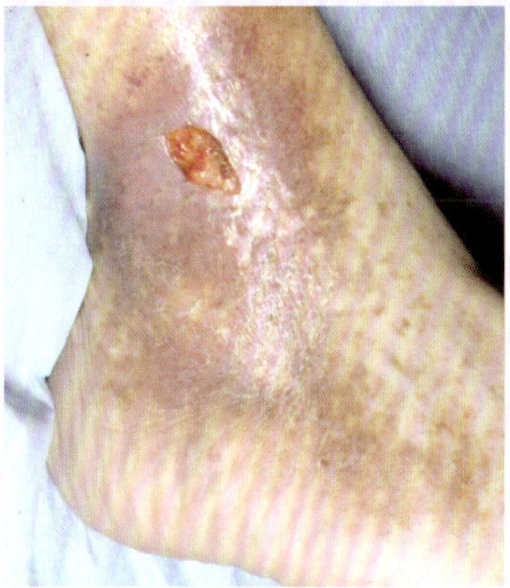	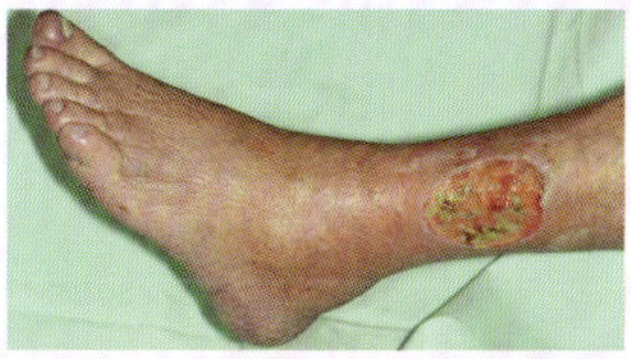 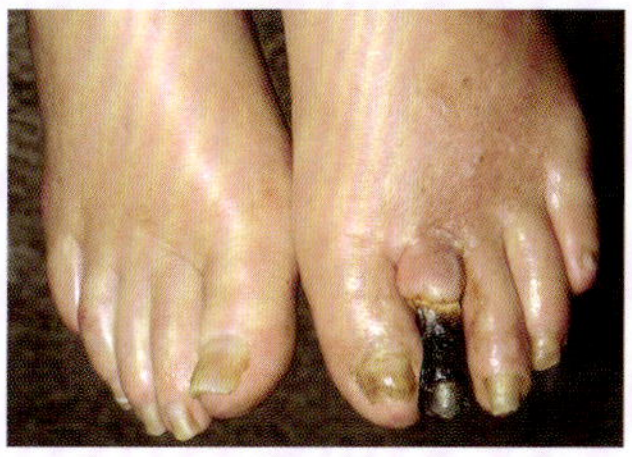	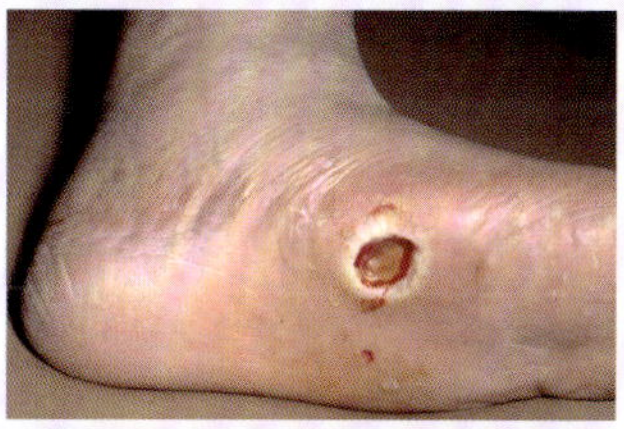 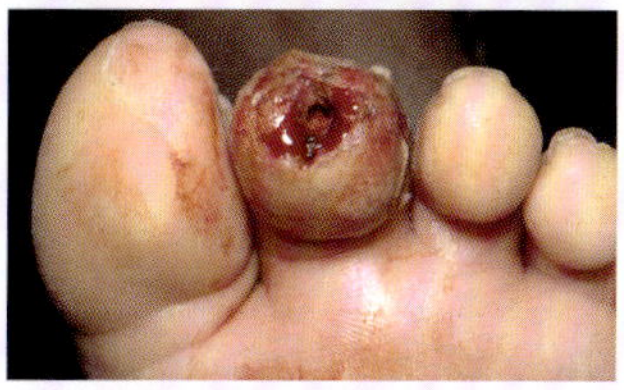
部位	内踝区域	受压部位（外踝区域） 远端部位（脚趾）	受压部位
临床表现	不规则边缘 黄色纤维样基底	干燥、坏死性基底 界限清晰（“打孔”）	“打孔”
周围皮肤	含铁血黄素沉积引起的棕色皮肤异色 针尖样瘀点（淤积性紫癜） 硬化性脂膜炎	皮肤萎缩有光泽，伴脱发	厚茧
其他体格检查特征	静脉曲张 腿部 / 脚踝水肿 ± 淤积性皮炎 ± 淋巴水肿	外周脉搏薄弱 / 缺失 毛细血管再充盈时间延长（> 3～4 秒） 腿部抬高时苍白（45°　持续 1 分钟） 坠积性足部潮红	周围神经病伴感觉减退 ± 足部畸形

* 通常是由糖尿病导致。

Images, Courtesy, David L Troutman Jr, DPM, Tammie C Ferringer, MD, Ariela Hafner, MD and Eli Sprecher, MD. Table adapted from Bolognia JL, Jorizzo JL, Schaffer JV. Dermatology, 3e. London: Saunders, 2012, with permission

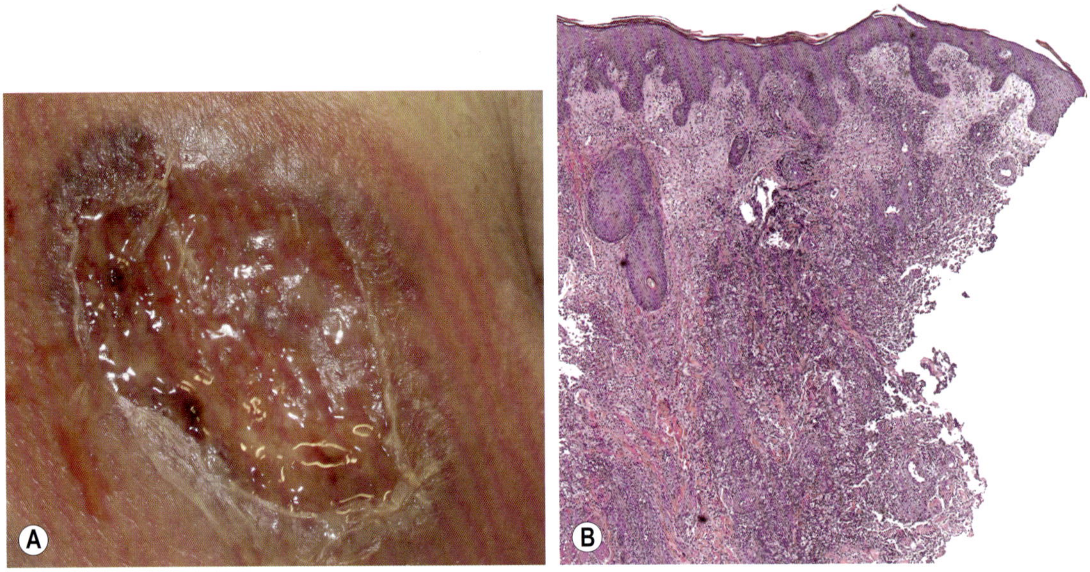

图 10.1 坏疽性脓皮病。**A.** 经典的溃疡性坏疽性脓皮病。胫部溃疡的周边可见潜在的紫灰色炎症边缘。注意中央的瘢痕。**B.** 未经治疗的皮损中，可见弥漫的嗜中性粒细胞浸润（*A*，*Courtesy*，*Yale Dermatology Residents' Slide Collection.*）

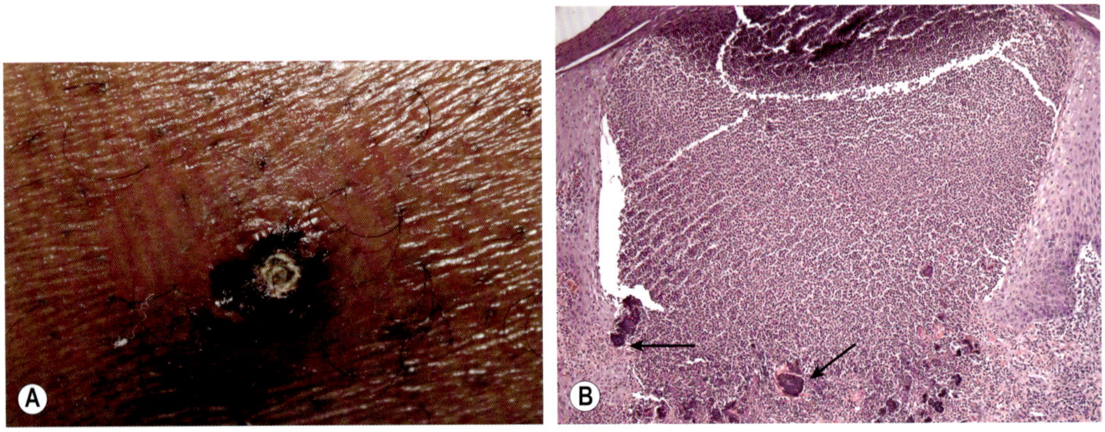

图 10.2 深脓疱疮。A 组链球菌感染手腕导致的浅表溃疡和结痂（箭头所示）（*A*，*Courtesy*，*Yale Dermatology Residents' Slide Collection.*）

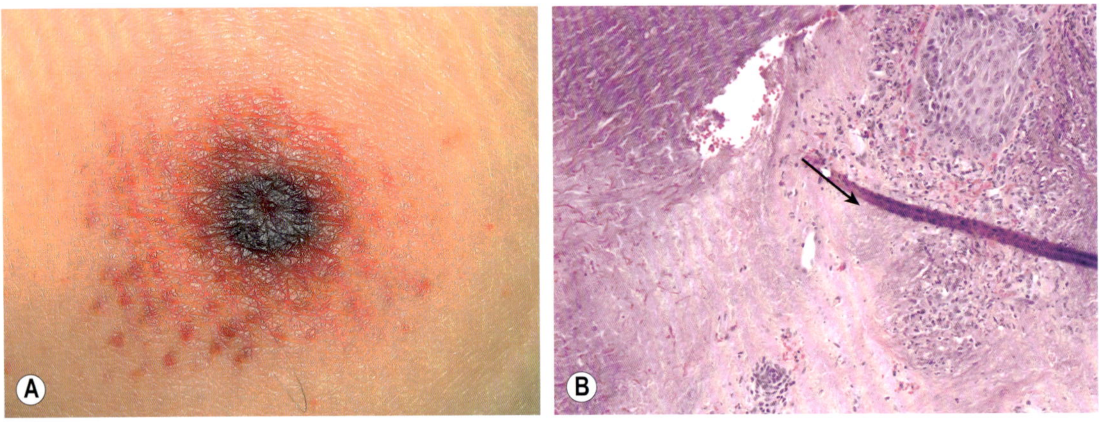

图 10.3 坏疽性深脓疱疮。**A.** 胸部铜绿假单胞菌感染引起的栓塞性皮损。注意坏死的中央和炎性边缘。**B.** 组织病理学显示真皮坏死和淡蓝色薄雾状微生物（箭头所示）（*A*，*Courtesy*，*Yale Dermatology Residents' Slide Collection.*）

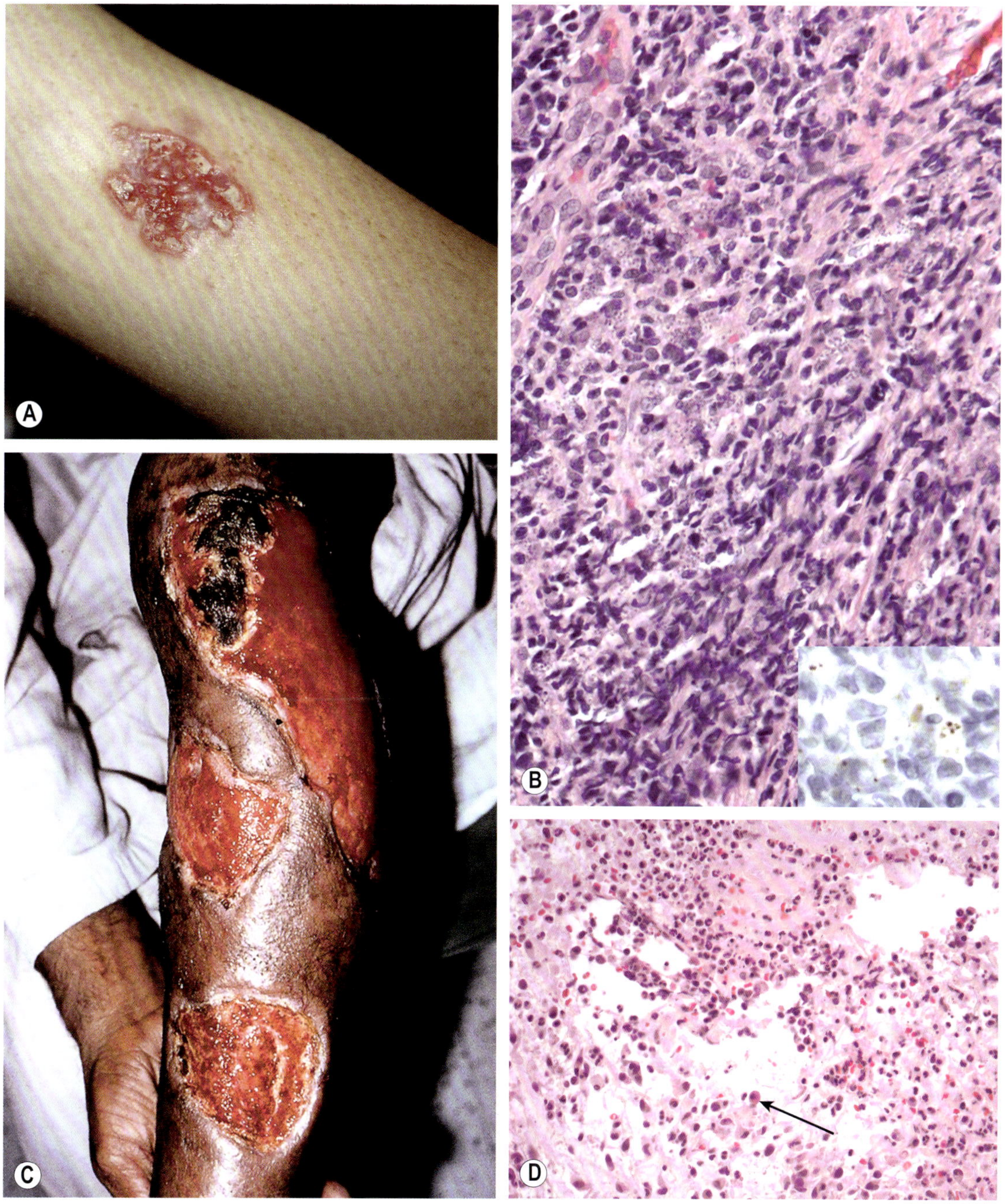

图 10.4 感染性溃疡。**A.** 皮肤利什曼病导致的溃疡。**B.** 混合性炎症细胞浸润，可见组织细胞内病原体（圆形蓝色结构）；插图显示病原体 CD1a 染色阳性。**C.** 阿米巴病。多发性大的、破坏性溃疡。**D.** 混合性炎症细胞浸润和罕见的滋养体（箭头所示）（*A，Courtesy，Yale Dermatology Residents' Slide Collection；B，inset，Courtesy Shawn Cowper，MD；D，Courtesy，Omar P Sangüeza，MD. A-C，From Bolognia JL，Jorizzo JL，Schaffer JV. Dermatology，3e. London：Saunders，2012，with permission.*）

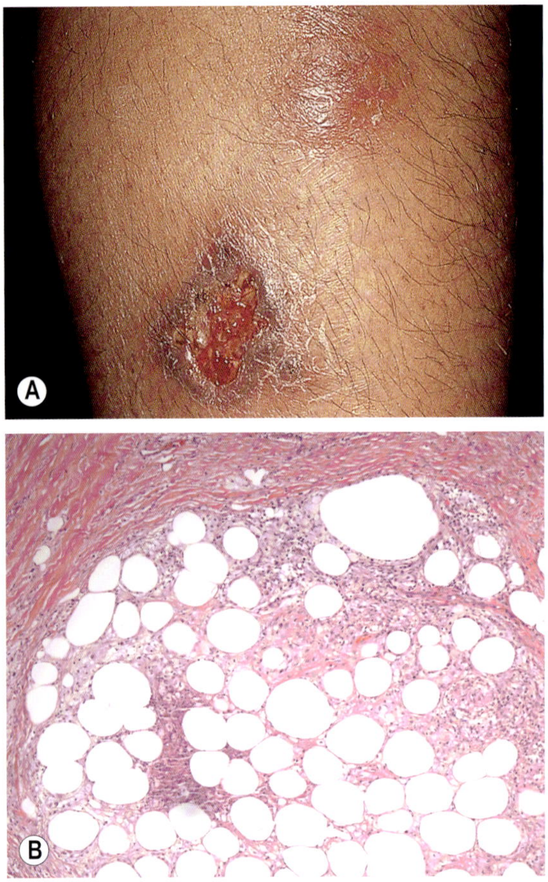

图 10.5 硬红斑。**A.** 小腿结节性病变，可见溃疡。**B.** 小叶性脂膜炎。可见淋巴细胞和多核巨细胞浸润（*A，Courtesy，Kenneth E Greer，MD. A，From Bolognia JL，Jorizzo JL，Schaffer JV. Dermatology，3e. London：Saunders，2012，with permission.*）

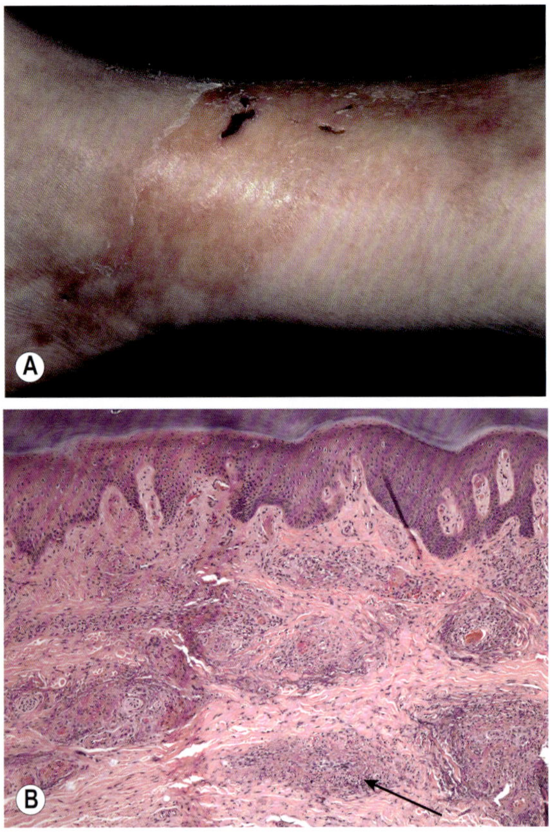

图 10.6 类风湿性坏死的浅表性溃疡。**A.** 有光泽的黄色斑块，边缘红棕色，有溃疡，临床类似类脂质渐进性坏死。**B.** 血管炎（血管壁可见纤维素变性和炎细胞浸润；箭头所示）（*A，Courtesy，Kathryn Schwarzenberger，MD. A，From Bolognia JL，Jorizzo JL，Schaffer JV. Dermatology，3e. London：Saunders，2012，with permission.*）

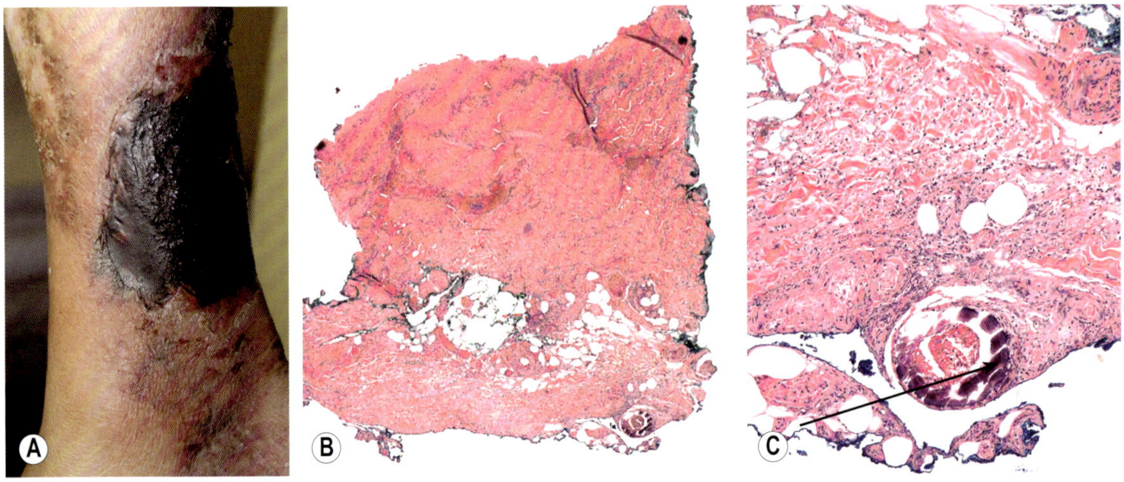

图 10.7 钙化防御。**A.** 肾脏淀粉样变导致终末期肾病出现皮肤坏死。**B、C.** 血管壁的钙化（箭头所示）（*A，Courtesy，Yale Dermatology Residents' Slide Collection.*）

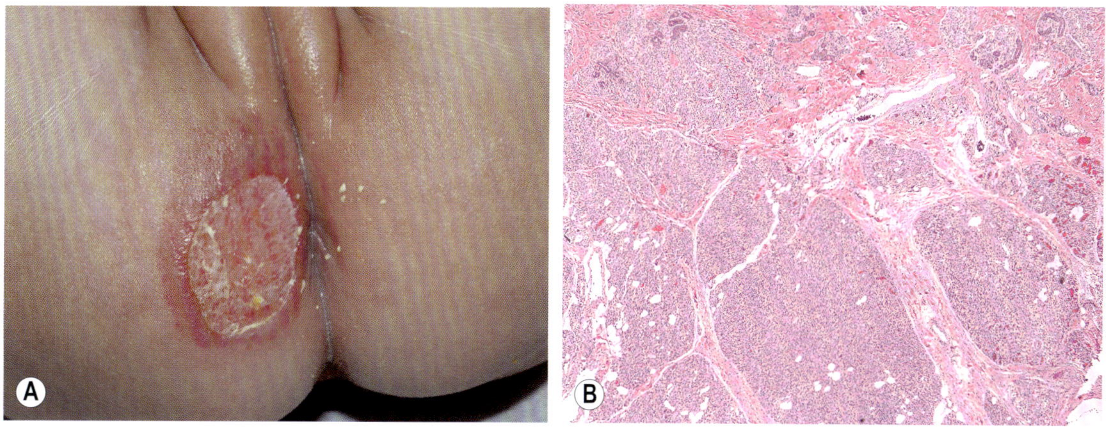

图 10.8 臀部出现的溃疡性生长缓慢/停滞型血管瘤。**A.** 由于血管瘤可能不明显，当婴儿尿布区域出现溃疡时，需要考虑这个诊断。**B.** 毛细血管小叶状分布（*Courtesy，Julie V Schaffer，MD. From Bolognia JL，Jorizzo JL，Schaffer JV. Dermatology，3e. London：Saunders，2012，with permission.*）

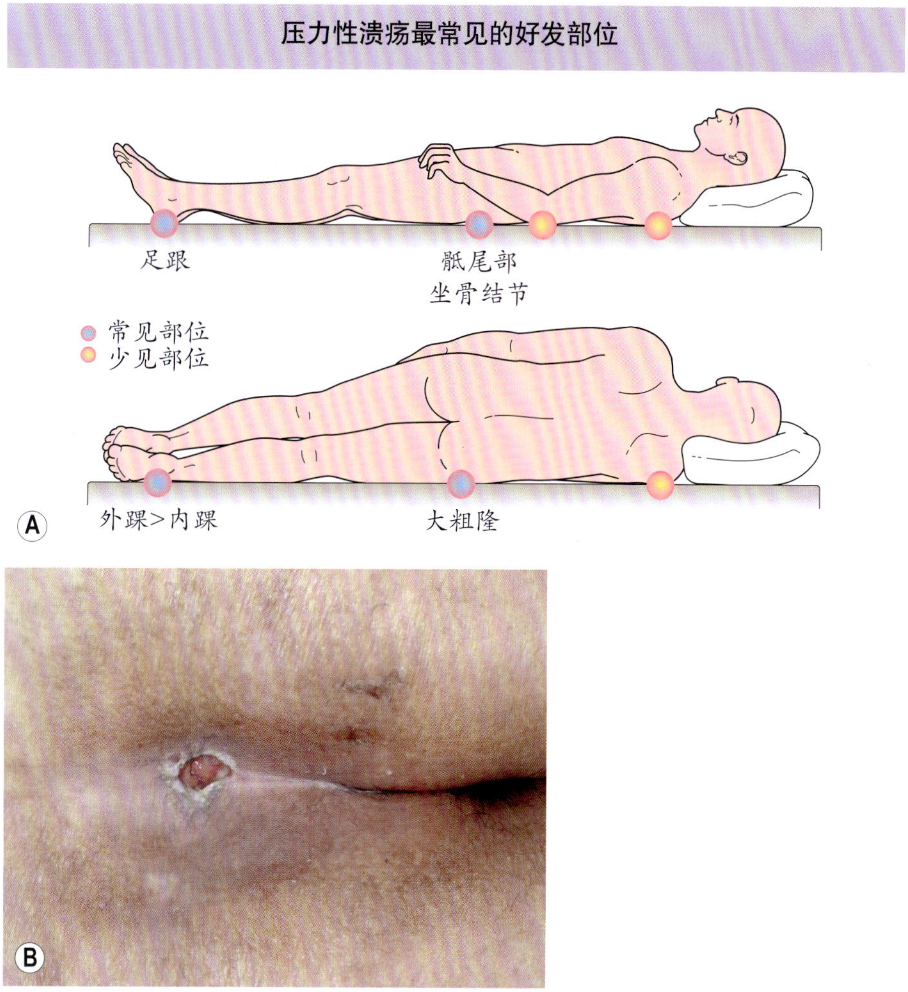

图 10.9 压力性溃疡（*A，Courtesy，Jean L Bolognia，MD. B，Courtesy，Ariela Hafner，MD and Eli Sprecher，MD. From Bolognia JL，Jorizzo JL，Schaffer JV. Dermatology，3e. London：Saunders，2012，with permission.*）

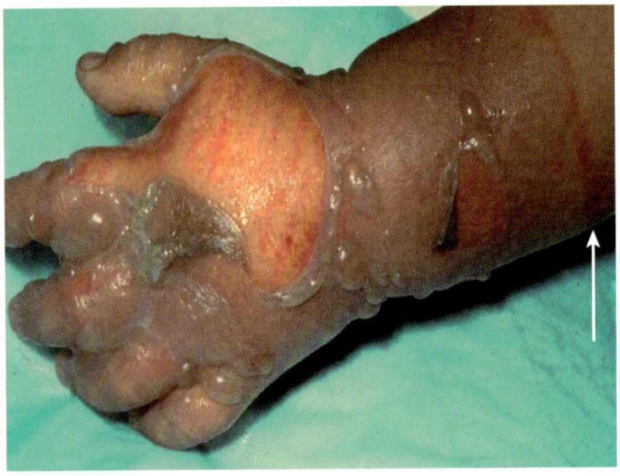

图 10.10 热水导致的烫伤。注意手臂上烫伤边缘锐利的分界线（箭头所示）（*Courtesy，Sharon Ann Raimer，MD. From Bolognia JL，Jorizzo JL，Schaffer JV. Dermatology，3e. London：Saunders，2012，with permission.*）

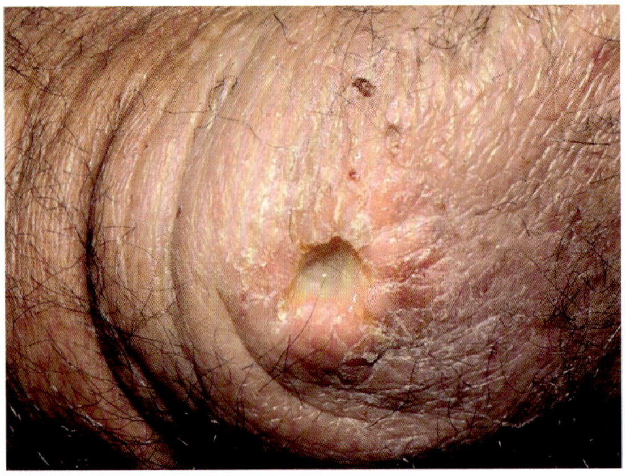

图 10.11 系统性硬化症患者肘部的溃疡性皮损（*Courtesy，Joyce Rico，MD. From Bolognia JL，Jorizzo JL，Schaffer JV. Dermatology，3e. London：Saunders，2012，with permission.*）

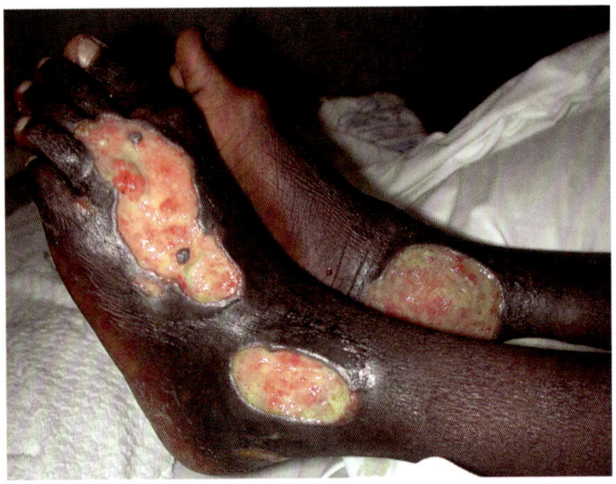

图 10.12 镰状细胞贫血继发的多发性溃疡（*Courtesy，NYU Slide Collection. From Bolognia JL，Jorizzo JL，Schaffer JV. Dermatology，3e. London：Saunders，2012，with permission.*）

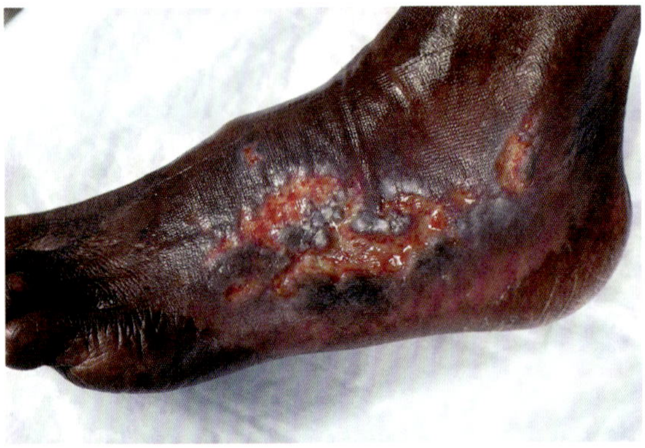

图 10.13 羟基脲导致的小腿溃疡常常发生在踝部或胫骨嵴，疼痛剧烈，周围皮肤萎缩（*Courtesy，NYU Slide Collection. From Bolognia JL，Jorizzo JL，Schaffer JV. Dermatology，3e. London：Saunders，2012，with permission.*）

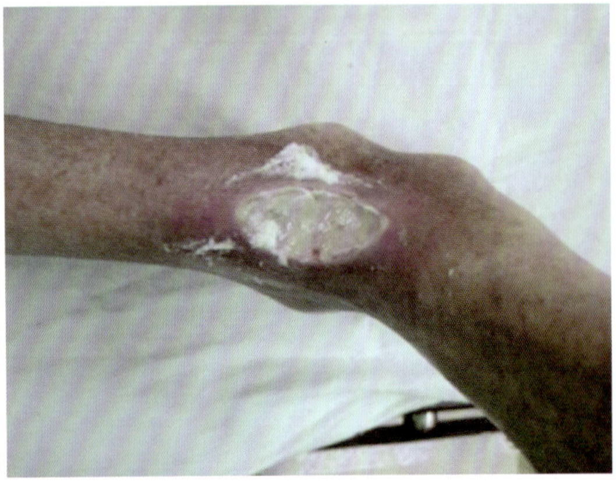

图 10.14 Werner 综合征。腿部溃疡常好发于腿部皮肤萎缩的部位（*From Yeong EK，Yang CC. Chronic leg ulcers in Werner's syndrome. Br J Plast Surg 2004；57：86-88. © Elsevier.*）

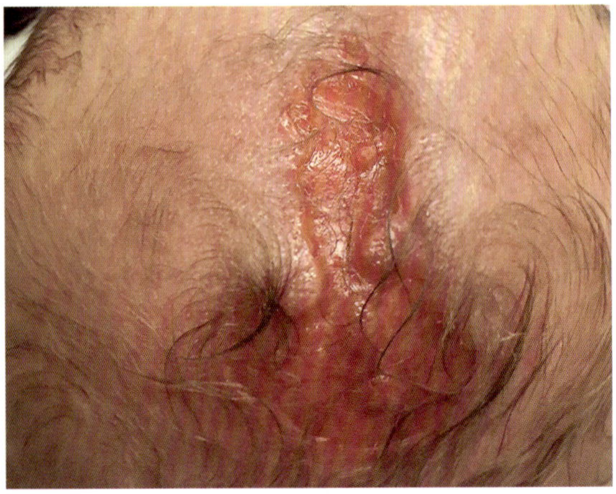

图 10.15 新生儿头皮发育不全（*Courtesy，Yale Dermatology Residents' Slide Collection.*）

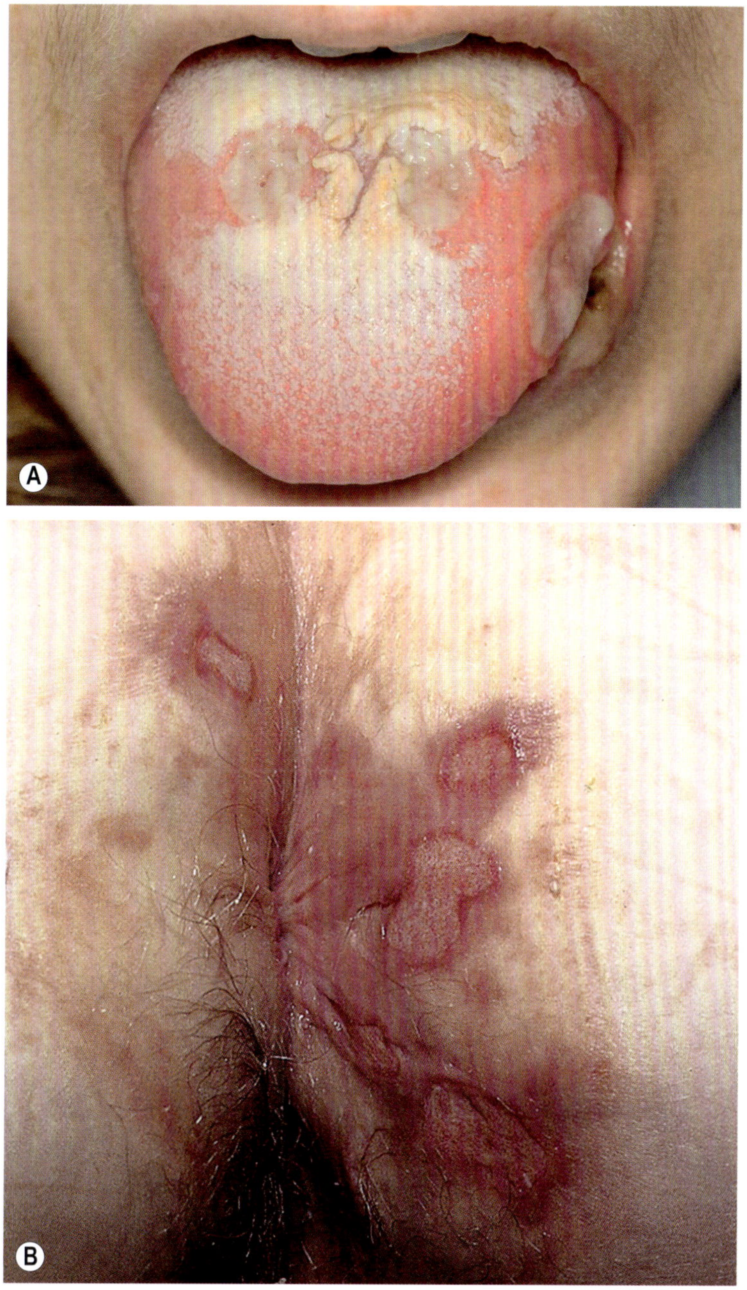

图 10.16 白塞病。口腔（**A**）和会阴（**B**）溃疡。痤疮样和（或）脓疱性丘疹是白塞病的其他皮肤表现（*A，B Courtesy，Samuel L Moschella，MD. From Bolognia JL，Jorizzo JL，Schaffer JV. Dermatology，3e. London：Saunders，2012，with permission.*）

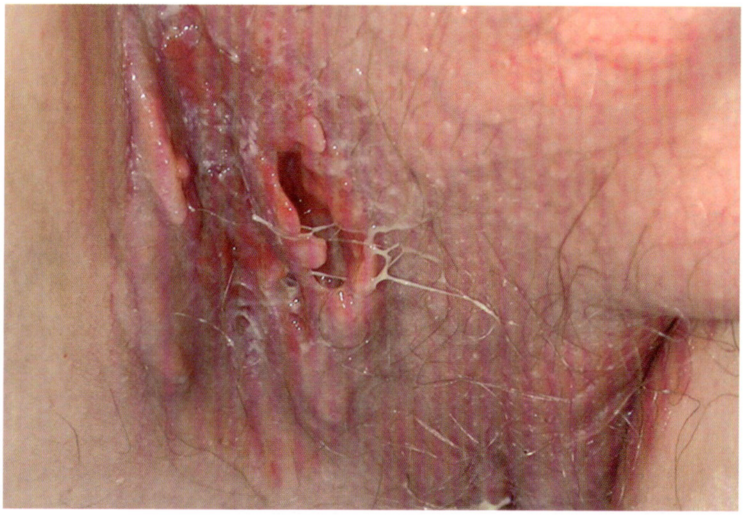

图 10.17 朗格汉斯细胞组织细胞增生症（*Courtesy，Glen Goldman，MD.*）

（马晓蕾　译）

11 表皮中性粒细胞浸润

表皮内中性粒细胞性皮肤病通常表现为红斑或糜烂基础上脓疱形成。本章介绍的是以脓疱为主要临床表现的一组疾病，包括银屑病、急性泛发性发疹性脓疱病、角层下脓疱性皮病以及 IgA 天疱疮。其他更为局限的脓疱性皮肤病将在第 15 章中进行阐述。

脓疱性银屑病，泛发型

临床表现：

广泛分布的红斑以及无菌性脓疱（图 11.1），部分脓疱融合形成“脓湖”（图 11.2）。

组织病理学：

角质层下大量中性粒细胞（图 11.3，箭头所示）。有时无法与急性泛发性发疹性脓疱病及角层下脓疱性皮病进行鉴别；其他银屑病相关的组织病理学特征，如角质层密集的中性粒细胞浸润、颗粒层减少、规则的棘层肥厚、真皮乳头毛细血管扩张等，可作为鉴别要点。

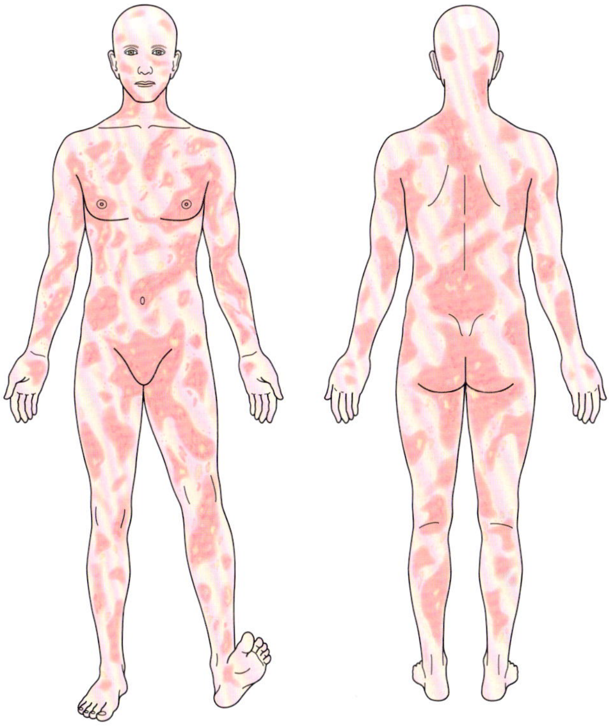

图 11.1 脓疱性银屑病（泛发型）分布模式

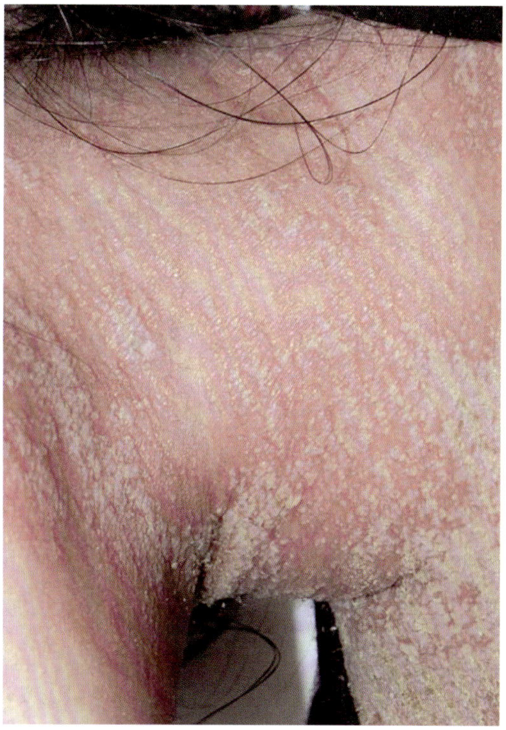

图 11.2 脓疱性银屑病（*Courtesy，Julie V Schaffer，MD. From Bolognia JL，Schaffer JV，Duncan KO，Ko CJ. Dermatology Essentials，1e. Philadelphia：Saunders，2014，with permission.*）

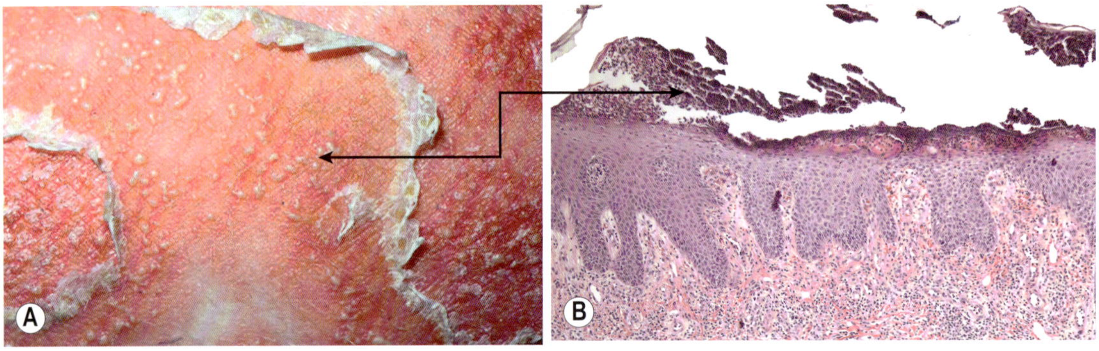

图 11.3 脓疱性银屑病。脓疱由角质层下中性粒细胞聚集所致（*A，Courtesy，Kenneth Greer，MD. A，From Bolognia JL，Schaffer JV，Duncan KO，Ko CJ. Dermatology Essentials，1e. Philadelphia：Saunders，2014，with permission.*）

脓疱性银屑病，变异型

局限型：脓疱局限于银屑病斑块内（图 11.4）

环型：脓疱围绕在环状红斑周围（图 11.5）

掌跖型（图 11.6）

Hallopeau 连续性肢端皮炎：指（趾）远端有红斑 / 鳞屑 / 脓疱（见图 5.11B）

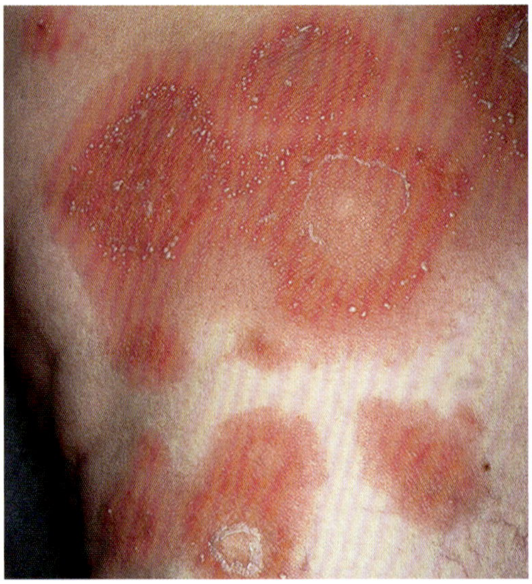

图 11.5 脓疱性银屑病，环型（*Courtesy，Yale Dermatology Residents' Slide Collection. From Bolognia JL，Schaffer JV，Duncan KO，Ko CJ. Dermatology Essentials，1e. Philadelphia：Saunders，2014，with permission.*）

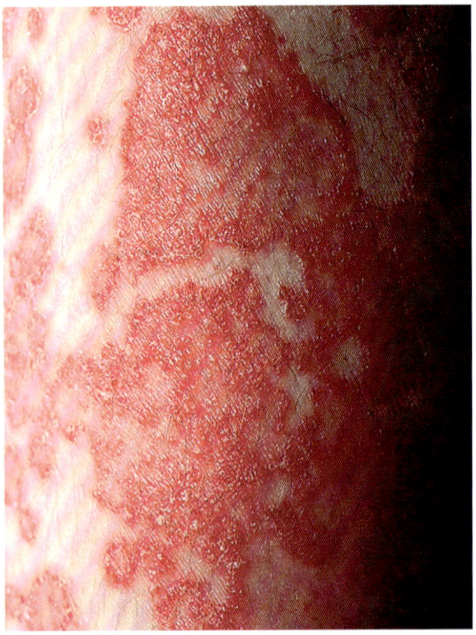

图 11.4 脓疱性银屑病，局限型。边界清楚的、大部分为实性的红色斑块，表面布满小脓疱（*Courtesy，Yale Dermatology Residents' Slide Collection. From Bolognia JL，Schaffer JV，Duncan KO，Ko CJ. Dermatology Essentials，1e. Philadelphia：Saunders，2014，with permission.*）

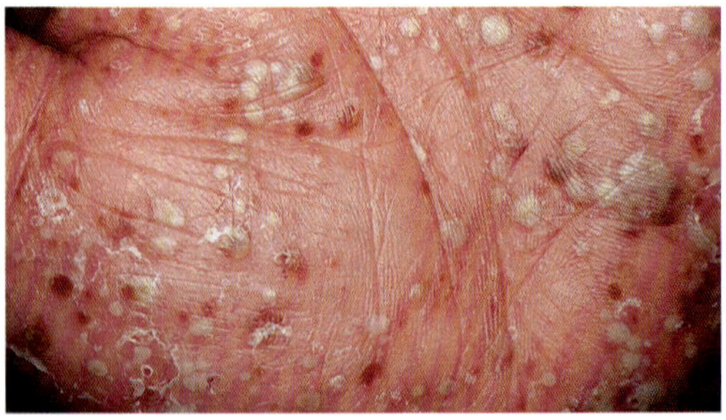

图 11.6 掌跖脓疱病（*Courtesy，Yale Dermatology Residents' Slide Collection. From Bolognia JL，Schaffer JV，Duncan KO，Ko CJ. Dermatology Essentials，1e. Philadelphia：Saunders，2014，with permission.*）

急性泛发性发疹性脓疱病

临床表现：

本病常由抗生素（青霉素类、大环内酯类）引起

一般从面部/躯干褶皱部位开始出现，之后泛发至全身（图 11.7）

表现为水肿性红斑上的无菌性小脓疱（图 11.8、图 11.9）。

组织病理学：

角质层下中性粒细胞聚集，真皮内可见嗜酸性粒细胞（图 11.9B）

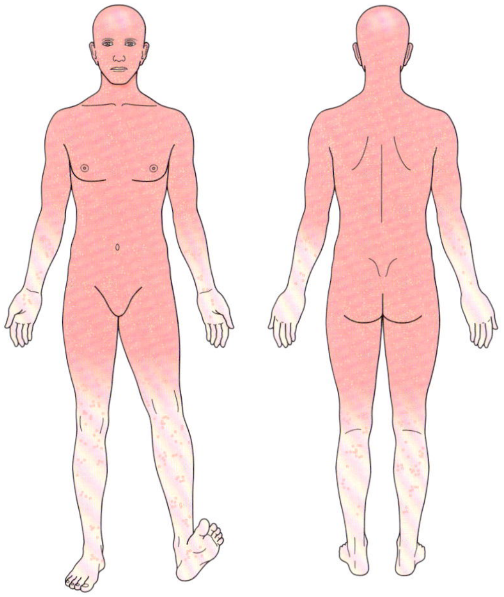

图 11.7 急性泛发性发疹性脓疱病分布模式

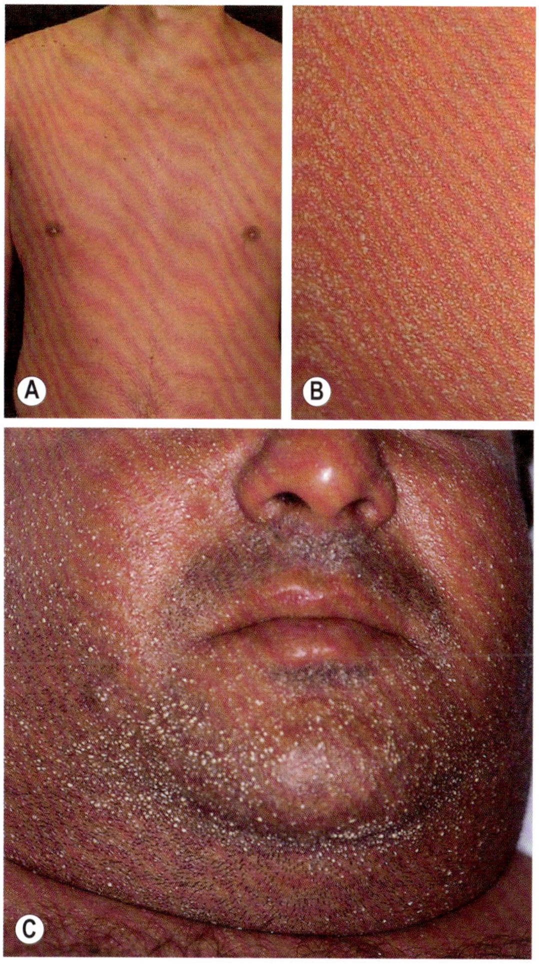

图 11.8 急性泛发性发疹性脓疱病（*C, Courtesy, Kalman Watsky, MD. A, B, From Min JA, Park HJ, Cho BK, Lee JY. Acute generalized exanthematous pustulosis induced by Rhus (lacquer). J Am Acad Dermatol. 2010; 63: 166-8, © Elsevier. C, From Bolognia JL, Jorizzo JL, Schaffer JV. Dermatology, 3e. London: Saunders, 2012, with permission.*）

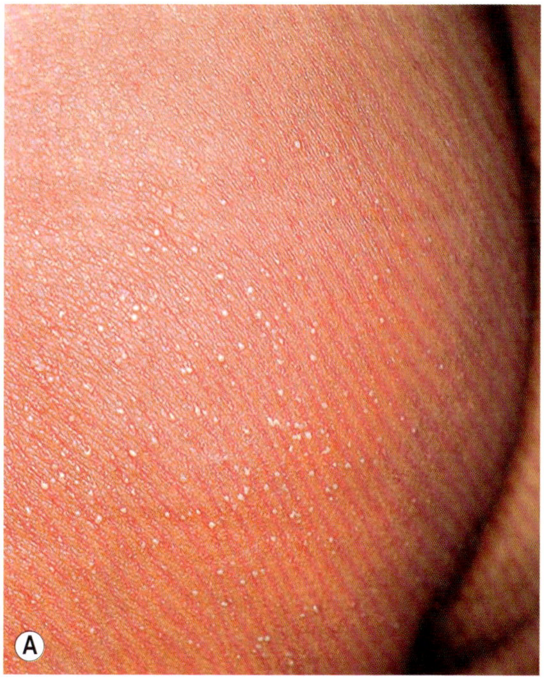

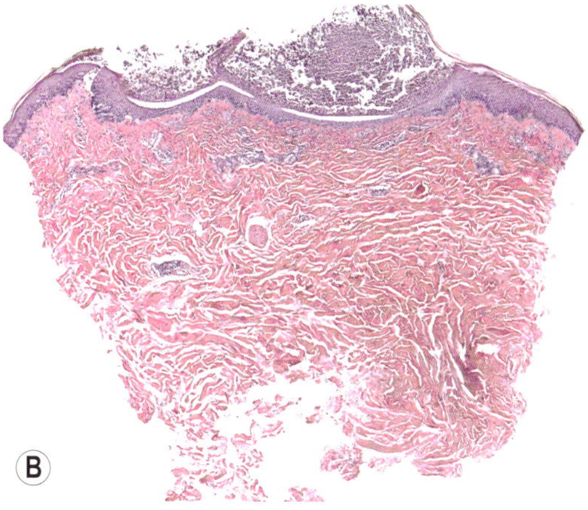

图 11.9 急性泛发性发疹性脓疱病（*Courtesy, Yale Dermatology Residents' Slide Collection. From Bolognia JL, Schaffer JV, Duncan KO, Ko CJ. Dermatology Essentials, 1e. Philadelphia: Saunders, 2014, with permission.*）

角层下脓疱性皮病（Sneddon-Wilkison 病）

临床表现：

一些学者认为本病是银屑病的变异表型

皮损主要累及褶皱部位（图 11.10）

表现为伴有较多脓疱的环状皮损（图 11.11）

个别情况下，脓疱可表现为清亮疱液（上半部分）与脓疱（下半部分）对半分布（图 11.12）

组织病理学：

组织病理学表现可与脓疱性银屑病、急性泛发性发疹性脓疱病以及 IgA 天疱疮（角层下脓疱性皮病型）相同

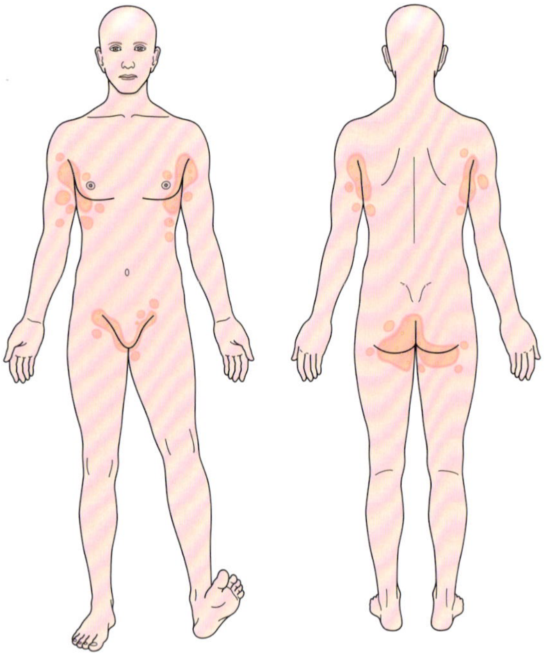

图 11.10 角层下脓疱性皮病分布模式

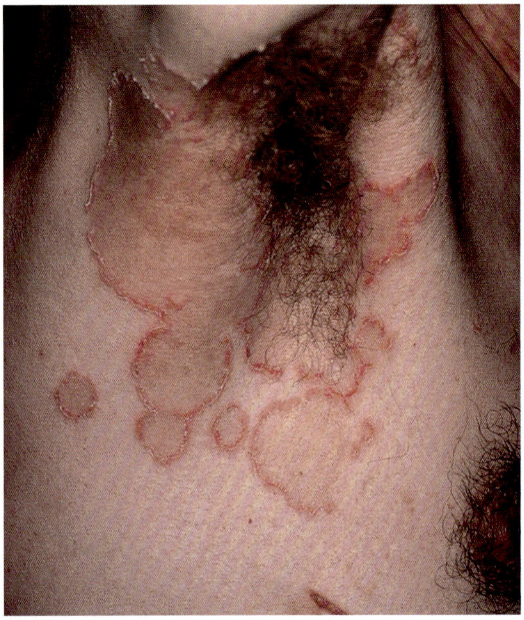

图 11.11 角层下脓疱性皮病（*Courtesy, Yale Dermatology Residents' Slide Collection. From Bolognia JL, Schaffer JV, Duncan KO, Ko CJ. Dermatology Essentials, 1e. Philadelphia: Saunders, 2014, with permission.*）

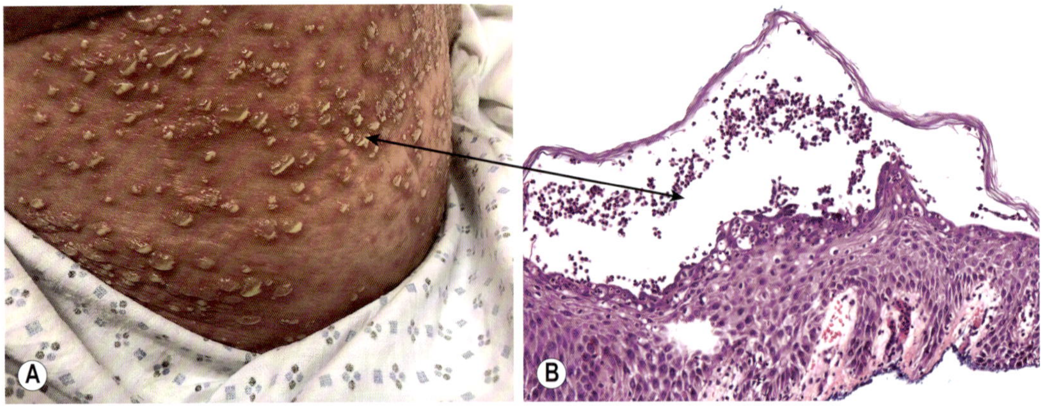

图 11.12 角层下脓疱性皮病（*A, Courtesy, Jeff Gehlhausen, MD, PhD.*）

其他脓疱性皮肤病

脓疱在其他很多疾病中均可见到。无菌性脓疱可见于痤疮（图 11.13）和其他痤疮样皮损及含有较多中性粒细胞的皮损，如早期的坏疽性脓皮病（图 11.14；参见第 16 章，图 16.1～图 16.4）或婴儿肢端脓疱病（图 11.15）。疥疮感染也可出现脓疱（图 11.16）。其他微生物感染也可出现非无菌性脓疱（图 11.17），特殊染色和（或）组织培养对诊断可有帮助

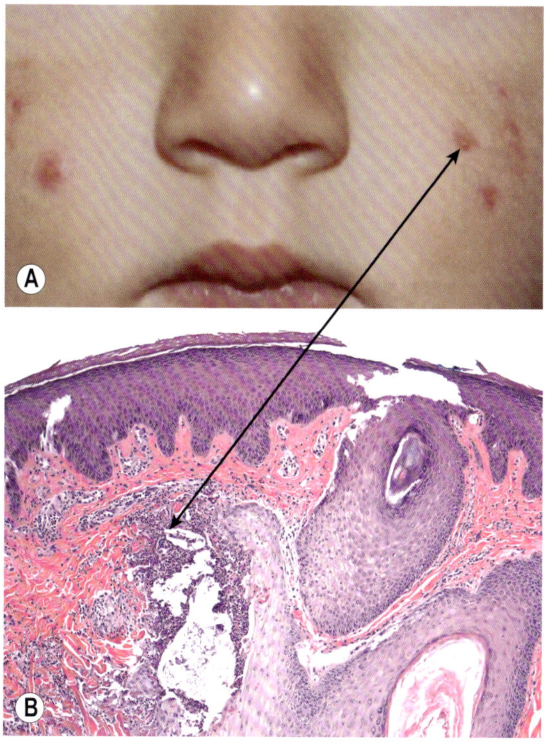

图 11.13 痤疮（*Courtesy，Kalman Watsky，MD. From Bolognia JL，Schaffer JV，Duncan KO，Ko CJ. Dermatology Essentials，1e. Philadelphia：Saunders，2014，with permission.*）

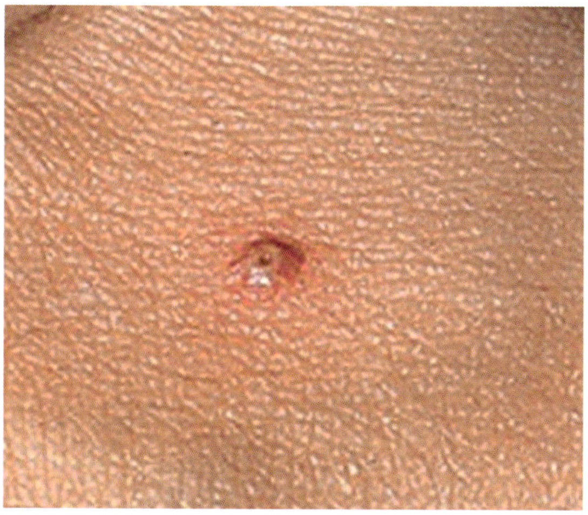

图 11.14 坏疽性脓皮病，早期脓疱丘疹（*Courtesy，Yale Dermatology Residents' Slide Collection. From Bolognia JL，Schaffer JV，Duncan KO，Ko CJ. Dermatology Essentials，1e. Philadelphia：Saunders，2014，with permission.*）

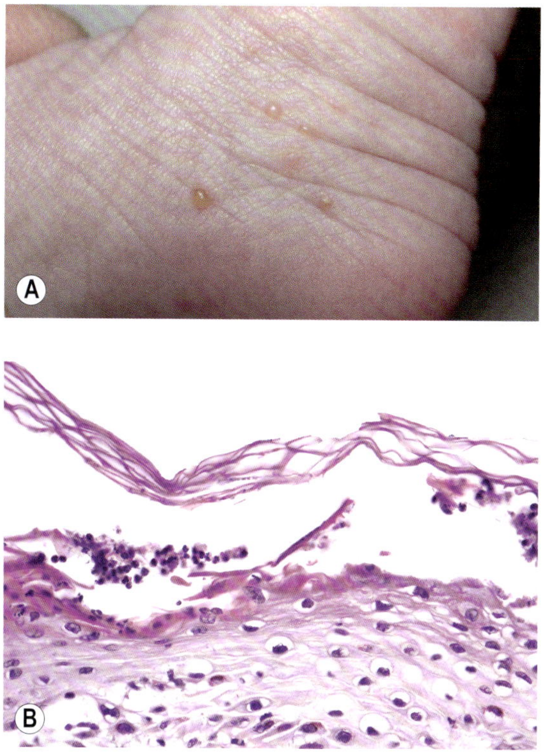

图 11.15 婴儿肢端脓疱病。表现为无隧道的水疱和脓疱（*Courtesy，Deborah S Goddard，MD，Amy E Gilliam，MD，and Ilona J Frieden，MD. From Bolognia JL，Jorizzo JL，Schaffer JV. Dermatology，3e. London：Saunders，2012，with permission.*）

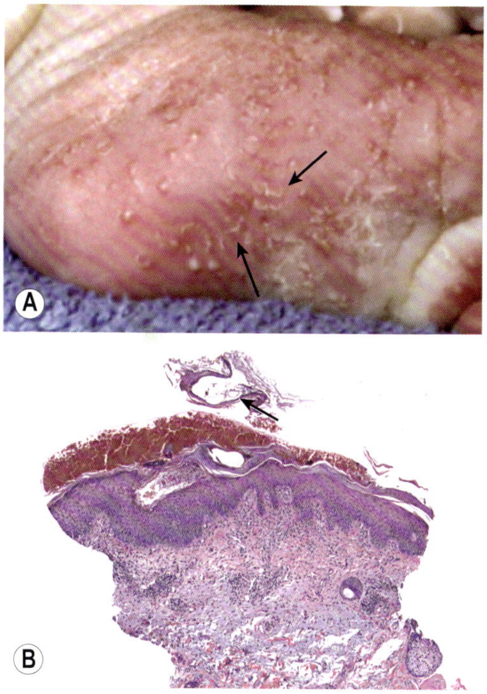

图 11.16 疥疮感染。**A.** 多发的隧道（箭头所示）和小脓疱。**B.** 虫卵壳（箭头所示）在镜下很明显（*Courtesy，Anne Lucky，MD. From Schachner LA，Hansen RE. Pediatric Dermatology，4e. London：Mosby，2011.*）

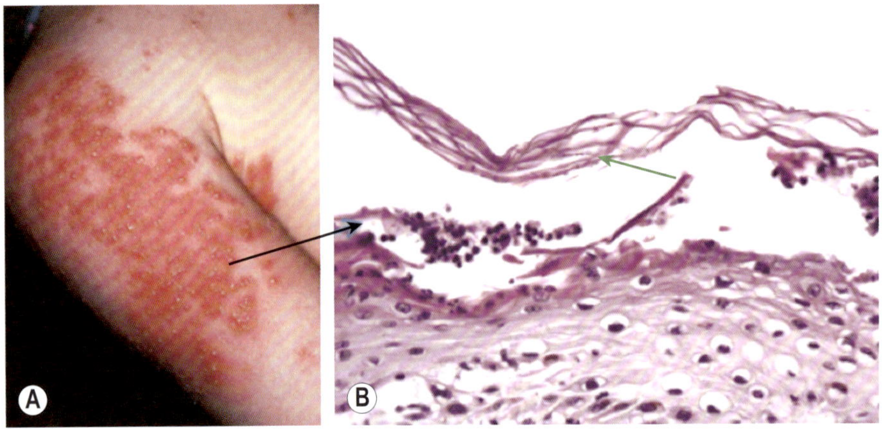

图 11.17 体癣。几何状斑块内可见脓疱。皮肤癣菌在镜下很明显（绿色箭头所示）(*Courtesy，Yale Dermatology Residents' Slide Collection. From Bolognia JL，Schaffer JV，Duncan KO，Ko CJ. Dermatology Essentials，1e. Philadelphia：Saunders，2014，with permission.*)

IgA 天疱疮

临床表现：

分两型，两者免疫荧光染色均可见细胞间 IgA 沉积（图 11.18A）

1. 角层下脓疱性皮病型（图 11.18；组织病理学表现不能与 Sneddon-Wilkinson 病相鉴别，见图 11.12B）

2. 表皮内中性粒细胞型（图 11.18C）

通常累及腋窝 / 腹股沟（图 11.19）

表现为中央结痂周围环绕着松弛的水疱或脓疱（图 11.20）

组织病理学：

角层下脓疱性皮病型：角层下中性粒细胞聚集，棘层松解不明显

表皮内中性粒细胞型：表皮常异常，见不到完整的角质层，表皮内可见呈胡椒粉样散布的中性粒细胞

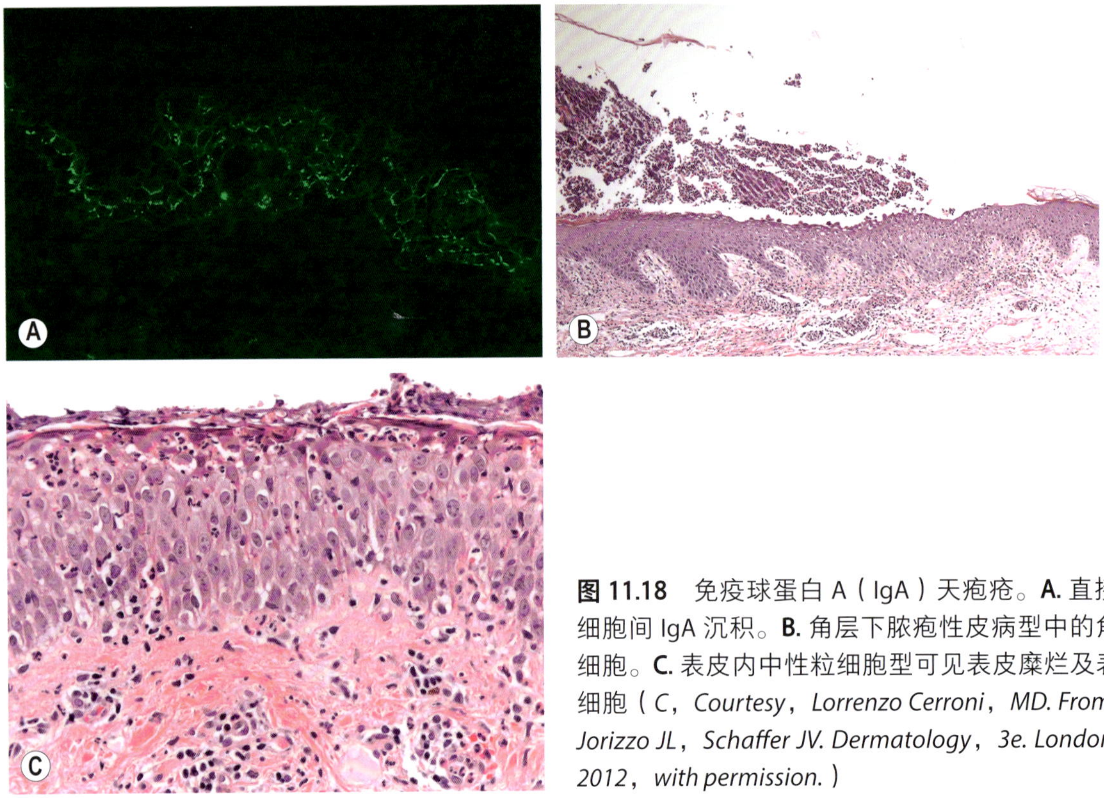

图 11.18 免疫球蛋白 A（IgA）天疱疮。**A.** 直接免疫荧光示细胞间 IgA 沉积。**B.** 角层下脓疱性皮病型中的角层下中性粒细胞。**C.** 表皮内中性粒细胞型可见表皮糜烂及表皮内中性粒细胞（*C，Courtesy，Lorrenzo Cerroni，MD. From Bolognia JL，Jorizzo JL，Schaffer JV. Dermatology，3e. London：Saunders，2012，with permission.*）

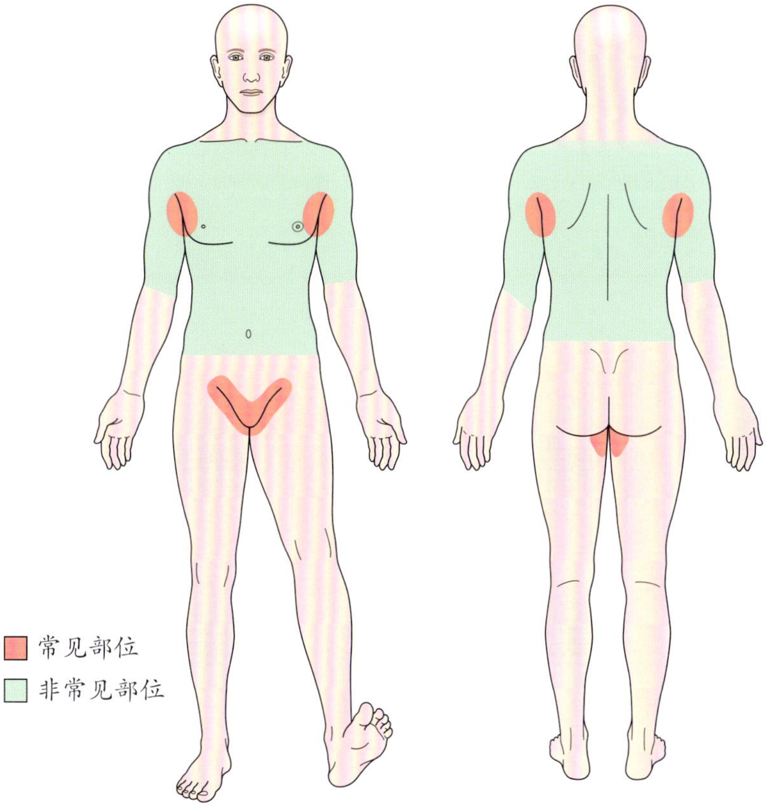

图 11.19 免疫球蛋白 A（IgA）天疱疮分布模式

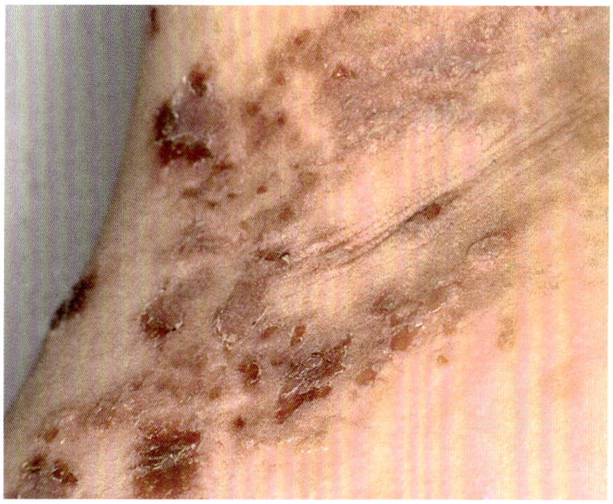

图 11.20 免疫球蛋白 A（IgA）天疱疮，表皮内中性粒细胞型（*Courtesy*，*Masayuki Amagai*，*MD. From Bolognia JL*，*Jorizzo JL*，*Schaffer JV. Dermatology*，*3e. London*：*Saunders*，*2012*，*with permission.*）

伴有脓疱的皮疹

鉴别要点（图 11.21）

- **脓疱性银屑病：**脓湖（箭头所示）
- **急性泛发性发疹性脓疱病：**可伴有水肿，为小的、孤立分布的脓疱
- **角层下脓疱性皮病（Sneddon-Wilkinson 病）：**环状皮损，皮损中央相对正常
- **IgA 天疱疮，角层下脓疱性皮病型：**中央结痂（箭头所示），周围环绕着水疱或脓疱

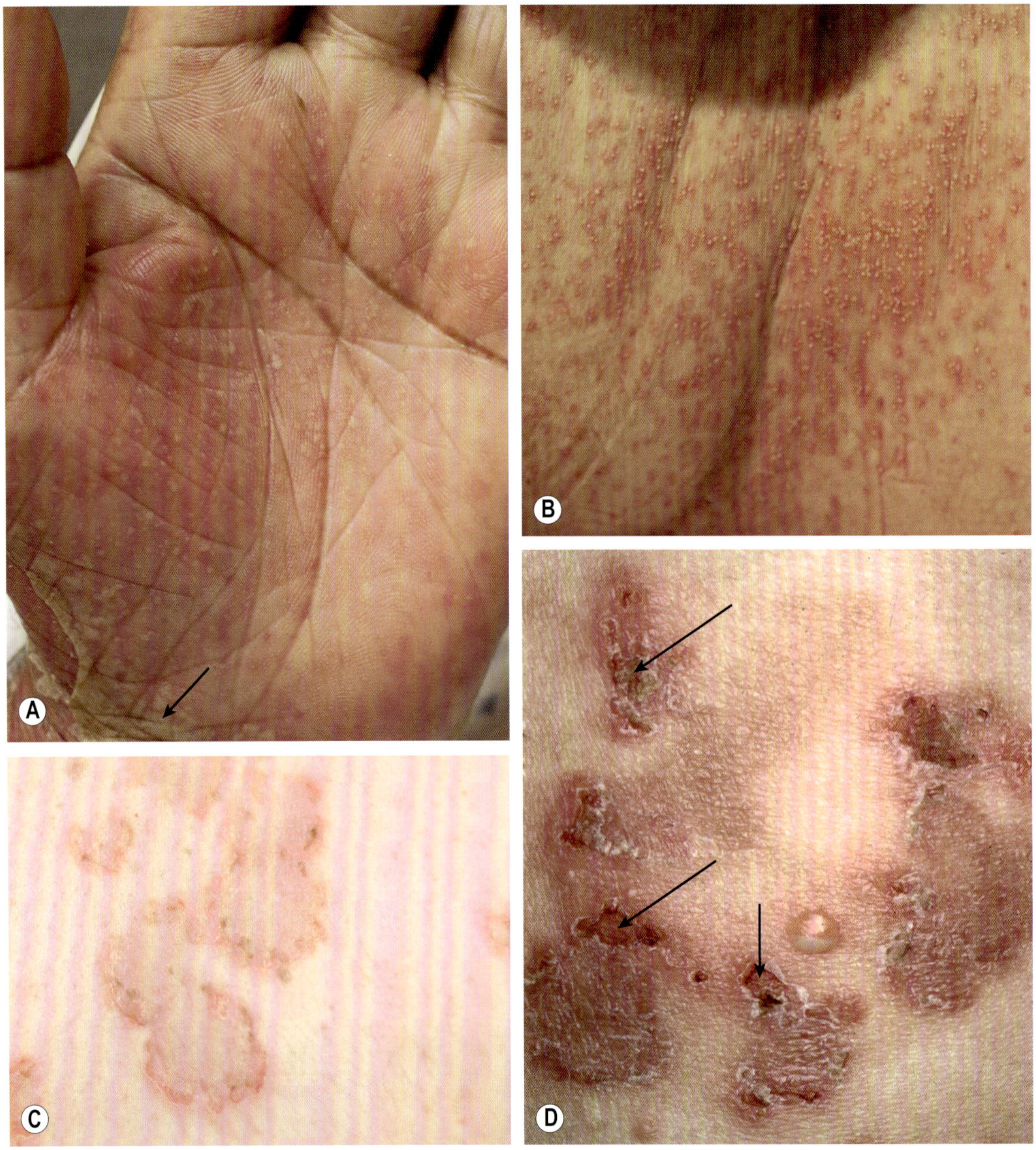

图 11.21 伴有脓疱的皮疹。**A.** 脓疱性银屑病。**B.** 急性泛发性发疹性脓疱病。**C.** 角层下脓疱性皮病（Sneddon-Wilkinson 病）。**D.** IgA 天疱疮，角层下脓疱性皮病型（*A，Courtesy，Yale Dermatology Residents' Slide Collection；B，Courtesy，Yale Dermatology Residents' Slide Collection；C，Courtesy，Dirk Elston，MD. D，Courtesy，Masayuki Amagai，MD. C，From Elston D. Clinical image collection. Dermatopathology，2e. London：Saunders，2014. D，From Bolognia JL，Jorizzo JL，Schaffer JV. Dermatology，3e. London：Saunders，2012，with permission.*）

（王雨馨　译）

12 多发性水疱大疱性皮损

许多不同因素都可作为水疱性疾病的诊断线索。有些疾病有特殊的好发部位（表 12.1）。单个皮损的形态和排列很重要［即紧张与松弛，红斑与非红斑基底（图 12.1），簇集（图 12.2）］。裂隙的位置也是一个需要考虑的关键因素（表 12.2）。许多水疱性疾病存在特定的直接免疫荧光表现（表 12.3）和特征性循环抗体（表 12.4）。

本章重点介绍大疱性类天疱疮、妊娠类天疱疮、黏膜类天疱疮、获得性大疱性表皮松解症、迟发性皮肤卟啉病、线状免疫球蛋白 A（IgA）大疱性皮病、疱疹样皮炎、大疱性红斑狼疮、大疱性扁平苔藓、天疱疮、疱疹病毒感染和柯萨奇病毒感染。

表 12.1 水疱性疾病：典型的分布部位

水疱性疾病	部位
大疱性类天疱疮 寻常型天疱疮 落叶型天疱疮 线状免疫球蛋白 A（IgA）大疱性皮病	躯干和四肢
妊娠类天疱疮	腹部
黏膜类天疱疮（Brunsting-Perry 变异型）	头皮
获得性大疱性表皮松解症 * 迟发性皮肤卟啉病 手足口病	肢端
疱疹样皮炎	肘部 / 膝部 臀部 头皮
增殖型天疱疮	身体皱褶部位

* 也可泛发

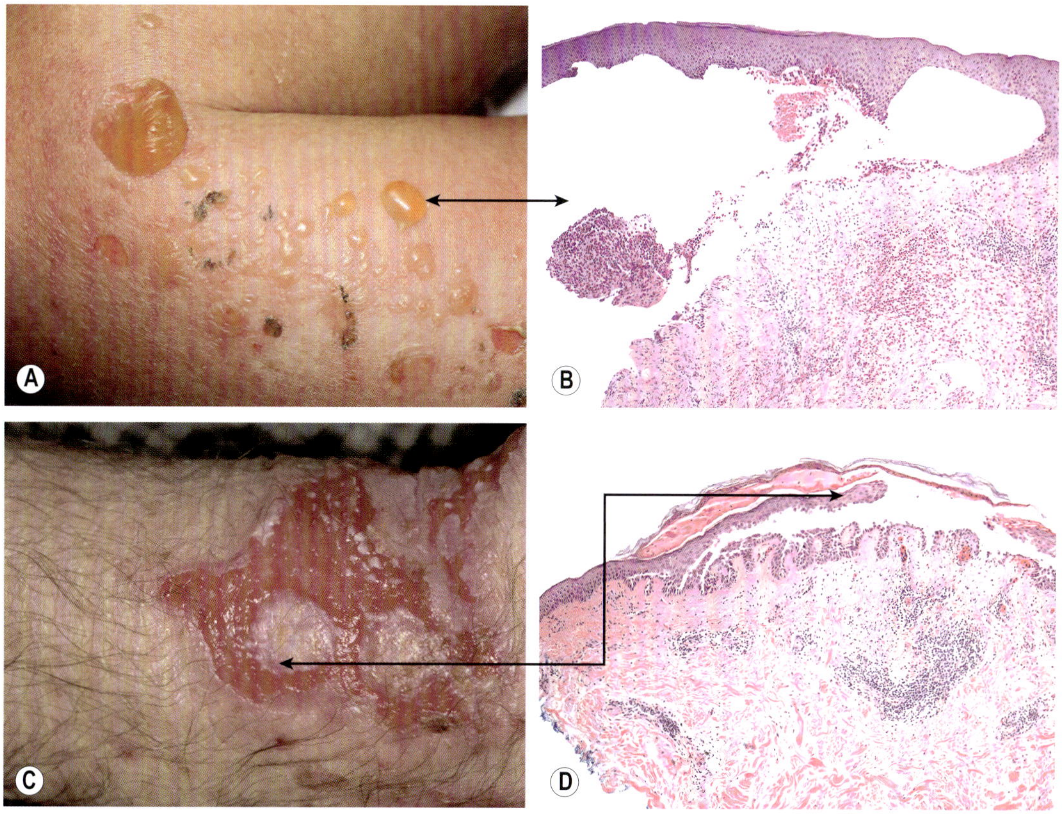

图 12.1 大疱性类天疱疮和寻常型天疱疮。A、B. 典型的大疱性类天疱疮的紧张性水疱。粉红色的荨麻疹样斑块内出现水疱。C、D. 松弛水疱易破碎，形成典型的寻常型天疱疮的糜烂面。水疱周围皮肤无红斑（*A，Courtesy，Yale Dermatology Residents' Slide Collection. C，From Schwarzenberger K et al.，Requisites in Dermatology：General Dermatology，with permission.*）

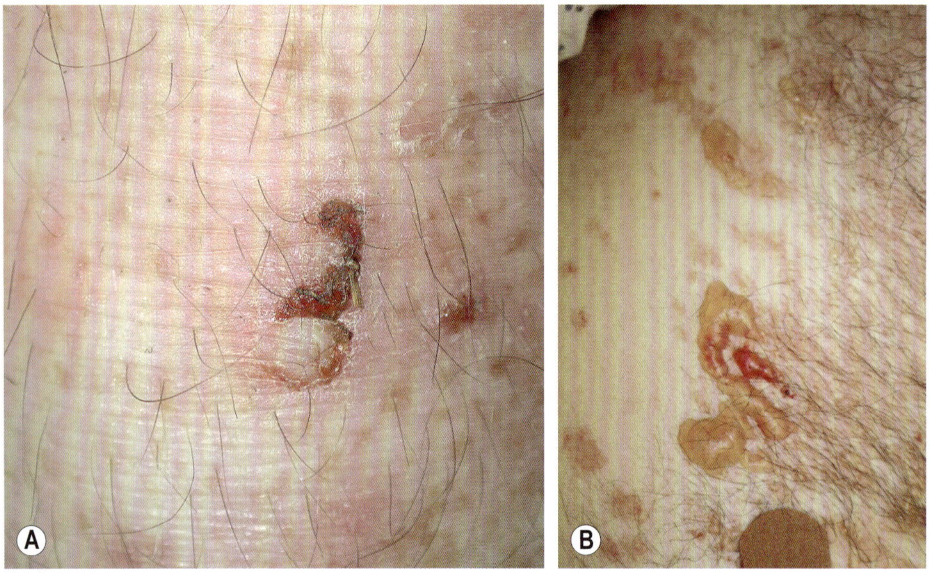

图 12.2 成簇的水疱/大疱。**A.** 疱疹样皮炎。成簇的小水疱（“疱疹样”）和糜烂。**B.** 线状 IgA 大疱性皮病。簇集的较大水疱/大疱呈环状排列（*Courtesy*，*Yale Dermatology Residents' Slide Collection.*）

表 12.2 水疱性疾病：裂隙的层面

裂隙的层面	水疱性疾病
表皮下 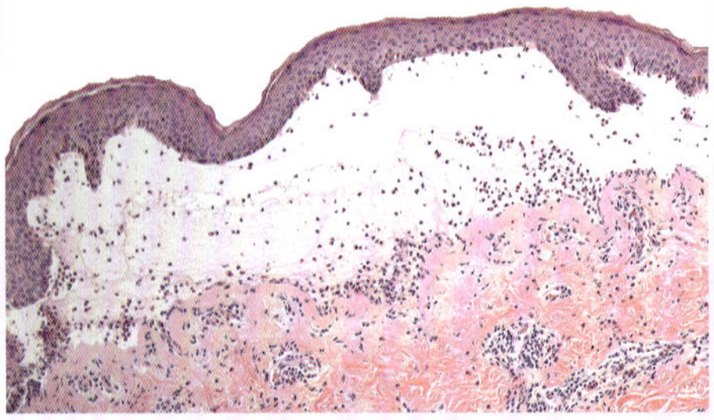	大疱性类天疱疮 妊娠类天疱疮 黏膜类天疱疮 获得性大疱性表皮松解症 迟发性皮肤卟啉病 线状 IgA 大疱性皮病 疱疹样皮炎 营养不良性大疱性表皮松解症 大疱性红斑狼疮 大疱性扁平苔藓
表皮内 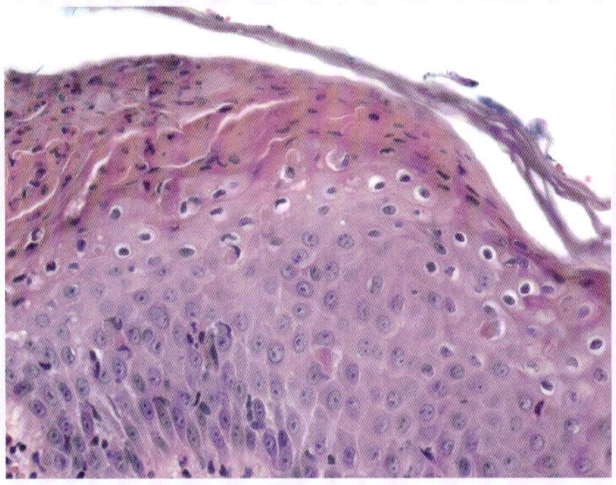	落叶型天疱疮 寻常型天疱疮 疱疹病毒感染（疱疹样湿疹，播散性带状疱疹，水痘） 手足口病

表 12.3　水疱性疾病：直接免疫荧光类型

直接免疫荧光类型	水疱性疾病
真皮-表皮交界处线状 C3 和 IgG 沉积 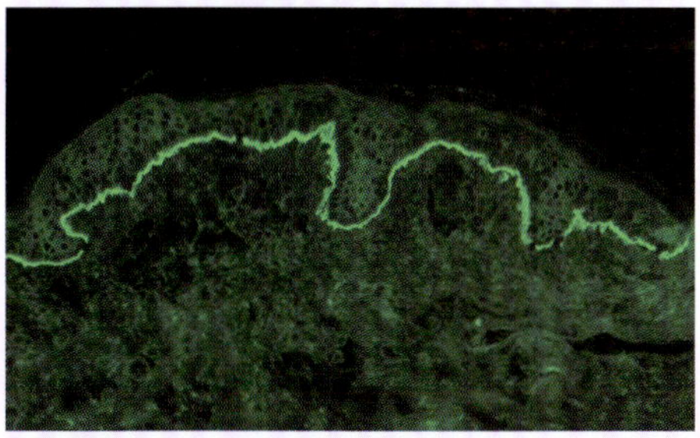	大疱性类天疱疮 妊娠类天疱疮 黏膜类天疱疮 获得性大疱性表皮松解症 大疱性红斑狼疮 *
细胞间 IgG 和 C3 沉积 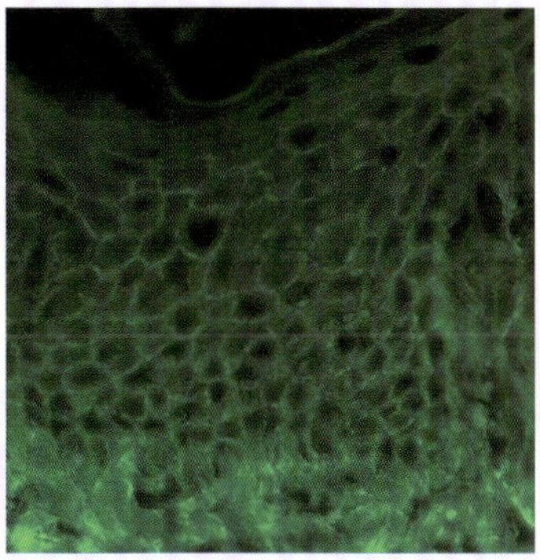	寻常型天疱疮 落叶型天疱疮
真皮-表皮交界处线状 IgA 沉积 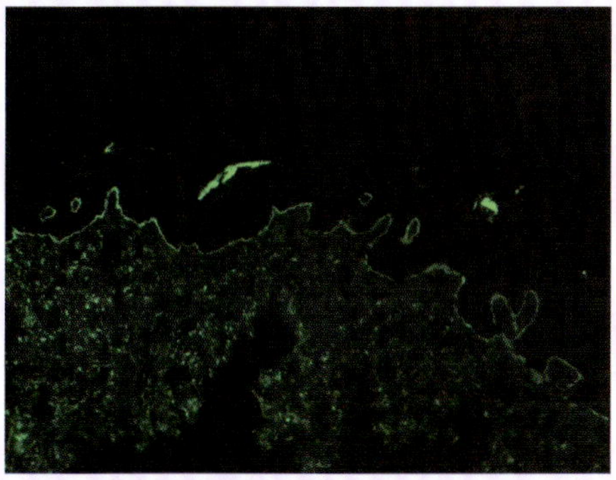	线状 IgA 大疱性皮病 黏膜类天疱疮
真皮乳头处 IgA 颗粒样沉积 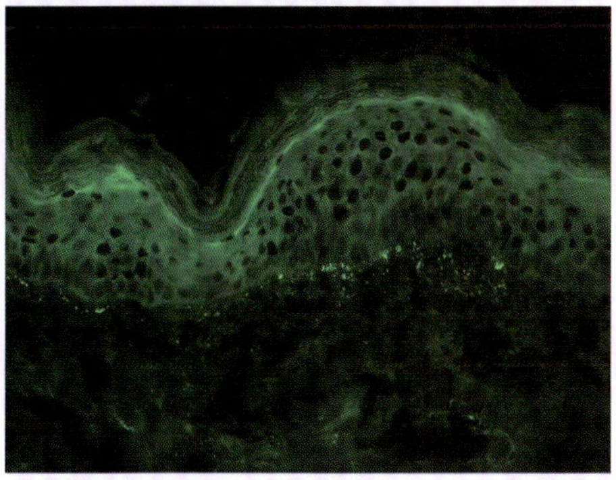	疱疹样皮炎

* 也常有 IgA 和 IgM 沉积。
IgA，免疫球蛋白 A；IgG，免疫球蛋白 G

表 12.4　水疱性疾病：抗体类型	
水疱性疾病	抗体针对的抗原
大疱性类天疱疮	BPAg1，BPAg2
寻常型天疱疮	桥粒芯蛋白 3
落叶型天疱疮	桥粒芯蛋白 1
疱疹样皮炎	表皮转谷氨酰胺酶
线状 IgA 大疱性皮病	BPAg2
黏膜类天疱疮	BPAg2
妊娠类天疱疮	BPAg2
获得性大疱性表皮松解症	Ⅶ型胶原
大疱性红斑狼疮	

* BPAg1，大疱性类天疱疮抗原 1；BPAg2，大疱性类天疱疮抗原 2；IgA，免疫球蛋白 A

大疱性类天疱疮

临床表现：

泛发或局部紧张性水疱（图 12.3A）

水疱基底红斑或肤色

组织病理学：

表皮下裂隙伴有大量嗜酸性粒细胞（图 12.3B、C）

直接免疫荧光：

真皮-表皮交界处的线状 C3 和免疫球蛋白 G（IgG）沉积

盐裂皮肤：

免疫反应物位于水疱顶部（最常见）、基底部或均有

大疱性类天疱疮，变异型

（图 12.4，见图 4.15）

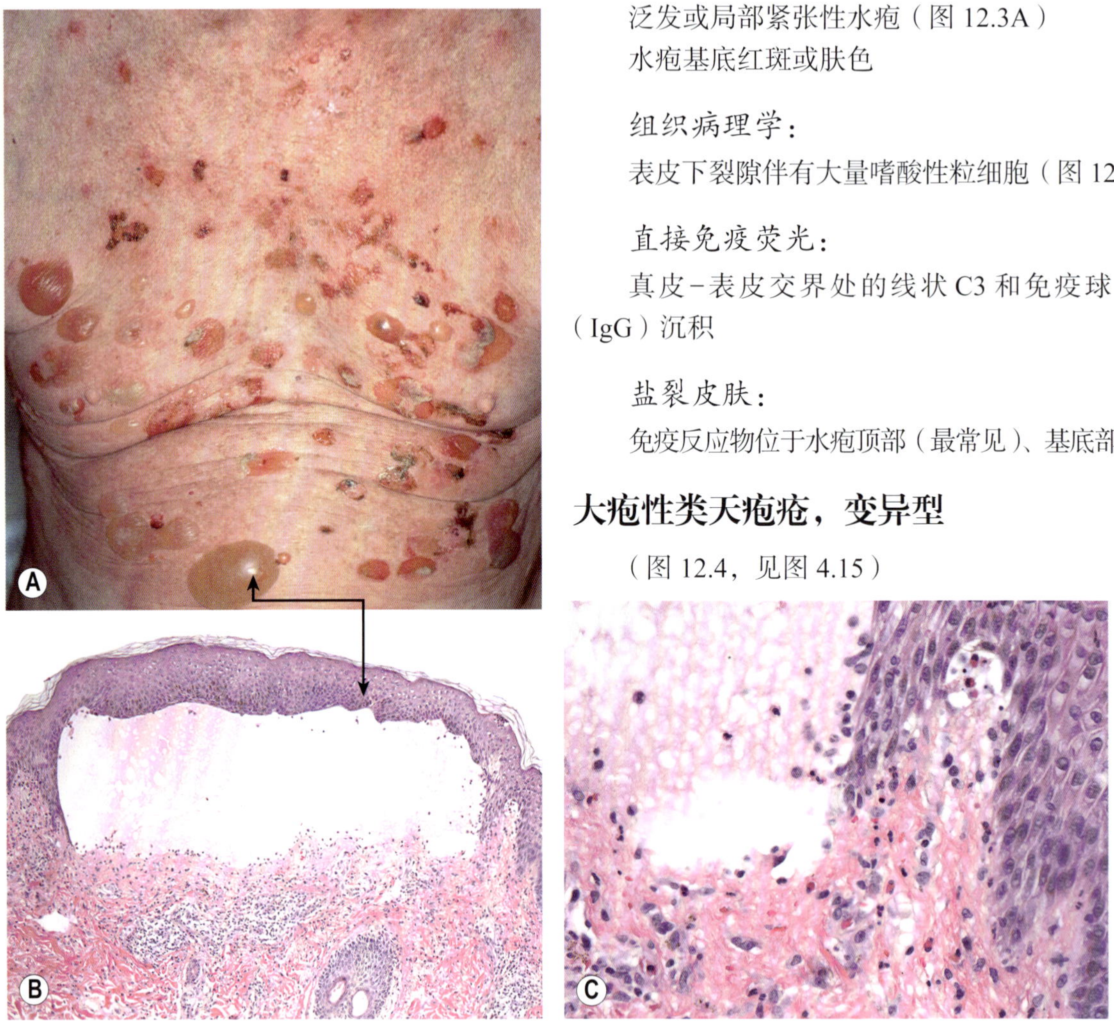

图 12.3　大疱性类天疱疮。**A.** 基底红斑皮肤上的紧张性水疱和糜烂面。**B.** 紧张性水疱使表皮和真皮分离。**C.** 水疱基底部见嗜酸性粒细胞（*A，Courtesy，Yale Dermatology Residents' Slide Collection. A，From Bolognia JL，Jorizzo JL，Schaffer JV. Dermatology，3e. London：Saunders，2012，with permission.*）

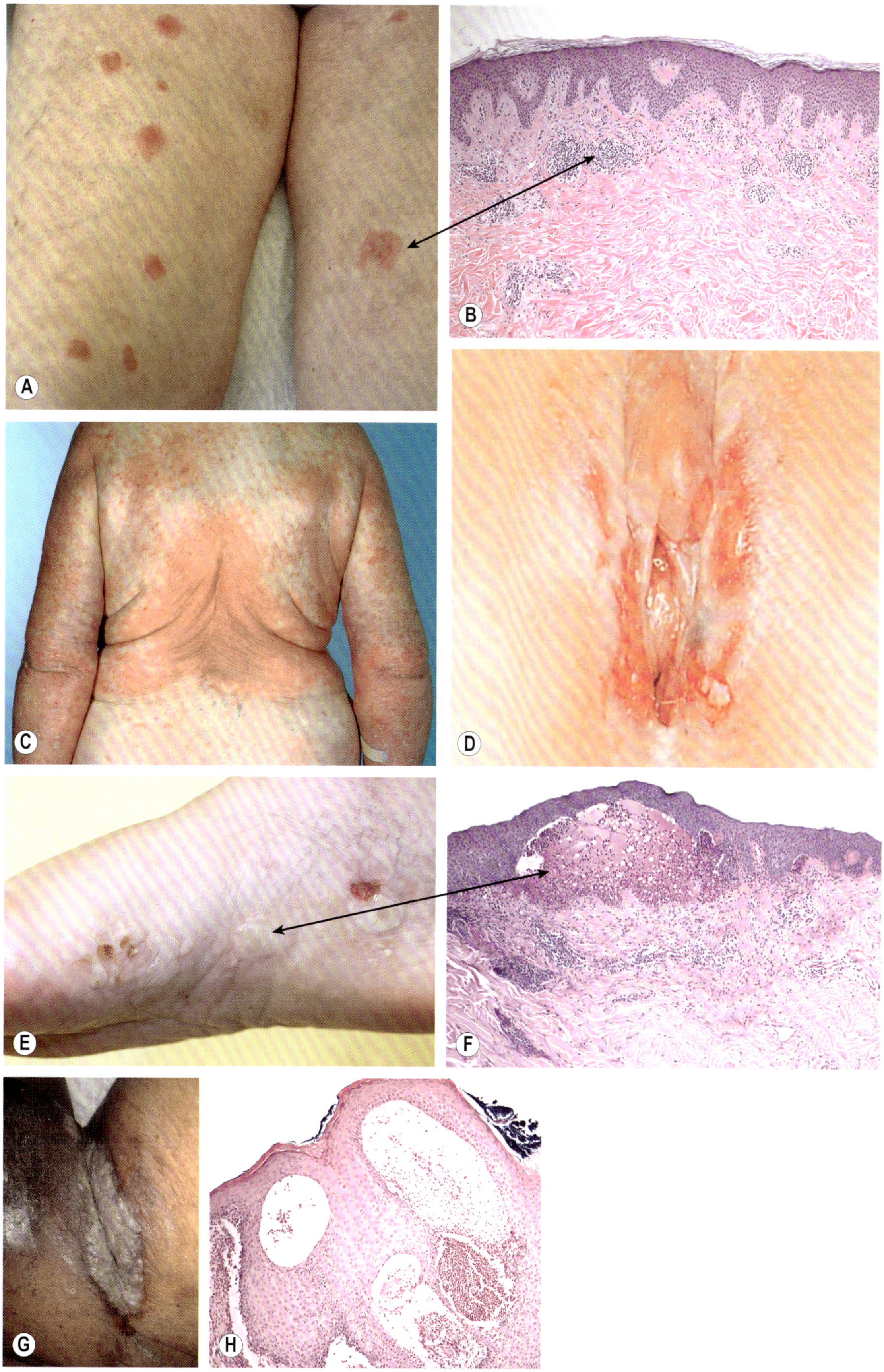

图 12.4 大疱性类天疱疮，变异型。**A、B.** 荨麻疹型大疱性类天疱疮。**C.** 湿疹型大疱性类天疱疮。**D.** 外阴大疱性类天疱疮。**E、F.** 出汗不良型大疱性类天疱疮。**G、H.** 增殖型类天疱疮（*C，Courtesy，Philippe Bernard，MD and Luca Borradori，MD. D，Courtesy，NYU Slide Collection；E，G，Courtesy，Yale Dermatology Residents' Slide Collection. C-E，G，From Bolognia JL，Jorizzo JL，Schaffer JV. Dermatology，3e. London：Saunders，2012，with permission.*）

妊娠类天疱疮

临床表现：

累及妊娠期女性

紧张性水疱，最初发生在腹部（图 12.5）

组织病理学：

类似于大疱性类天疱疮

荨麻疹样皮损处活检可能仅显示混合性血管周围炎症（图 12.5B）

直接免疫荧光：

真皮-表皮交界处的线状 C3 沉积（图 12.5C）

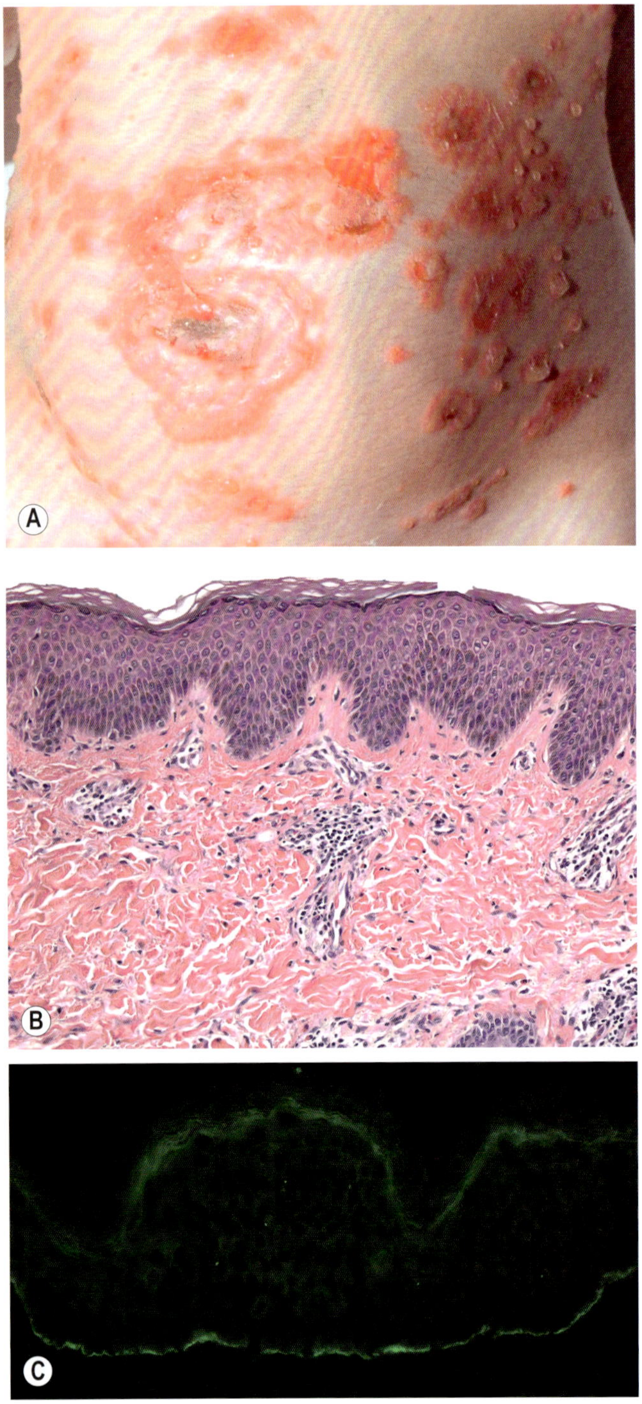

图 12.5 妊娠类天疱疮。孕妇腹部的紧张性水疱（*A, Courtesy, Christina M AmbrosRudolph, MD. From Bolognia JL, Jorizzo JL, Schaffer JV. Dermatology, 3e. London: Saunders, 2012, with permission.*）

黏膜类天疱疮

临床表现：

Brunsting-Perry 变异型：水疱 / 溃疡位于头皮（图 12.6A）

水疱可以发生于既往水疱形成的瘢痕之上（图 12.6B）

剥脱性牙龈炎，眼部病变（图 12.7）

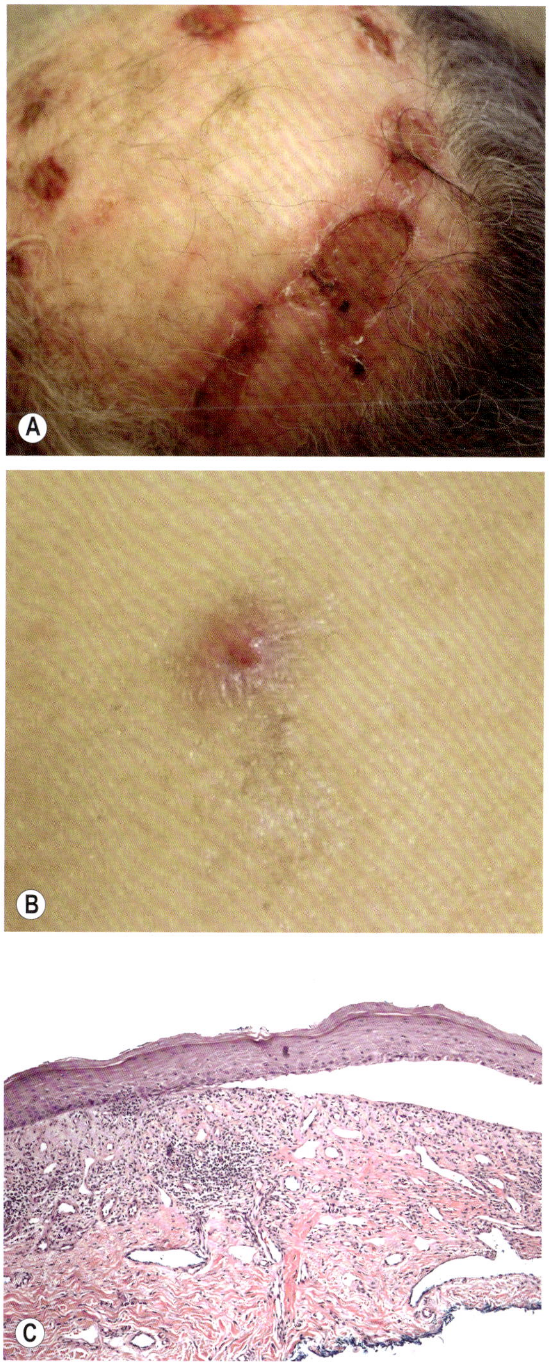

图 12.6 黏膜类天疱疮。**A.** 头皮见瘢痕性脱发和溃疡性皮损。**B.** 既往皮损形成的瘢痕部位反复发生皮损。**C.** 真皮纤维化是一个线索

组织病理学：

表现可类似于大疱性类天疱疮（真皮瘢痕形成可能是一个线索）

直接免疫荧光：

类似于大疱性类天疱疮（真皮-表皮交界处的线状 IgG 和 C3 沉积）

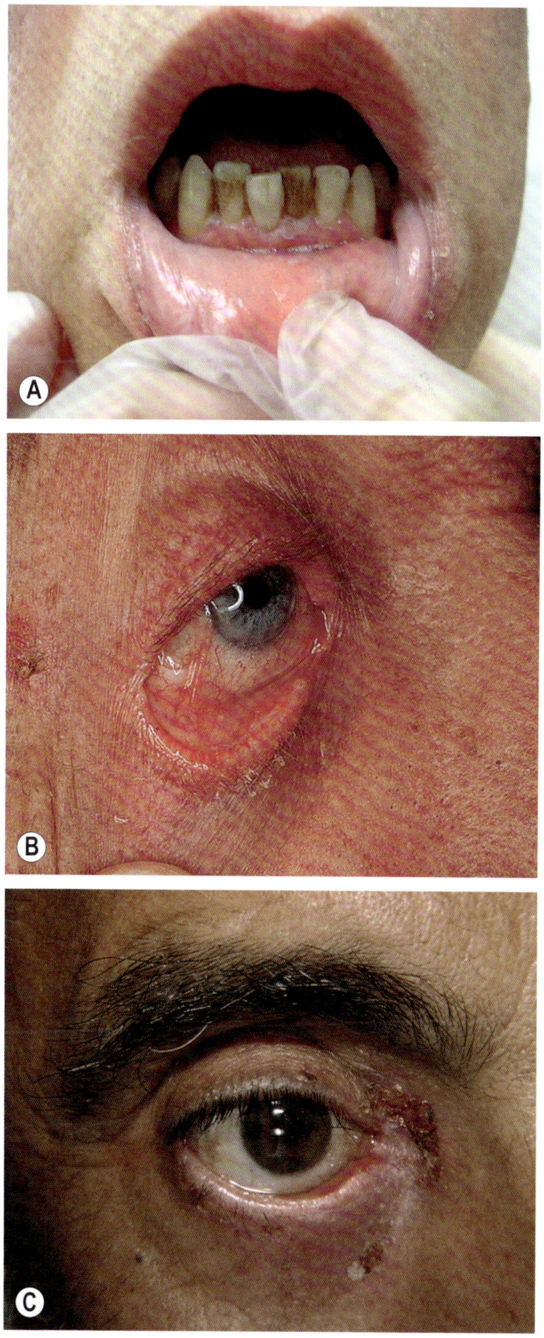

图 12.7 黏膜类天疱疮。**A.** 剥脱性牙龈炎。**B**、**C.** 眼部病变（*B*，*Courtesy*，*Yale Dermatology Residents' Slide Collection*；*C*，*Courtesy*，*Louis A Fragola*，*MD. B*，*C*，*From Bolognia JL*，*Jorizzo JL*，*Schaffer JV. Dermatology*，*3e. London*：*Saunders*，*2012*，*with permission.*）

获得性大疱性表皮松解症

临床表现：

典型表现为皮损位于频繁外伤的区域（手 / 肘，图 12.8）

可以泛发

组织病理学：

表皮下裂隙，伴有不同类型、不同程度的炎症

直接免疫荧光：

线状 C3 和 IgG 沉积，有时伴有免疫球蛋白 M（IgM）和（或）IgA

盐裂皮肤：

免疫反应物位于水疱基底部

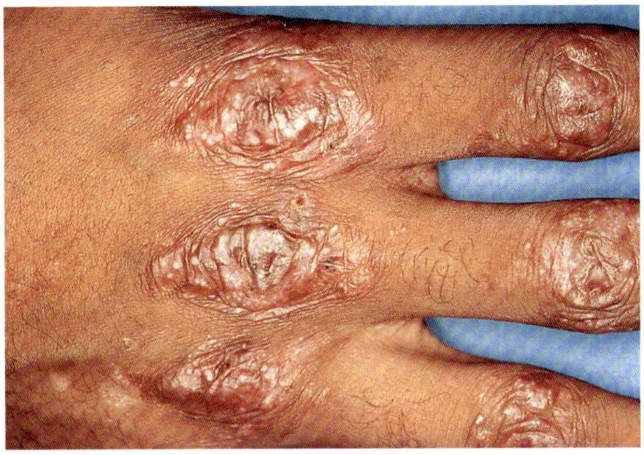

图 12.8 获得性大疱性表皮松解症（*Courtesy, Yale Dermatology Residents' Slide Collection. From Bolognia JL, Jorizzo JL, Schaffer JV. Dermatology, 3e. London: Saunders, 2012, with permission.*）

迟发性皮肤卟啉病

临床表现：

手背部紧张性水疱或结痂皮损（图 12.9A）

面部侧面多毛

组织病理学：

无炎症的表皮下裂隙，基底膜增厚（图 12.9B）

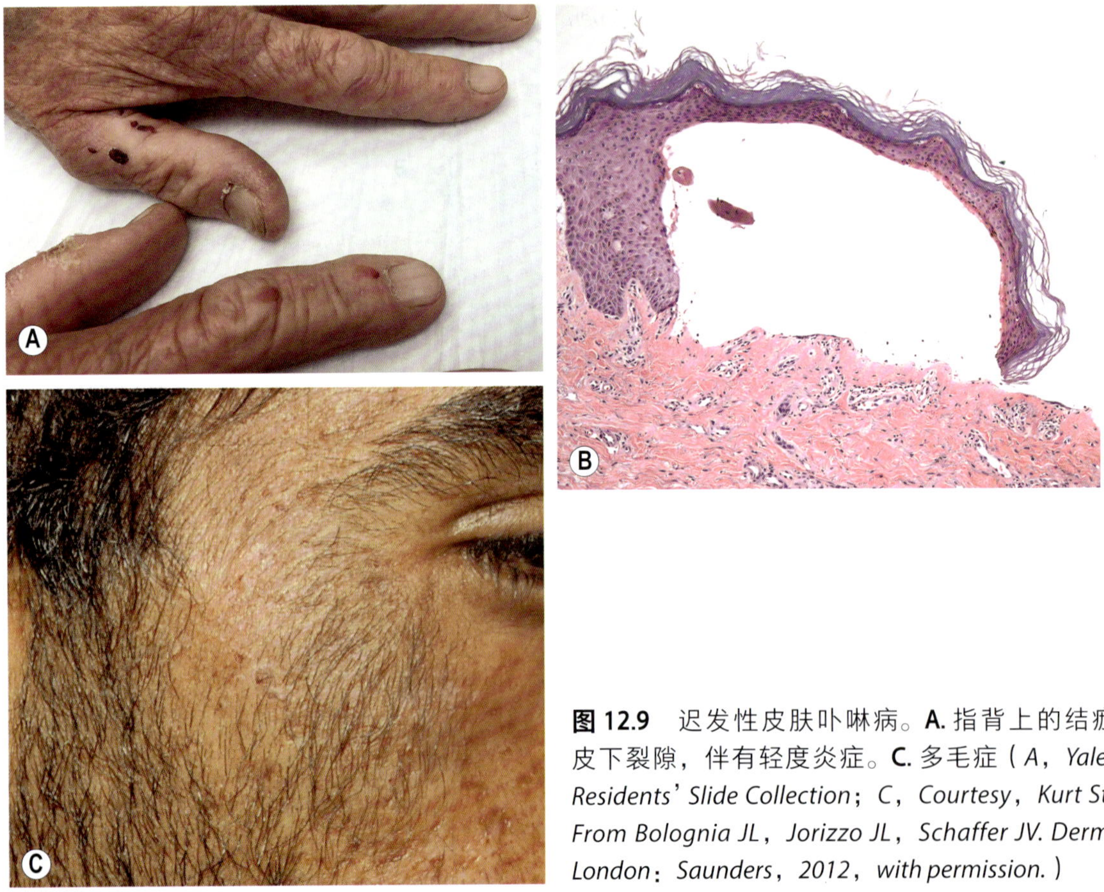

图 12.9 迟发性皮肤卟啉病。**A.** 指背上的结痂糜烂。**B.** 表皮下裂隙，伴有轻度炎症。**C.** 多毛症（*A, Yale Dermatology Residents' Slide Collection; C, Courtesy, Kurt Stenn, MD. C, From Bolognia JL, Jorizzo JL, Schaffer JV. Dermatology, 3e. London: Saunders, 2012, with permission.*）

线状 IgA 大疱性皮病

临床表现：

好发于身体皱褶部位，但也可泛发全身

簇集的紧张性小疱或大疱，可排列成环形（图 12.10A、B）

组织病理学：

表皮下裂隙伴中性粒细胞浸润（图 12.10C）

直接免疫荧光：

真皮-表皮交界处的线状 IgA 沉积

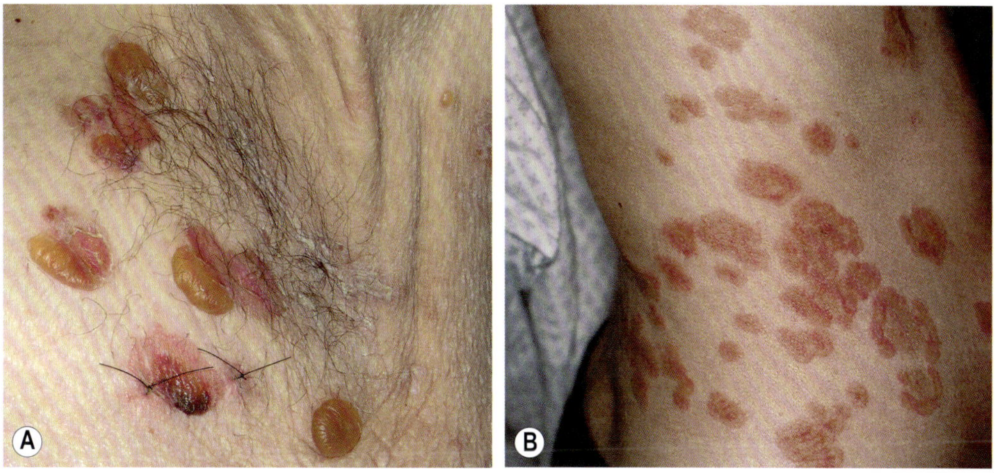

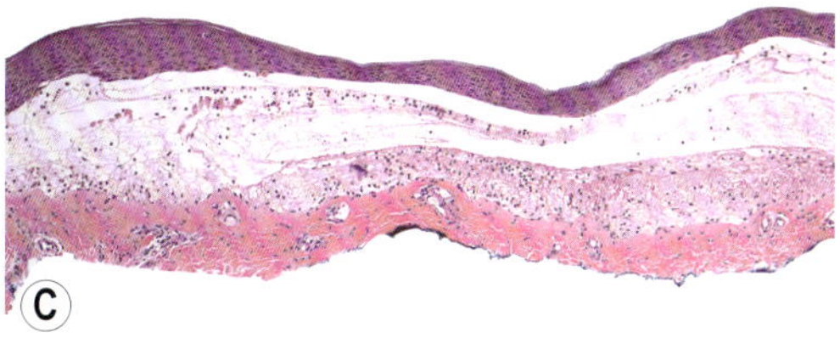

图 12.10 线状免疫球蛋白 A（IgA）大疱性皮病。粉红色、红色斑块边缘紧张性水疱（*A*，*Courtesy*，*Yale Dermatology Residents' Slide Collection. B*，*Courtesy*，*John J Zone*，*MD. B*，*From Bolognia JL*，*Jorizzo JL*，*Schaffer JV. Dermatology*，*3e. London*：*Saunders*，*2012*，*with permission.*）

疱疹样皮炎

临床表现：

好发于肘部 / 膝部、头皮、下背部

剥脱性水疱；剧烈的瘙痒和搔抓导致完整的水疱很少见（图 12.11A）

组织病理学：

真皮乳头中性粒细胞浸润伴或不伴表皮下裂隙（图 12.11B）

直接免疫荧光：

真皮乳头中颗粒状（偶尔呈纤维状）IgA 沉积

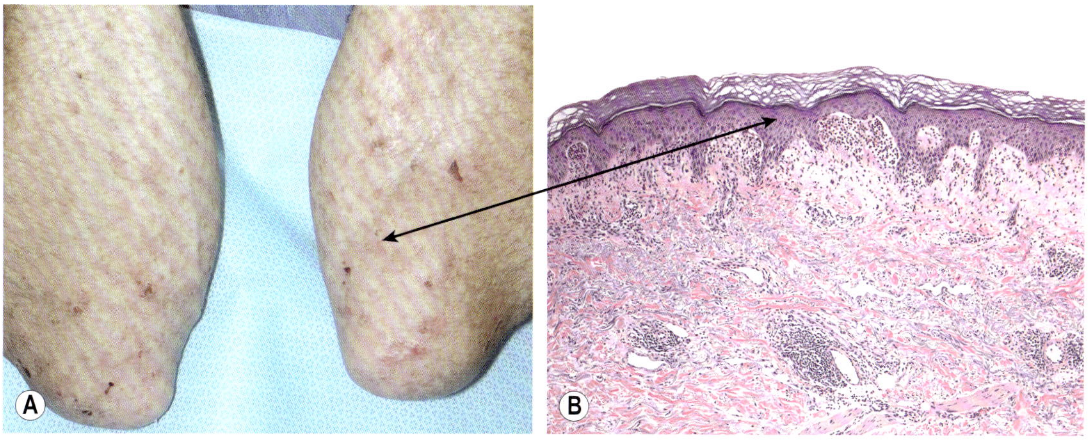

图 12.11 疱疹样皮炎。肘部（典型部位）结痂的糜烂面（*Courtesy*，*Yale Dermatology Residents' Slide Collection.*）

大疱性红斑狼疮

临床表现：

系统性红斑狼疮患者的大疱（图 12.12A）

组织病理学：

表皮下裂隙伴中性粒细胞浸润（图 12.12B）

直接免疫荧光：

线状 IgG、IgM、IgA 沉积；可以看到抗核抗体的核内标记（图 12.12C）

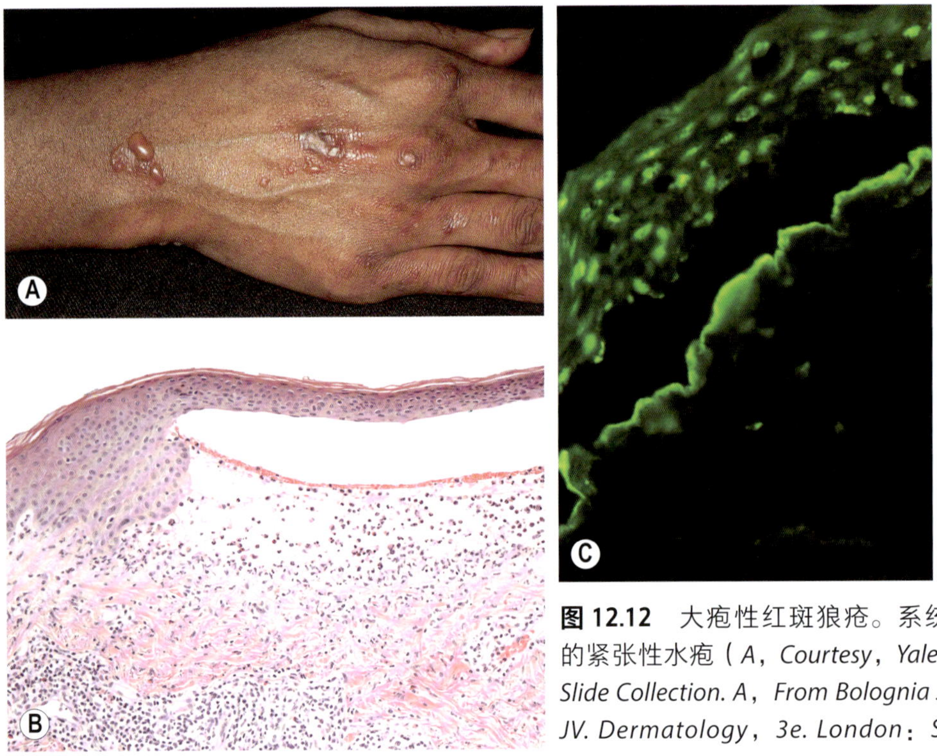

图 12.12 大疱性红斑狼疮。系统性红斑狼疮患者手部的紧张性水疱（*A，Courtesy，Yale Dermatology Residents' Slide Collection. A，From Bolognia JL，Jorizzo JL，Schaffer JV. Dermatology，3e. London：Saunders，2012，with permission. C，From Patterson JW. Practical Skin Pathology：A Diagnostic Approach. Philadelphia：Saunders，2013.*）

大疱性扁平苔藓

临床表现：

紫色丘疹 / 斑块上出现水疱（图 12.13A）

组织病理学：

表皮下裂隙伴淋巴细胞浸润，色素失禁（图 12.13B）

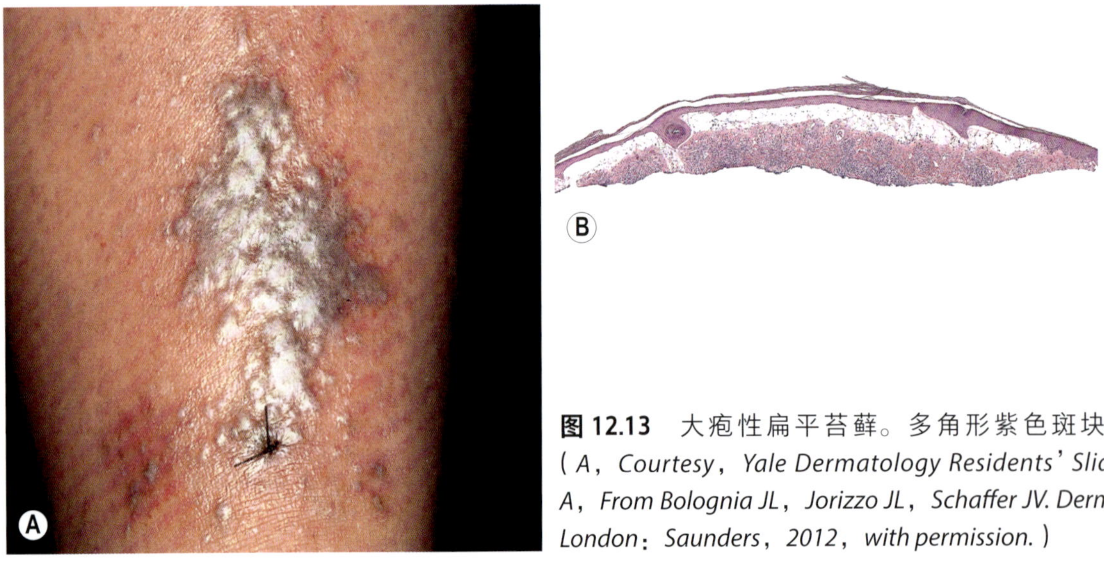

图 12.13 大疱性扁平苔藓。多角形紫色斑块内形成水疱（*A，Courtesy，Yale Dermatology Residents' Slide Collection. A，From Bolognia JL，Jorizzo JL，Schaffer JV. Dermatology，3e. London：Saunders，2012，with permission.*）

寻常型天疱疮

临床表现：

通常泛发，也可局部发生

松弛性大疱和糜烂（图 12.14A）

组织病理学：

基底层上方棘层松解（见图 12.1D）

直接免疫荧光：

细胞间 IgG 和 C3 沉积（见表 12.3）

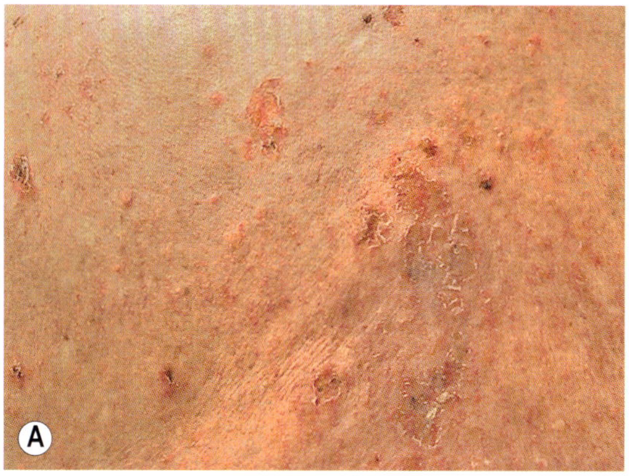

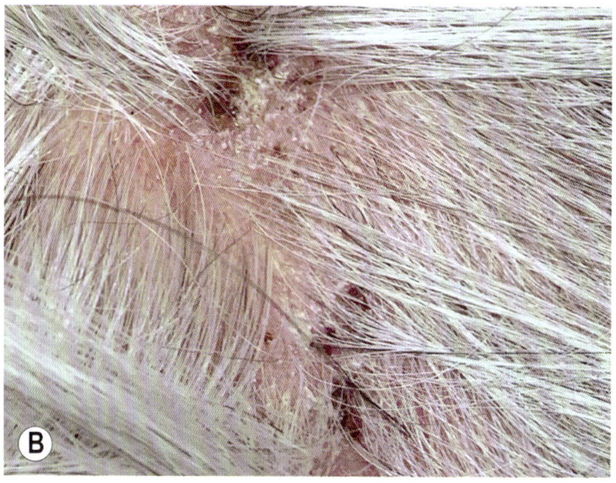

图 12.14 A. 寻常型天疱疮。背部糜烂面，伴有领圈样脱屑。B. 落叶型天疱疮。头皮（典型部位）结痂的、糜烂的丘疹（*B，Courtesy，Karynne O. Duncan，MD.*）

其他类型的天疱疮

落叶型天疱疮

临床表现：

通常累及头皮、面部和上半身（图 12.14B；参见第 5 章）

皮损可结痂、糜烂或有玉米片状鳞屑（见图 1.55H）

组织病理学：

角层下棘层松解

IgA 天疱疮

（参见第 11 章）

增殖型天疱疮

临床表现：

好发于身体皱褶部位

厚的、增殖的、糜烂的斑块（图 12.15A）

组织病理学：

棘层肥厚伴嗜酸性脓肿（图 12.15B）

棘层松解可不明显

副肿瘤性天疱疮

（参见第 8 章）

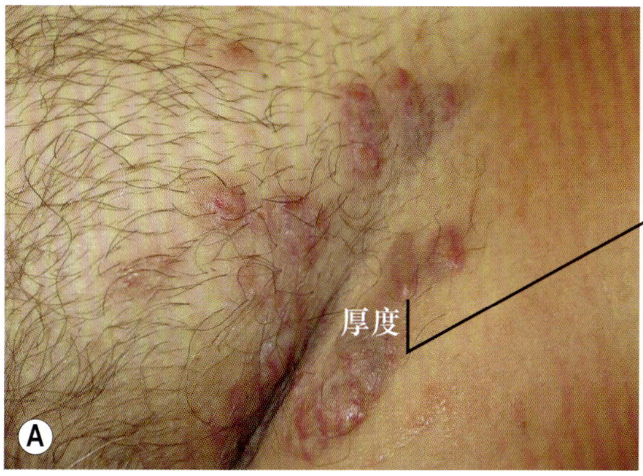

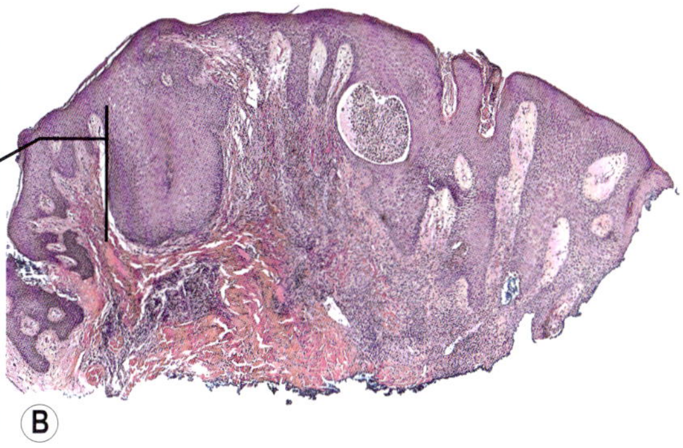

图 12.15 增殖型天疱疮。轻度疣状的丘疹和斑块伴局灶糜烂面（*A，Courtesy，Ann Strong，MD.*）

疱疹病毒感染（疱疹样湿疹，播散性带状疱疹，水痘）

单纯疱疹病毒的组织病理学特征和水痘-带状疱疹病毒感染相似，表现为表皮内棘层松解、多核细胞和棘层松解细胞核染色质边集

疱疹样湿疹

临床表现：

通常有特应性皮炎病史

环钻样的 3～5 mm 的均一溃疡（图 12.16A）

播散性带状疱疹

临床表现：

单个的皮损类似于水痘或疱疹样湿疹（图 12.16B）

水痘

临床表现：

红斑基底上 2～4 mm 的丘疹（图 12.16C；见图 6.22）

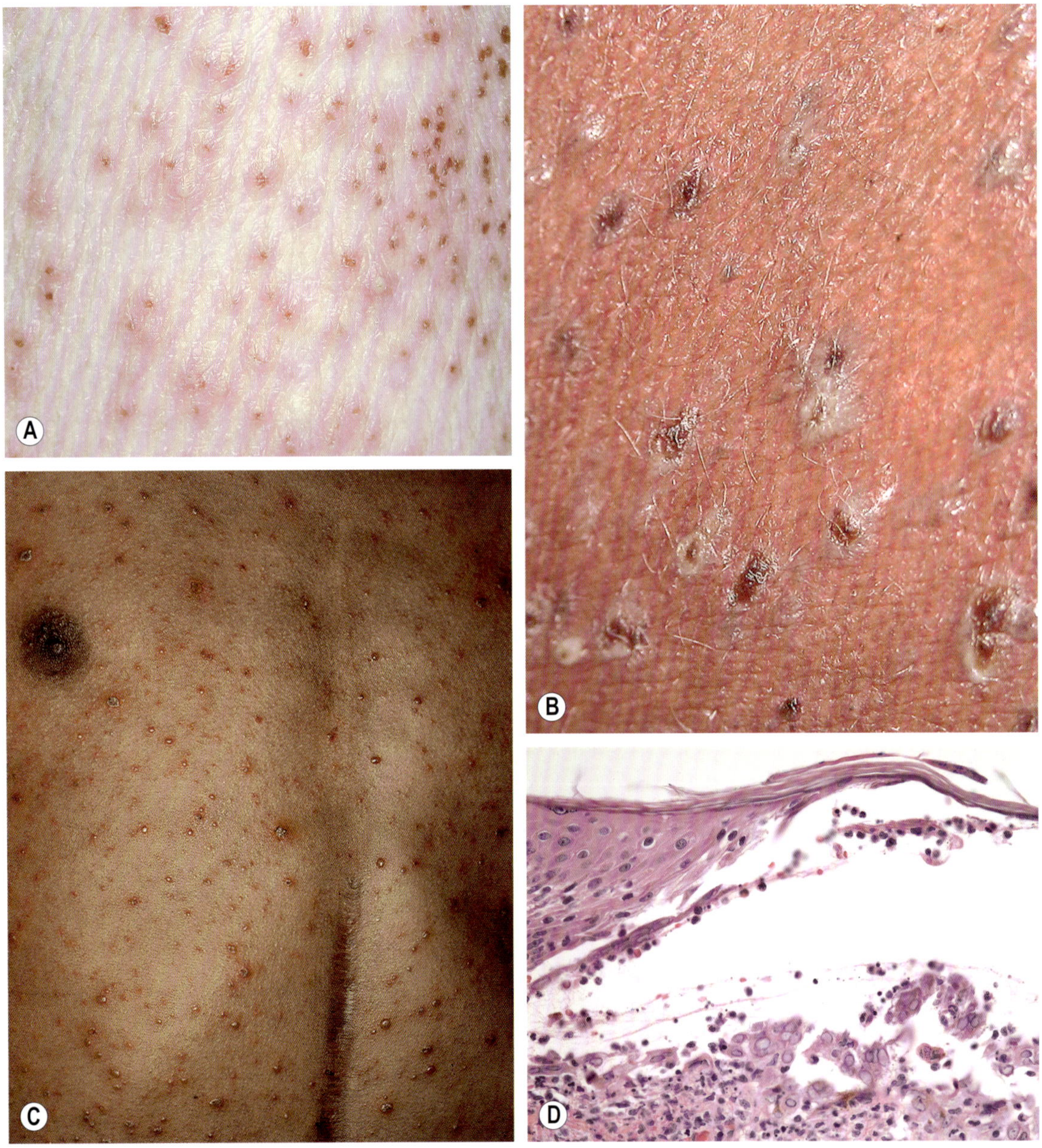

图 12.16 疱疹病毒感染。**A.** 疱疹样湿疹。环钻样均一的丘疹。**B.** 播散性带状疱疹。均一的糜烂的丘疹。**C.** 水痘。**D.** 疱疹病毒感染的组织学表现。棘层松解细胞和多核细胞伴染色质边集（*A，B，Courtesy，Yale Dermatology Residents' Slide Collection；C，Courtesy，Robert Hartman，MD. C，From Bolognia JL，Jorizzo JL，Schaffer JV. Dermatology，3e. London：Saunders，2012，with permission.*）

手足口病

临床表现：

由肠道病毒引起，主要为柯萨奇病毒

典型的分布于肢端（手、足、口）

非典型变异型可累及更广泛的皮肤（图 12.17A；见图 6.22）和（或）影响特应性皮炎部位（柯萨奇湿疹；图 12.17B）

卵圆形水疱，可结痂或糜烂

组织病理学：

浅表坏死的角质形成细胞（图 12.17C，箭头所示），真皮乳头水肿，淋巴细胞浸润

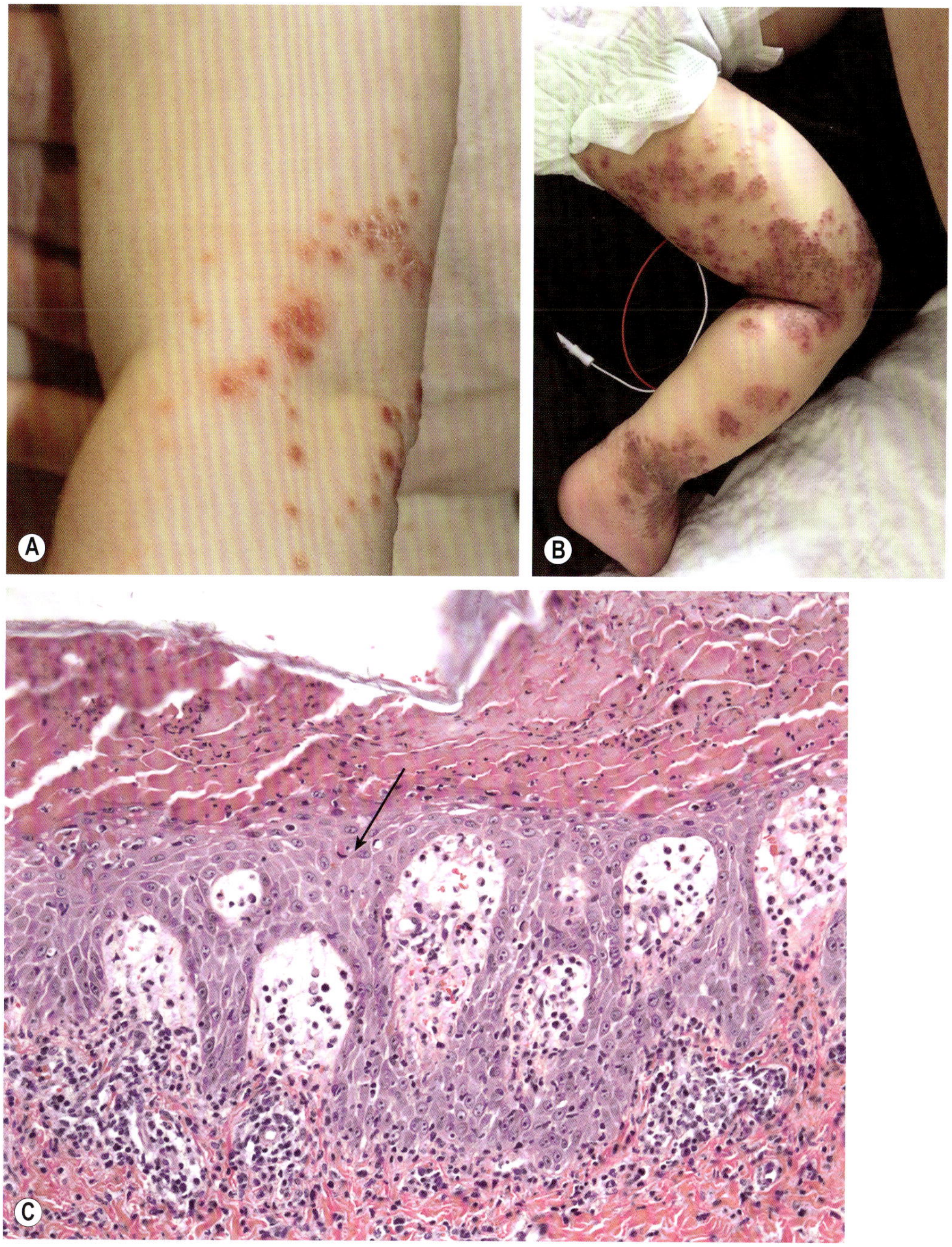

图 12.17 手足口病。糜烂性水疱，部分区域水疱融合（*A*，*B*，*Courtesy*，*Robert Stavert*，*MD.*）

附：直接免疫荧光图片

（图 12.18～图 12.20）

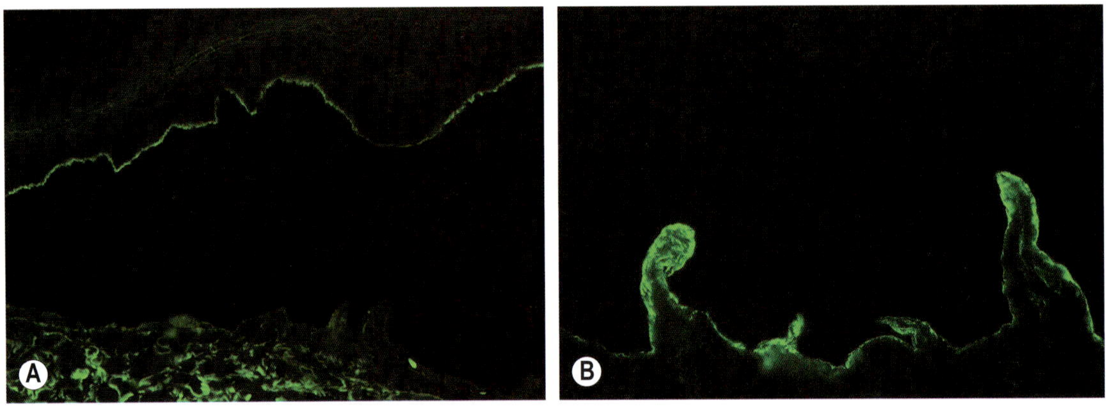

图 12.18 盐裂皮肤模式。**A.** 免疫反应物沉积在疱顶部，是大疱性类天疱疮的典型模式。**B.** 免疫反应物沉积在疱底部（真皮），是大疱性表皮松解症的典型模式，大疱性类天疱疮也可有此表现

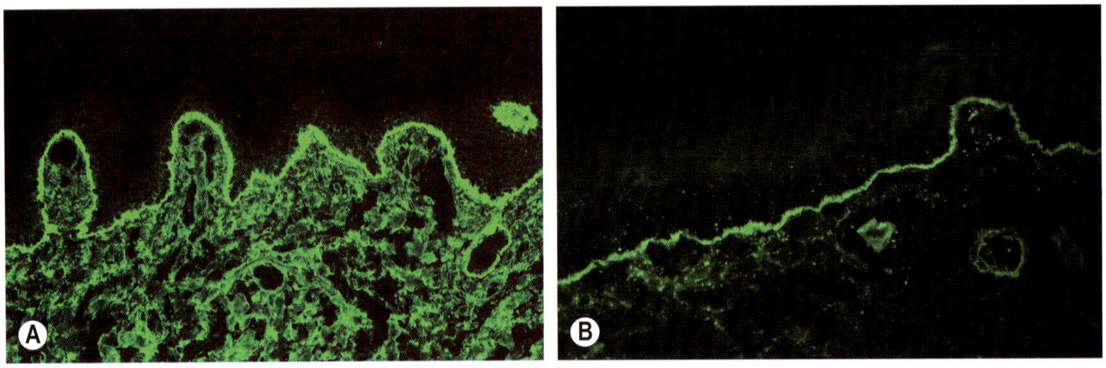

图 12.19 直接免疫荧光检测的锯齿状模式。**A.** n 形锯齿状（大疱性类天疱疮）。**B.** u 形锯齿状（获得性大疱性表皮松解症或大疱性红斑狼疮）

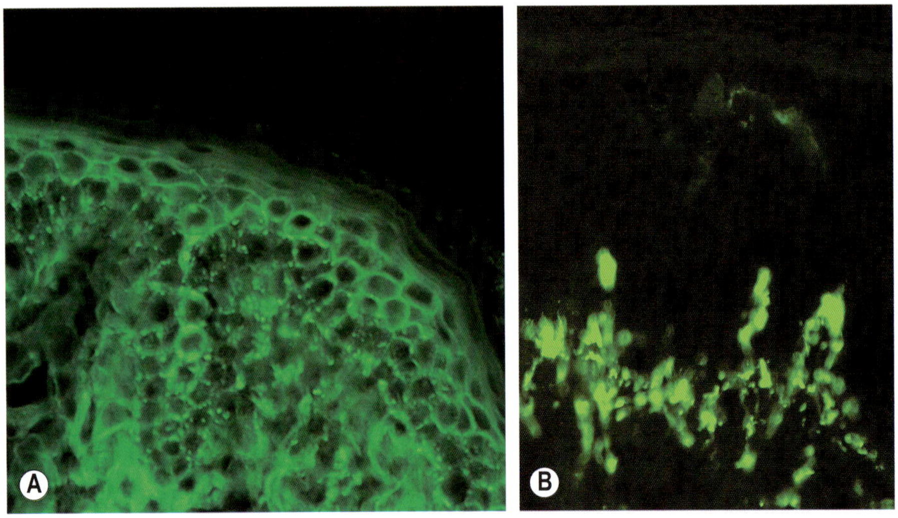

图 12.20 直接免疫荧光检测中不太常见的模式。**A.** 天疱疮中免疫球蛋白 G（IgG）的点状细胞间沉积。**B.** 疱疹样皮炎中真皮乳头纤维状免疫球蛋白 A（IgA）沉积

（柳小婧　译）

13 婴儿水疱和丘脓疱疹

婴儿水疱大疱性和丘疹性疾病通常有特征性的分布（如头部、皱褶部位和肢端）

头部

新生儿头部脓疱病（图 13.1）

临床表现：

婴儿自出生后 2～3 周至 2～3 月龄，于面部出现丘脓疱疹

没有粉刺

嗜酸性毛囊炎

（参见第 15 章）

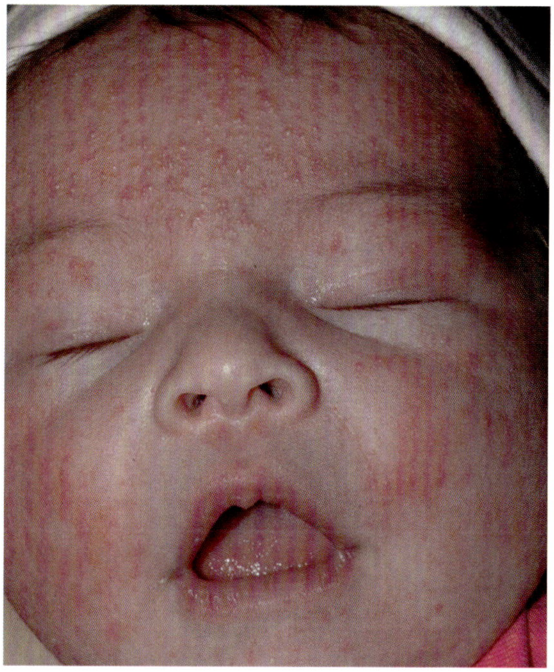

图 13.1 新生儿头部脓疱病（*Courtesy，Julie V Schaffer，MD. From Bolognia JL，Schaffer JV，Duncan KO，Ko CJ. Dermatology Essentials，1e. Philadelphia：Saunders，2014，with permission.*）

良性头部组织细胞增生症（图 13.2）

临床表现：

典型分布于面部或颈部

小的（直径＜ 5 mm）棕红色丘疹

随年龄增长自发性消退（数月至数年）

组织病理学：

真皮组织细胞（CD1a 阴性）浸润

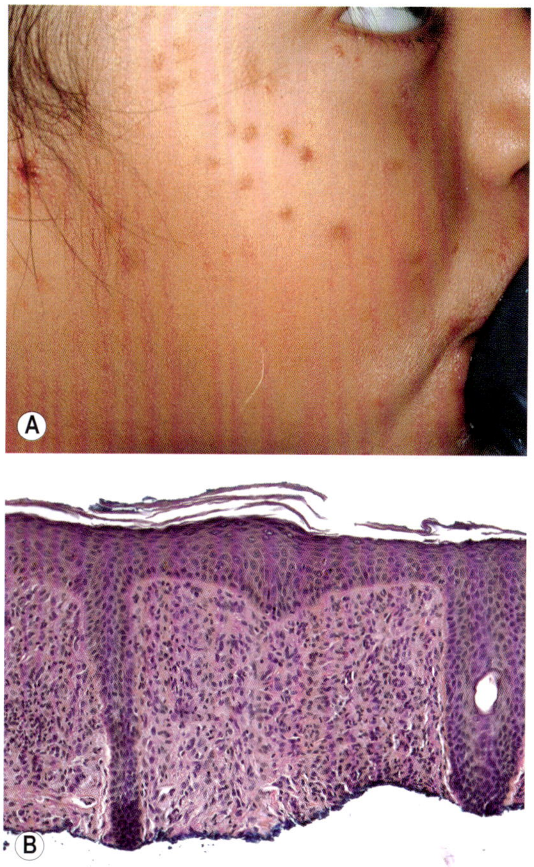

图 13.2 良性头部组织细胞增生症（*A，Courtesy，Yale Dermatology Residents' Slide Collection. A，From Bolognia JL，Schaffer JV，Duncan KO，Ko CJ. Dermatology Essentials，1e. Philadelphia：Saunders，2014，with permission.*）

皱褶部位

朗格汉斯细胞组织细胞增生症（图 13.3）

临床表现：

常累及头皮和皱褶部位（见图 2.14、图 6.22、图 20.2、图 20.3 和表 20.1）

粉红色至棕红色丘疹，常伴有瘀点，有时有浸渍或溃疡

组织病理学：

具有肾形细胞核的组织细胞浸润，其 langerin（+）、CD1a（+）、S100（+）

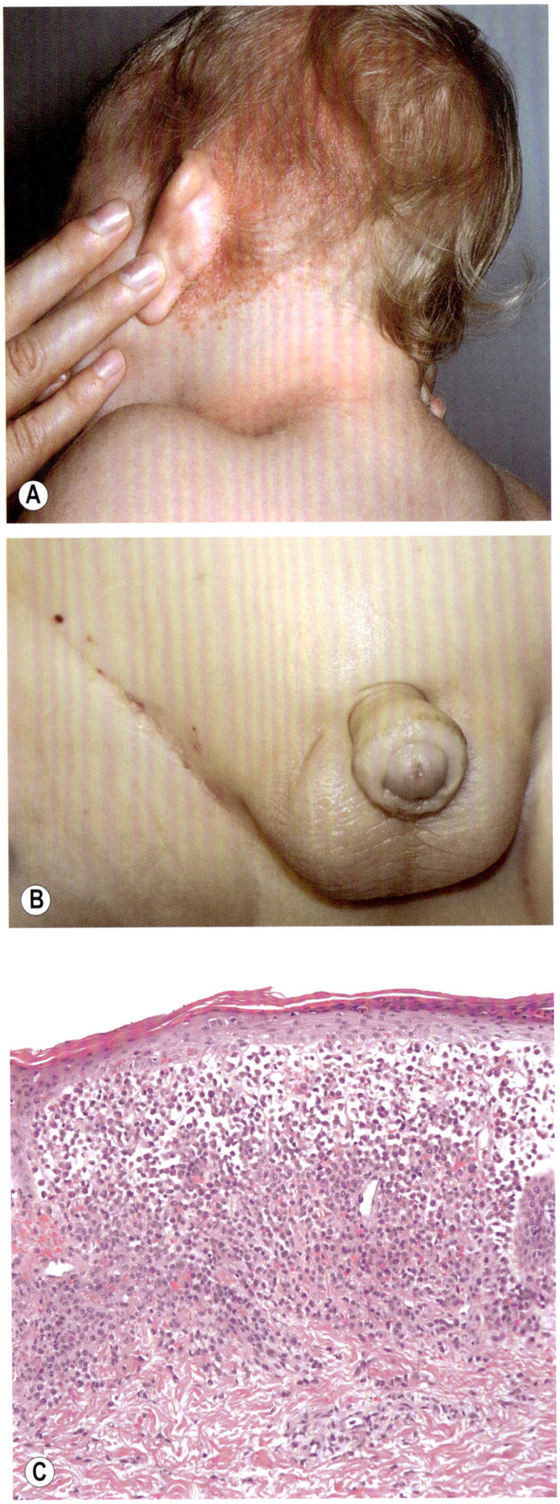

图 13.3 朗格汉斯细胞组织细胞增生症（*A*，*Courtesy*，*Irwin Braverman*，*MD*；*B*，*Courtesy*，*Jonathan Leventhal*，*MD.*）

肢端

婴儿肢端脓疱病（图 13.4）

临床表现：

周期性发作，常累及 3～6 月龄婴儿，可迁延至 2～3 岁

瘙痒性水疱

组织病理学：

表皮内水疱

疥疮（图 13.5；见图 11.16A、B）

临床表现：

表现可类似于婴儿肢端脓疱病（见图 11.15）

见到隧道样表现对诊断有帮助（见图 2.20，图 23.5～图 23.8）

组织病理学：

刮取或活检有疥虫感染的证据（箭头所指为虫体）

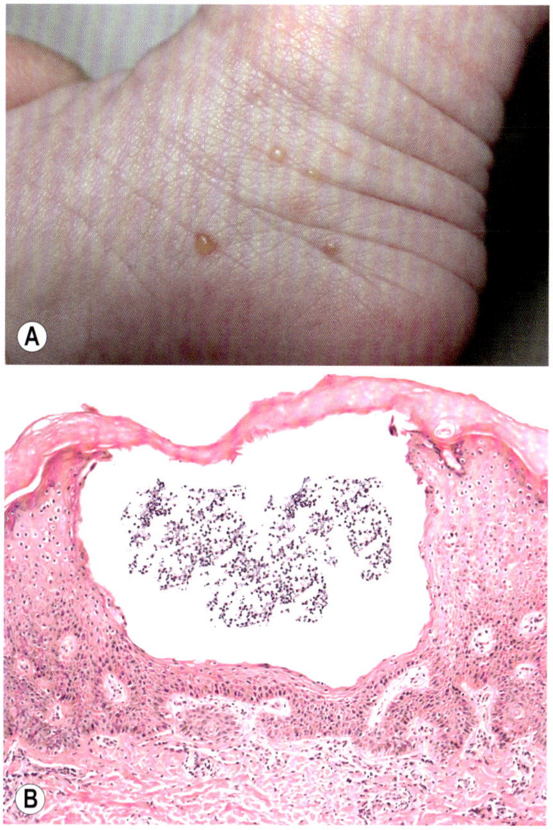

图 13.4 婴儿肢端脓疱病（*A，Courtesy，Deborah S Goddard，MD，Amy E Gilliam，MD，and Ilona J Frieden，MD. A，From Bolognia JL，Schaffer JV，Duncan KO，Ko CJ. Dermatology Essentials，1e. Philadelphia：Saunders，2014，with permission.*）

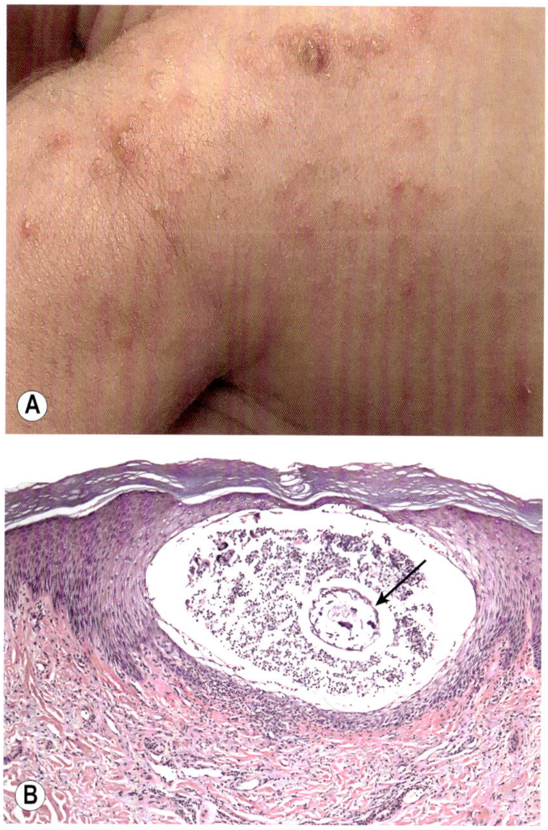

图 13.5 疥疮（*A，Courtesy，Yale Dermatology Residents' Slide Collection.*）

其他疾病

新生儿毒性红斑（图 13.6）

临床表现：

典型皮损于出生后 1～2 天即发生，一周内消退

可从面部泛发至全身

红色丘疹、水疱和脓疱，边缘呈粉红色

组织病理学：

表皮内嗜酸性粒细胞浸润

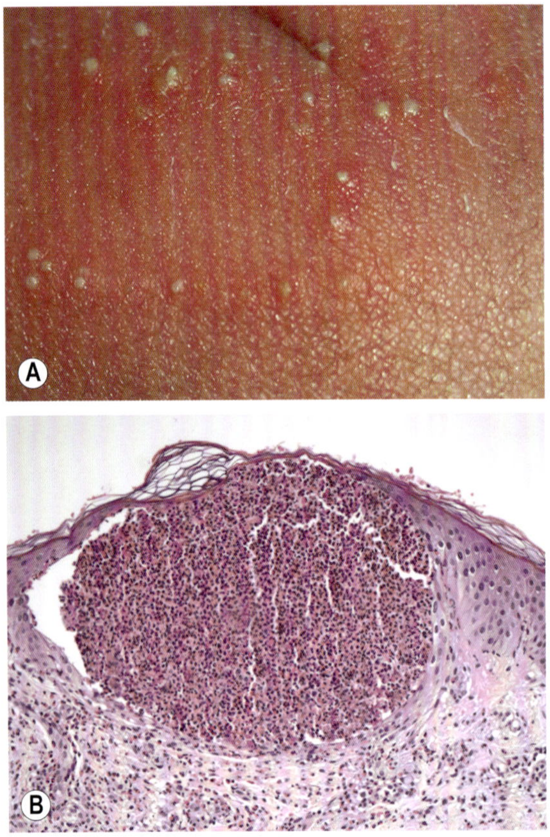

图 13.6 新生儿毒性红斑（*A，Courtesy，Yale Dermatology Residents' Slide Collection. B，From Patterson JW. Practical Skin Pathology：A Diagnostic Approach. Philadelphia：Saunders，2013.*）

新生儿一过性脓疱性黑变病（图 13.7）

临床表现：

常累及面部、颈部、背部和胫部

浅表的小脓疱破溃，遗留领圈状鳞屑，及褐色色素沉着性斑片

组织病理学：

角质层下中性粒细胞聚集

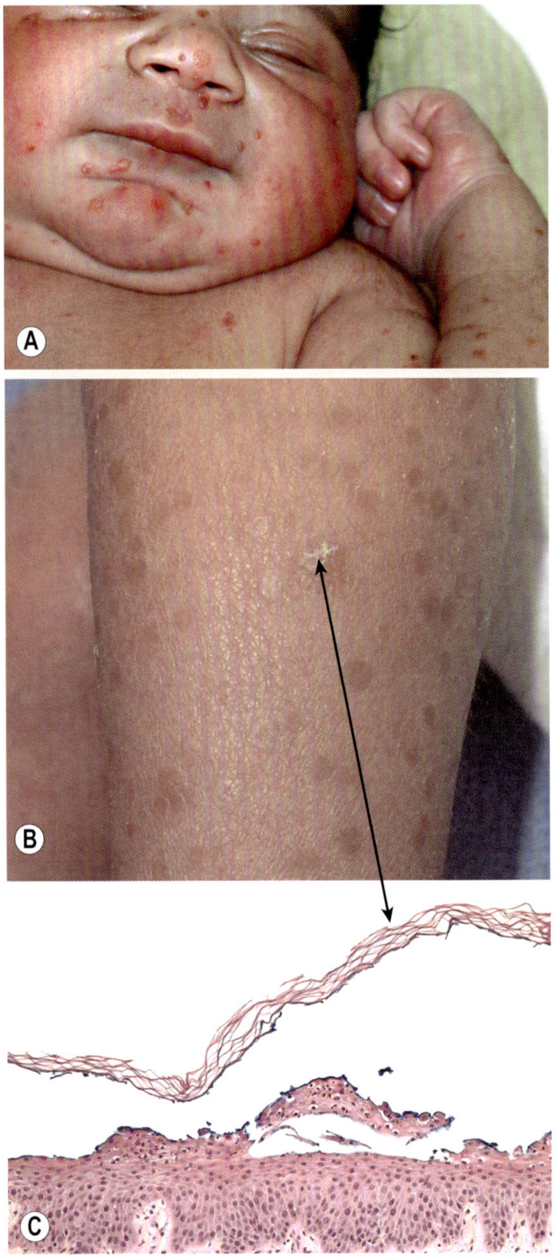

图 13.7 新生儿一过性脓疱性黑变病（*A，B，Courtesy，Yale Dermatology Residents' Slide Collection. B，From Bolognia JL，Schaffer JV，Duncan KO，Ko CJ. Dermatology Essentials，1e. Philadelphia：Saunders，2014，with permission.*）

晶痱（图 13.8）

临床表现：

常继发于出汗过多

常累及面部、躯干和手臂

清亮的、易破的非炎症性水疱

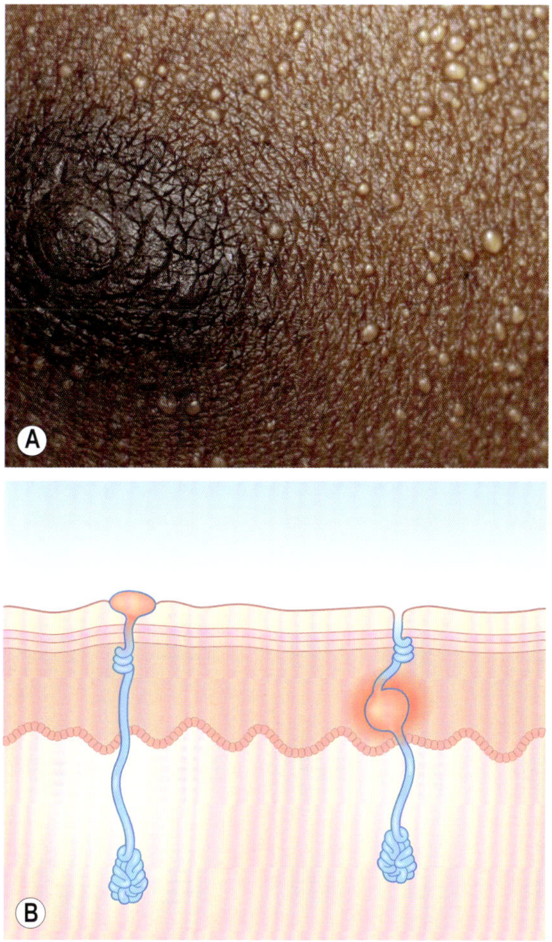

图 13.8 晶痱。**A.** 晶痱。**B.** 晶痱累及浅表的末端汗管；红痱累及穿过真皮的末端汗管（*A，Courtesy，Yale Dermatology Residents' Slide Collection. B，From Weston WL，Lane AT，Morelli JG. Color Textbook of Pediatric Dermatology，4e. St Louis：Mosby，2007.*）

红痱（图 13.9）

临床表现：

常累及闭塞部位，如颈部和躯干

境界清晰的清亮水疱，边缘有炎性粉红色晕

组织病理学：

海绵水肿，以及进入表皮的小汗腺导管周围炎症

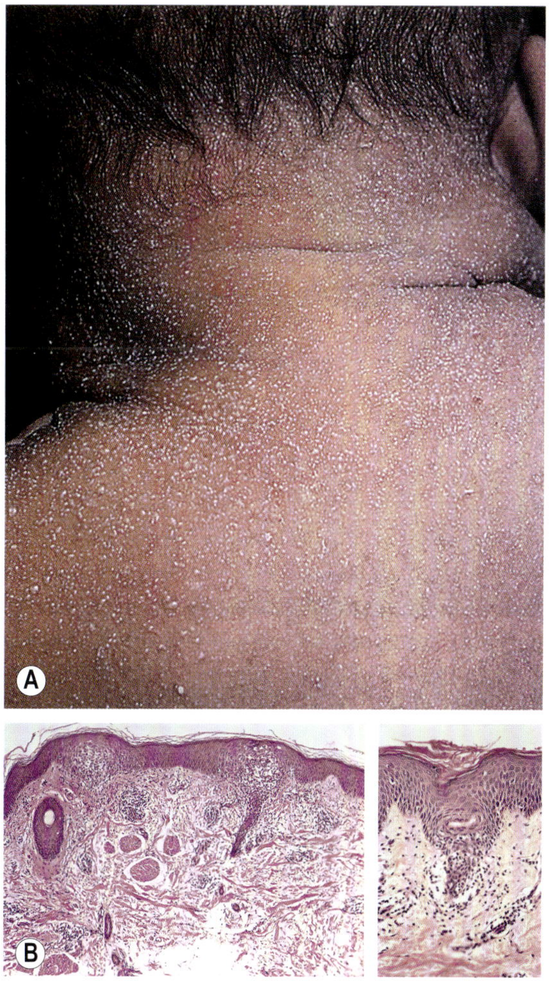

图 13.9 红痱（*A，Courtesy，Lawrence Eichenfeld，MD. A，From Bolognia JL，Schaffer JV，Duncan KO，Ko CJ. Dermatology Essentials，1e. Philadelphia：Saunders，2014，with permission. B，From Patterson JW. Weedon's Skin Pathology，4e. London：Churchill Livingstone，2015.*）

念珠菌病（图 13.10）

临床表现：

宫内获得性感染

常常出生后即出现皮损

带有细薄鳞屑的红色丘疹和（或）脓疱，在早产儿常表现为泛发性红斑和糜烂

组织病理学：

角质层中发现酵母和假菌丝

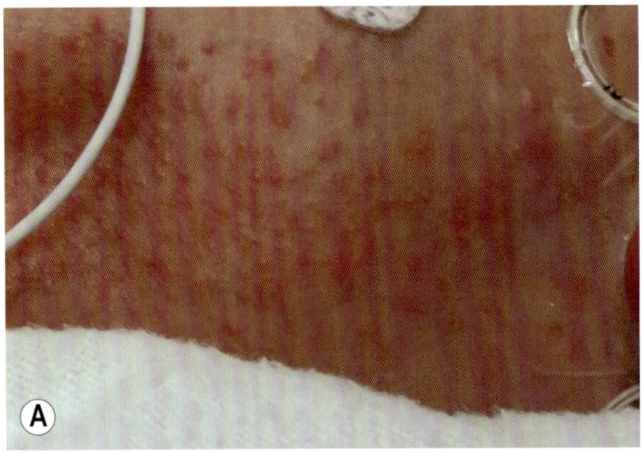

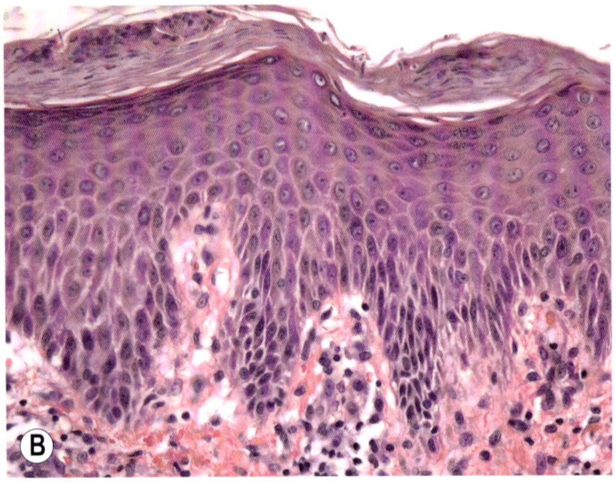

图 13.10 念珠菌病（*A，Courtesy，Yale Dermatology Residents' Slide Collection.*）

疱疹病毒感染（图 13.11）

临床表现：

红斑基础上的群集性水疱，呈扇形分布

组织病理学：

棘层松解，边缘染色质，多形核细胞

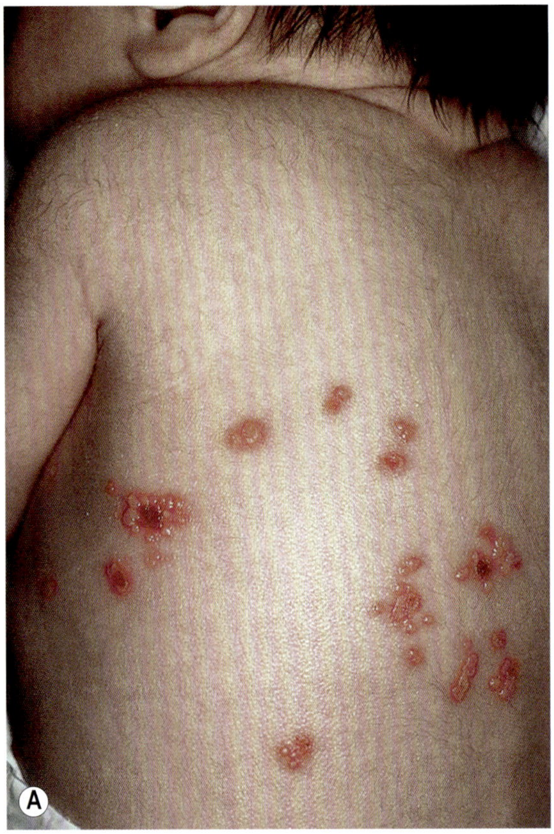

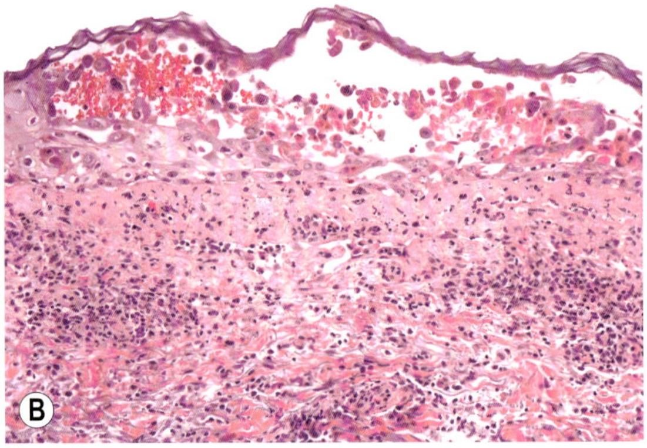

图 13.11 单纯疱疹病毒感染（*A，Courtesy，Yale Dermatology Residents' Slide Collection. A，From Bolognia JL，Schaffer JV，Duncan KO，Ko CJ. Dermatology Essentials，1e. Philadelphia：Saunders，2014，with permission.*）

大疱性表皮松解症

临床表现：

一组遗传性疾病，常于婴儿期出现水疱、大疱

组织病理学：

表皮内大疱或表皮下大疱（图 13.12，图 13.13）

色素失禁症

（表 13.1，见图 1.28A）

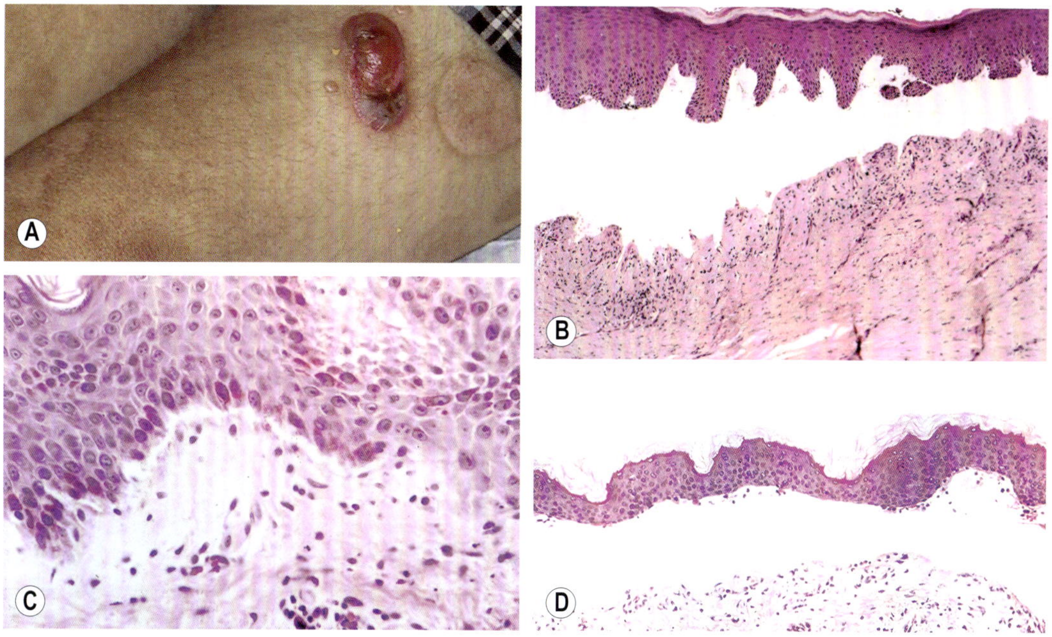

图 13.12 大疱性表皮松解症。**A.** 营养不良性大疱性表皮松解症，陈旧性水疱部位的新发水疱和瘢痕。**B.** 营养不良性大疱性表皮松解症的裂隙部位（在真皮乳头层，瘢痕形成）。**C.** 单纯性大疱性表皮松解症的裂隙部位更浅（在基底层）。**D.** 交界性大疱性表皮松解症的裂隙部位（在基底层下）（*A，Courtesy，Yale Dermatology Residents' Slide Collection. B-D，From Patterson JW. Practical Skin Pathology：A Diagnostic Approach. Philadelphia：Saunders，2013.*）

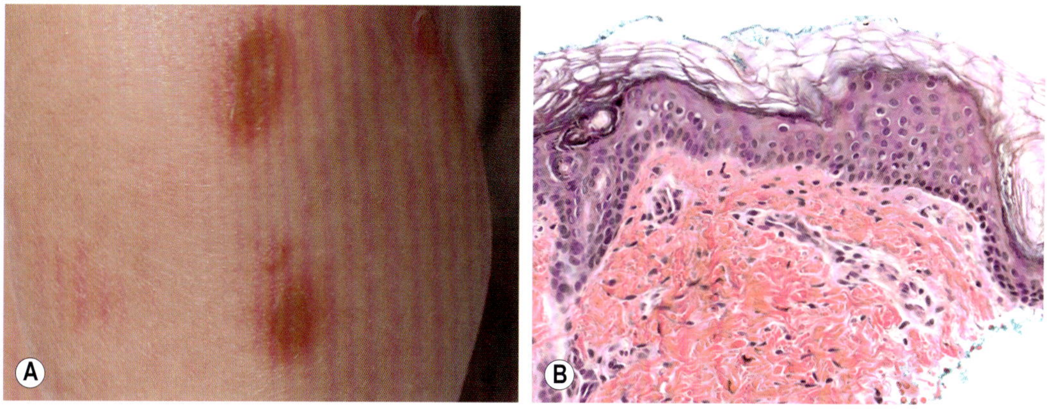

图 13.13 交界性大疱性表皮松解症 **A.** 伴有 *LAMA3* 突变的婴儿，其膝部的松弛性、红斑水疱。**B.** 显微镜图片右侧可见真皮-表皮交界处的非炎症性裂隙（*A，B，Courtesy，Yale Dermatology Residents Slide Collection.*）

表 13.1 色素失禁症的 4 个阶段（见图 1.29）

阶段	典型呈现年龄	一般消退时间
1. 水疱期（见图 3.12G）	罕见出生时；多见于生后 2～3 周	数周至数月
2. 疣状增生期	2～6 周	数周至数月
3. 色素沉着期	2～6 月	儿童期逐渐消退
4. 色素减退期	青春期	不消退

（田晶　译）

14 局限性水疱

除临床表现、身体受累部位、病史提供的线索外，局限性水疱的显微镜下表现（如角质层下、表皮内或表皮下裂隙）也可以辅助做出正确的诊断（图 14.1）

局限性水疱裂隙所在的层面		
角质层下疱	大疱性脓疱病	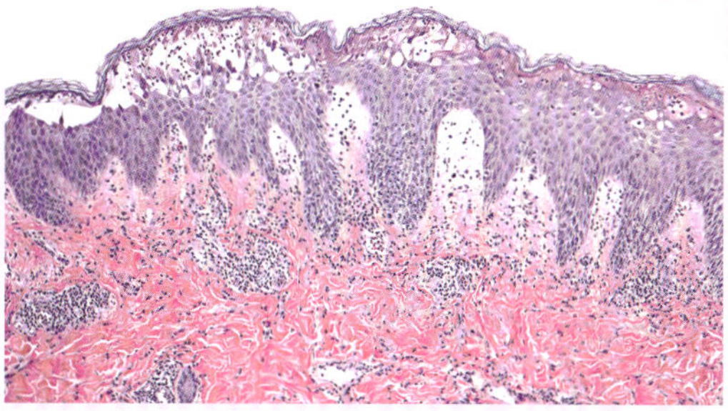
	其他感染	
表皮内疱	疱疹病毒感染	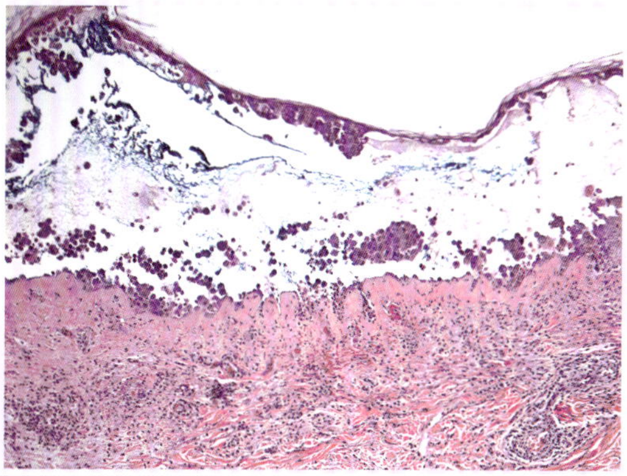
	变应性接触性皮炎 羊痘 节肢动物咬伤* 摩擦性水疱*	
表皮下疱	淤积性大疱	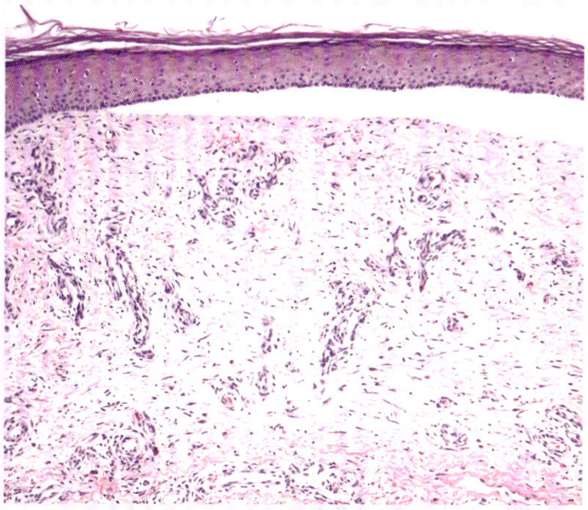
	糖尿病性大疱 昏迷性水疱	

图 14.1 局限性水疱的镜下特征。
* 也可以是表皮下疱

具有特征性外观的疾病（图 14.2）

鉴别要点

- **大疱性脓疱疮：** 一定张力的水疱/大疱或浅表糜烂伴领圈样脱屑，皮损孤立或多个
- **疱疹病毒感染：** 成簇的水疱和结痂（融合皮损的边缘可呈扇形），通常在红斑的基础上；陈旧性皮损可出现糜烂/溃疡改变；典型部位常发生于唇部和生殖器/臀部
- **白细胞破碎性血管炎：** 可触及的紫癜，有时伴有局灶性水疱，通常位于肢端

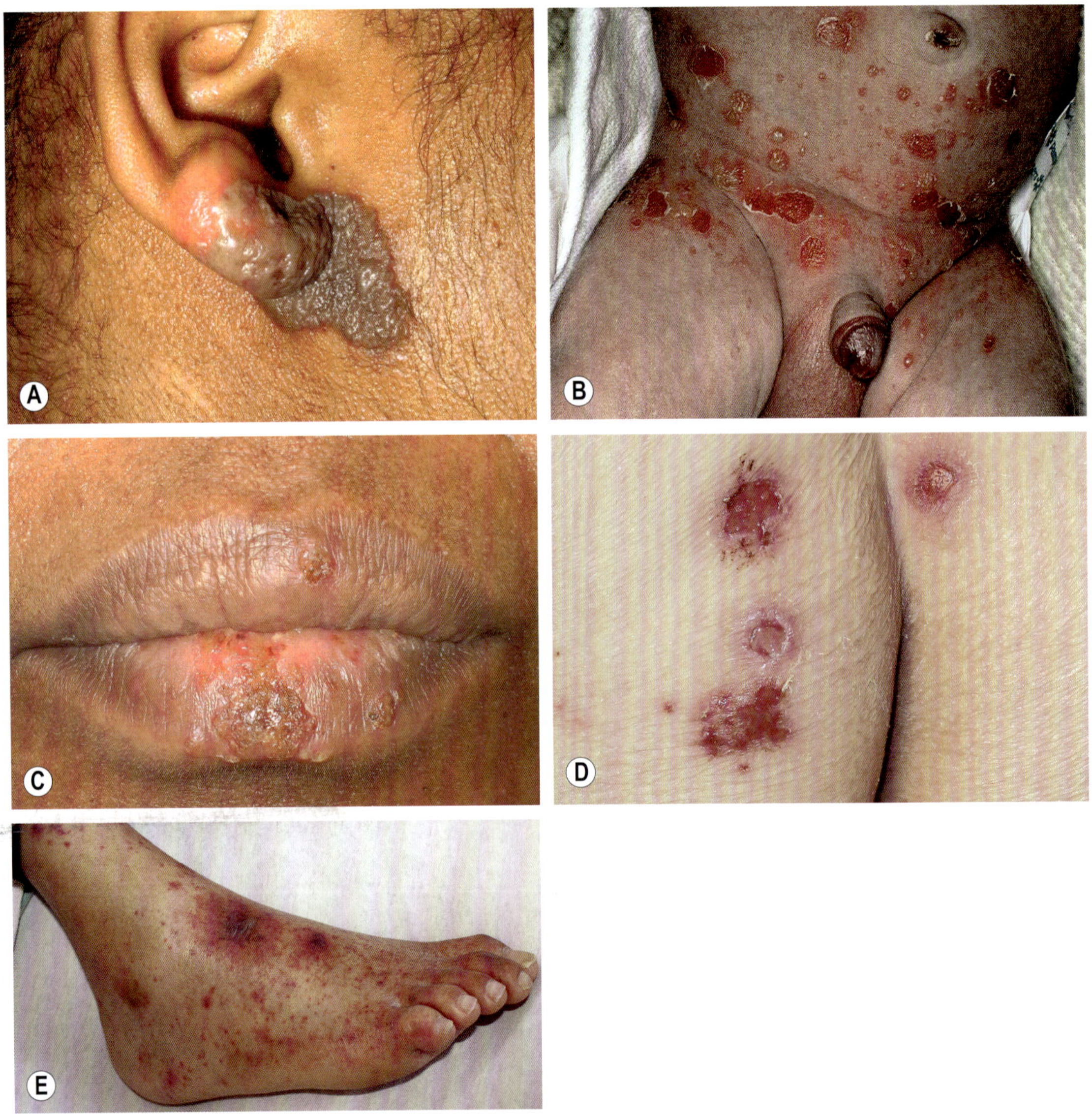

图 14.2 **A、B.** 大疱性脓疱疮；**C、D.** 单纯疱疹病毒感染；**E.** 白细胞破碎性血管炎（*A-D，Courtesy，Yale Dermatology Residents' Slide Collection. E，Courtesy，William Damsky，MD. B，From Bolognia JL，Jorizzo JL，Schaffer JV. Dermatology，3e. London：Saunders，2012，with permission.*）

主要发生在肢端的疾病

汗疱疹

临床表现：

深在小水疱，常位于手指 / 手的侧缘（见图 2.18B、图 2.20A）

偶尔有较大的大疱

可伴瘙痒

组织病理学：

肢端皮肤内的小水疱

羊痘（图 14.3）

临床表现：

一般位于手部；不同阶段有不同的临床表现

组织病理学：

表皮坏死（网状变性）伴细胞质内粉红色包涵体，不同程度的炎症

糖尿病性大疱（图 14.4）

临床表现：

腿部好发；常为张力性、非炎症性的水疱；发生于有糖尿病病史的患者

淤积性大疱

临床表现：

腿部好发；伴有其他静脉功能不全的表现（如小静脉扩张、继发于含铁血黄素沉积的棕色色素改变）

组织病理学：

裂隙下方真皮内簇状厚壁毛细血管

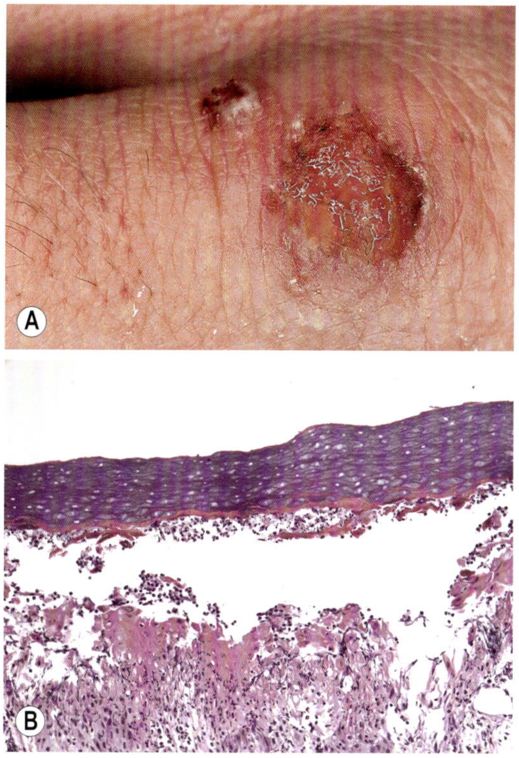

图 14.3 羊痘。可见网状变性（B）（*A，Courtesy，Anthony Mancini，MD. From Bolognia JL，Jorizzo JL，Schaffer JV. Dermatology，3e. London：Saunders，2012，with permission.*）

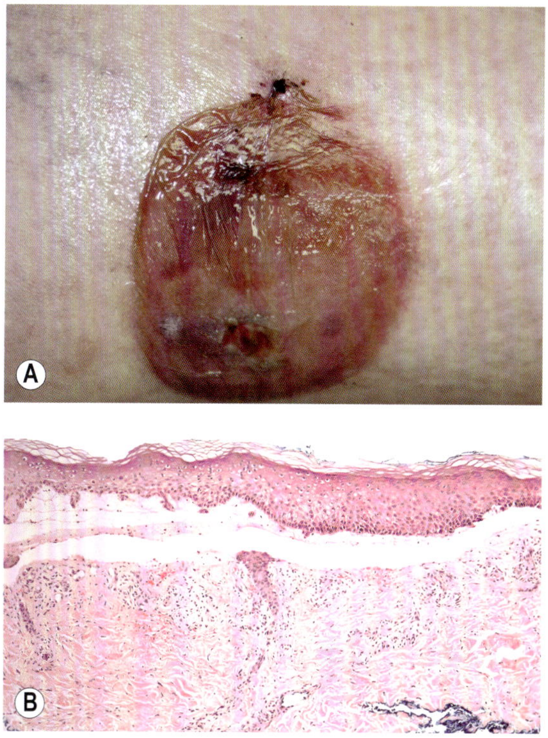

图 14.4 糖尿病性大疱，非炎症性表皮下裂隙

白细胞破碎性血管炎，大疱性

临床表现：

可触及的紫癜，通常在下肢（图 14.5A）

组织病理学：

表皮下裂隙，其下可见纤维蛋白沉积的血管周围中性粒细胞和碎裂白细胞浸润（图 14.5B）

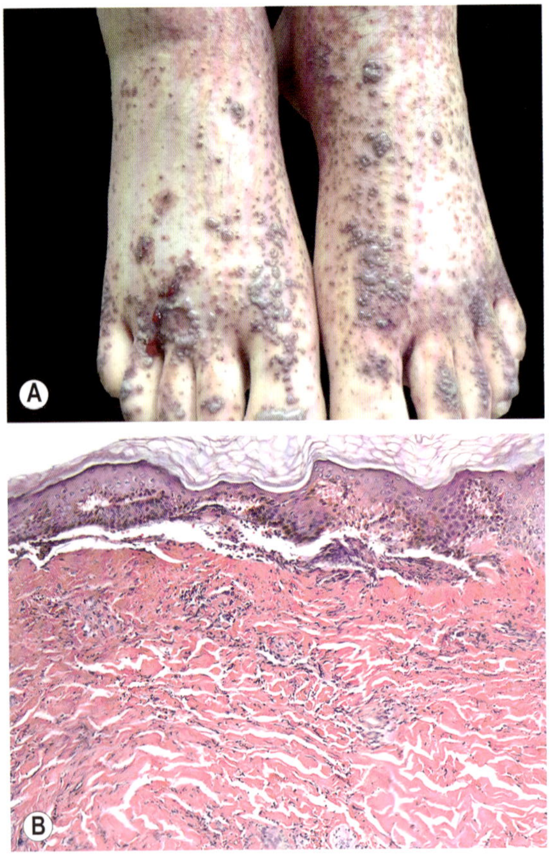

图 14.5 白细胞破碎性血管炎，大疱性（*A，Courtesy，Karynne O. Duncan，MD.*）

局限性大疱性表皮松解症（图 14.6）

临床表现：

好发于足部或其他容易发生创伤的部位

组织病理学：

表皮与真皮分离；基底细胞可被破坏（见图 13.12）

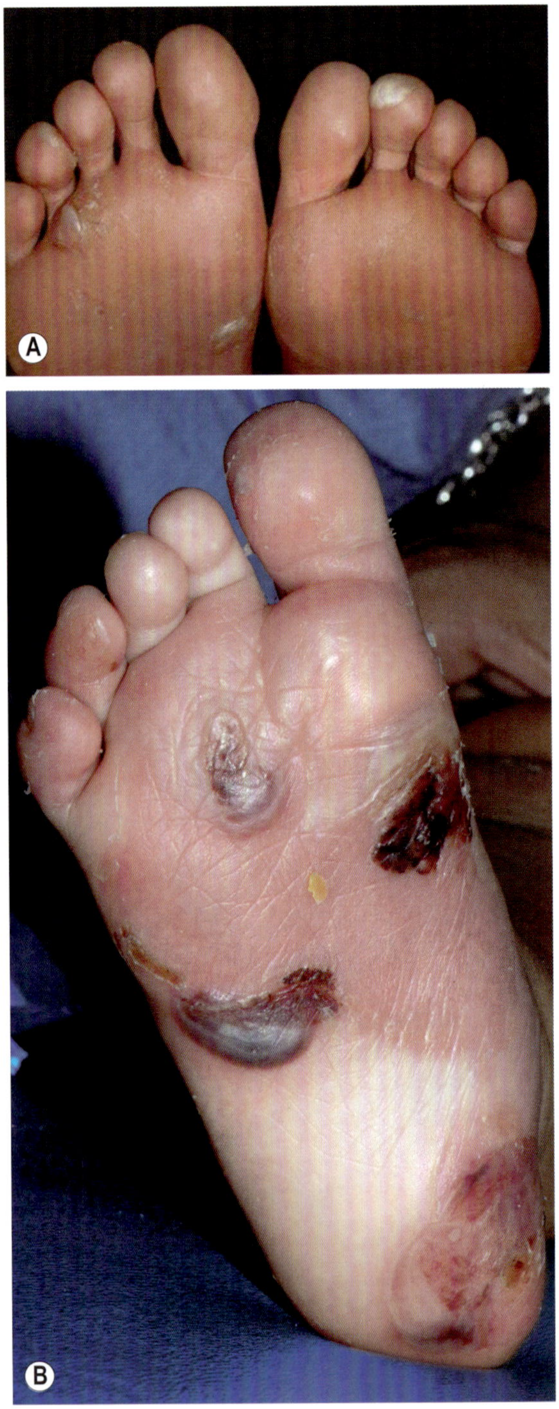

图 14.6 局限性大疱性表皮松解症（*A，Courtesy，Yale Dermatology Residents' Slide Collection；B，Courtesy，Julie V Schaffer，MD. A，B，From Bolognia JL，Jorizzo JL，Schaffer JV. Dermatology，3e. London：Saunders，2012，with permission.*）

具有典型病史的疾病

节肢动物咬伤性大疱（图 14.7）

临床表现：

户外活动史和节肢动物接触史

组织病理学：

特征性的含有血清的表皮内裂隙以及混合性真皮炎症

摩擦性大疱

临床表现：

皮肤摩擦史

组织病理学：

通常是伴有轻微炎症的表皮内裂隙

昏迷性大疱（图 14.8）

临床表现：

发生于昏迷期间身体受压部位

组织病理学：

外分泌腺坏死伴或不伴有表皮和真皮坏死，轻微炎症

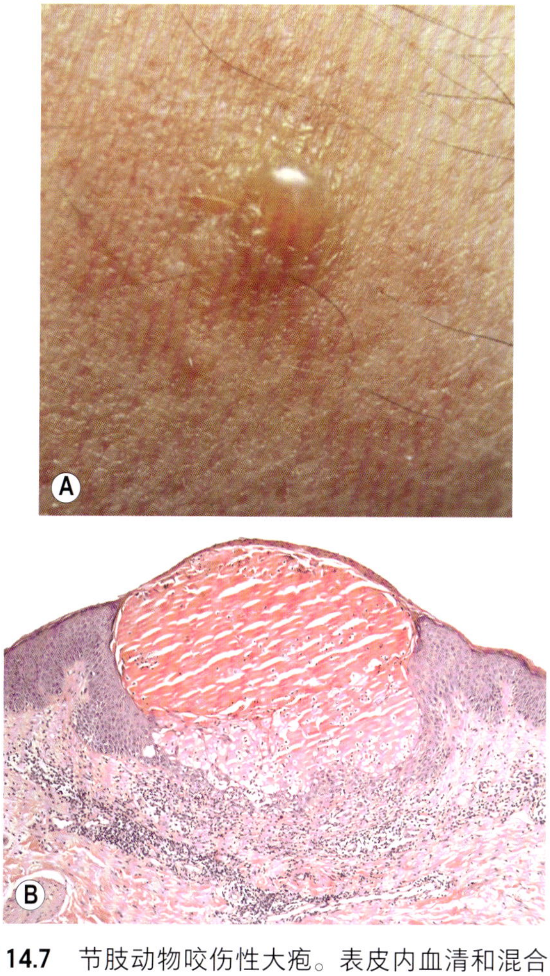

图 14.7 节肢动物咬伤性大疱。表皮内血清和混合性炎症（**B**）（*A，Courtesy，Yale Dermatology Residents' Slide Collection.*）

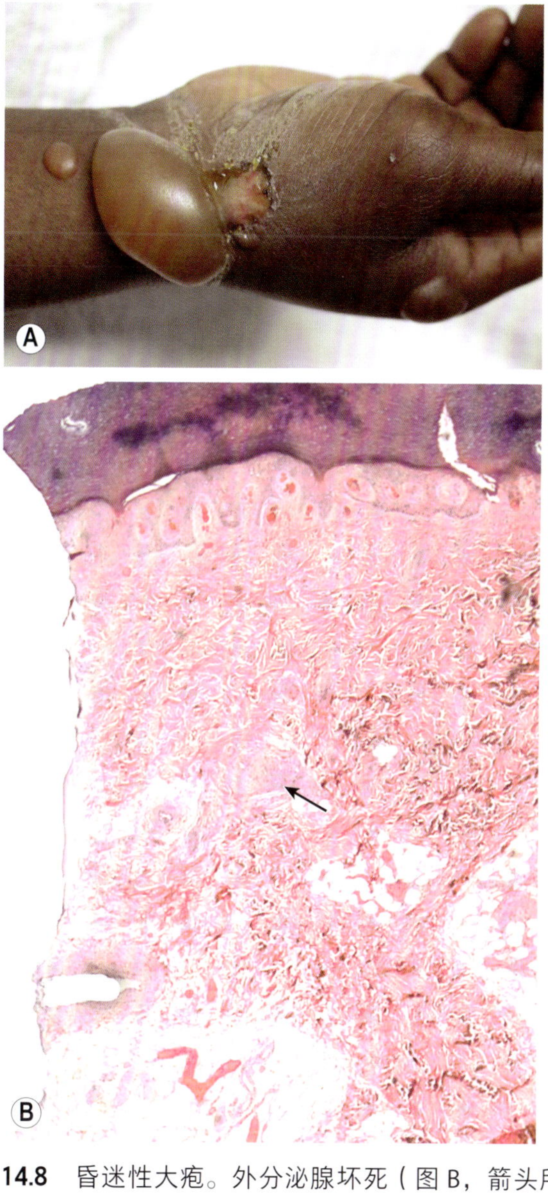

图 14.8 昏迷性大疱。外分泌腺坏死（图 B，箭头所示）（*A，Courtesy，Yale Dermatology Residents' Slide Collection.*）

烧伤（图 14.9）

临床表现：

受累皮肤的高温暴露史

组织病理学：

部分及全层表皮的坏死/缺失伴或不伴有真皮坏死

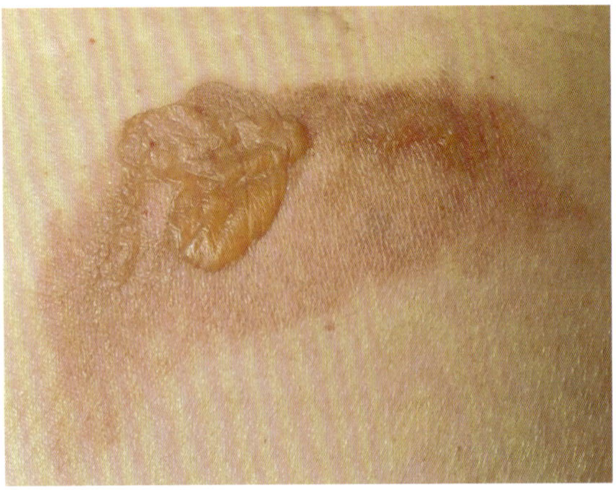

图 14.9 烧伤。可见皮肤红斑上水疱。患者在倒开水时将热水溅到了皮肤上

继发于活检前局部麻醉的人工性皮肤裂隙

临床表现：

活检前皮肤局部麻醉史

通常在活检时肉眼未见水疱

组织病理学：

表皮与真皮分离（图 14.10）；在活检部位，可见特定疾病/病变的其他特征

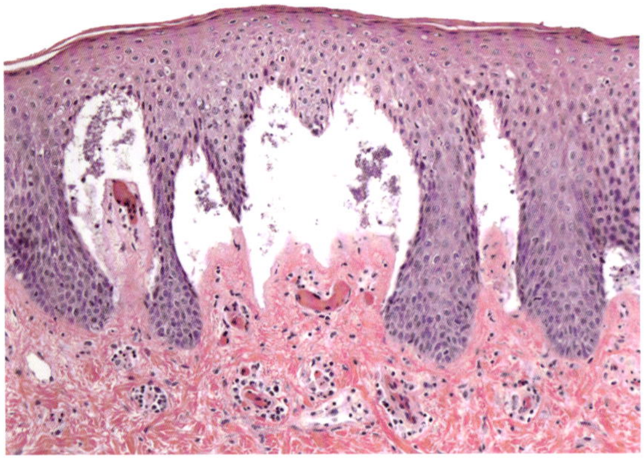

图 14.10 继发于活检前局部麻醉的人工性皮肤裂隙。皮损处还可见丘疹鳞屑性皮炎的改变，伴角化不全和棘层肥厚

（柳小婧　译）

15 毛囊相关病变

毛囊相关病变的皮损特征表现为：或有毛干穿透其中，或呈与毛囊分布相对应的排列模式。本章包含寻常痤疮、玫瑰痤疮、毛囊炎、毛周角化病、毛发红糠疹、盘状红斑狼疮、毛发扁平苔藓、毛囊黏蛋白病、坏血病、维生素 A 缺乏症和棘状毛发发育不良。

寻常痤疮

临床表现：

典型皮损累及面部、前胸及背部

皮损包括粉刺、丘疹、脓疱和结节（图 15.1、图 15.2；见图 2.2A、图 2.3A、图 2.4）

后遗症包括瘢痕形成及炎症后色素沉着（见图 15.2）

组织病理学：

炎症性皮损通常表现为伴有急性炎症的毛囊破坏

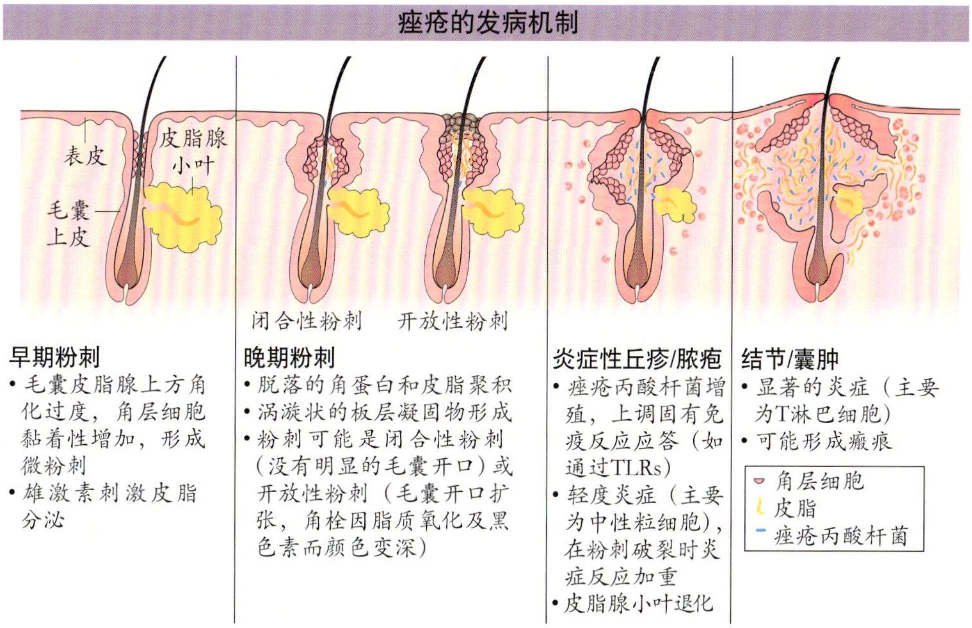

图 15.1 痤疮的发病机制（*From Bolognia JL, Schaffer JV, Duncan KO, Ko CJ. Dermatology Essentials, 1e. Philadelphia: Saunders, 2014, with permission.*）

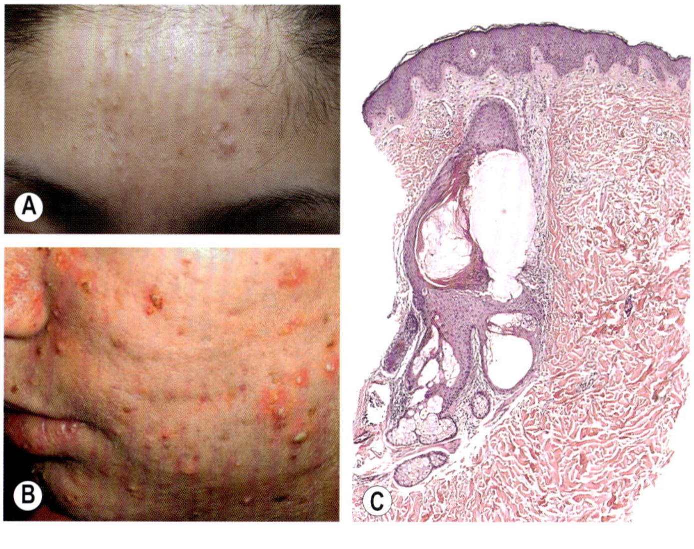

图 15.2 痤疮。**A.** 开放性粉刺和闭合性粉刺，以及一些炎症性丘疹。**B.** 丘疹脓疱和瘢痕。**C.** 毛囊破坏和炎症反应（*A, Courtesy Kalman Watsky, MD; B, Courtesy, Andrew Zaenglein, MD and Diane Thiboutot, MD. A, B, From Bolognia JL, Schaffer JV, Duncan KO, Ko CJ. Dermatology Essentials, 1e. Philadelphia: Saunders, 2014, with permission.*）

玫瑰痤疮

临床表现：

通常情况下累及面部（图 15.3；见图 2.2B、图 2.4、图 2.6A）；较少累及头皮、前胸

丘疹脓疱型和肉芽肿型皮损均以毛囊为中心

组织病理学：

毛囊周围及血管周围淋巴细胞 / 组织细胞浸润

血管扩张

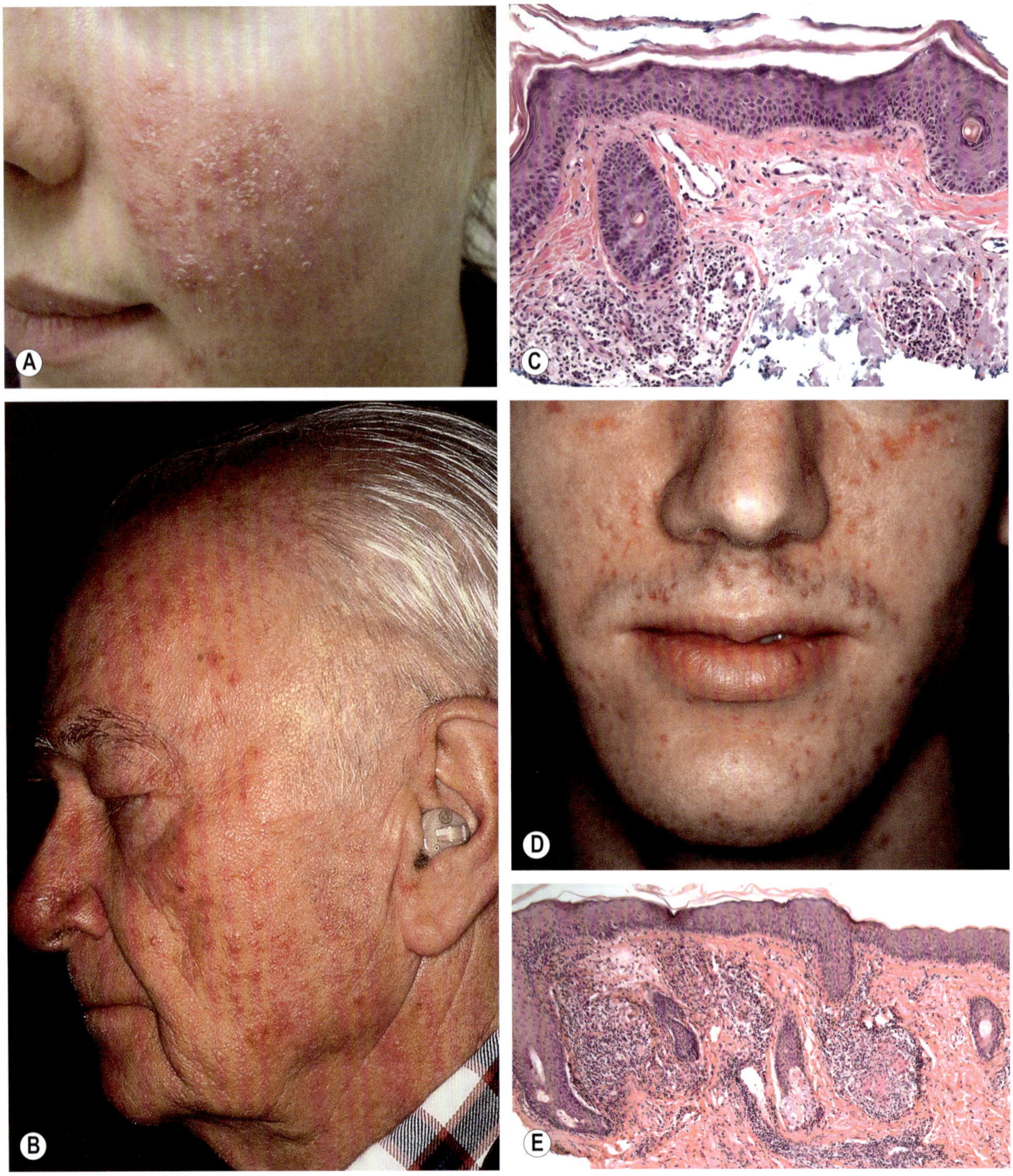

图 15.3 玫瑰痤疮。**A ~ C.** 丘疹脓疱型。毛囊周围淋巴细胞浸润。**D、E.** 肉芽肿型玫瑰痤疮（毛囊周围肉芽肿形成）（*A，Courtesy，Kalman Watsky，MD；B，D，Courtesy，Yale Dermatology Residents' Slide Collection. B，D，From Bolognia JB，Jorizzo JL，Rapini RP. Dermatology，2e. London：Saunders，2008，with permission.*）

毛囊炎

毛囊炎是毛囊的炎症反应，受累深度可深可浅，可以是感染性（图 15.4）皮损或非感染性（图 15.5、图 15.6；见图 2.25C、图 6.22）皮损

表现为丘疹和（或）脓疱，有时结痂，各部位均可受累

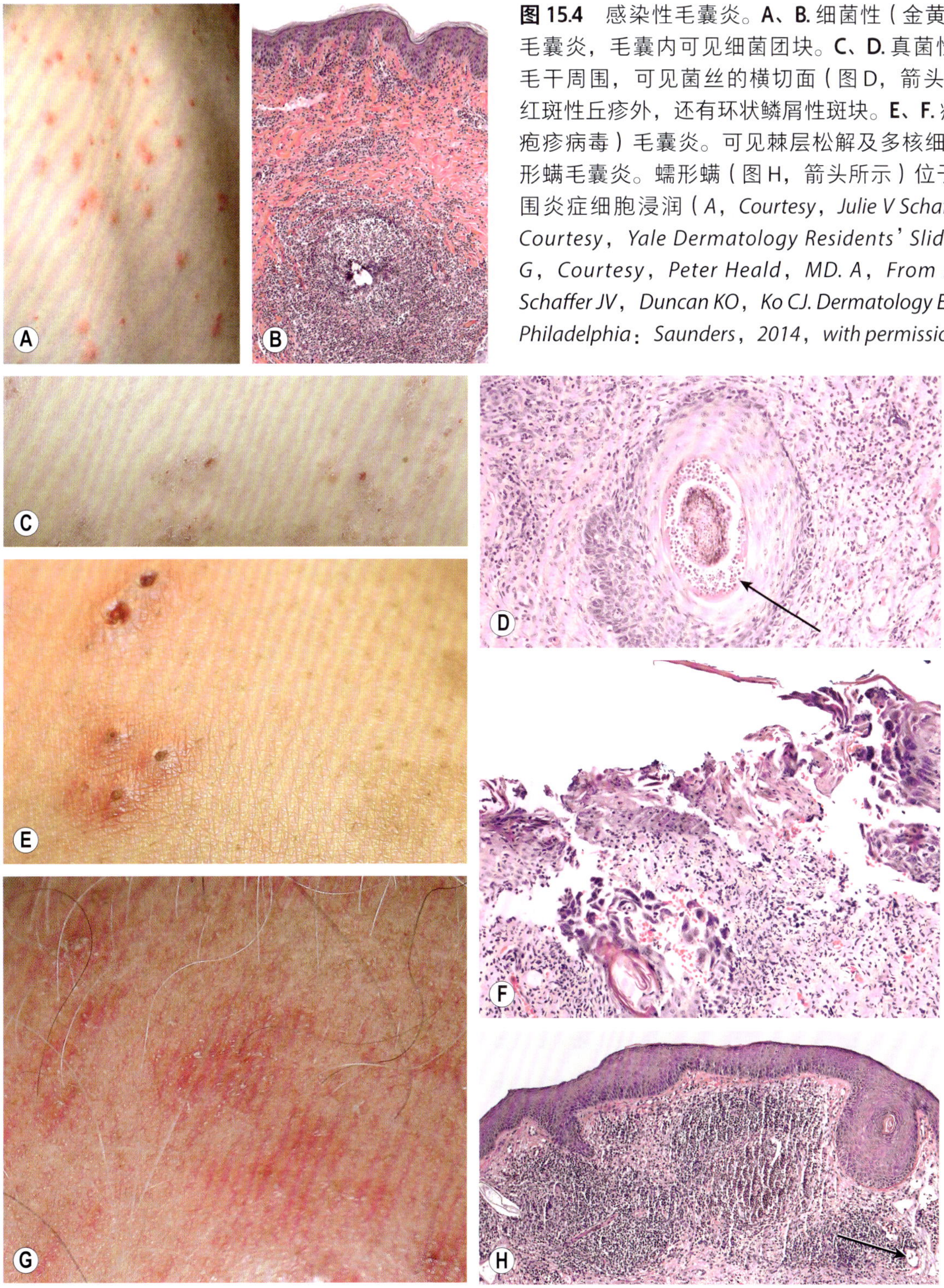

图 15.4 感染性毛囊炎。**A**、**B.** 细菌性（金黄色葡萄球菌）毛囊炎，毛囊内可见细菌团块。**C**、**D.** 真菌性毛囊炎。在毛干周围，可见菌丝的横切面（图 D，箭头所示）。除了红斑性丘疹外，还有环状鳞屑性斑块。**E**、**F.** 病毒性（单纯疱疹病毒）毛囊炎。可见棘层松解及多核细胞。**G**、**H.** 蠕形螨毛囊炎。蠕形螨（图 H，箭头所示）位于真皮内，周围炎症细胞浸润（*A，Courtesy，Julie V Schaffer，MD；E，Courtesy，Yale Dermatology Residents' Slide Collection；G，Courtesy，Peter Heald，MD. A，From Bolognia JL，Schaffer JV，Duncan KO，Ko CJ. Dermatology Essentials，1e. Philadelphia：Saunders，2014，with permission.*）

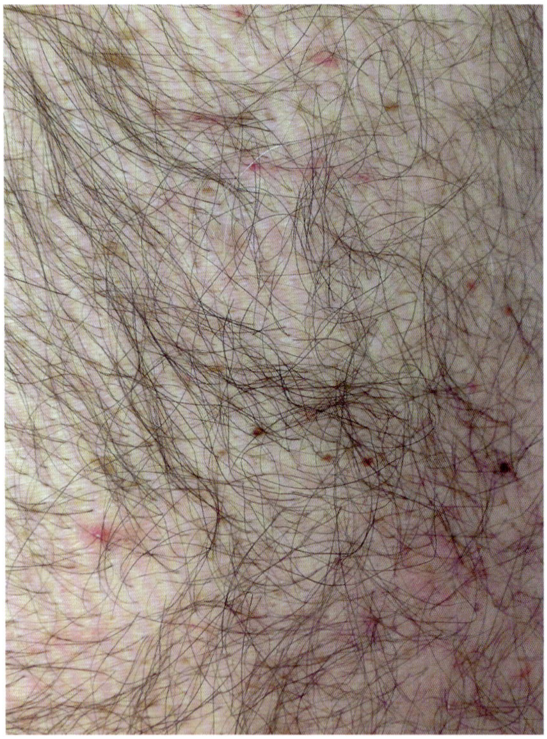

图 15.5 无菌性（培养结果阴性）毛囊炎。可见毛干从脓疱中穿出

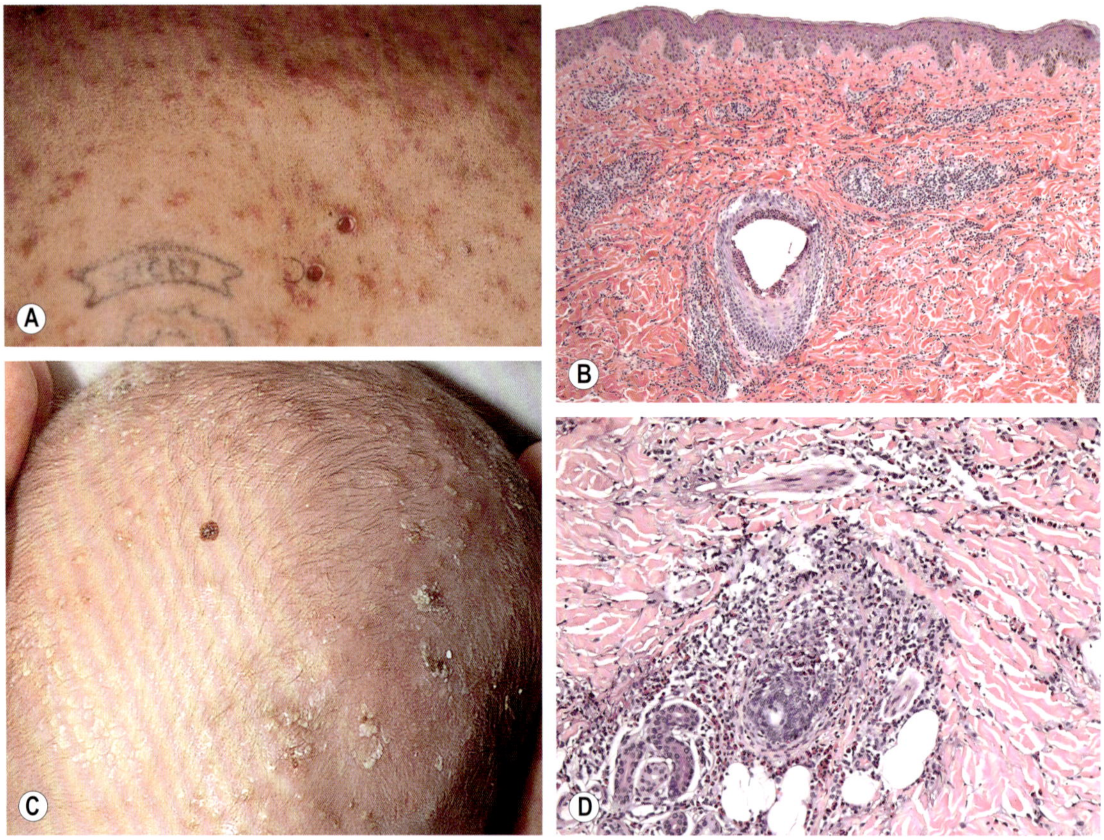

图 15.6 嗜酸性毛囊炎。**A、B.** 获得性免疫缺陷综合征（AIDS）相关性嗜酸性毛囊炎。**C、D.** 婴儿期，典型的头皮受累（*A，Courtesy，Yale Dermatology Residents' Slide Collection. A，From Bolognia JL，Schaffer JV，Duncan KO，Ko CJ. Dermatology Essentials，1e. Philadelphia：Saunders，2014，with permission. C，From Schachner LA，Hansen RE. Pediatric Dermatology，4e. London：Mosby，2011.*）

毛周角化病

临床表现：

好发于上臂（图 15.7）、大腿和儿童外侧面颊角化性毛囊性丘疹，可伴有局部红斑

组织病理学：

毛囊角栓形成，有时周围可有炎症浸润

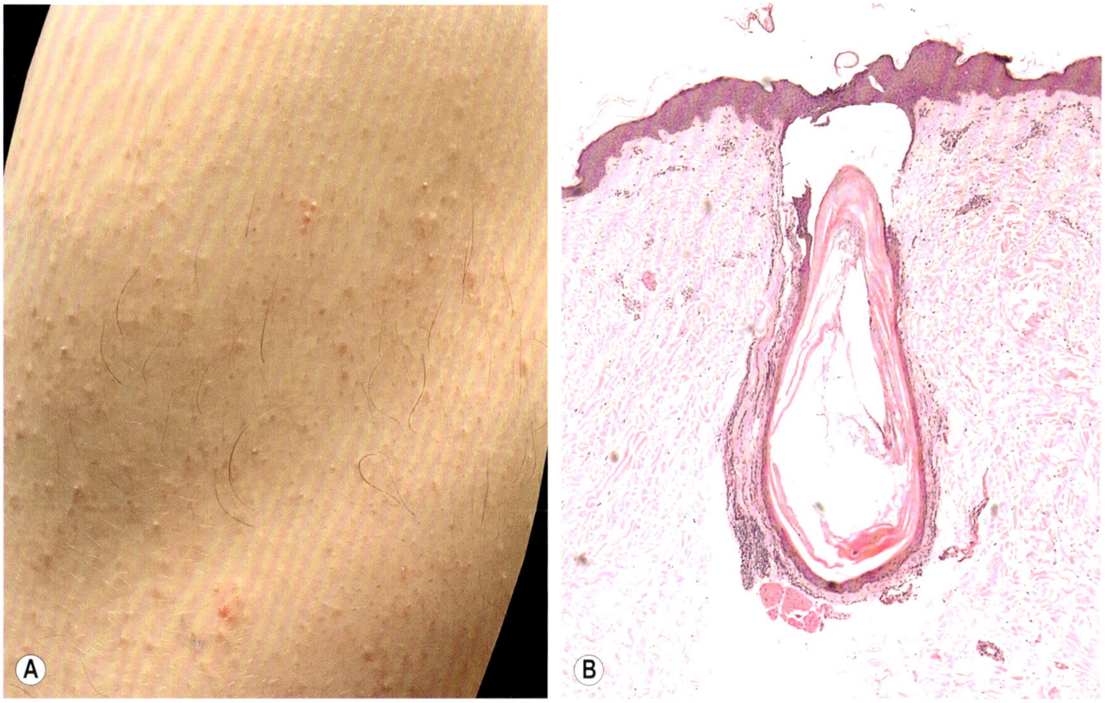

图 15.7 毛周角化病（*A*，*Courtesy*，*Karynne O. Duncan*，*MD.*）

毛发红糠疹（参见第 5 章）

临床表现：

特征性皮损为肉豆蔻擦板（译者注：类似土豆磨泥器）样毛囊丘疹（图 15.8）

组织病理学：

毛囊角栓形成；角质层中可见角化过度与角化不全交替排列

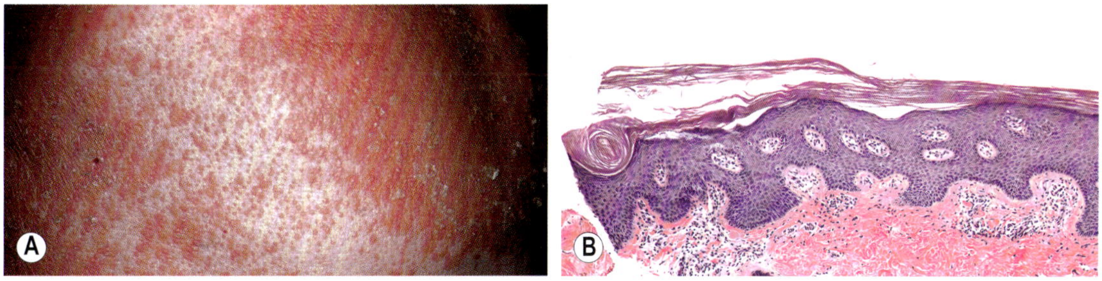

图 15.8 毛发红糠疹。**A**、**B.** 毛囊性丘疹，融合成红斑。病理表现为毛囊角栓以及交替分布的角化过度和角化不全（*A*，*Courtesy*，*Yale Dermatology Residents' Slide Collection. A*，*From Bolognia JL*，*Schaffer JV*，*Duncan KO*，*Ko CJ. Dermatology Essentials*，*1e. Philadelphia*：*Saunders*，*2014*，*with permission.*）

盘状红斑狼疮

临床表现：

毛囊角栓形成，耳廓常受累（图 15.9）

可伴有瘢痕形成，色素沉着和（或）皮肤萎缩

组织病理学：

毛囊角栓形成，界面改变（表皮-真皮交界处炎症改变），浅层和深层血管及附属器周围淋巴细胞浸润（图 15.9B、C）；可伴有 CD123 阳性淋巴细胞聚集

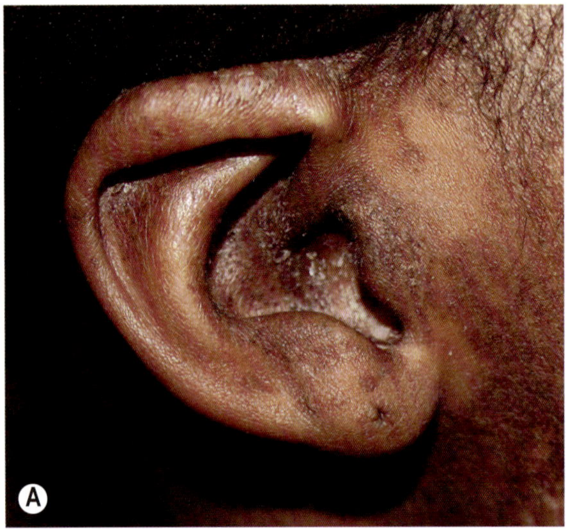

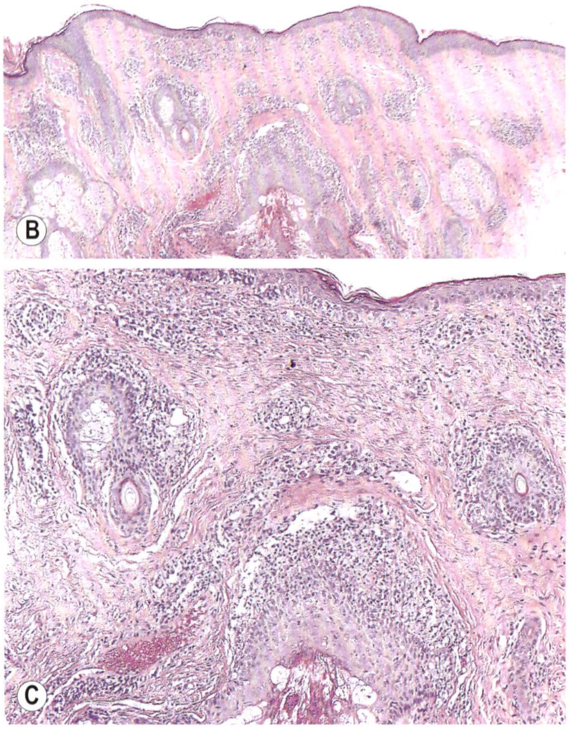

图 15.9 盘状红斑狼疮（*Courtesy，Yale Dermatology Residents' Slide Collection.*）

毛发扁平苔藓

临床表现：

头皮可见斑片状脱发区域（图 15.10），有时伴有毛囊角栓和红斑

皮肤、黏膜或甲可有扁平苔藓改变

组织病理学：

毛囊上部周围淋巴细胞浸润，毛囊上皮破坏

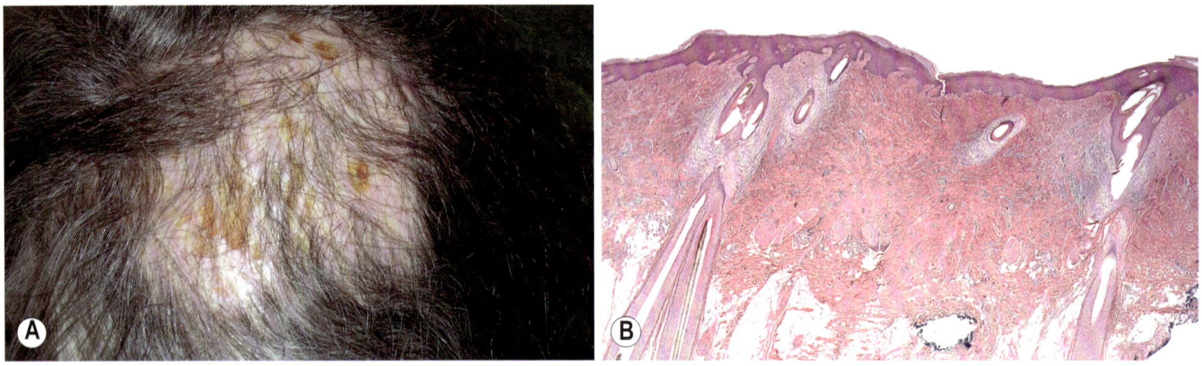

图 15.10 毛发扁平苔藓

毛囊黏蛋白病

临床表现：

脱发区域内可见簇集分布的毛囊性丘疹（图 15.11，见图 2.7A）

也可表现为紫色至棕色斑块

组织病理学：

毛囊内黏蛋白沉积，与角质形成细胞间形成蓝白区域

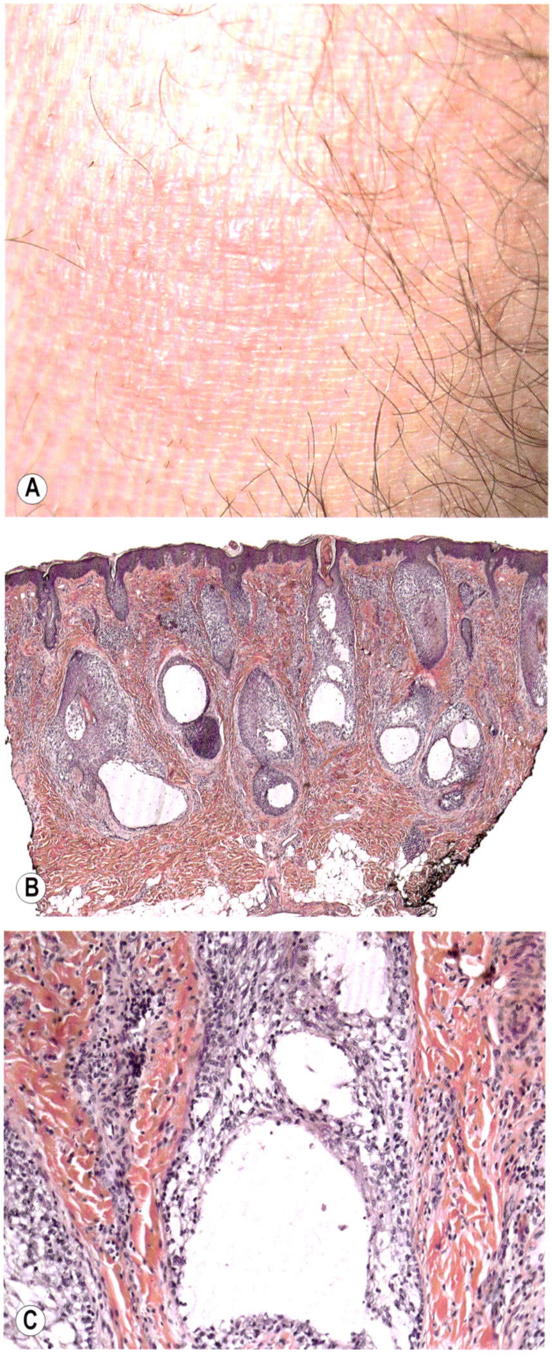

图 15.11 毛囊黏蛋白病

坏血病

临床表现：

毛囊周围出血及螺旋状发（图 15.12）

其他线索：牙龈出血，紫癜

组织病理学：

毛囊角栓周围炎症细胞及红细胞浸润

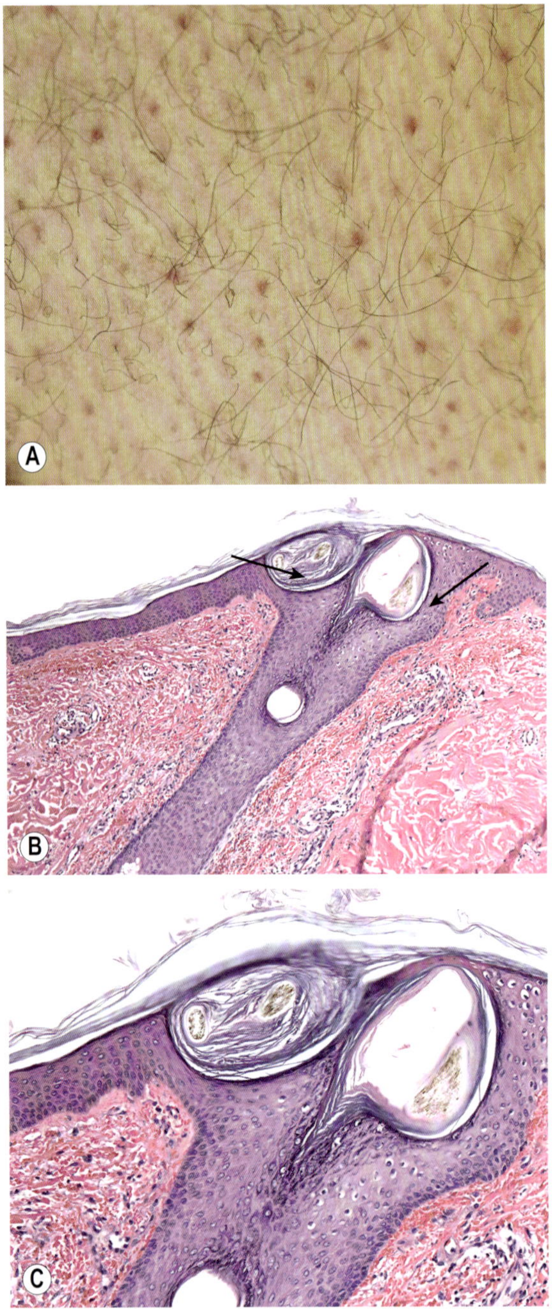

图 15.12 坏血病（*A*，*Courtesy*，*Christopher Stamey*，*MD.*）

维生素 A 缺乏症

临床表现：

四肢伸侧蟾皮病（角化过度的毛囊性丘疹聚集分布）（图 15.13）

皮肤干燥

夜盲症

组织病理学：

毛囊角栓

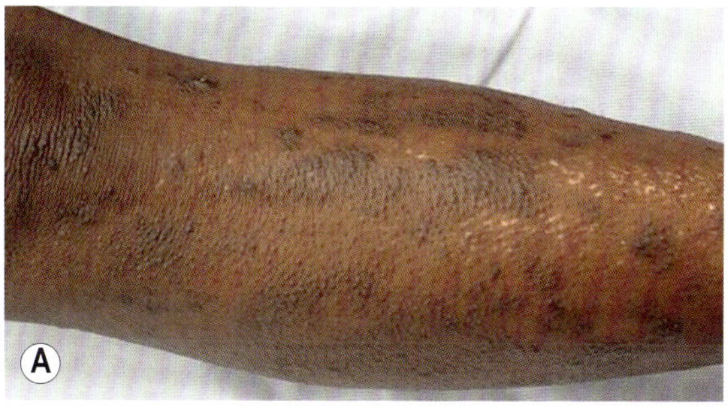

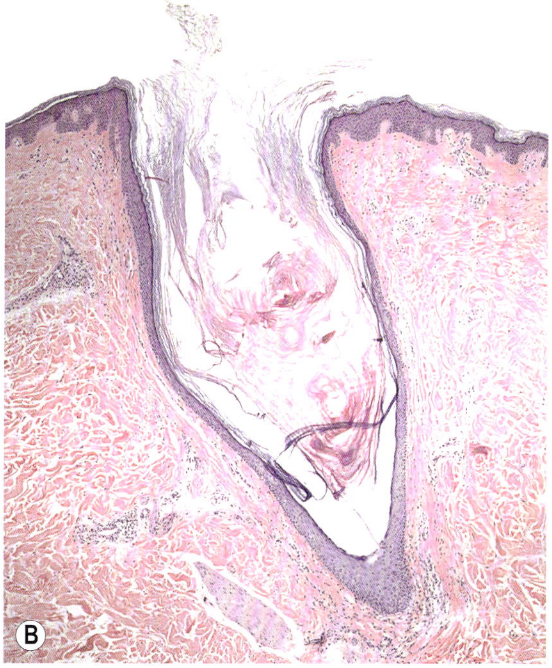

图 15.13 蟾皮病（*A，Courtesy，Chad M Hivnor，MD. A，From Bolognia JL，Schaffer JV，Duncan KO，Ko CJ. Dermatology Essentials，1e. Philadelphia：Saunders，2014，with permission.*）

棘状毛发发育不良

临床表现：

毛囊性丘疹（图 15.14），有时可伴有棘状凸起

组织病理学：

伴有外毛根鞘异常的毛囊扩张及毛发缺失

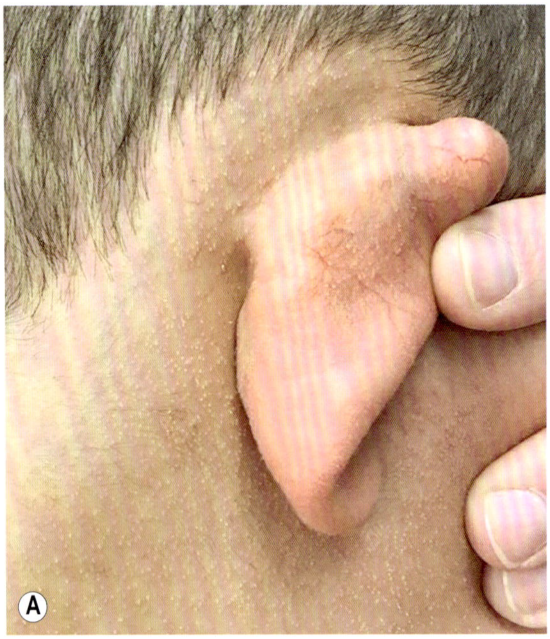

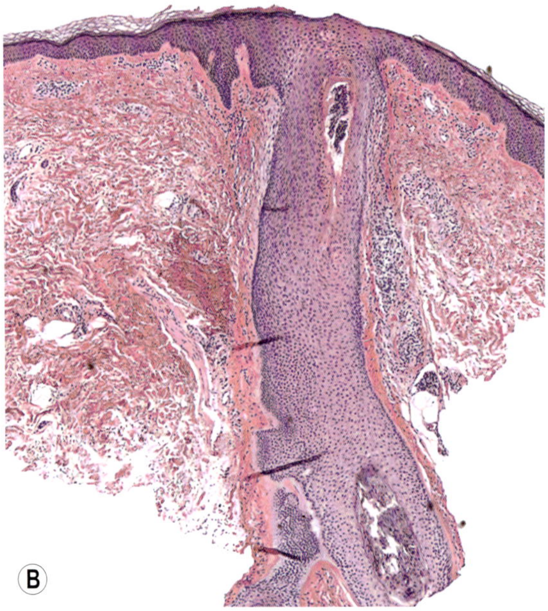

图 15.14 病毒相关的毛发发育不良。**A.** 面部毛囊性丘疹。**B.** 伴有异常角化不全的毛囊扩张（*A*，*Courtesy*，*Richard Antaya*，*MD.*）

（王雨馨　译）

16 真皮炎症性疾病

中性粒细胞浸润性疾病可能以急性发病为特征，未治疗的皮疹表现为颜色红、皮温高等炎症表现（图 1.48）。混合性炎症细胞浸润（淋巴细胞、组织细胞混有中性粒细胞或嗜酸性粒细胞）的皮损通常表现为淡粉至红色。肉芽肿性疾病的典型表现为皮疹呈红棕色至粉色（参见第 20 章和图 2.7G）。本章内容包括中性粒细胞、混合性炎症细胞浸润和淋巴细胞浸润性疾病。

中性粒细胞浸润性疾病（“热”）

Sweet 综合征

临床表现：

可发病于全身各个部位，多发于面部及肢端。皮疹形态表现为水肿/假性水疱、结痂性丘疹、斑块，有时也可呈靶型（图 16.1A、B，见图 2.7F）

组织病理学：

真皮内可见密集中性粒细胞浸润（图 16.1C、D），有时可见真皮乳头高度水肿

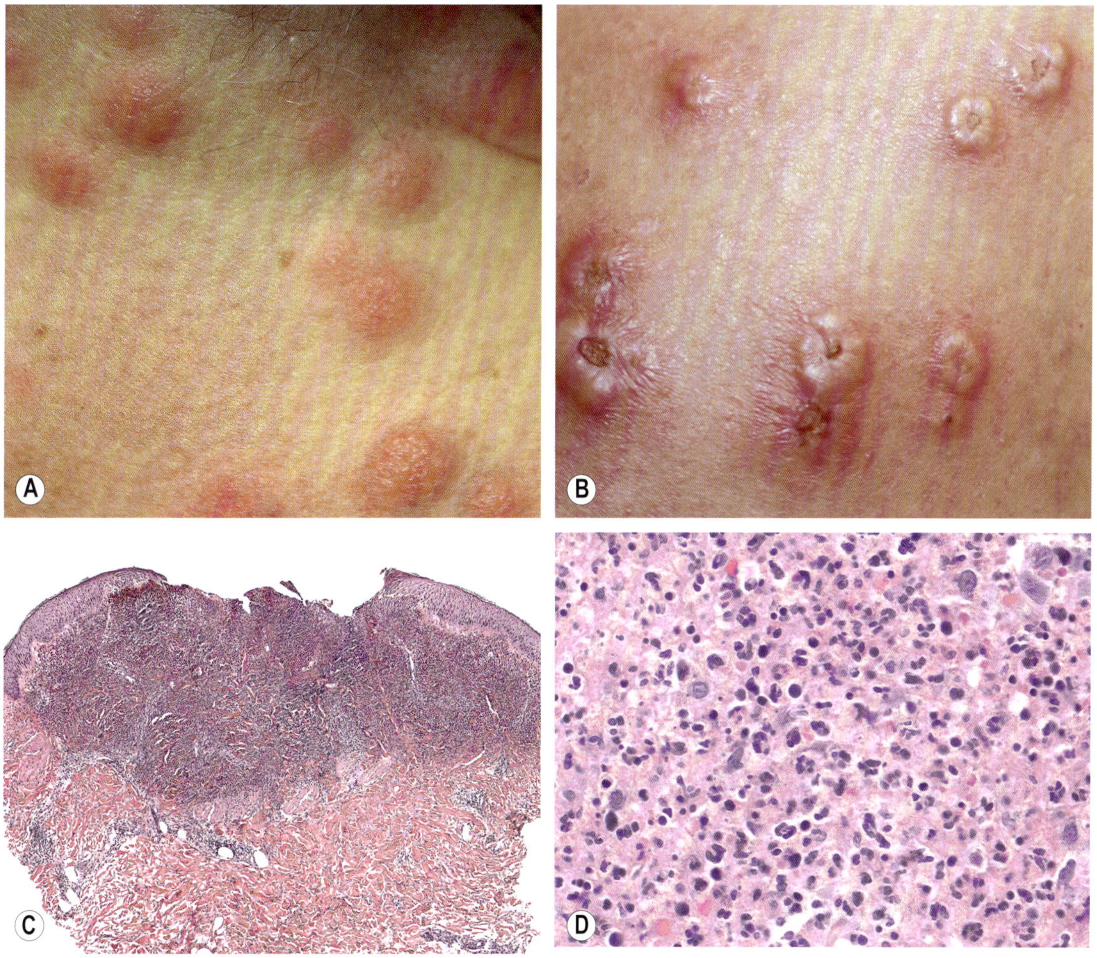

图 16.1 Sweet 综合征（*A，B，Courtesy，Yale Dermatology Residents' Slide Collection.*）

坏疽性脓皮病（图 16.2）

临床表现：

可发病于全身各个部位，常见于腿部

早期皮疹表现为炎性脓疱（见图 11.14）

充分发展的皮损表现为具潜行性紫灰色边缘的溃疡

组织病理学：

急性、炎症性皮损处可见真皮致密中性粒细胞浸润

持久隆起性红斑，急性期（图 16.3）

临床表现：

皮疹呈对称性，好发于肢端（常见于肘部伸侧面 / 手部），表现为紫红色至粉棕色的丘疹、斑块

组织病理学：

中性粒细胞浸润，伴有血管损害

在疾病发展末期，皮疹硬化隆起，组织学纤维化改变（见图 21.16）

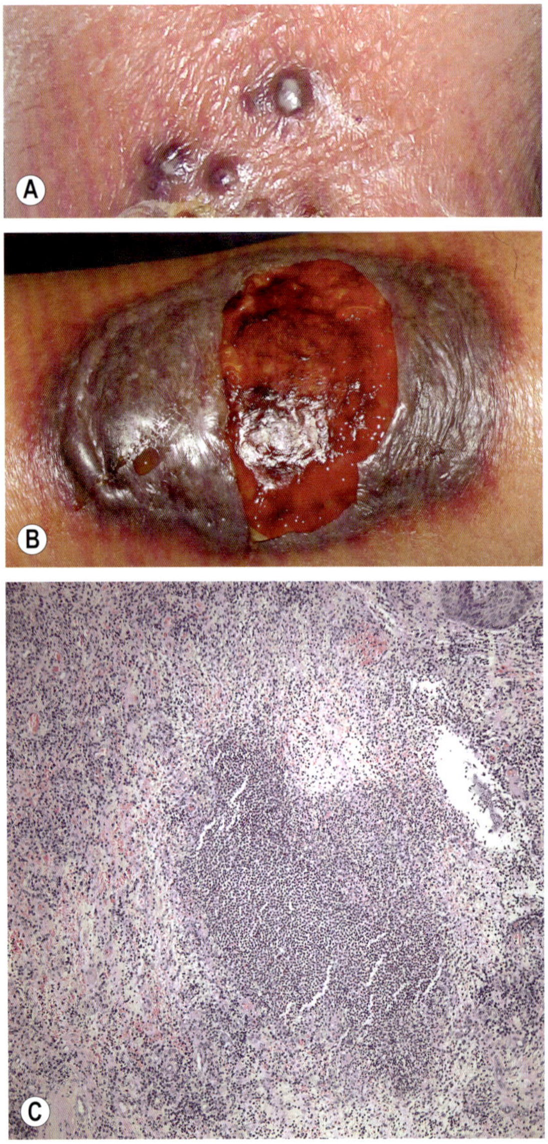

图 16.2 坏疽性脓皮病（*A，B，Courtesy，Yale Dermatology Residents' Slide Collection.*）

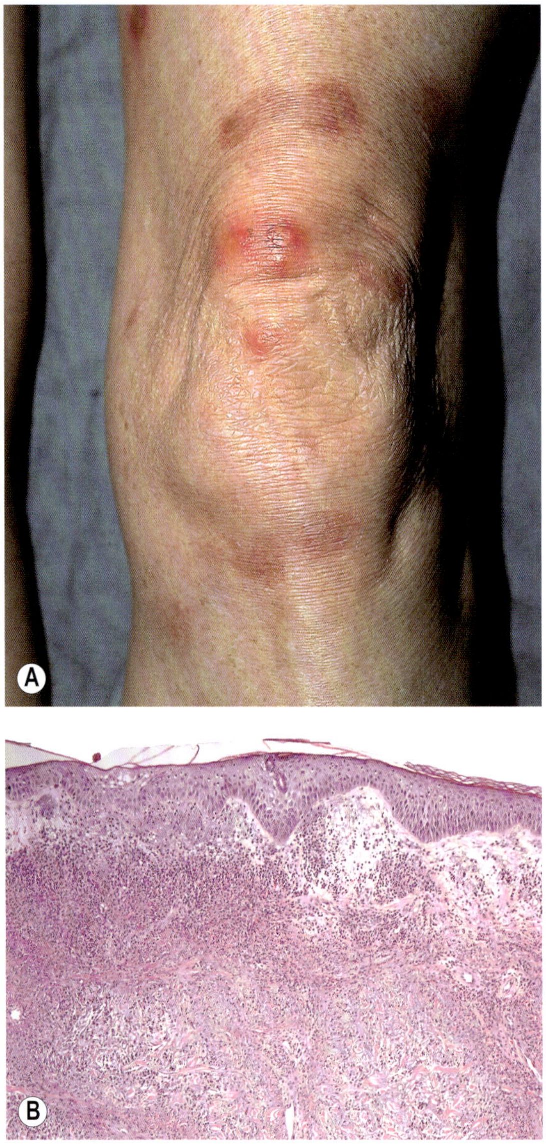

图 16.3 持久隆起性红斑（*A，Courtesy，Kenneth Greer，MD.A，From Bolognia JL，Jorizzo JL，Schaffer JV. Dermatology，3e. London：Saunders，2012，with permission.*）

蜂窝织炎（图 16.4）

临床表现：

可见于任何部位，但常好发于小腿
表现为皮温高、触痛性的亮红色斑块
通常伴有发热和白细胞计数升高

组织病理学：

间质组织内中性粒细胞浸润

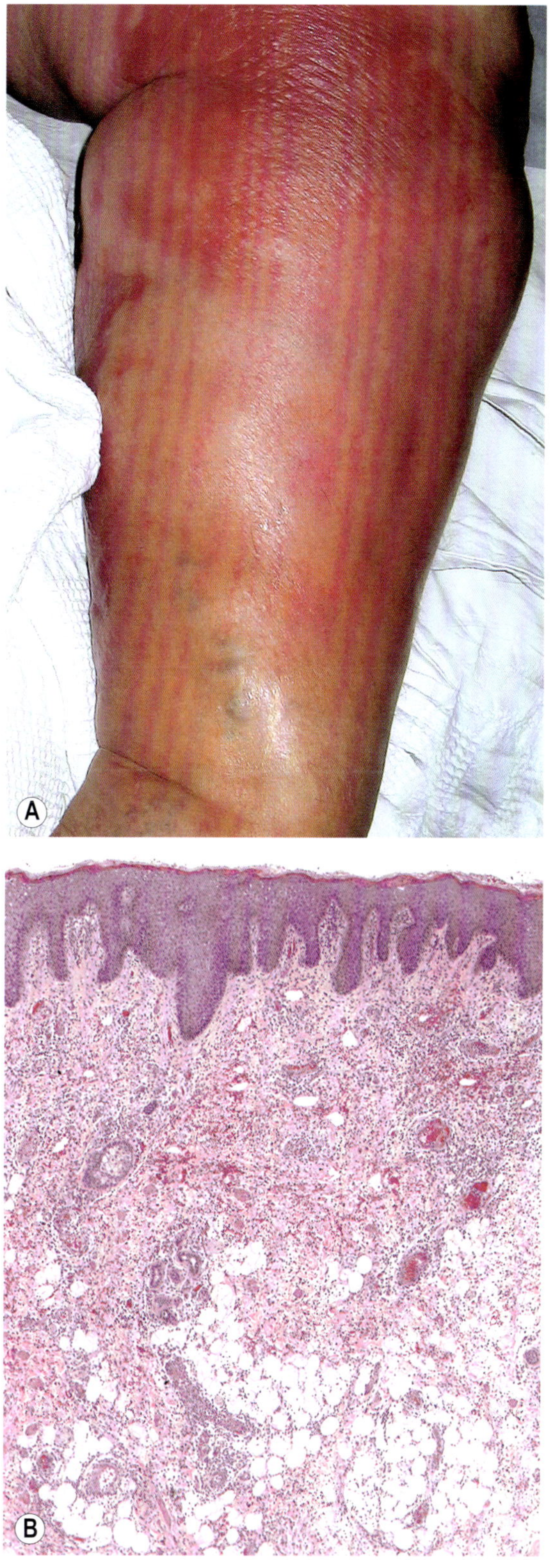

图 16.4 蜂窝织炎（A 型链球菌）（*A，Courtesy，Yale Dermatology Residents' Slide Collection. A，From Bolognia JL，Jorizzo JL，Schaffer JV. Dermatology，3e. London：Saunders，2012，with permission. B，From Guarner J. Skin and soft tissue infections. In：Procop GW，Pritt BS（eds）. Pathology of Infectious Diseases. London：Saunders，2015.*）

中性粒细胞与嗜酸性粒细胞或以嗜酸性粒细胞为主的混合性炎症（粉色）

Wells 综合征（嗜酸性粒细胞增多性蜂窝织炎；图 16.5）

临床表现：

粉色的水肿性斑块，蜂窝织炎样

组织病理学：

间质组织内嗜酸性粒细胞与中性粒细胞浸润，常可见“火焰征”（胶原组织被紫红色颗粒状物质围绕包裹）（图 16.5C）

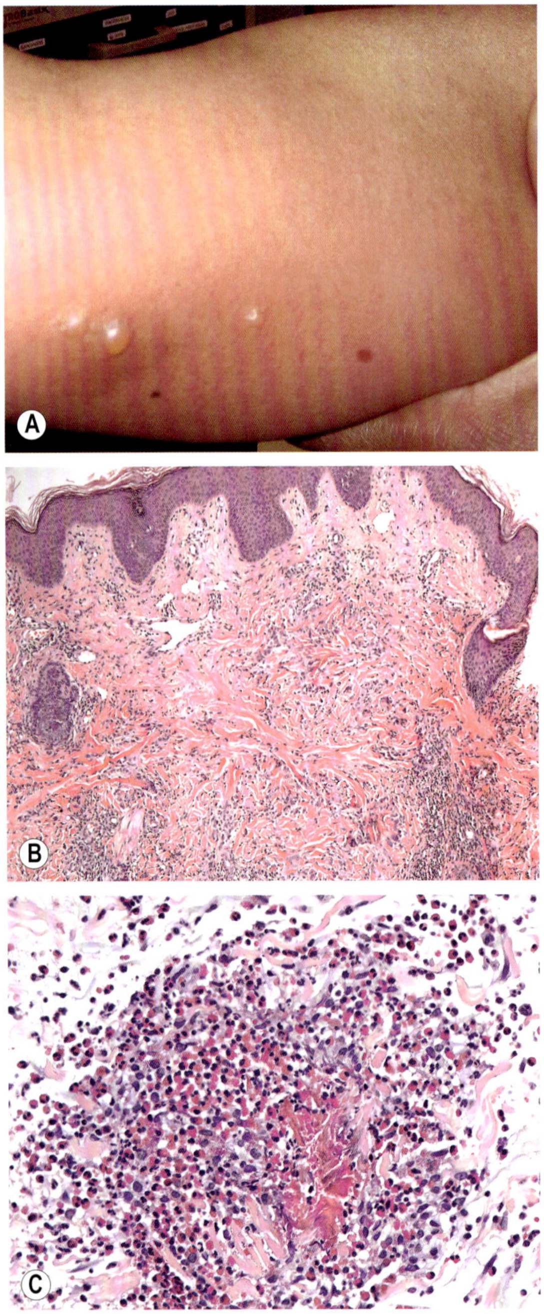

图 16.5 Wells 综合征（*A，Courtesy，Yale Dermatology Residents' Slide Collection.*）

节肢动物叮咬反应（图 16.6）

临床表现：

人受到各种节肢动物的攻击或叮咬

皮损表现为粉红色或红色的丘疹，也可见结痂或水疱

组织病理学：

浅层和深层血管周围及间质组织混合性炎症细胞浸润，可能伴有表皮改变

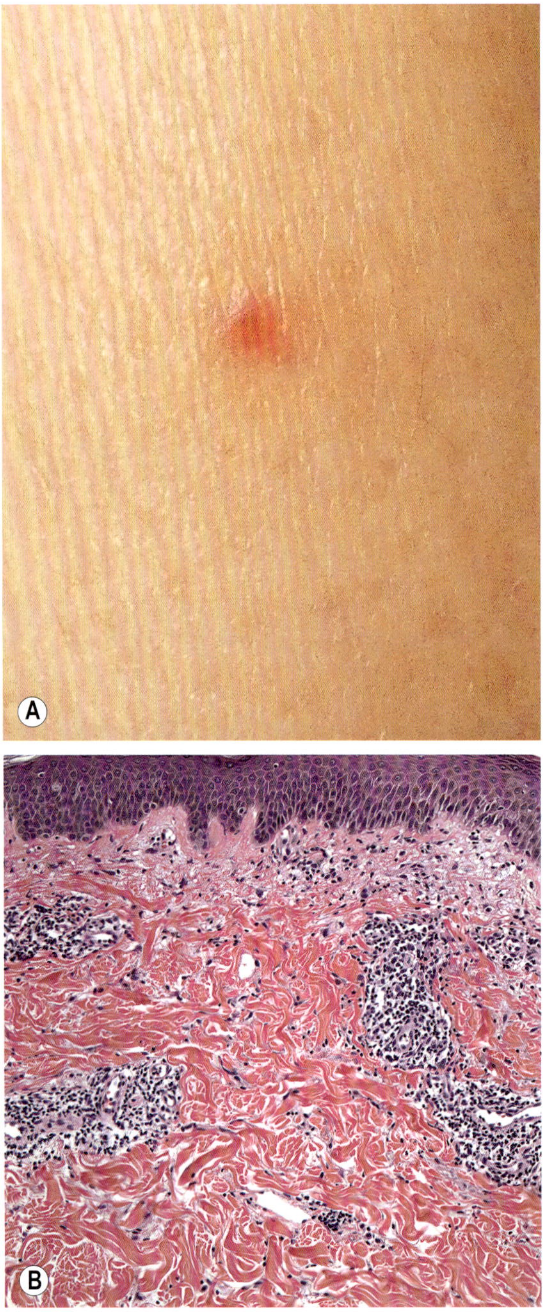

图 16.6 节肢动物叮咬反应

栅栏状嗜中性粒细胞性和肉芽肿性皮炎

（图 16.7）

临床表现：

与结缔组织疾病相关，如类风湿性关节炎、红斑狼疮及肉芽肿性多血管炎

皮损临床表现为红斑、丘疹，皮损中央有时可见穿通性溃疡

该病好发于肘部及指趾伸侧

组织病理学：

可见中性粒细胞性血管炎和（或）栅栏状肉芽肿

面部肉芽肿（图 16.8，见图 2.7.E）

临床表现：

通常见于面部，但也可累及其他部位

皮损为呈红棕色的丘疹或斑块，常可见明显的毛囊开口

组织病理学：

无浸润带（grenz zone，真皮乳头边缘未受累）下可见混合炎症细胞浸润

可见扩张、含角栓的毛囊

固定性药疹

（参见第 8 章）

荨麻疹（见图 1.48M、N）

临床表现：

一过性（持续时间小于 24 小时）的水肿性粉红色丘疹 / 斑块

组织病理学：

血管周围和间质组织中可见中性粒细胞、淋巴细胞和（或）嗜酸性粒细胞浸润。

荨麻疹性大疱性类天疱疮

（参见第 12 章）

嗜酸性毛囊炎

（参见第 15 章）

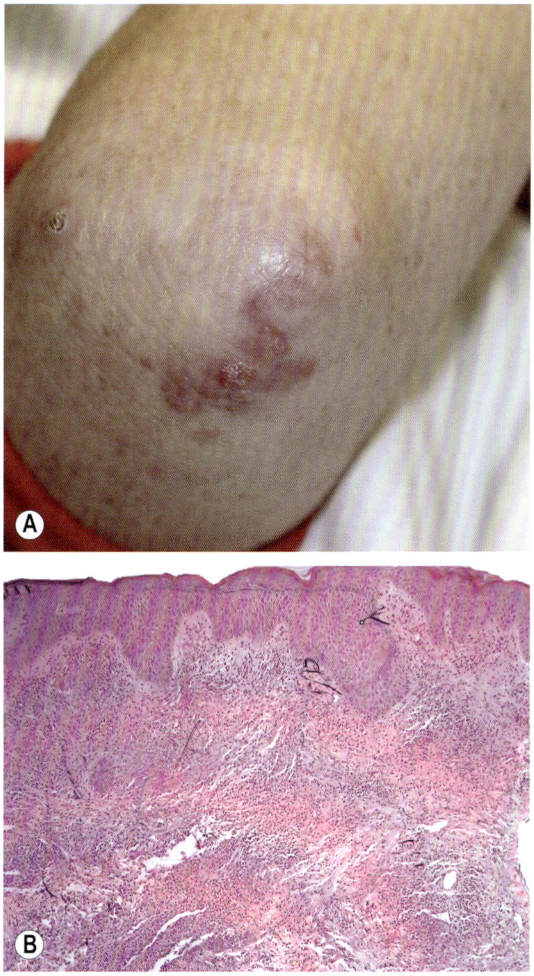

图 16.7 栅栏状嗜中性粒细胞性和肉芽肿性皮炎

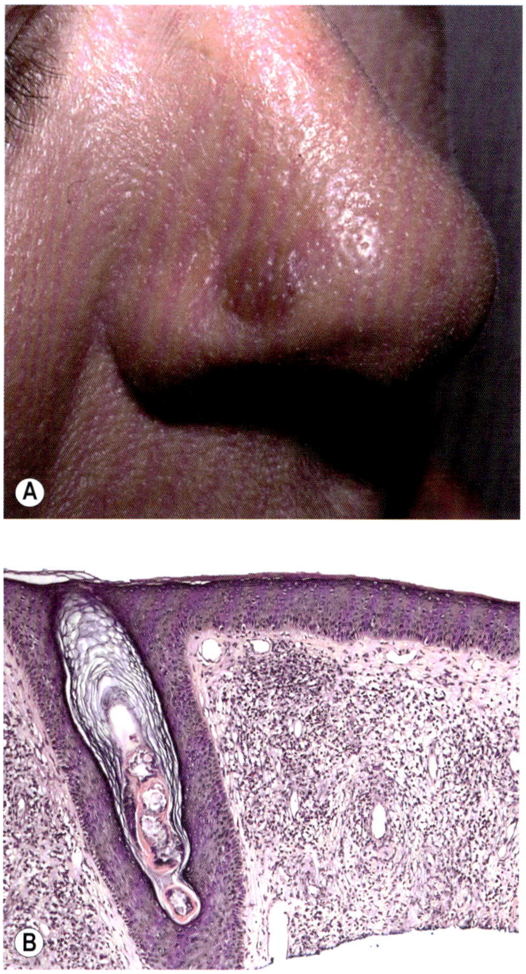

图 16.8 面部肉芽肿（*A，Courtesy，Cloyce L Stetson，MD；B，Courtesy，Anjela Galan，MD. A，From Bolognia JL，Schaffer JV，Duncan KO，Ko CJ. Dermatology Essentials，1e. Philadelphia：Saunders，2014，with permission.*）

妊娠多形疹（妊娠瘙痒性荨麻疹性丘疹及斑块）（图 16.9）

临床表现：

常累及腹部及大腿上部，脐周不受累

皮损呈粉色至粉棕色（粉棕色常见于深肤色类型患者）的丘疹及斑块

皮损可呈荨麻疹样、靶形、水疱或湿疹样

组织病理学：

血管周围淋巴细胞浸润，伴或不伴嗜酸性粒细胞浸润

依据活检部位的不同，有时可见表皮病理改变

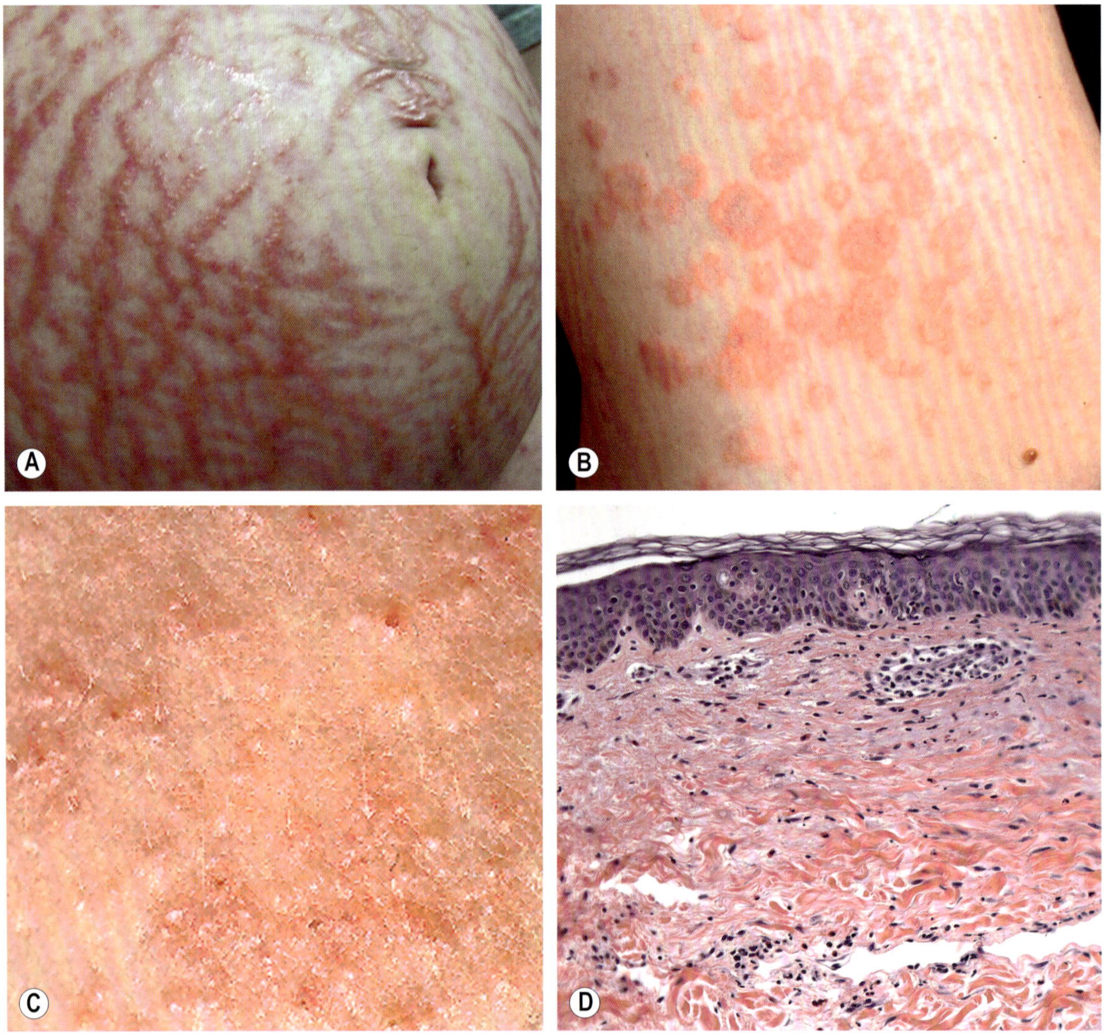

图 16.9 妊娠多形疹。可有多种临床表现——斑疹、荨麻疹样（**A**）、靶形（**B**）、水疱或湿疹样（**C**）（*A，Courtesy，Yale Dermatology Residents' Slide Collection；B，C，Courtesy，Christina M Ambros-Rudolph，MD. B，C，From Bolognia JL，Schaffer JV，Duncan KO，Ko CJ. Dermatology Essentials，1e. Philadelphia：Saunders，2014，with permission.*）

莱姆病（图 16.10）

临床表现：

典型皮损呈靶形，中央色深，绕以 1～2 cm 宽的粉色圆环

皮损可呈多形性

组织病理学：

非特异性血管周围炎，有时可见到浆细胞

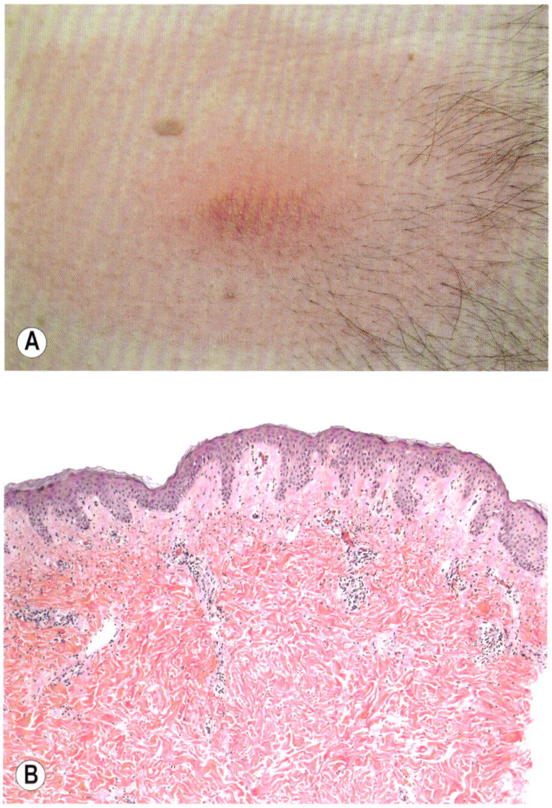

图 16.10 莱姆病（*A，Courtesy，Yale Dermatology Residents' Slide Collection.*）

冻疮（图 16.11）

临床表现：

皮损为呈粉色至紫色的斑疹和（或）丘疹，有时可见瘀斑，好发于指趾端

组织病理学：

浅深层血管周围炎，小汗腺周围可见淋巴细胞浸润，真皮乳头水肿常见

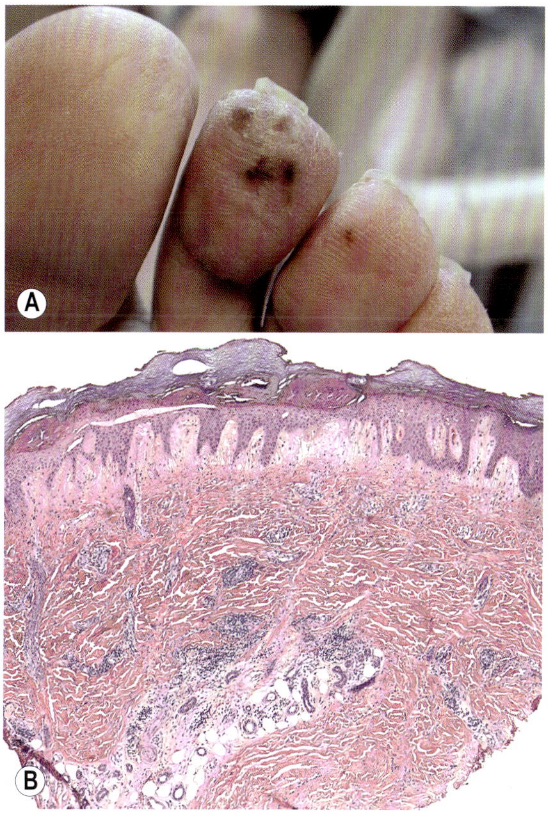

图 16.11 冻疮（*A，Courtesy，Jean L Bolognia，MD. A，From Bolognia JL，Jorizzo JL，Schaffer JV. Dermatology，3e. London：Saunders，2012，with permission.*）

肿胀性狼疮

临床表现：

常累及面部/躯干上部（见图 2.7B）

皮损表现为肿胀的粉色丘疹或斑块（图 16.12A）

组织病理学：

淋巴细胞性血管周围炎，典型表现为伴有真皮黏蛋白增加（图 16.12C）

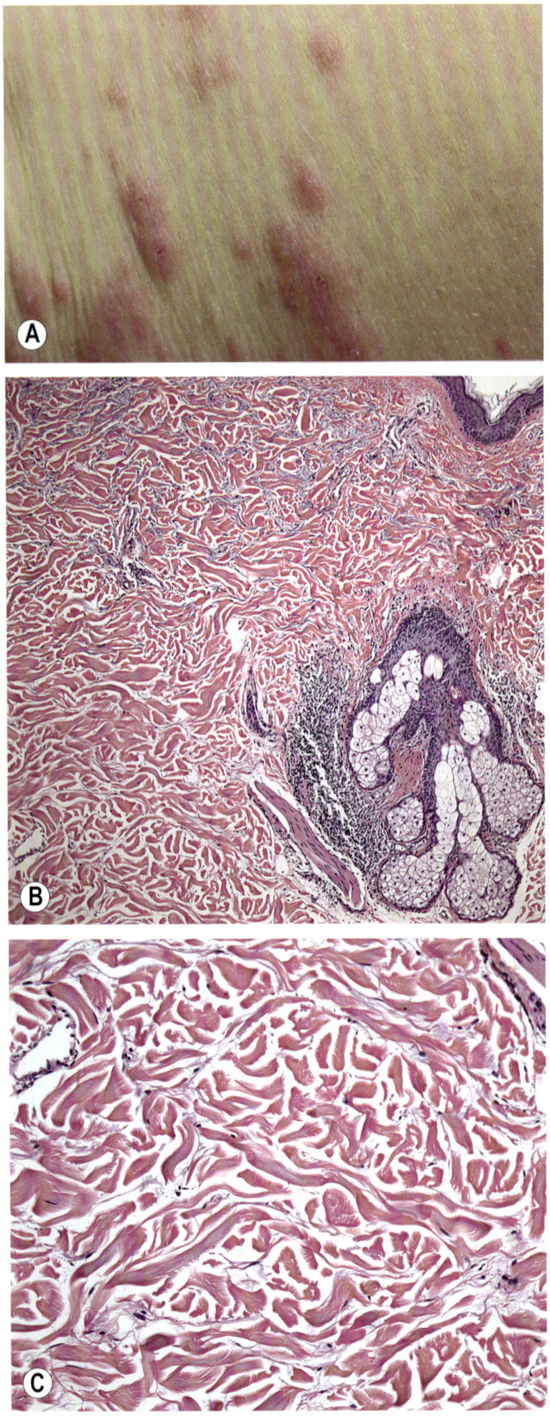

图 16.12 肿胀性狼疮。真皮内黏蛋白增加（**C**）（*A，Courtesy，Yale Dermatology Residents' Slide Collection.*）

Jessner 淋巴细胞浸润

临床表现：

典型受累部位为躯干上部或面部（图 16.13，见图 2.7C）

"多汁的"粉红色的丘疹或斑块，有时呈环状

组织病理学：

血管周围淋巴细胞浸润，一般不伴有真皮黏蛋白的增加

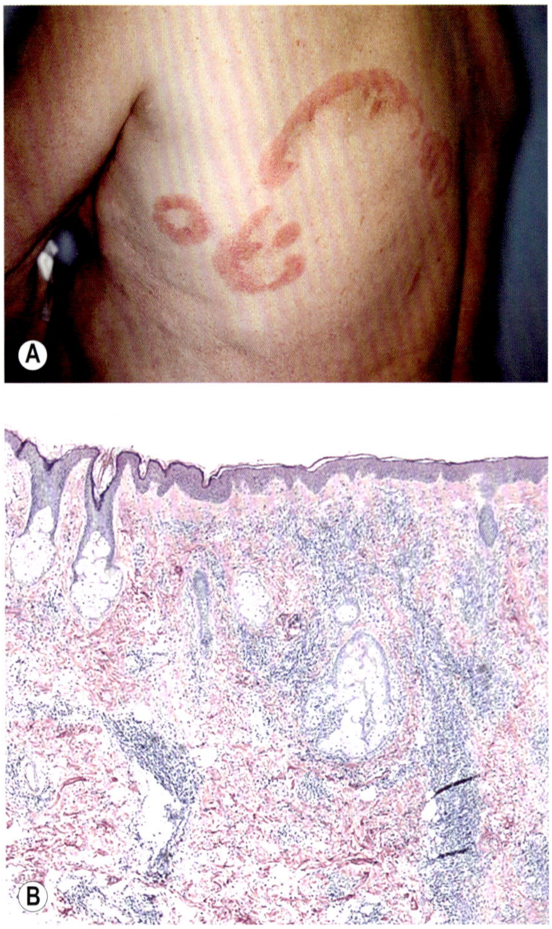

图 16.13 Jessner 淋巴细胞浸润。图示典型的背部弧形红色斑块（*A，From Rémy-Leroux V，Léonard F，Lambert D，et al. Comparison of histopathologic-clinical characteristics of Jessner's lymphocytic infiltration of the skin and lupus erythematosus tumidus：Multicenter study of 46 cases. J Am Acad Dermatol. 2008；58：217-23，© Elsevier.*）

（姚雪妍　译）

17　深部软组织疾病：脂膜炎和深部软组织炎

本章讨论主要累及真皮下脂肪和（或）筋膜组织的炎症性疾病（表 17.1，图 17.1～图 17.4）。

表 17.1　常见脂膜炎

疾病	临床		组织病理学
	部位（图 17.1）	形态学	
结节性红斑	• 好发于小腿前部 • 亦见于大腿、前臂	• 双侧触痛性红斑性结节（图 17.2A）	• 间隔纤维化及炎症（图 17.2B）
硬红斑	• 小腿后部	• 红斑性结节 • 可形成溃疡（图 17.2C）	• 混合性炎症的小叶性脂膜炎，偶见肉芽肿性，伴 / 不伴血管炎（图 17.2D）
硬化性脂膜炎	• 好发于小腿内下侧	• 硬化性粉色至红棕色斑块（图 17.2E、F）	• 脂肪小叶脂膜性改变（图 17.2G）
狼疮性脂膜炎	• 四肢近端 / 臀部 • 躯干上部 / 面部	• 可伴盘状狼疮的表层改变和（或）皮肤黏连（图 17.2H）	• 脂肪透明坏死伴淋巴滤泡（图 17.2I）

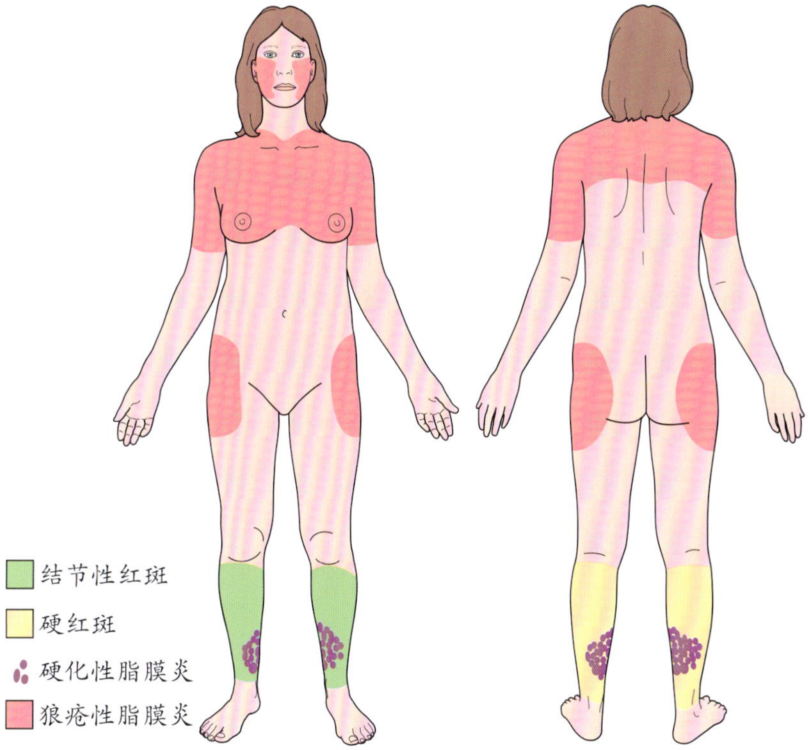

图 17.1　脂膜炎最常见部位（*Adapted from Bolognia JL，Jorizzo JL，Schaffer JV. Dermatology，3e. London：Saunders，2012，with permission.*）

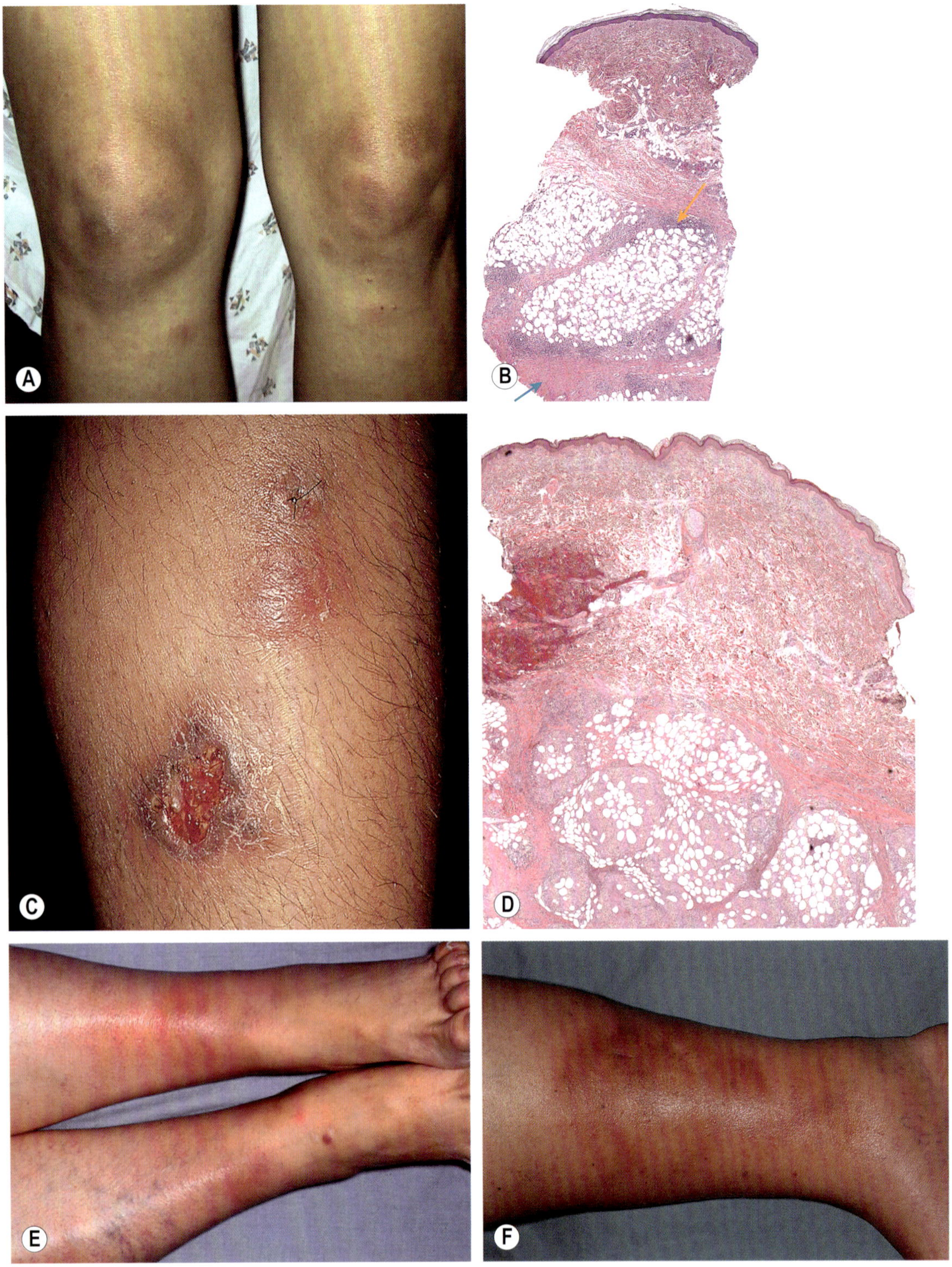

图 17.2 脂膜炎常见形式。**A、B.** 结节性红斑。间隔纤维化、增厚（蓝色箭头所示）和炎症（橙色箭头所示），主要累及脂肪间隔而非脂肪小叶。**C、D.** 硬红斑。与结节性红斑（A）不同的是皮损好发于小腿后侧并可能伴发溃疡，炎症主要累及脂肪小叶。**E ~ G.** 硬化性脂膜炎。脂肪小叶内炎症伴部分间隔纤维化

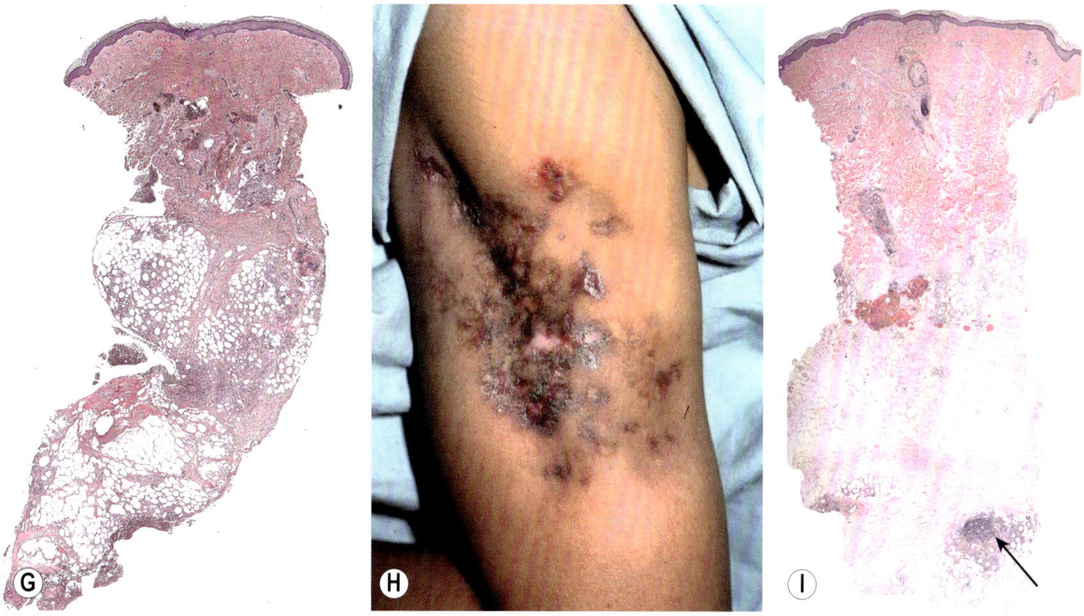

图 17.2（续） **H、I.** 狼疮性脂膜炎。透明脂肪坏死伴淋巴滤泡（黑色箭头所示）（*A，Courtesy，Yale Dermatology Residents' Slide Collection. C，F，H，Courtesy，Kenneth E Greer，MD. E，Courtesy，James Patterson，MD. C，E，F，H，From Bolognia JL，Jorizzo JL，Schaffer JV. Dermatology，3e. London：Saunders，2012，with permission.*）

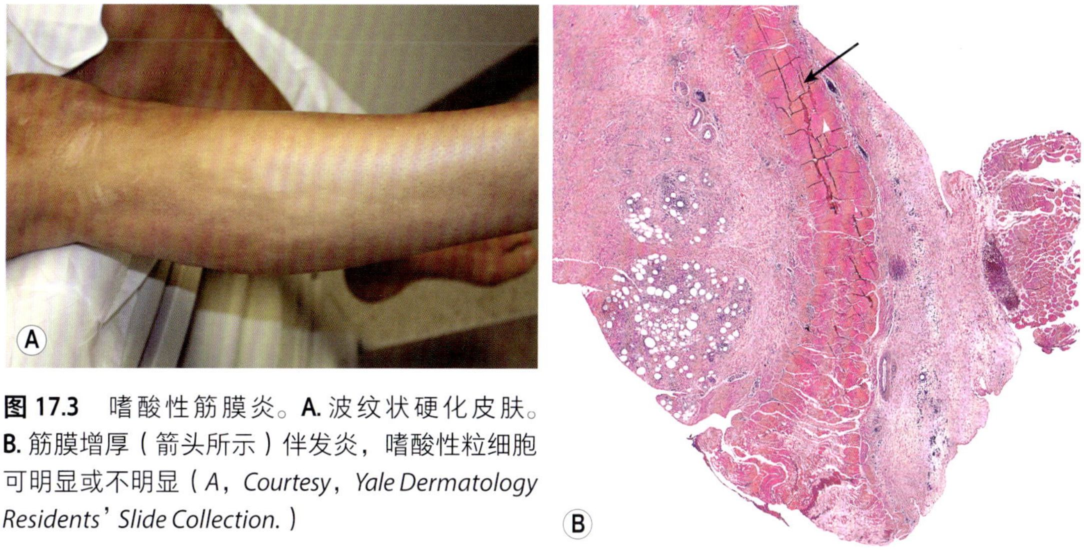

图 17.3 嗜酸性筋膜炎。**A.** 波纹状硬化皮肤。**B.** 筋膜增厚（箭头所示）伴发炎，嗜酸性粒细胞可明显或不明显（*A，Courtesy，Yale Dermatology Residents' Slide Collection.*）

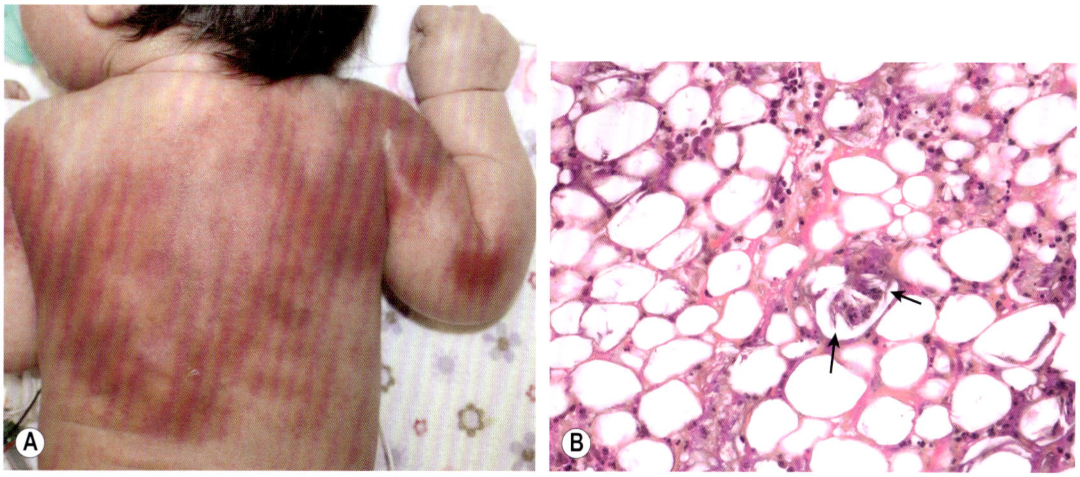

图 17.4 新生儿皮下脂肪坏死。红斑性、硬化性斑块，伴炎症及脂肪层结晶（箭头所示）（*A，Courtesy，Yale Dermatology Residents' Slide Collection.*）

（张宇婧　译）

18　真皮肿物

真皮肿瘤的来源各有不同，但可能有相似的临床表现，因此询问病史和活检对明确诊断非常重要（图 18.1）。本章重点介绍真皮肿瘤的特征性表现（表 18.1、表 18.2）

先天性/婴幼儿结节

先天性结节的病因包括血管性肿瘤（图 18.1～图 18.3）、血管畸形；实体瘤［如肌纤维瘤（图 18.4）；横纹肌肉瘤（图 18.1B）］；血液系统疾病（如肥大细胞瘤、皮肤白血病、真皮红细胞增多症）；发育异常（参见第 19 章）

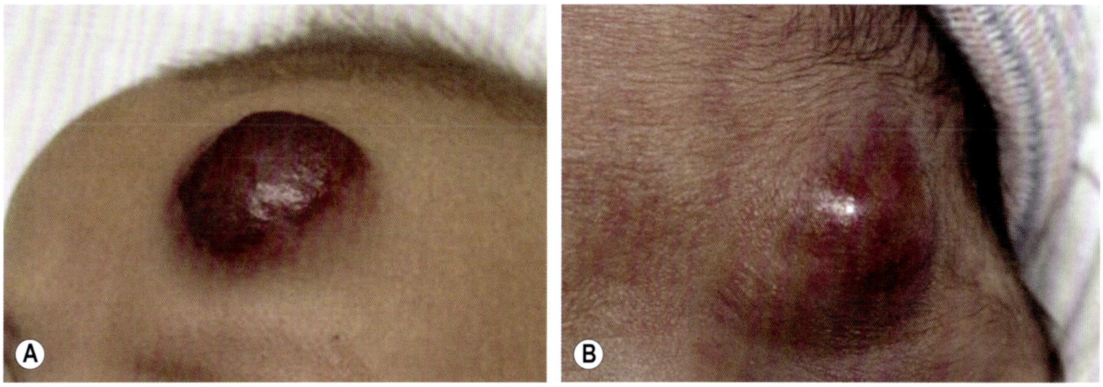

图 18.1　两种不同的真皮肿瘤的相似临床表现。**A.** 婴儿血管瘤。如成熟草莓般的亮红色。**B.** 横纹肌肉瘤（*From Eichenfield LF，Frieden IJ，Zaenglein AL，Mathes E. Neonatal and Infant Dermatology，3e. London：Saunders，2014.*）

表 18.1　真皮肿物

肿物成分	典型形态学特征 *	组织病理学
血管性肿物		
婴儿血管瘤	• **病史**：出生时没有，在出生后数月迅速生长 • 亮红色结节（图 18.1A）；有时可见因血管分流产生的苍白晕	• 小毛细血管形成的小叶［葡萄糖转运体 1（GLUT1）阳性］ • 通常延伸至皮下组织
先天性血管瘤	• **病史**：出生时即有 • **部位**：好发于受压部位 • 椭圆形 • 蓝色-红色的结节，绕以白色-绿色晕（图 18.2）	• 小毛细血管形成的小叶（GLUT1 阴性）
丛状血管瘤	• 斑驳状、实性的红色斑片及红色丘疹（图 18.3A、B）	• 小毛细血管形成的小叶（丛状） • 淋巴间隙扩张
球形细胞静脉畸形（血管球瘤）	• 可为常染色体显性遗传，尤其是皮疹多发者 • 呈簇状的蓝色丘疹（图 18.3C、D）	• 扩张管腔旁可见呈一至两层排列的单一核细胞，细胞核为蓝染的圆形
纤维性肿物		
肌纤维瘤	• **部位**：常见于头/颈或躯干 • 坚实的或橡胶样的结节或浸润性斑块 • 皮色至红色丘疹 • 可多发（图 18.4）	• 双相性，血管成分及梭形细胞（肌成纤维细胞）增生

表 18.1 真皮肿物（续表）		
肿物成分	**典型形态学特征 ***	**组织病理学**
婴儿指（趾）纤维瘤病	• **部位**：典型发病于第 2 趾 • 坚实的粉色结节（图 18.5）	• 细长的梭形细胞，胞质含粉色内容物
血液系统疾病		
肥大细胞瘤	• **病史**：间歇性起疱 • 棕粉色至红色的丘疹结节 • 皮革样表面（图 18.6）	• 煎蛋样细胞，胞质内含颗粒状物质

* 并非每一个病例都有这些特征

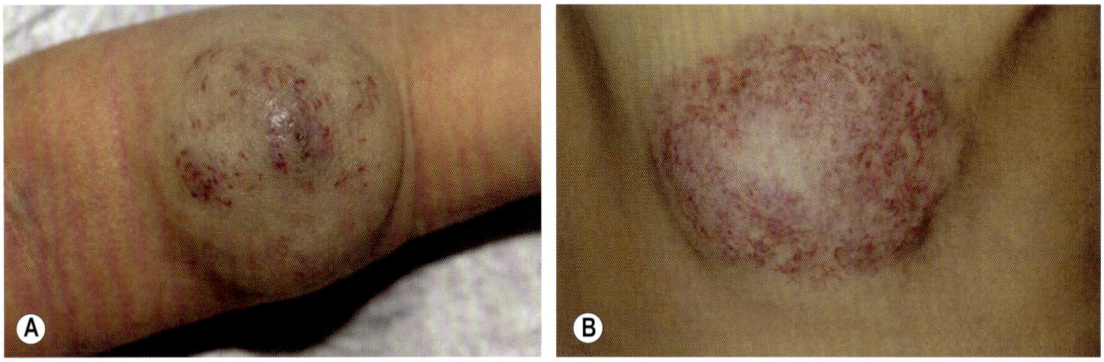

图 18.2 先天性血管瘤。**A.** 快速消退的先天性血管瘤。随着血管瘤的消退，所有红色的成分通常都会逐渐淡化/消失。**B.** 不消退型先天性血管瘤。此类病变的主要鉴别依据在于其临床演变过程（*From Eichenfield LF，Frieden IJ，Zaenglein AL，Mathes E. Neonatal and Infant Dermatology，3e. London：Saunders，2014.*）

非先天性病变

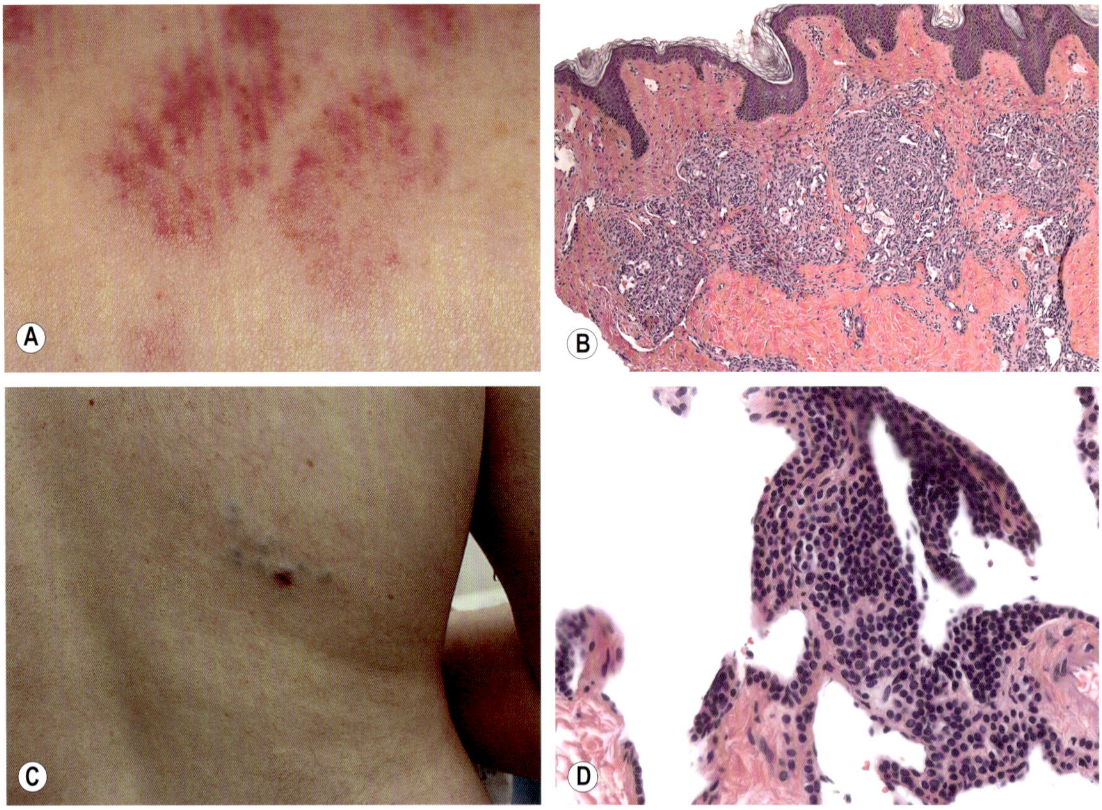

图 18.3 丛状血管瘤的特征性表现（**A、B**）及球形细胞静脉畸形的特征性表现（**C、D**）。典型的丛状血管瘤表现为在浅粉色背景上有深红色、轻微隆起的丘疹，丘疹呈斑驳状、不规则分布。球形细胞静脉畸形通常好发于躯干，蓝紫色丘疹簇状分布（*A，C，Courtesy，Yale Dermatology Residents' Slide Collection；D，Courtesy，Nemanja Rodic，MD，PhD.*）

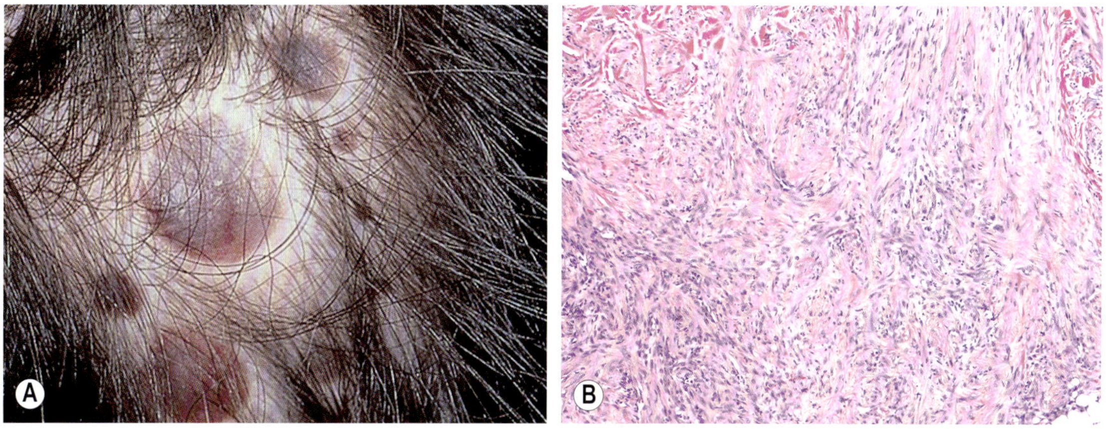

图 18.4 婴儿肌纤维瘤病（*A*，*Courtesy*，*Yale Dermatology Residents' Slide Collection. A*，*From Bolognia JL*，*Jorizzo JL*，*Schaffer JV. Dermatology*，*3e. London*：*Saunders*，*2012*，*with permission.*）

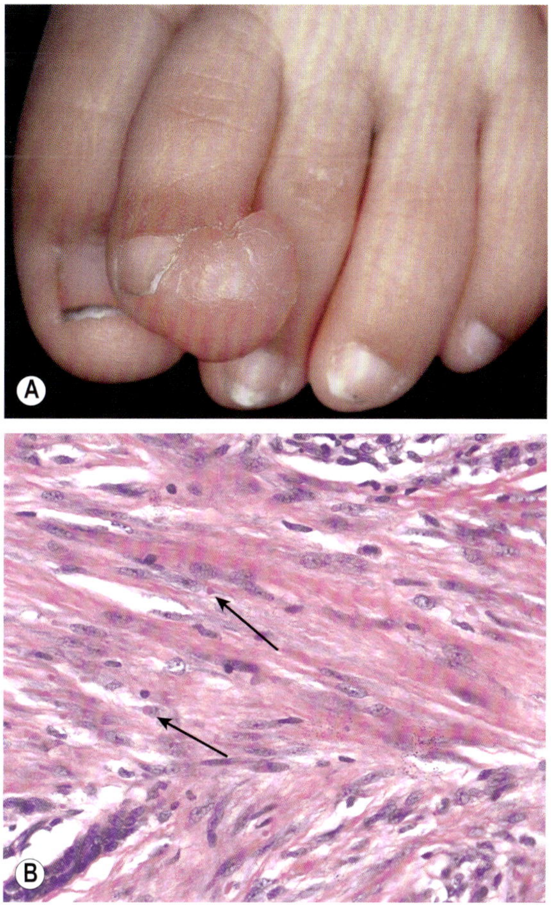

图 18.5 婴儿指（趾）纤维瘤病（*A*，*Courtesy*，*Yale Dermatology Residents' Slide Collection. A*，*From Bolognia JL*，*Schaffer JV*，*Duncan KO*，*Ko CJ. Dermatology Essentials*，*1e. Philadelphia*：*Saunders*，*2014*，*with permission.*）

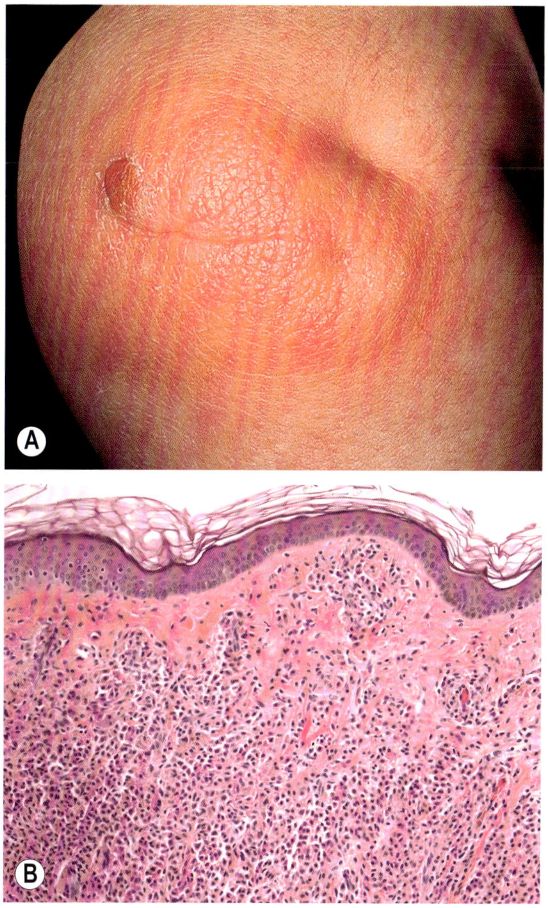

图 18.6 肥大细胞瘤。表面有皮革质感（*Courtesy*，*Michael Tharp*，*MD. A*，*From Bolognia JL*，*Schaffer JV*，*Duncan KO*，*Ko CJ. Dermatology Essentials*，*1e. Philadelphia*：*Saunders*，*2014*，*with permission.*）

表 18.2　儿童 / 成人的特征性丘疹结节

肿物成分	典型形态学特征 *	组织病理学
附属器肿瘤		
顶泌腺汗囊瘤（见图 19.4）	• **部位：**眼睑 • 淡蓝色，半透明丘疹	• 管腔内衬立方形细胞
毛母质瘤（图 18.7）	• 淡蓝色 • 坚实至坚硬的盘状丘疹结节 • 从侧面推动可以感觉到皮损像“跷跷板”样晃动	• 奶油硬糖色的角质物中可见影细胞
皮脂腺增生（见图 2.1E）	• **部位：**面部 • 黄色丘疹，中央凹陷	• 大量皮脂腺结构包绕着扩张的毛囊漏斗部
汗管瘤（见图 2.1D）	• **部位：**眼睑 • 肤色丘疹	• 蝌蚪状的上皮组织，可见透明细胞及向导管分化的结构
血管性肿瘤		
樱桃状血管瘤（图 18.8）	• 亮红色丘疹	• 簇集扩张的管腔，衬有内皮细胞
化脓性肉芽肿（图 18.9）	• **部位：**头 / 颈部、手指好发 • 有迅速增大的病史 • 糜烂的红色丘疹，基底常较窄	• 息肉样 • 小血管增生形成小叶状
浅表含铁血黄素沉积性淋巴管畸形（又称鞋钉样血管瘤，或靶样含铁血黄素沉积性血管瘤，图 18.10）	• 三色区	• 表面及中央均可见扩张的管腔 • 可见较深的狭缝状血管 • 周边可见含铁血黄素
神经性肿瘤		
神经纤维瘤（图 18.11，见图 2.24E）	• 质软、可被压扁的粉色丘疹	• 纤细的梭形细胞，具有粉染的基质
丛状神经纤维瘤（图 18.12）	• 触诊皮疹时如同摸到“一包虫子”	• 多条彼此孤立的梭形细胞条索，具有粉染的基质
纤维性肿瘤		
纤维性丘疹（图 18.13）	• **部位：**通常位于鼻部 • 坚实、皮色至粉色的丘疹	• 致密的粉色胶原 • 血管扩张 • 星状成纤维细胞
皮肤纤维瘤（图 18.14）	• **部位：**好发于腿下部 • 各种颜色 • 坚实丘疹 • 侧面受力可轻度凹陷 • **皮肤镜：**外周可见纤细的假性色素网	• 真皮“杂乱”（busy dermis），内充满梭形细胞 • 胶原陷入梭形细胞中
瘢痕疙瘩（图 18.15）	• **部位：**好发于躯干上部 / 上肢近端 • 坚实的深粉色丘疹结节 • 可能呈线状排列	• 明显增厚的呈“泡泡糖”样胶原
表皮来源的恶性肿瘤		
基底细胞癌，色素型（图 18.16）	• 半透明丘疹，可见球状深染物质	• 基底样细胞团块，伴有棕色色素成分
基底细胞癌，结节型（图 18.17）	• 浅粉色半透明结节 • 毛细血管扩张	• 大的基底样细胞团块，伴收缩间隙
鳞状细胞癌（图 18.18）	• 质硬的粉色结节，其上可伴或不伴覆盖的角质物	• 具有异型性的角质形成细胞，可产生角质
黑素细胞肿瘤		
蓝痣	• **部位：**好发于手 / 足，也可见于面部、头皮或其他部位 • 蓝黑色丘疹 • **皮肤镜：**均匀规则的蓝灰色结构	• 树突状色素细胞，伴有噬黑素细胞
恶性黑色素瘤，结节型（图 18.19）	• 快速生长的黑色结节	• 黑色素细胞体积大，有异型性，肿瘤细胞巢形态不规则
淋巴瘤		
斑片 / 斑块期蕈样肉芽肿（图 18.20）	• **部位：**双覆盖部位（见图 1.16B） • 环形至实心的深粉色斑块 • 表面皱褶，干燥性的鳞屑	• 表皮和真皮带中可见不典型淋巴细胞

* 并非每一个病例都有这些特征

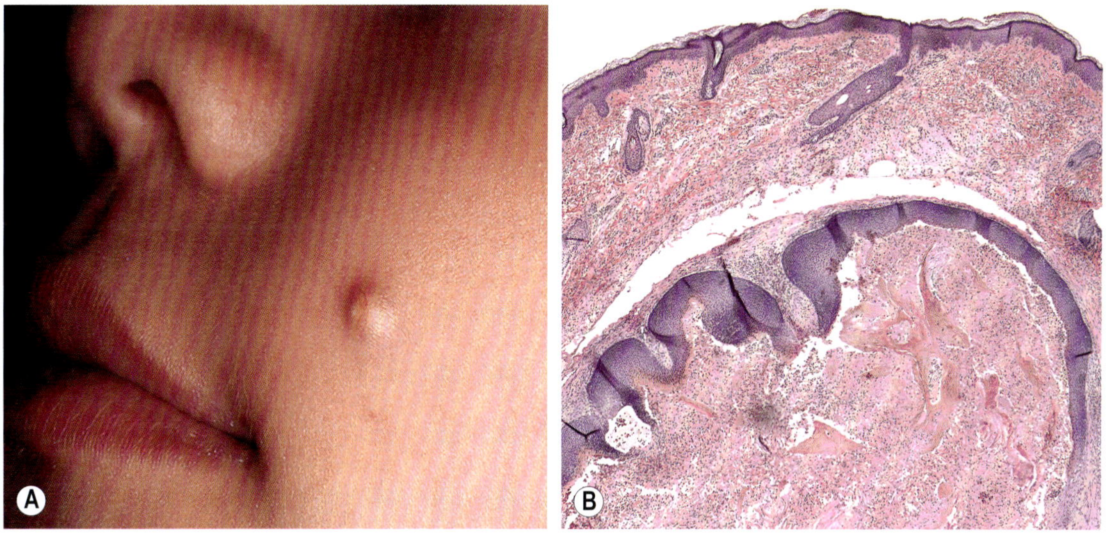

图 18.7 毛母质瘤。触诊常常对诊断很有帮助，皮损很坚实，可能有盘状（plate-like）触感（*A，Courtesy，Yale Dermatology Residents' Slide Collection. A，From Bolognia JL，Schaffer JV，Duncan KO，Ko CJ. Dermatology Essentials，1e. Philadelphia：Saunders，2014，with permission.*）

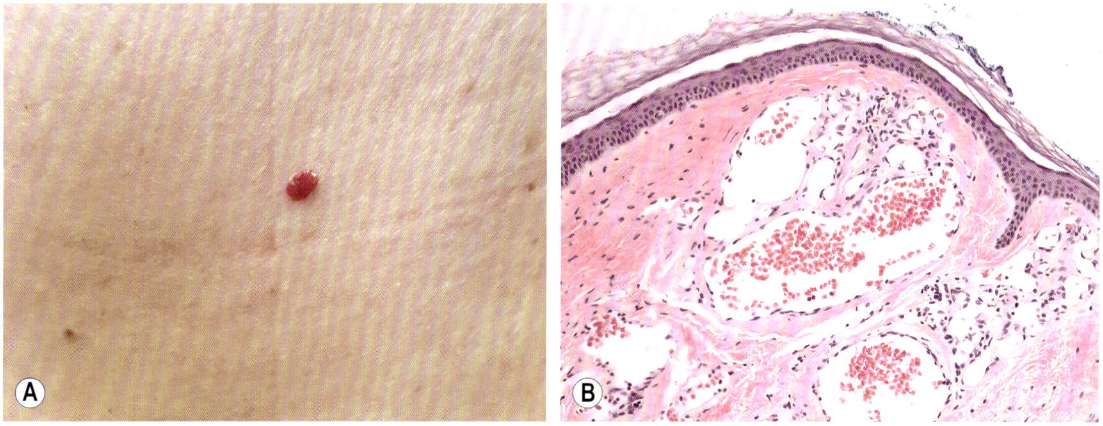

图 18.8 樱桃状血管瘤

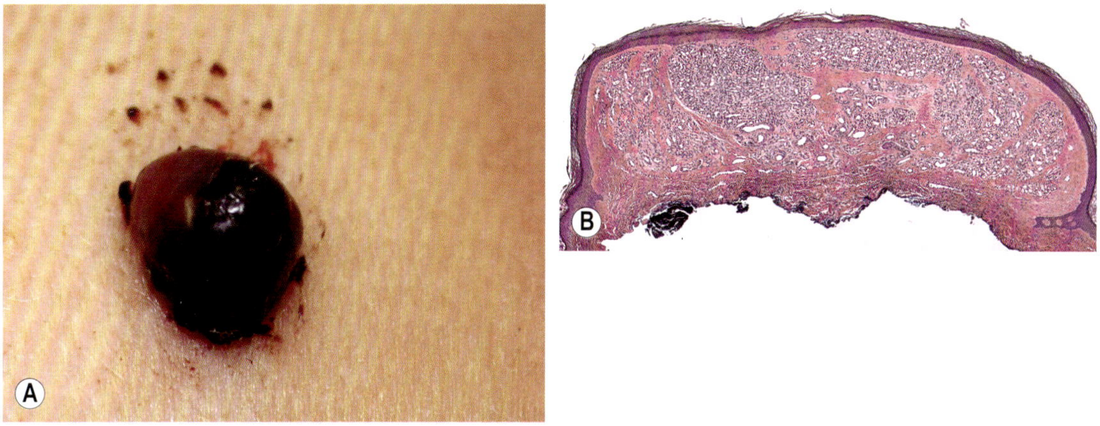

图 18.9 化脓性肉芽肿（*A，Courtesy，Yale Dermatology Residents' Slide Collection.*）

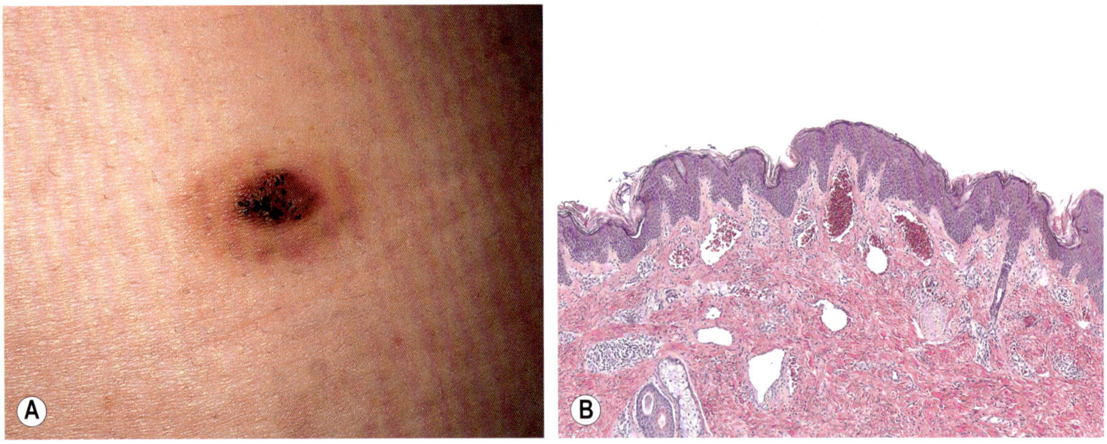

图 18.10 浅表含铁血黄素沉积性淋巴管畸形（又称鞋钉样血管瘤，或靶样含铁血黄素沉积性血管瘤）。并非所有皮损都有典型的靶样外观。较浅的红棕色的边缘可能源于外周血的含铁血黄素沉积（*A，Courtesy，Ronald P Rapini，MD. A，From Bolognia JL，Jorizzo JL，Schaffer JV. Dermatology，3e. London：Saunders，2012，with permission.*）

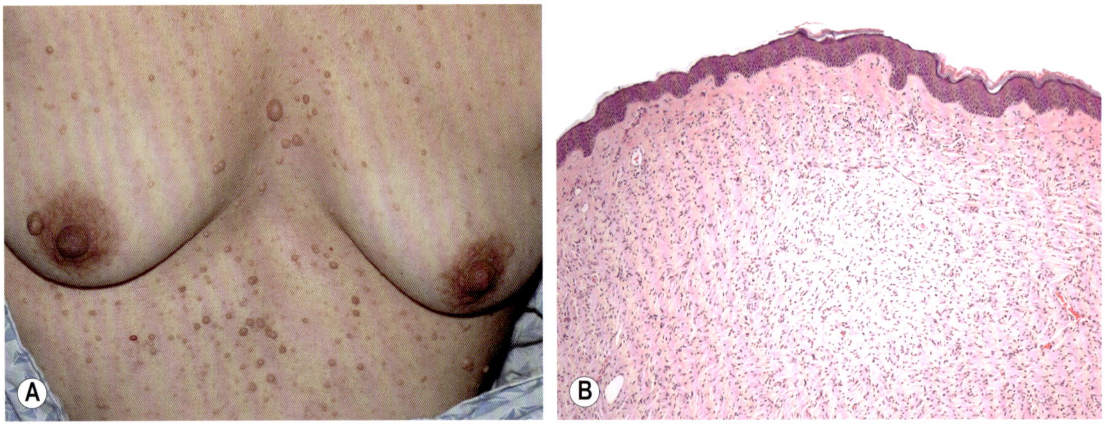

图 18.11 神经纤维瘤病患者的神经纤维瘤（*A，Courtesy，Julie V Schaffer，MD. A，From Bolognia JL，Jorizzo JL，Schaffer JV. Dermatology，3e. London：Saunders，2012，with permission.*）

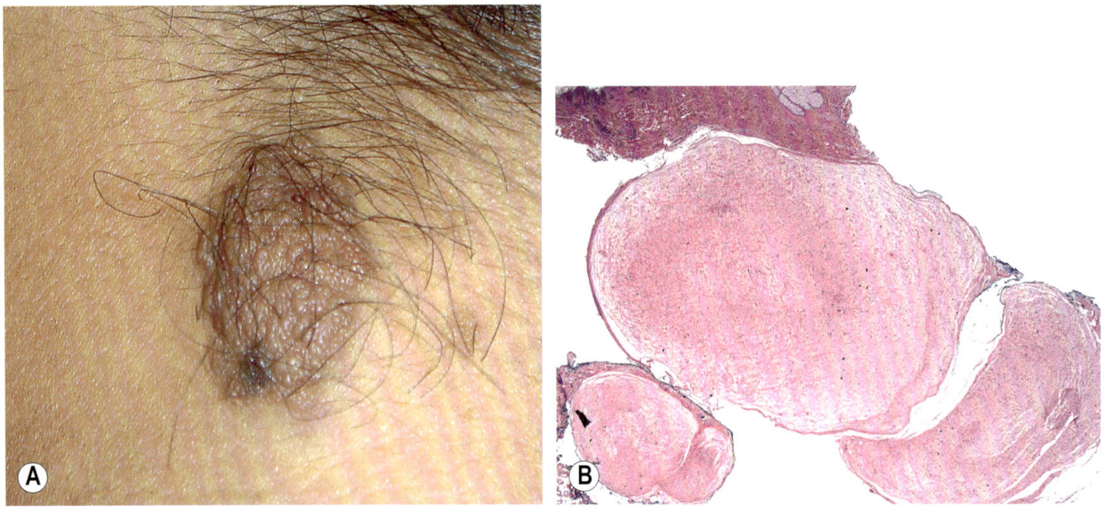

图 18.12 丛状神经纤维瘤。皮损在临床上可与黑素细胞痣类似；触诊可帮助诊断（*A，Courtesy，Yale Dermatology Residents' Slide Collection.*）

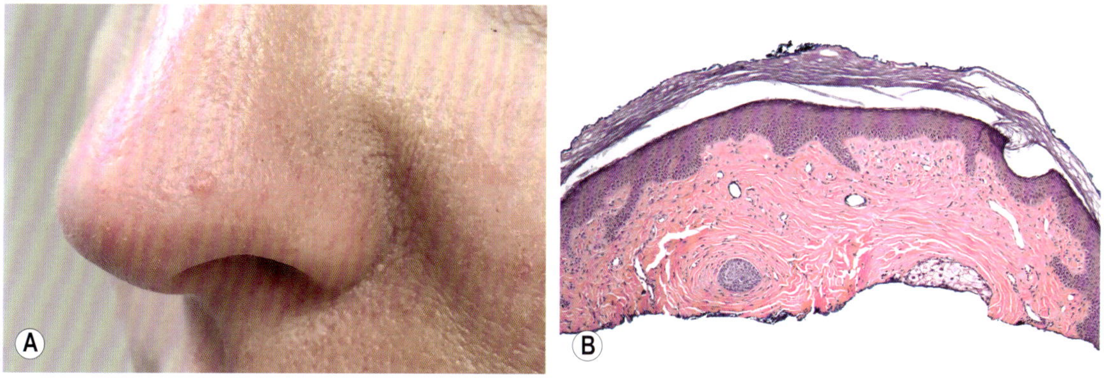

图 18.13 纤维性丘疹

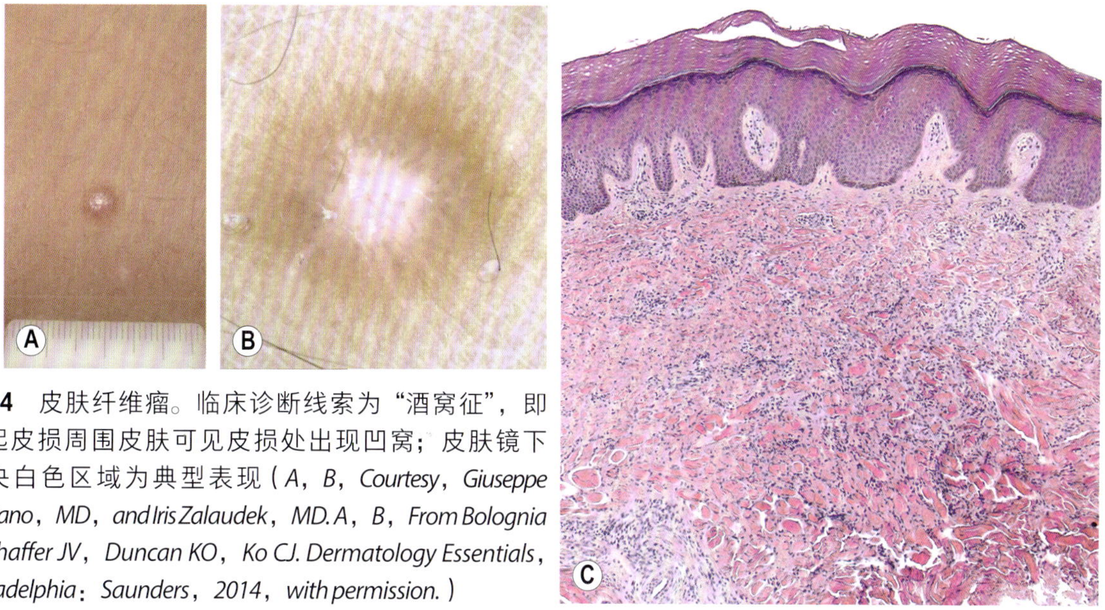

图 18.14 皮肤纤维瘤。临床诊断线索为“酒窝征”，即轻提起皮损周围皮肤可见皮损处出现凹窝；皮肤镜下以中央白色区域为典型表现（*A*，*B*，*Courtesy*，*Giuseppe Argenziano*，*MD*，*and Iris Zalaudek*，*MD. A*，*B*，*From Bolognia JL*，*Schaffer JV*，*Duncan KO*，*Ko CJ. Dermatology Essentials*，*1e. Philadelphia*：*Saunders*，*2014*，*with permission.*）

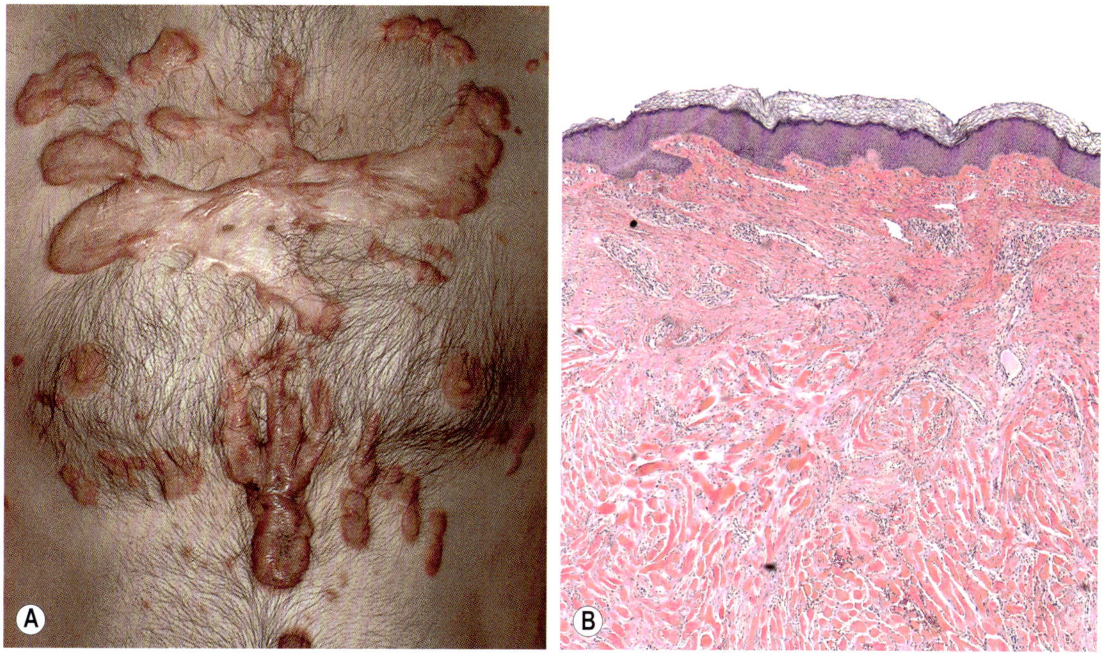

图 18.15 瘢痕疙瘩（*A*，*Courtesy*，*Yale Dermatology Residents' Slide Collection. A*，*From Bolognia JL*，*Jorizzo JL*，*Schaffer JV. Dermatology*，*3e. London*：*Saunders*，*2012*，*with permission.*）

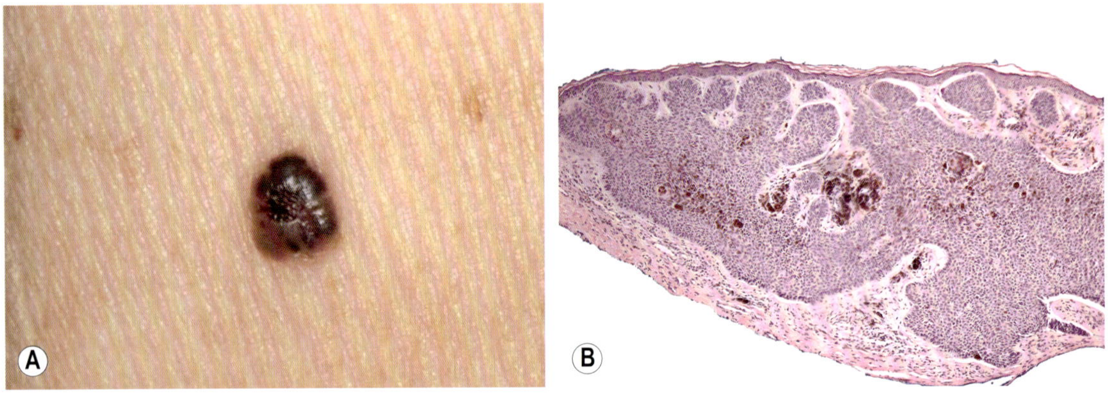

图 18.16 基底细胞癌，色素型（*Courtesy*，*H. Peter Sawyer*，*MD. A*，*From Bolognia JL*，*Schaffer JV*，*Duncan KO*，*Ko CJ. Dermatology Essentials*，*1e. Philadelphia*：*Saunders*，*2014*，*with permission.*）

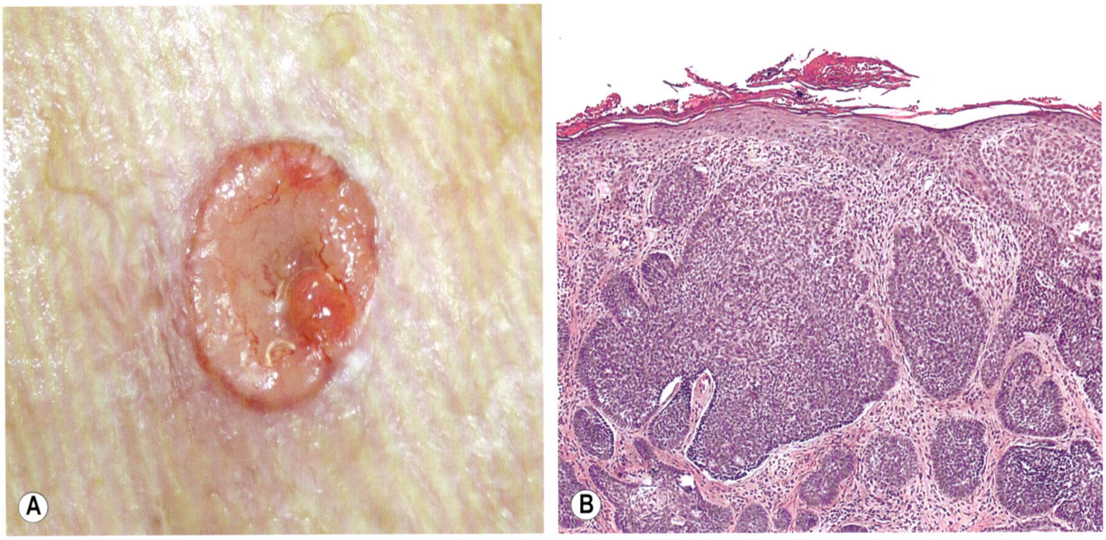

图 18.17 基底细胞癌，结节型（*A*，*Courtesy*，*Yale Dermatology Residents' Slide Collection.*）

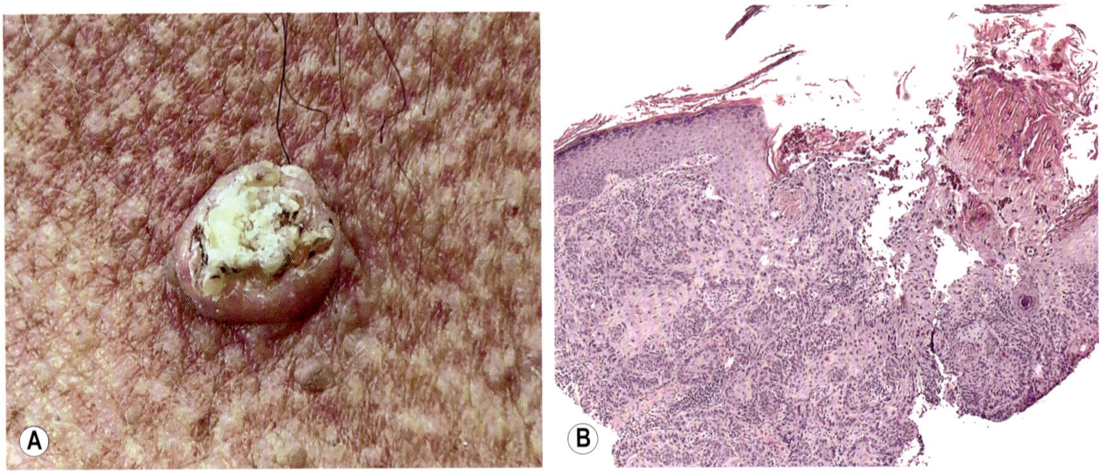

图 18.18 鳞状细胞癌

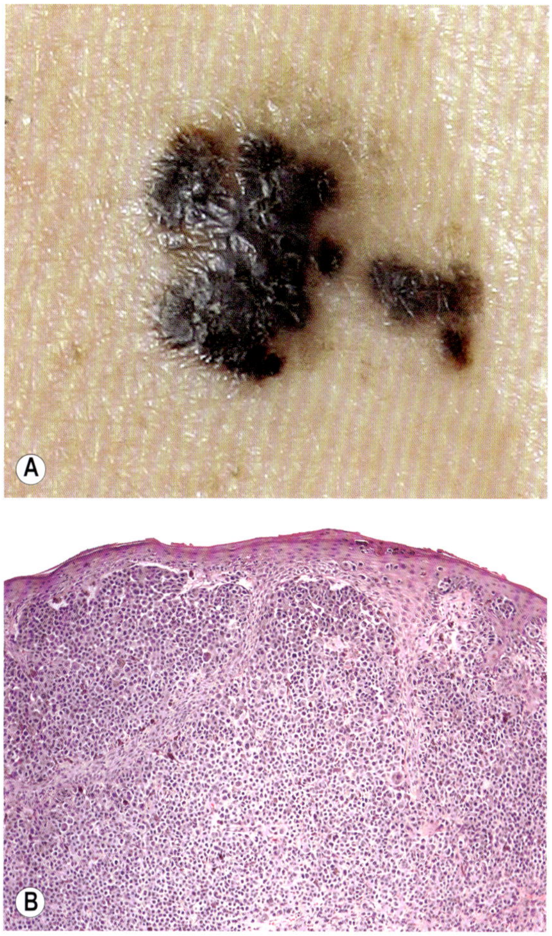

图 18.19 恶性黑色素瘤（*A*，*Courtesy*，*Yale Dermatology Residents' Slide Collection.*）

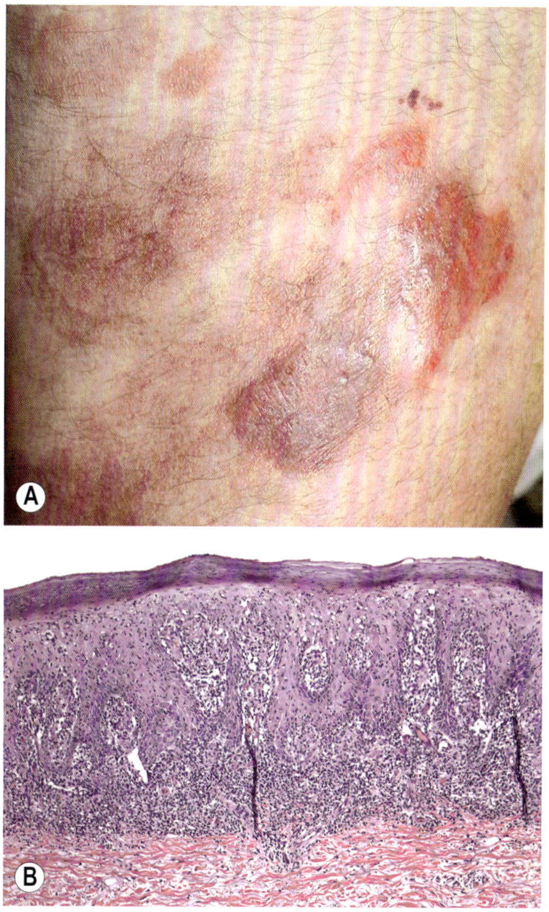

图 18.20 斑片 / 斑块期蕈样肉芽肿（*A*，*Courtesy*，*Yale Dermatology Residents' Slide Collection.*）

（姚雪妍　译）

19　真皮囊肿/发育异常

虽然最常见的囊肿，如表皮样囊肿，可能发生于身体的任何部位，但大多数囊肿和发育异常都有特征性的分布部位（图 19.1）和临床表现（图 19.2，特征性标记点；图 19.3～图 19.8，典型部位）。对于中线部位的病变，不同疾病实体（即皮样囊肿与脑膨出）的临床表现可能相似，影像学检查可辅助诊断。结合发病部位和组织病理学特征对诊断颈部的囊肿（图 19.1B，图 19.9～图 19.11）非常有帮助；其他发育异常有特征性的临床表现（图 19.12～图 19.15）。在腰骶尾部，提示潜在脊柱发育缺陷的线索包括：节段性血管瘤、深在性皮肤凹陷、假尾和（或）臀裂偏斜（图 19.16，图 19.17）

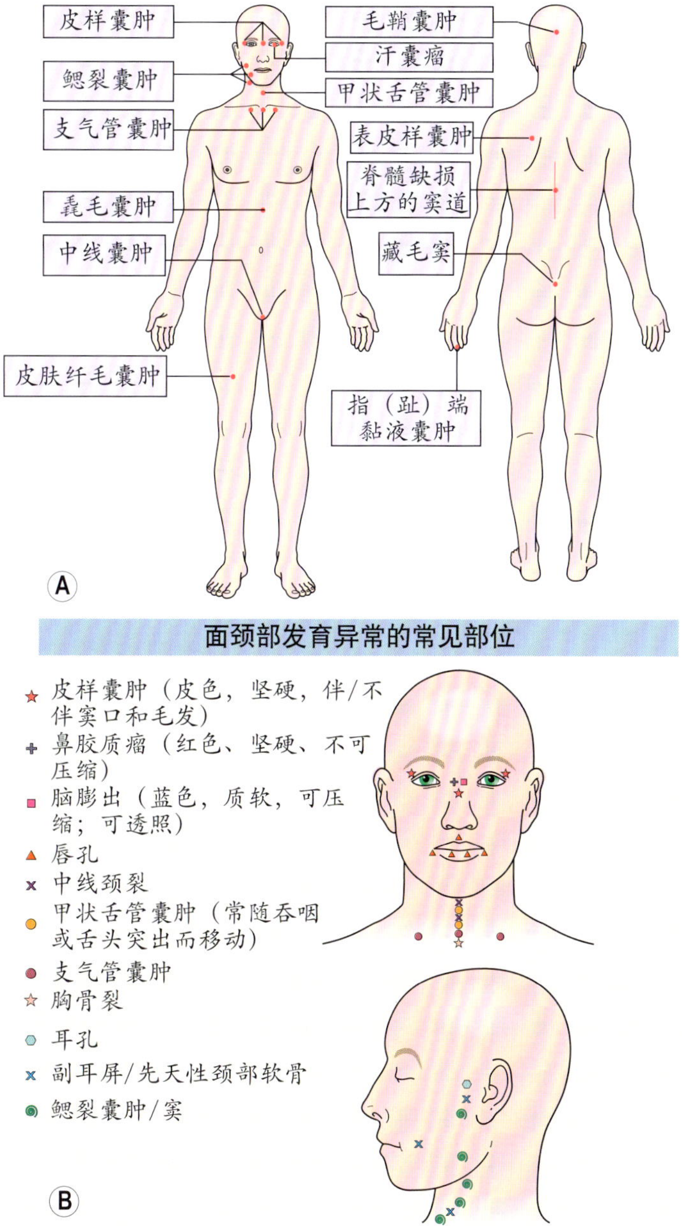

图 19.1　**A.** 囊肿的好发部位。**B.** 面颈部发育异常（*B，From Bolognia JL，Jorizzo JL，Schaffer JV. Dermatology，3e. London：Saunders，2012，with permission.*）

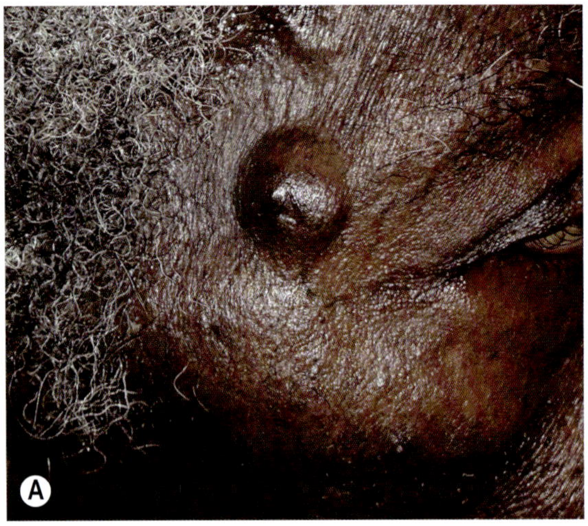

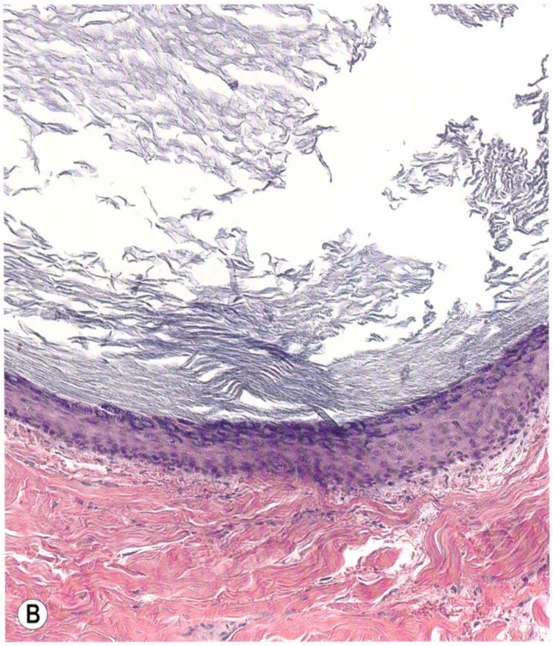

图 19.2 表皮样囊肿。中央的小点（孔）通常很明显。囊壁与正常表皮类似，中央可见层状的角蛋白

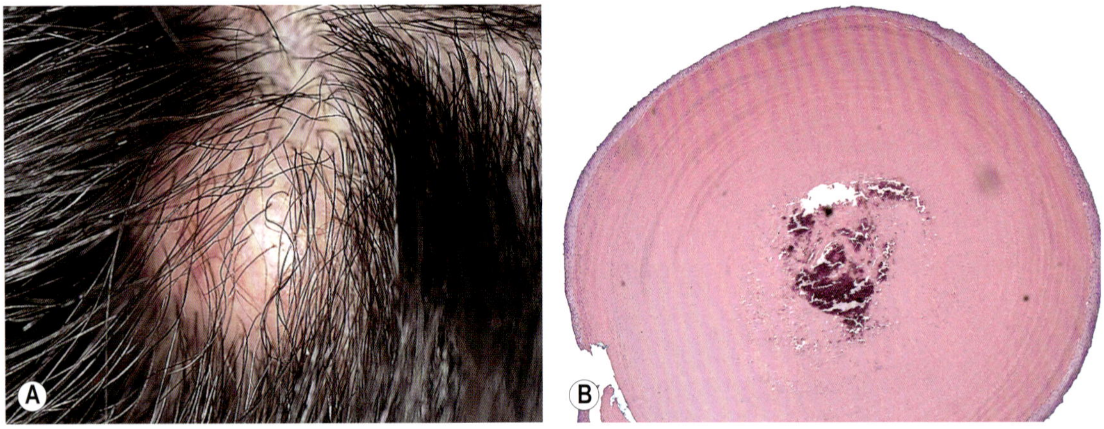

图 19.3 毛鞘囊肿。常好发于头皮。囊壁缺少典型的颗粒层，中央有致密的角蛋白（*A*，*Courtesy*，*Mary Stone*，*MD. A*，*From Bolognia JL*，*Schaffer JV*，*Duncan KO*，*Ko CJ. Dermatology Essentials*，*1e. Philadelphia*：*Saunders*，*2014*，*with permission.*）

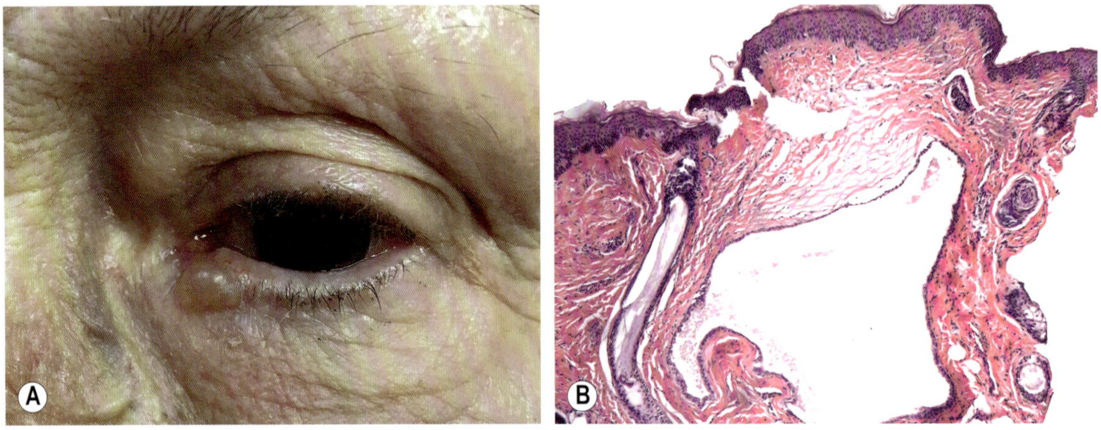

图 19.4 汗囊瘤。半透明至蓝色丘疹，通常位于眼睑边缘。皮肤活检可见一个由上皮细胞排列的腔隙，可见顶浆分泌

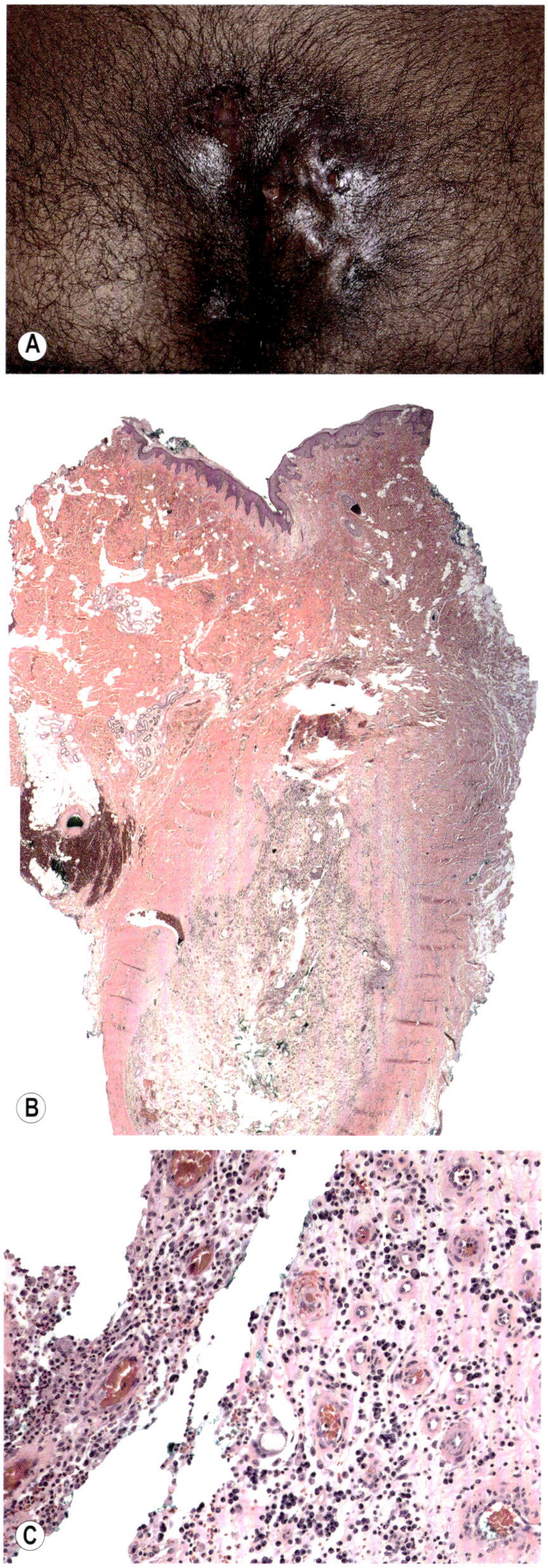

图 19.5 藏毛窦。最常见的部位是骶骨区。皮肤活检可见上皮细胞内衬（未显示）、急性和慢性炎症细胞浸润以及游离的毛干（*A*，*Courtesy*，*Kalman Watsky*，*MD.*）

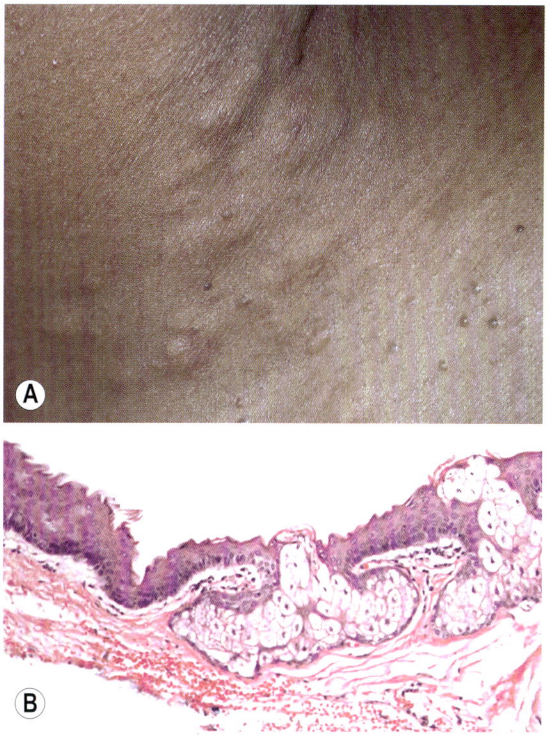

图 19.6 多发性脂囊瘤。囊肿可以发生于任何部位；多发性病变通常比毳毛囊肿大，并多见于躯干。囊壁可见皮脂腺结构，内壁呈亮粉色、波浪状（*A*，*Courtesy*，*Yale Dermatology Residents' Slide Collection.*）

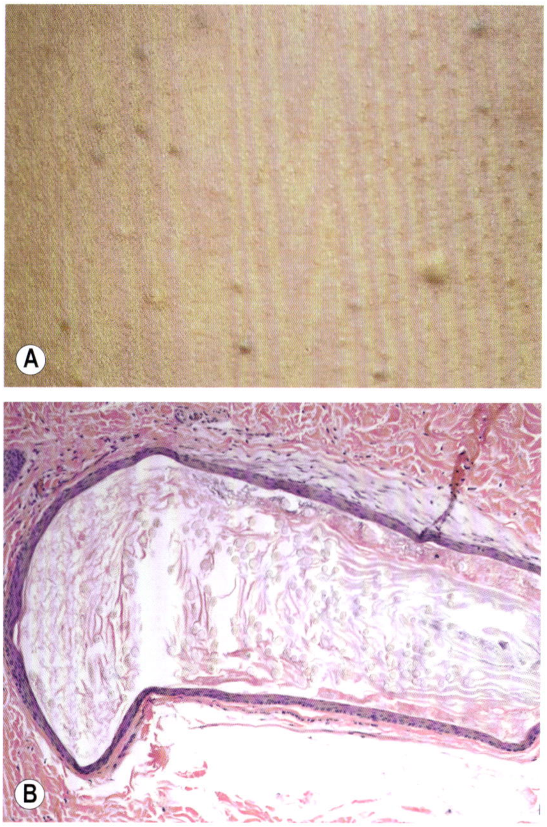

图 19.7 毳毛囊肿。多表现为累及躯干的多发性皮损。皮肤活检显示伴有松散角蛋白的上皮结构，以及细小的、着色较淡的毳毛（*A*，*Courtesy*，*Yale Dermatology Residents' Slide Collection.*）

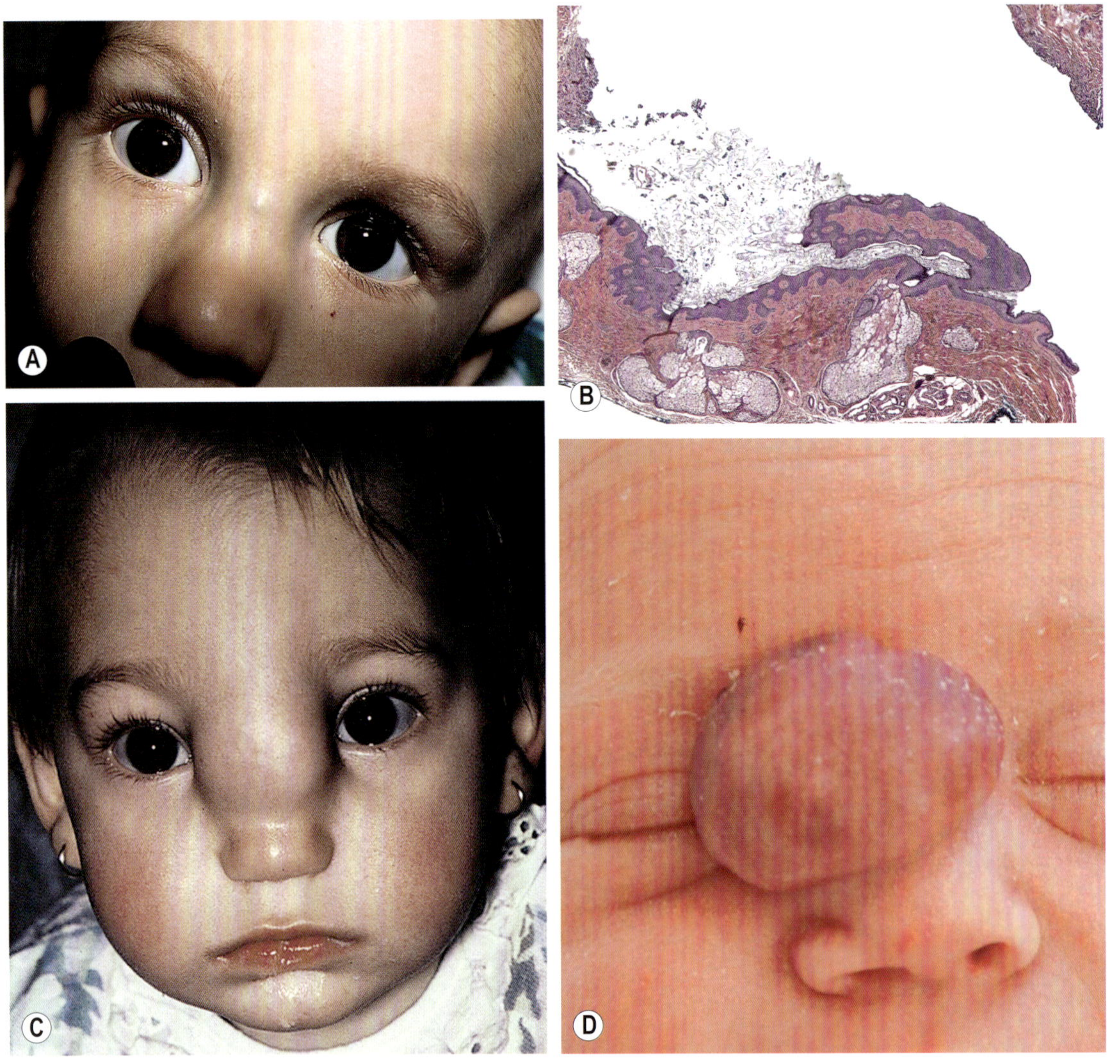

图 19.8 眉间中线部位的病变。**A**、**B.** 皮样囊肿，囊壁有附属器结构。**C.** 额叶脑膨出。**D.** 鼻胶质瘤（*C, Courtesy, Odile Enjolras, MD; D, Courtesy, Mary Chang, MD. A, C, From Schachner LA, Hansen RE. Pediatric Dermatology, 4e. London: Mosby, 2011, with permission. D, From Bolognia JL, Schaffer JV, Duncan KO, Ko CJ. Dermatology Essentials, 1e. Philadelphia: Saunders, 2014, with permission.*）

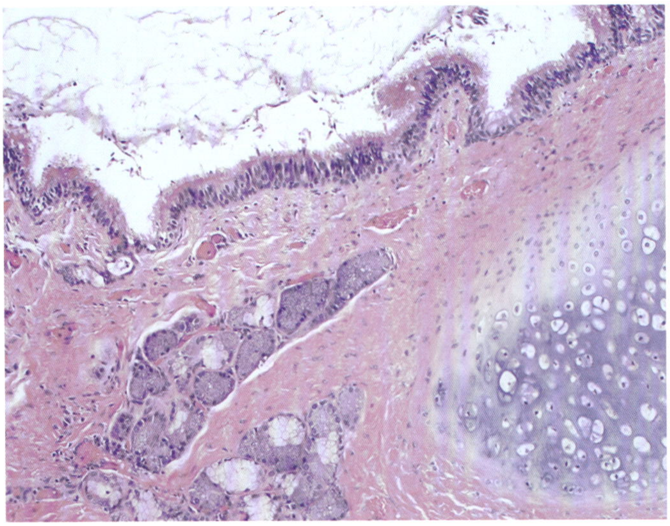

图 19.9 支气管囊肿囊壁呈柱状上皮样结构，且经常可见到软骨样结构（*From Husain A. Thoracic Pathology. High Yield Pathology series. Philadelphia: Saunders, 2012.*）

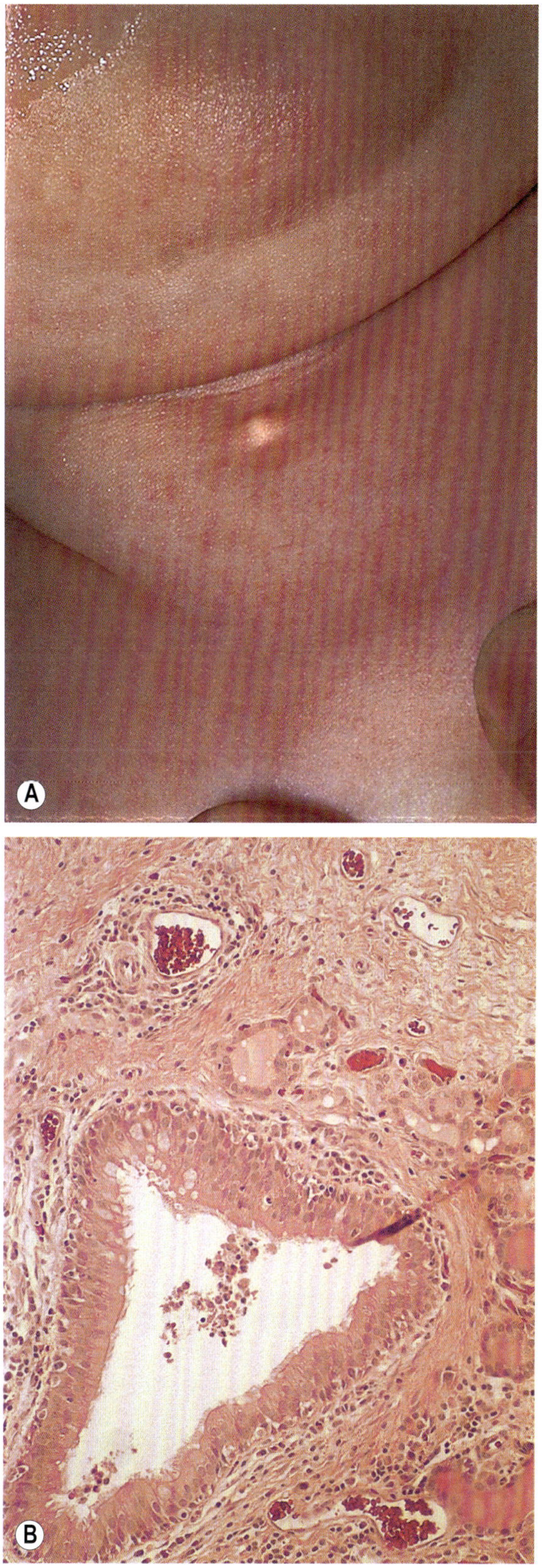

图 19.10 甲状舌管囊肿。囊壁可见甲状腺滤泡样结构（*B，Courtesy，Mary Stone，MD. A，From Schachner LA，Hansen RE. Pediatric Dermatology，4e. London：Mosby，2011. B，From Bolognia JL，Jorizzo JL，Schaffer JV. Dermatology，3e. London：Saunders，2012，with permission.*）

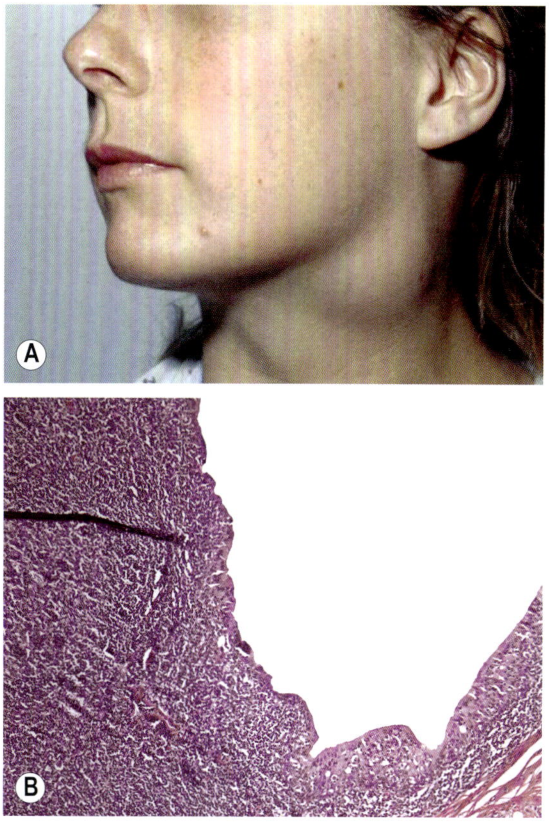

图 19.11 鳃裂囊肿。柱状上皮，伴有致密的炎症（*A，From Myers EN. Operative Otolaryngology：Head and Neck Surgery，2e. Philadelphia：Saunders，2008.*）

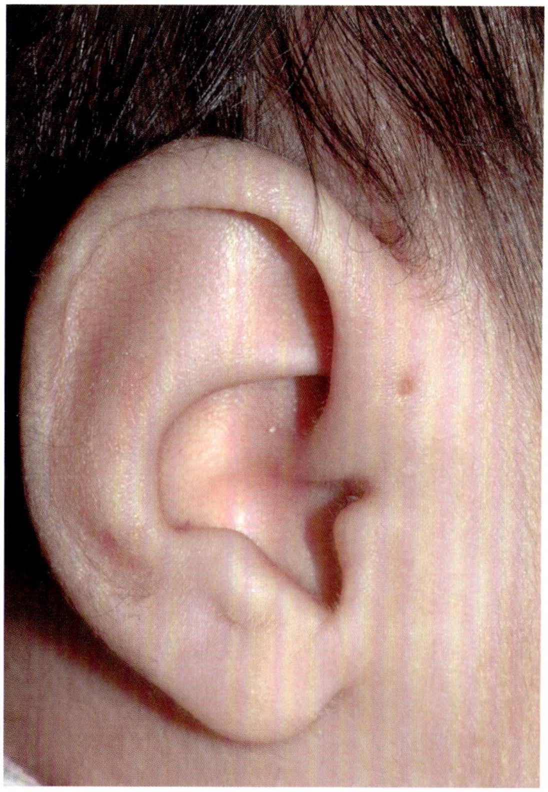

图 19.12 耳孔（*Courtesy，Julie V Schaffer，MD. From Bolognia JL，Jorizzo JL，Schaffer JV. Dermatology，3e. London：Saunders，2012，with permission.*）

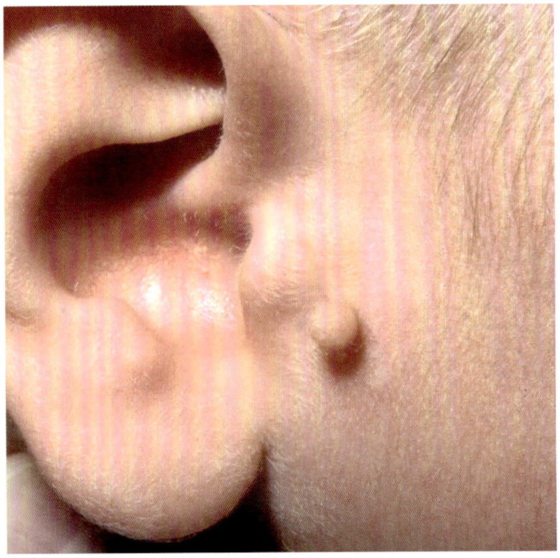

图 19.13 副耳（*Courtesy，Antonio Torrelo，MD. From Schachner LA，Hansen RE. Pediatric Dermatology，4e. London：Mosby，2011.*）

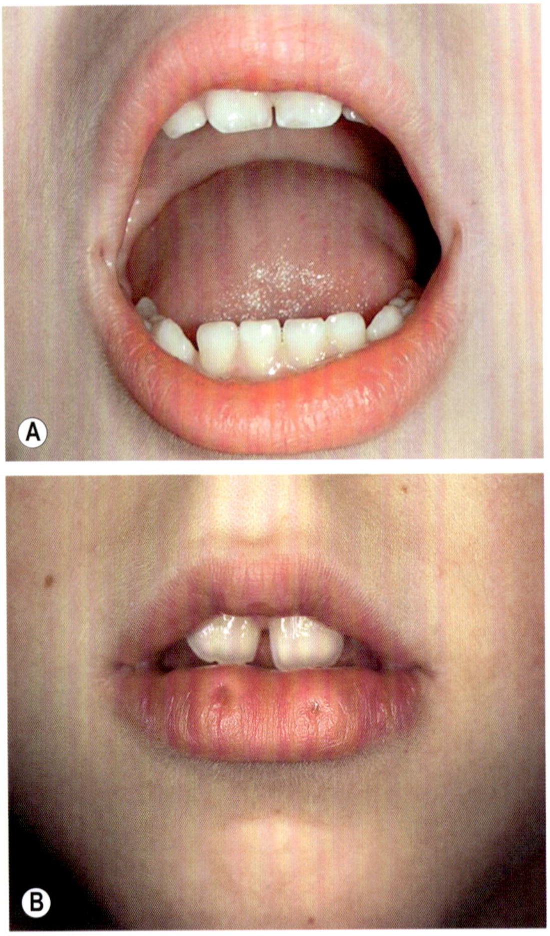

图 19.14 唇孔（*A，Courtesy NYU. B，Courtesy，Richard Antaya，MD and Julie V Schaffer，MD. A，B，From Bolognia JL，Jorizzo JL，Schaffer JV. Dermatology，3e. London：Saunders，2012，with permission.*）

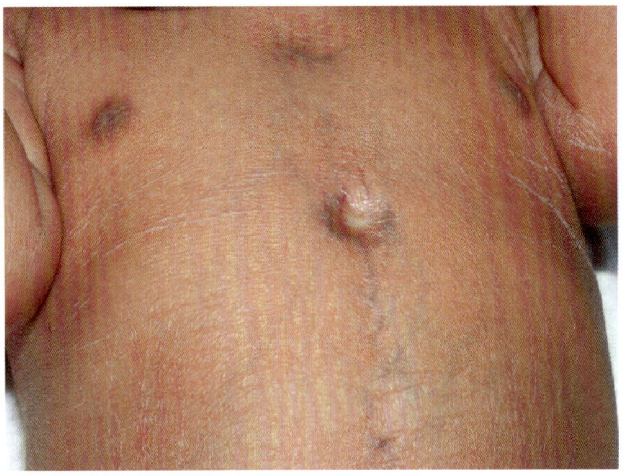

图 19.15 胸骨裂（*Courtesy，Julie V Schaffer，MD. From Bolognia JL，Jorizzo JL，Schaffer JV. Dermatology，3e. London：Saunders，2012，with permission.*）

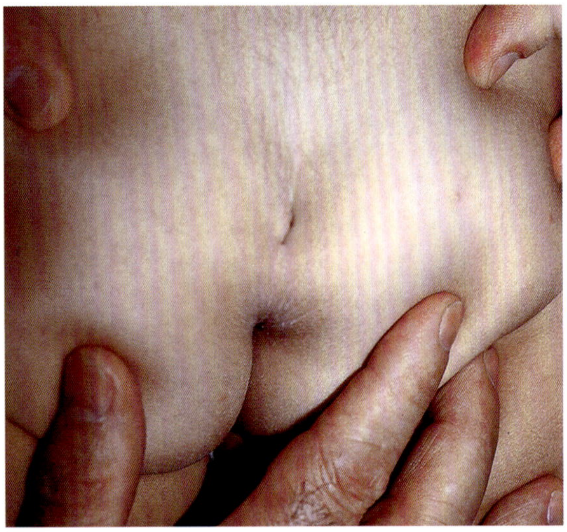

图 19.16 骶尾部散在性皮肤凹陷是潜在脊膜膨出的体征（*Courtesy，Seth J Orlow，MD，PhD. From Bolognia JL，Jorizzo JL，Schaffer JV. Dermatology，3e. London：Saunders，2012，with permission.*）

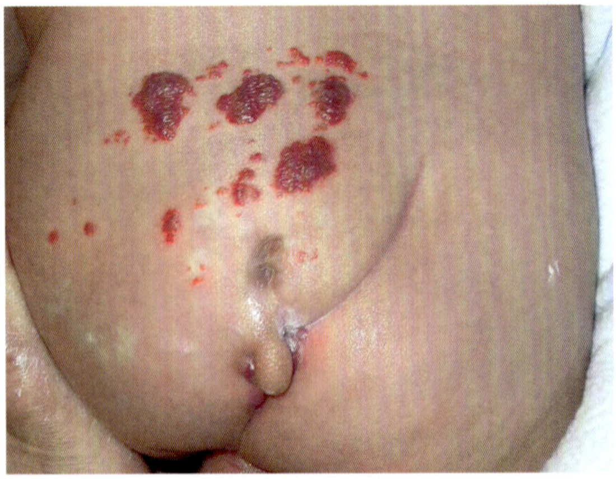

图 19.17 位于脂肪脑膜脊髓膨出部位的多发性红斑（*Courtesy，Richard Antaya，MD. From Bolognia JL，Jorizzo JL，Schaffer JV. Dermatology，3e. London：Saunders，2012，with permission.*）

（田晶　译）

20　真皮改变所致的小丘疹性损害

本章主要介绍以真皮损害为主、表皮改变微小的疾病，尤其是表现为皮肤多发小丘疹的组织细胞 / 肉芽肿性疾病。本章包含光泽苔藓、组织细胞增生症、结节病、环状肉芽肿、发疹性黄瘤、色素性荨麻疹及黏液水肿性苔藓。同样可表现为多发丘疹的真皮肿瘤 / 真皮囊肿（如：樱桃状血管瘤，见图 18.8A、B；神经纤维瘤，见图 18.11A、B；脂囊瘤，见图 19.6A、B；毳毛囊肿，见图 19.7A、B）及表皮肿瘤 / 表皮损害（如：疣，见图 7.16A、B；软疣，见图 7.17A、B；面部多发丘疹，见图 2.1）并不包含在本章之内。伴有显著表皮改变的丘疹性损害在本书第 6 章中讨论。

光泽苔藓

临床表现：

有光泽的小丘疹（≈1～2 mm）（图 20.1）

组织病理学：

表皮突将真皮浅层浸润的淋巴-组织细胞包绕其中

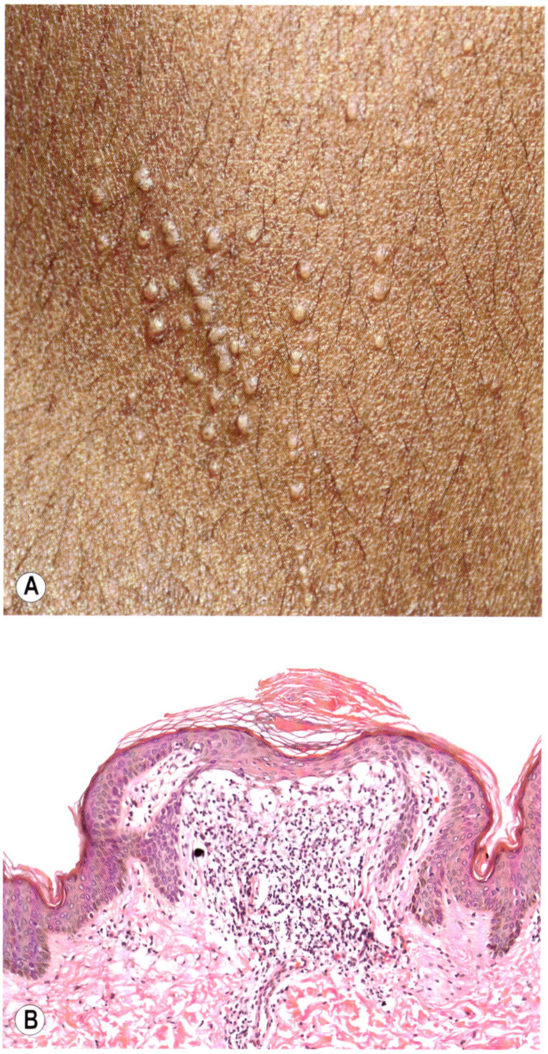

图 20.1　光泽苔藓（*A*，*Courtesy*，*Yale Dermatology Residents' Slide Collection.*）

组织细胞增生症

不同的组织细胞增生症有不同的典型表现（图 20.2，表 20.1）。非朗格汉斯细胞组织细胞增生症引起的典型皮损为红棕色至粉红色的真皮性丘疹。这种丘疹在朗格汉斯细胞组织细胞增生症（Langerhans cell histiocytosis，LCH）中也可出现，但 LCH 更常见的皮损表现为糜烂性、紫癜性的丘疹或斑块。在临床实践中，各种组织细胞增生症间存在明显的重叠性；其皮损的临床分布、其他伴随的临床损害和（或）组织病理学特征或可能有助于分类。

表 20.1 不同类型组织细胞增生症的典型表现

组织细胞增生症	典型临床表现	典型组织病理表现
朗格汉斯细胞组织细胞增生症（图 20.3A～C，见图 2.14、图 2.15、图 6.23、图 13.3）	• 间擦部位的糜烂性紫癜性丘疹 / 斑块 • 溃疡（参见第 10 章） • 粉红色至红棕色的、不伴有表皮损害的真皮性丘疹	• 真皮内朗格汉斯细胞［Langerin＋，CD1a＋（见图 20.3C、D），S-100＋］ • 可见嗜酸性粒细胞
泛发性发疹性组织细胞瘤（generalized eruptive histiocytoma，GEH）（图 20.3E、F）	• 好发于面部及躯干 • 红棕色丘疹	• 真皮组织细胞浸润（CD68＋），通常无明显的巨细胞浸润
未定类细胞组织细胞增生症（indeterminate cell histiocytosis，ICH）	• 好发于躯干及四肢近端 • 粉红色至红棕色丘疹	• 真皮组织细胞浸润（S-100＋，CD68＋，CD1a－，Langerin－）
多中心网状组织细胞增生症（图 20.3G、H）	• 好发于肢端 • 粉红色至红棕色丘疹	• 双染巨细胞
Rosai-Dorfman 病（图 20.3I～L）	• 红棕色丘疹或斑块 / 结节 • 双侧巨大的无痛性颈淋巴结肿大是其特点	• 细胞伸入运动 • S100＋的多核细胞（见图 20.3J～L） • CD68＋

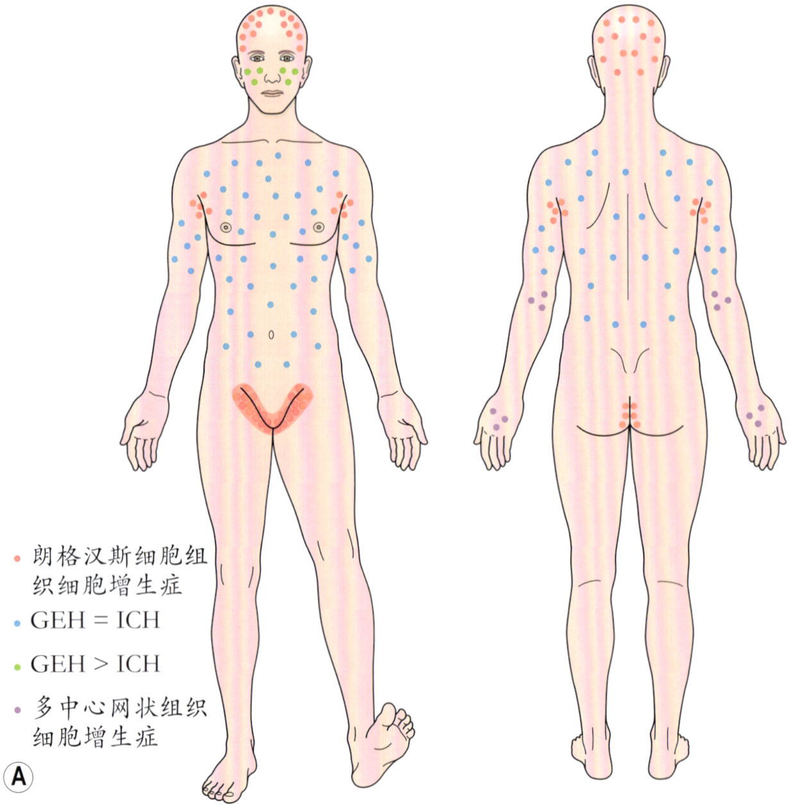

图 20.2 组织细胞增生症。**A.** 不同组织细胞增生症的典型皮损分布。GEH，泛发性发疹性组织细胞瘤；ICH，未定类细胞组织细胞增生症

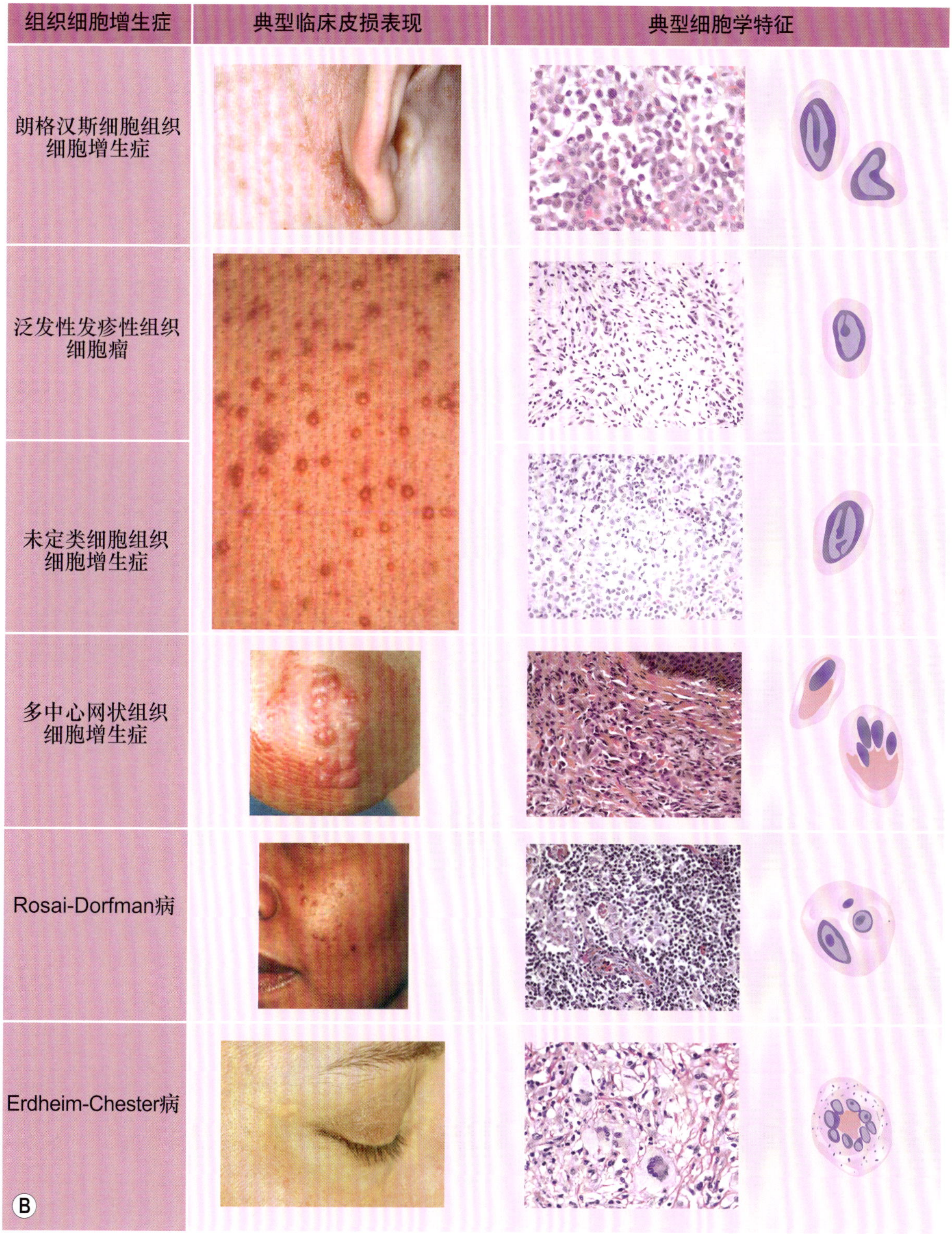

图 20.2（续） **B.** 不同类型组织细胞增生症的典型皮损表现及细胞学特征（“高倍镜下”）（*Photographs courtesy, Irwin Braverman, MD; Julia Neckham, MD, and Michael Girardi, MD; Ingo Haase, MD, and Iliana Tantcheva Poor, MD; Jean L Bolognia, MD, and Yale Dermatology Residents' Slide Collection. From Bolognia JL, Jorizzo JL, Schaffer JV. Dermatology, 3e. London: Saunders, 2012, with permission.*）

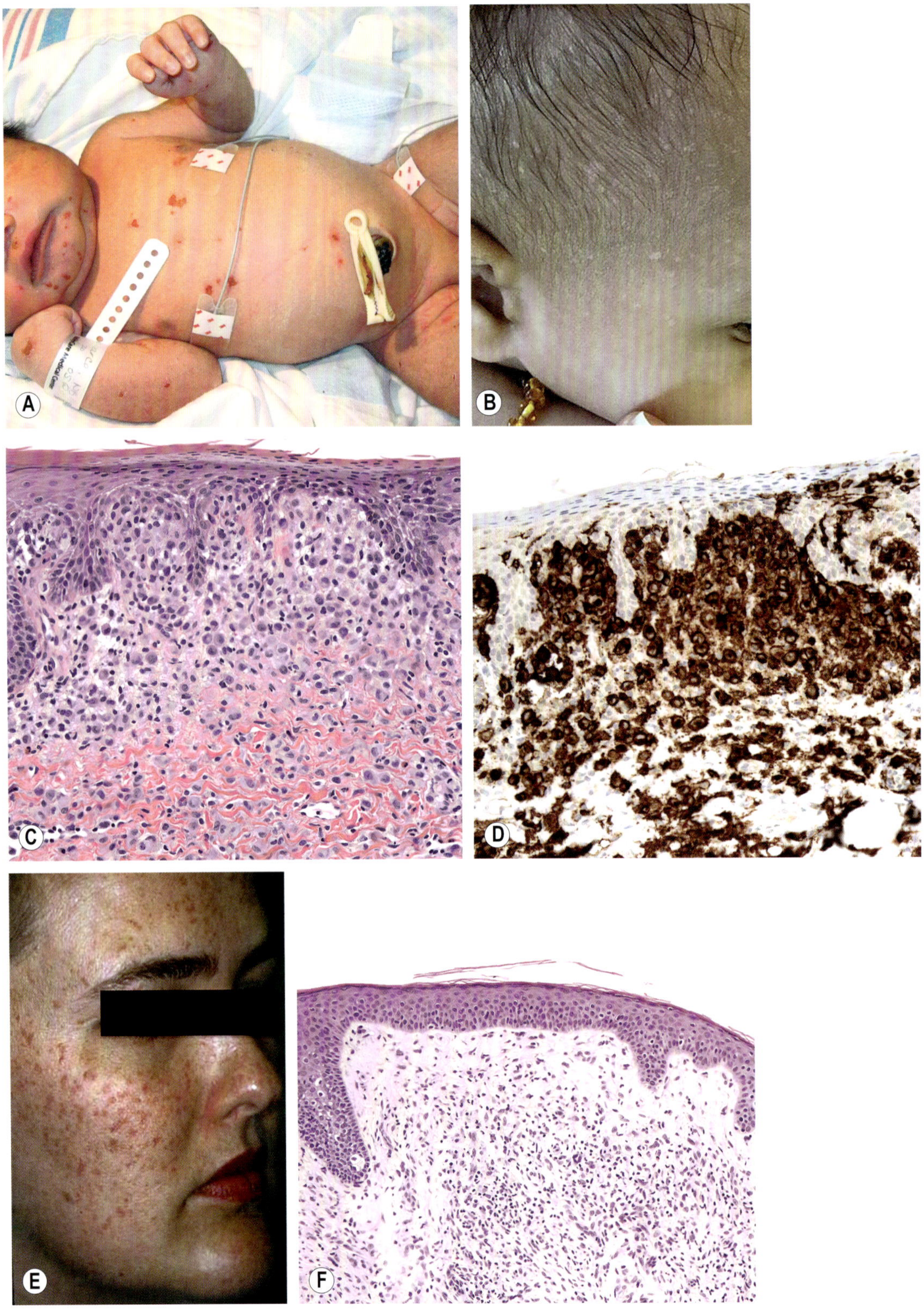

图 20.3 组织细胞增生症。**A ~ D.** 朗格汉斯细胞组织细胞增生症。深肤色患者的皮疹可以是色素减退性的。朗格汉斯细胞 CD1a 染色阳性（D）。**E、F.** 泛发性发疹性组织细胞瘤

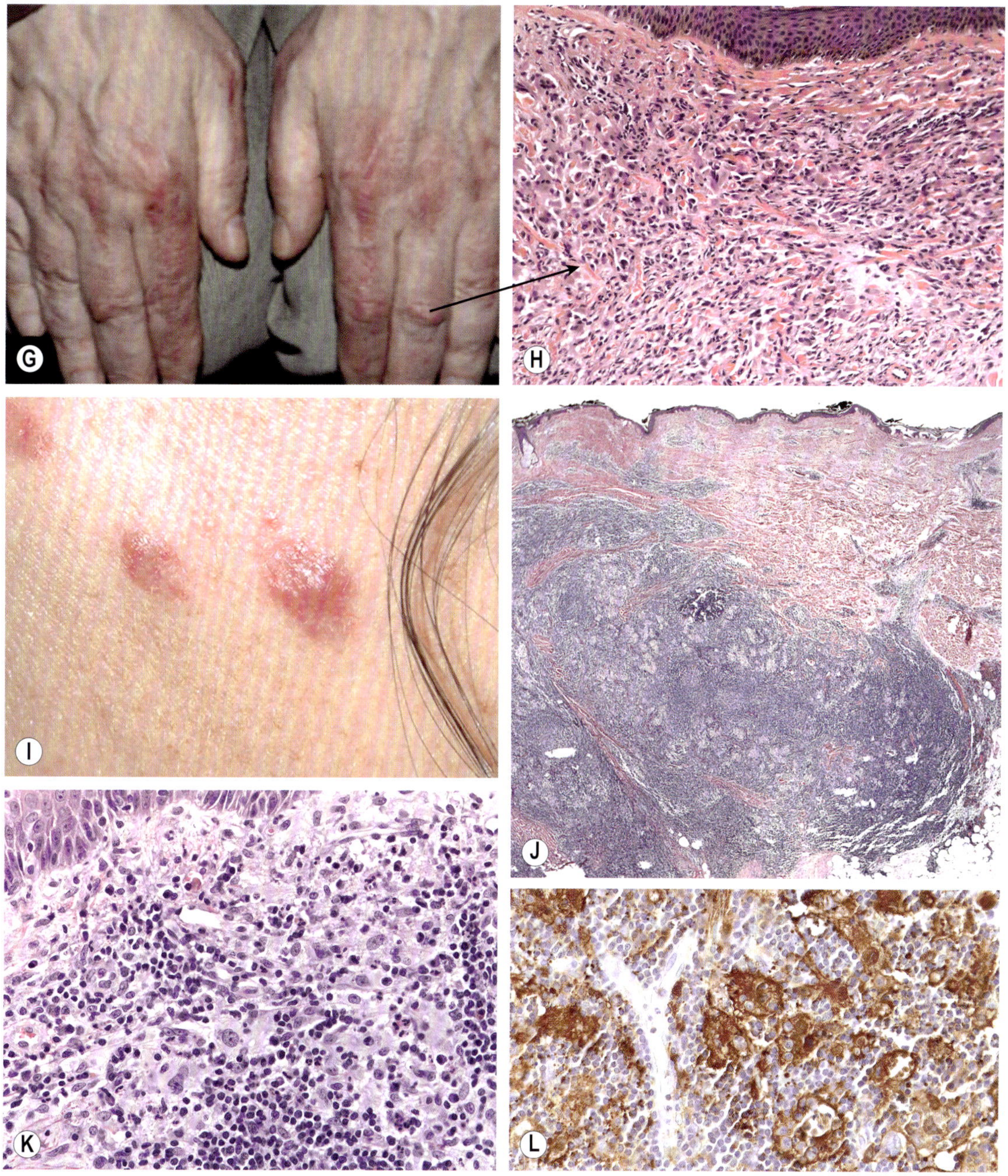

图 20.3（续） G、H. 多中心网状组织细胞增生症。该亚型的皮损表现类似于皮肌炎。**I～L.** Rosai-Dorfman 病（*A，Courtesy，Deborah S Goddard，MD，Amy E Gilliam，MD，and Ilona J Frieden，MD；B，Courtesy，Richard Antaya，MD；E，I Courtesy，Jennifer M McNiff，MD. G，Courtesy，Kalman Watsky，MD. A，G，From Bolognia JL，Schaffer JV，Duncan KO，Ko CJ. Dermatology Essentials，1e. Philadelphia：Saunders，2014，with permission.*）

结节病

临床表现：

既可只有皮肤受累，也可多系统受累（图 20.4A）

典型的多发红棕色至粉红色丘疹，有时呈环形排列（图 20.4H）；鼻部是典型的受累部位（见图 2.7B）

结节病可模仿其他多种疾病的表现（图 20.4D～F、I）

任何皮肤部位均可受累；可有疾病相关脱发或甲改变（图 20.4G）

结节病样损害可在免疫检查点抑制剂治疗期间出现

组织病理学：

典型的表现为真皮内裸结节（图 20.4C）

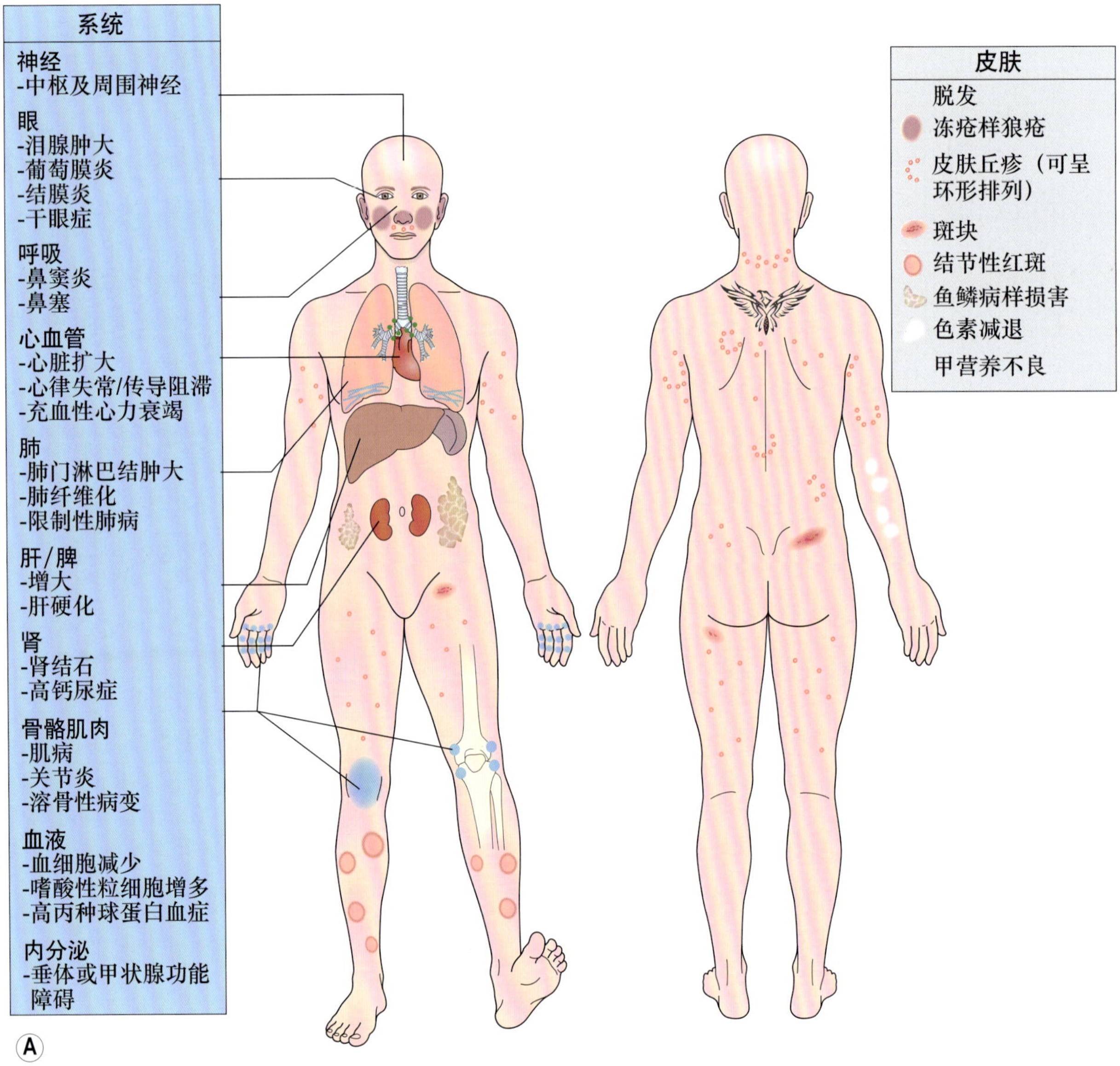

图 20.4 结节病。**A.** 结节病的系统及皮肤累及范围

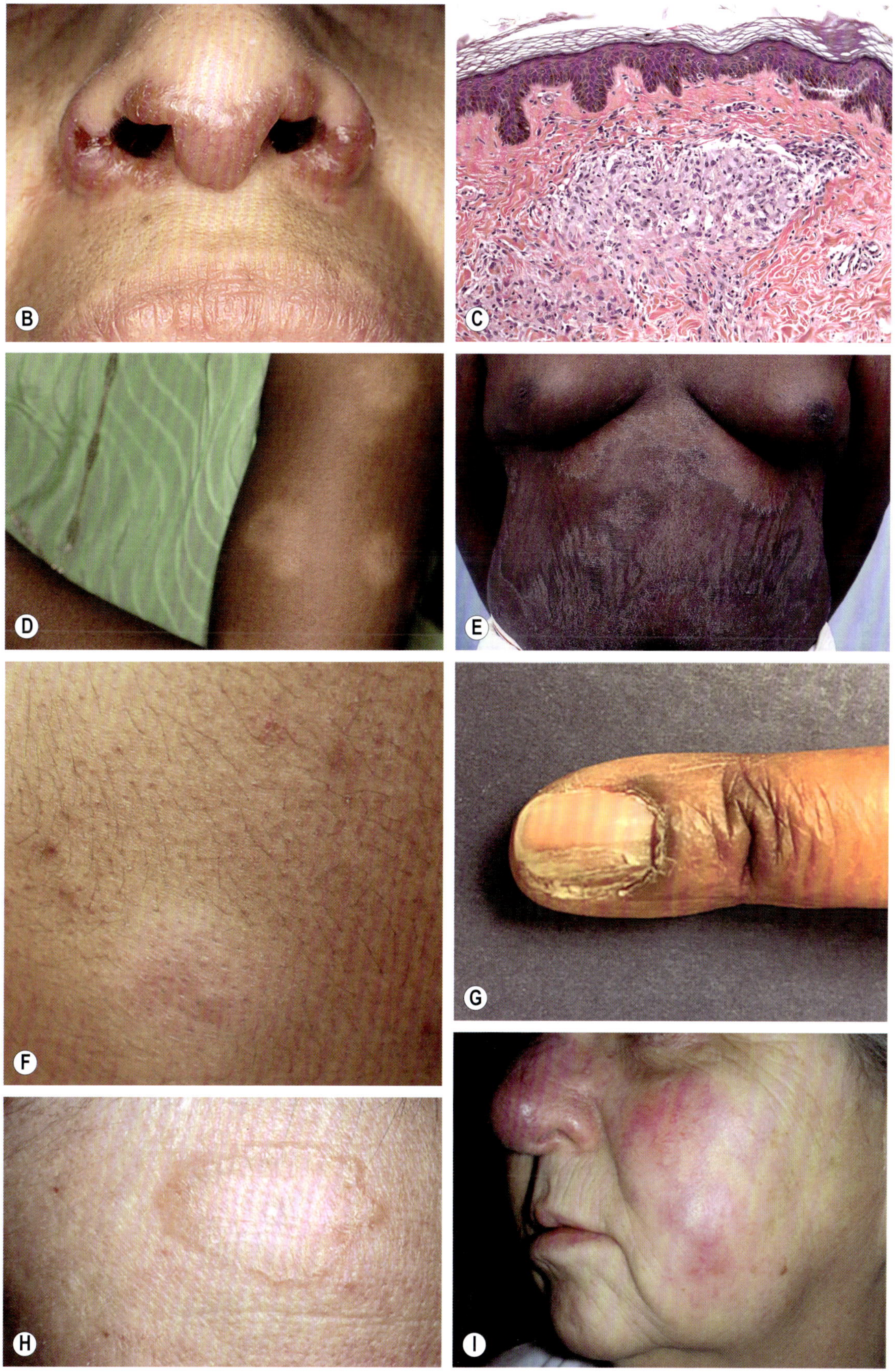

图 20.4（续） **B**、**C.** 结节病的典型丘疹性损害，为真皮下肉芽肿形成。**D.** 色素减退型。**E.** 鱼鳞病型。**F.** 薄的粉红色斑块，周围色素减退。**G.** 甲床肉芽肿所致的甲板变薄。**H.** 环形排列的粉红色丘疹。**I.** 毛细血管扩张性狼疮疹型结节病。在这种少见的亚型中，可见双面颊及鼻部的红斑、硬结（*C*，*F*，*Courtesy*，*Yale Dermatology Residents' Slide Collection*；*D*，*Courtesy*，*Louis A Fragola*，*Jr*，*MD*；*E*，*Courtesy*，*Jean L Bolognia*，*MD*；*H*，*I*，*Courtesy*，*Irwin Braverman*，*MD. B*，*G*，*Courtesy*，*Jonathan Leventhal*，*MD and Jacob Siegel MD. D*，*E*，*From Bolognia JL*，*Schaffer JV*，*Duncan KO*，*Ko CJ. Dermatology Essentials*，*1e. Philadelphia*：*Saunders*，*2014*，*with permission.*）

环状肉芽肿

临床表现：

肢端受累常见（见图 1.51），其他部位亦可受累

可泛发（图 20.5A）

粉红色丘疹可呈环形排列（图 20.5B）

组织病理学：

真皮黏蛋白被呈栅栏状排列的组织细胞包围（图 20.5C）

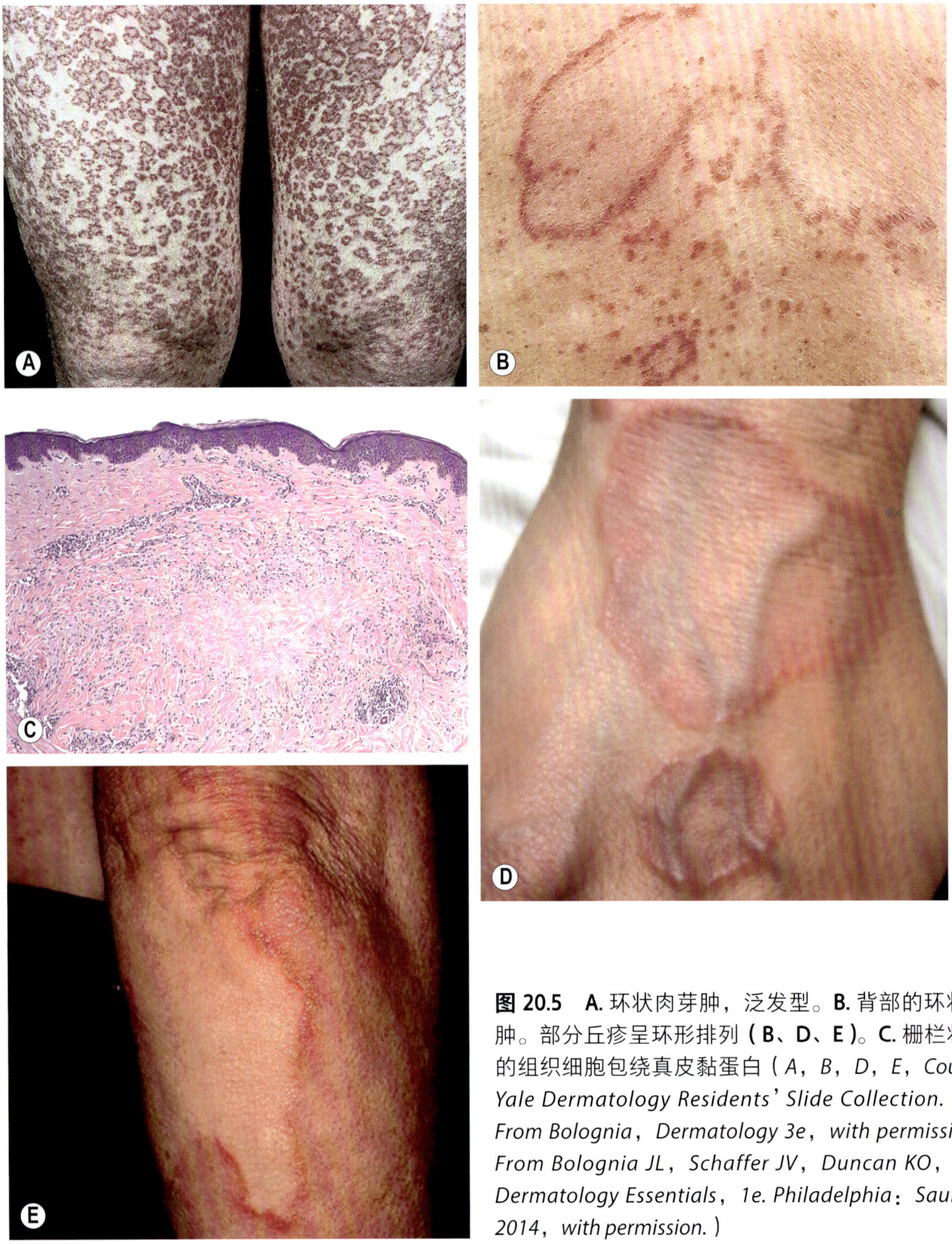

图 20.5 **A.** 环状肉芽肿，泛发型。**B.** 背部的环状肉芽肿。部分丘疹呈环形排列（**B、D、E**）。**C.** 栅栏状排列的组织细胞包绕真皮黏蛋白（*A，B，D，E，Courtesy，Yale Dermatology Residents' Slide Collection. D，E，From Bolognia，Dermatology 3e，with permission. A，From Bolognia JL，Schaffer JV，Duncan KO，Ko CJ. Dermatology Essentials，1e. Philadelphia：Saunders，2014，with permission.*）

发疹性黄瘤

临床表现：

通常臀部 / 大腿受累（图 20.6A）

糖尿病病情控制不佳和（或）血脂升高（即高脂血症）的情况下发病

黄红色丘疹（图 20.6B）

组织病理学：

细胞内及细胞外脂质（图 20.6C）

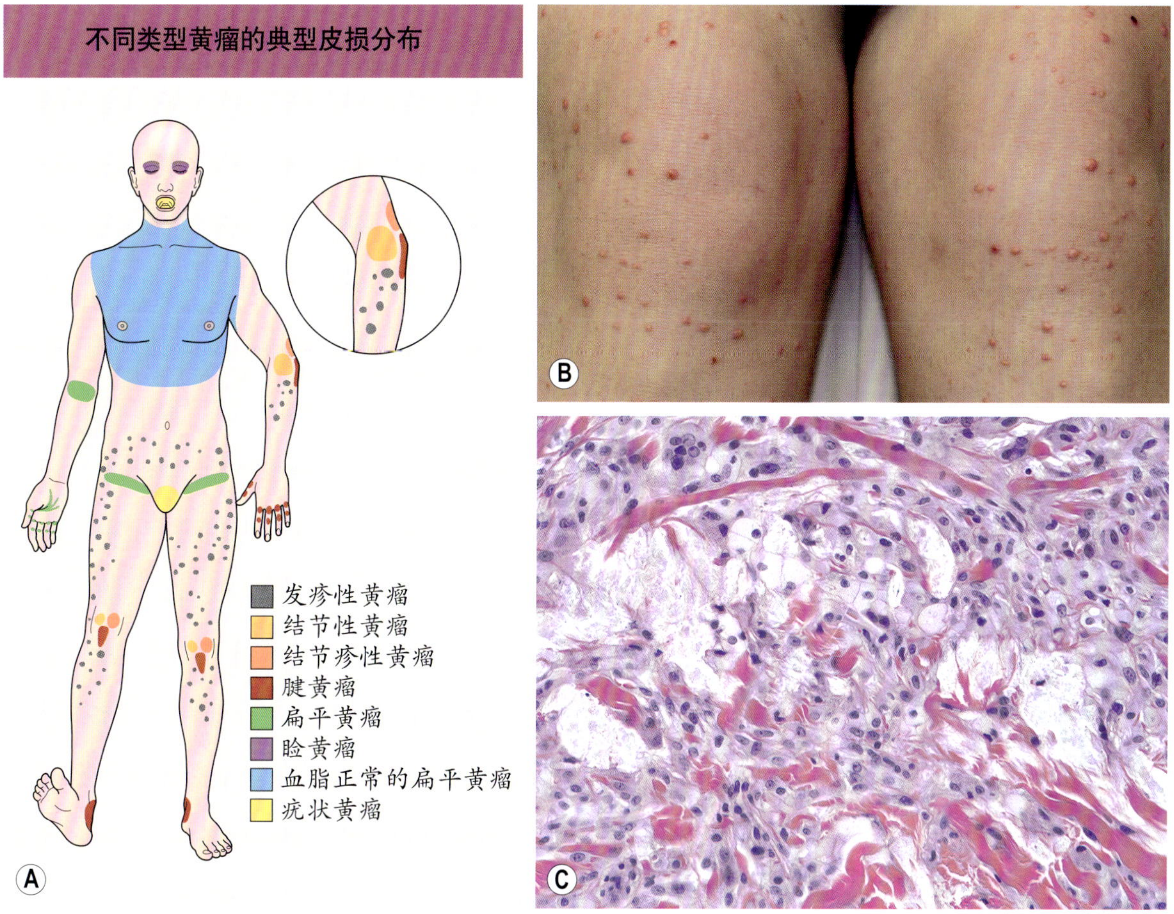

图 20.6 黄瘤。**A.** 不同类型黄瘤的典型皮损分布。**B**、**C.** 发疹性黄瘤（*B，C，Courtesy，Yale Dermatology Residents' Slide Collection. A，From Bolognia JL，Schaffer JV，Duncan KO，Ko CJ. Dermatology Essentials，1e. Philadelphia：Saunders，2014，with permission.*）

色素性荨麻疹

临床表现：

好发于躯干部位（图 20.7A，见图 2.24A）

红棕色丘疹，可在摩擦后出现荨麻疹样改变（Darier 征）

组织病理学：

真皮内肥大细胞（图 20.7B、D、E）

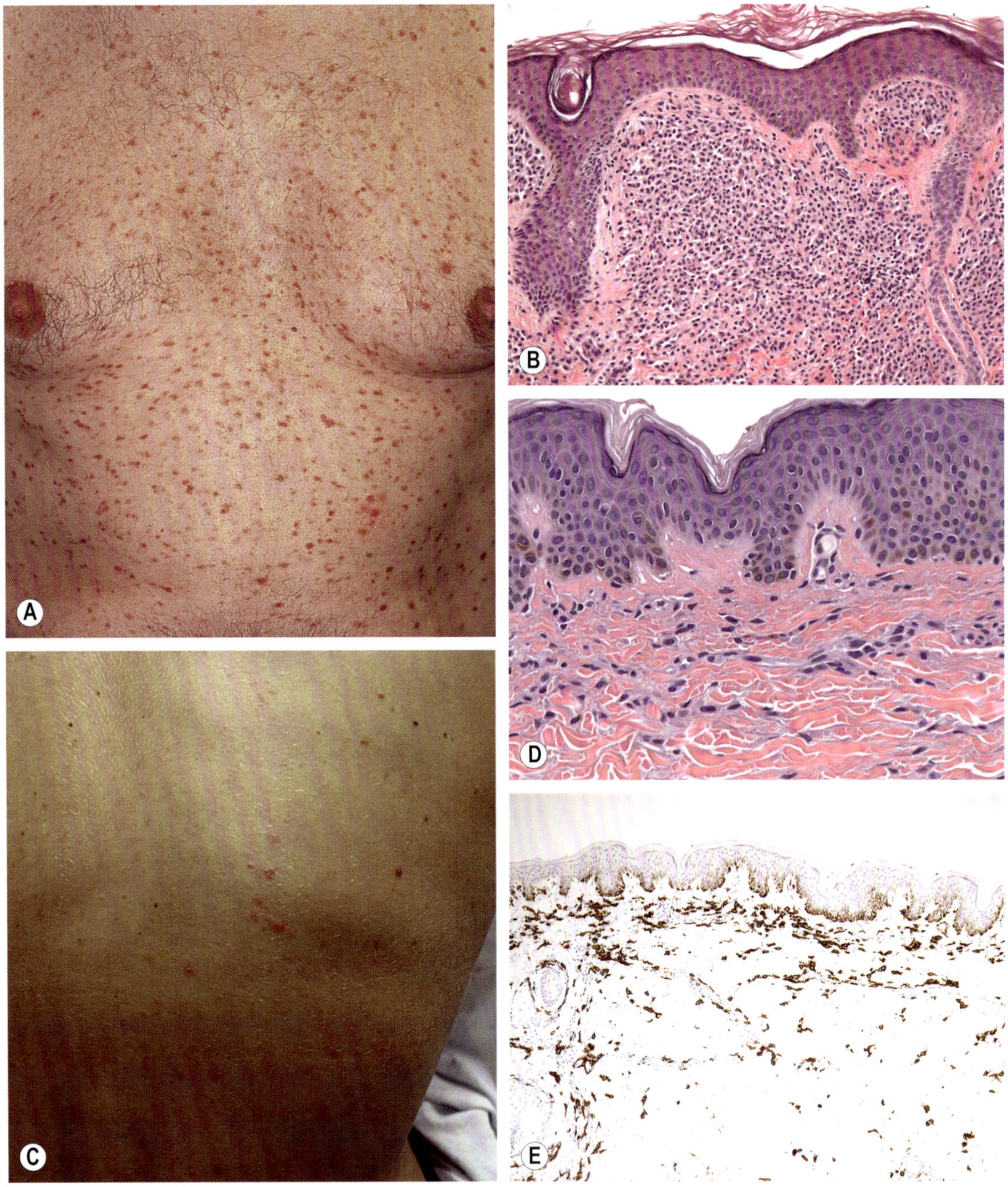

图 20.7 肥大细胞增多症。**A、B.** 色素性荨麻疹，表现为大量红棕色丘疹。**C、D.** 临床表现更像荨麻疹的肥大细胞增多症、组织病理学上肥大细胞浸润较轻。**E.** CD117 染色阳性（*A，Courtesy，Michael Tharp，MD；C，Courtesy，Yale Dermatology Residents' Slide Collection；D，E，Courtesy，Nemanja Rodic，MD，PhD. A，From Bolognia JL，Schaffer JV，Duncan KO，Ko CJ. Dermatology Essentials，1e. Philadelphia：Saunders，2014，with permission.*）

黏液水肿性苔藓

临床表现：

1～2 mm 大小的肉色丘疹，有时呈线状或簇状分布（图 20.8A）

当伴发单克隆 γ 球蛋白病时，使用“硬化性黏液水肿”描述更为合适（图 20.8D）

组织病理学：

成纤维细胞（梭形细胞），常伴有间质黏蛋白增多（图 20.8B、C）

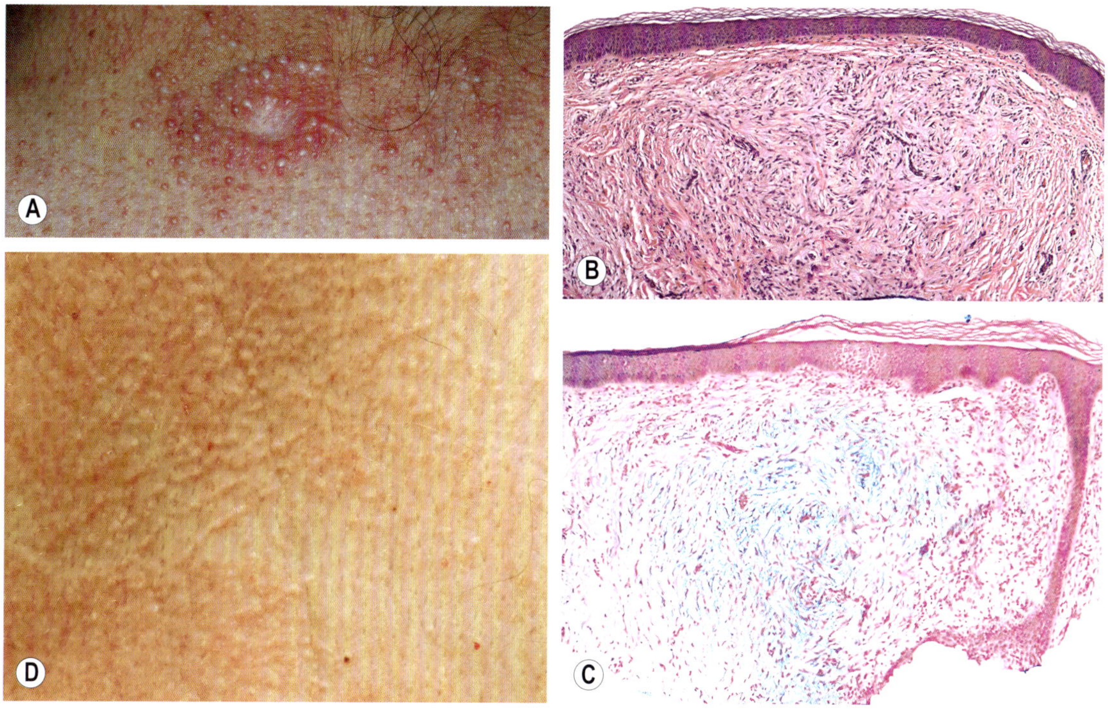

图 20.8 A、B、C. 黏液水肿性苔藓。D. 硬化性黏液水肿。线性排列的小丘疹。该患者全身皮肤受累，并伴发单克隆 γ 球蛋白病（*A，Courtesy，Kalman Watsky，MD. D，Courtesy，Jonathan Leventhal，MD.*）

脂囊瘤

临床表现：

多发时躯干常见（见图 19.6A）

可挤出油性物质

皮色丘疹结节

组织病理学：

囊壁内衬亮粉色锯齿状上皮（见图 19.6B）

毳毛囊肿

临床表现：

颜色各异的小丘疹（见图 19.7A）

组织病理学：

囊内容物含有角质及毳毛（见图 19.7B）

粟丘疹

临床表现：

白色丘疹（见图 2.1G）

如果用针刺表面，可挤出白色物质（角质）

组织病理学：

由类似正常表皮的上皮结构构成囊壁

寻常痤疮和玫瑰痤疮

（参见第 15 章）

（陈曦　译）

21 由沉积物导致的真皮改变

某些物质沉积于真皮可导致特征性的临床表现和组织病理学改变。黏蛋白沉积可见于一系列疾病，并有不同的临床表现。由沉积物引起的皮损可以表现为弥漫性皮肤纹理的改变，或表现为丘疹结节。

弥漫性的皮肤纹理改变

斑状 / 苔藓样 / 双相型淀粉样变性

临床表现：

好发于上背部（斑状淀粉样变性）和胫前（苔藓样淀粉样变性）；双相型淀粉样变性同时具有斑状淀粉样变性（扁平皮损）和苔藓样淀粉样变性（皮损多隆起）的特点

单一形态的丘疹线状排列成波纹状、色素沉着性斑块（图 21.1、图 21.2）

组织病理学：

真皮乳头层内可见淡粉色、均质沉积物，常伴有色素失禁；苔藓样淀粉样变性的沉积物较大，且伴有表皮增生

抗细胞角蛋白抗体可使沉积物染色

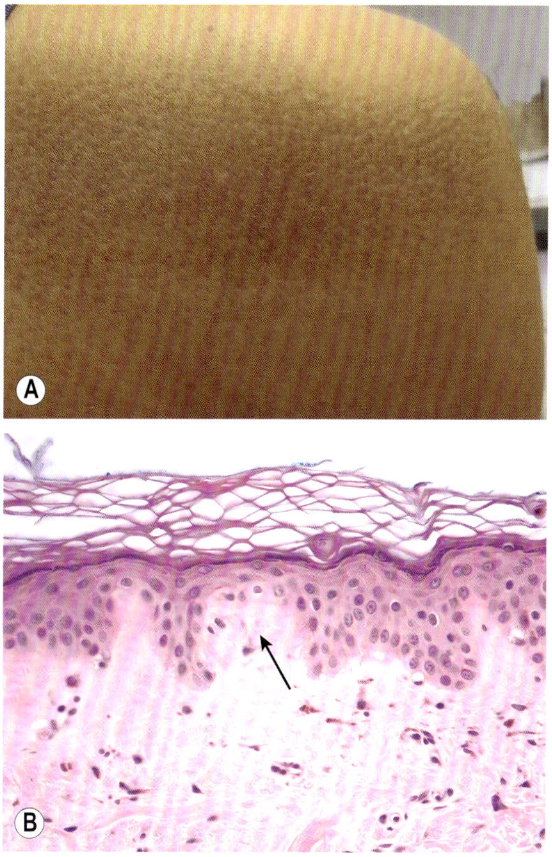

图 21.1 斑状淀粉样变性

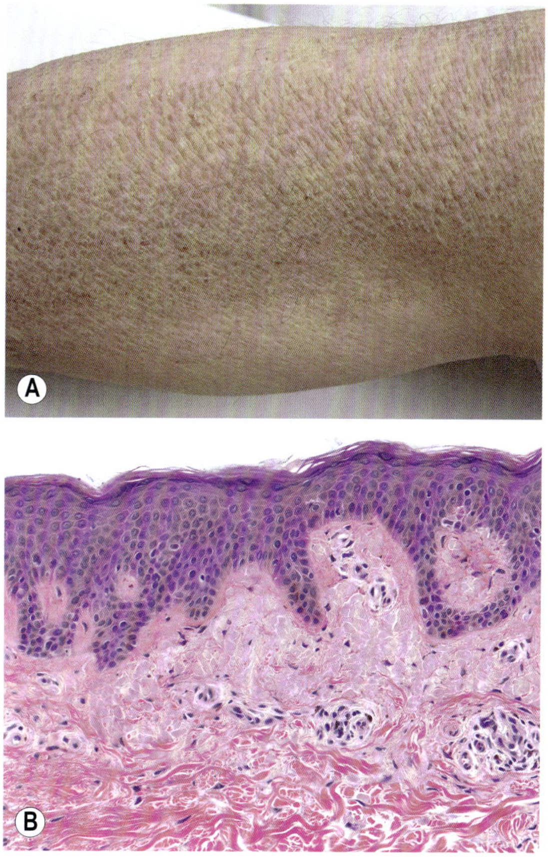

图 21.2 苔藓样淀粉样变性（*A*，*Courtesy*，*Sean Christensen*，*MD PhD.*）

胫前黏液性水肿（图 21.3）

临床表现：

在疾病后期，皮损表现为结节状的粉红色斑块，下肢多见

组织病理学：

真皮网状层大量黏蛋白沉积

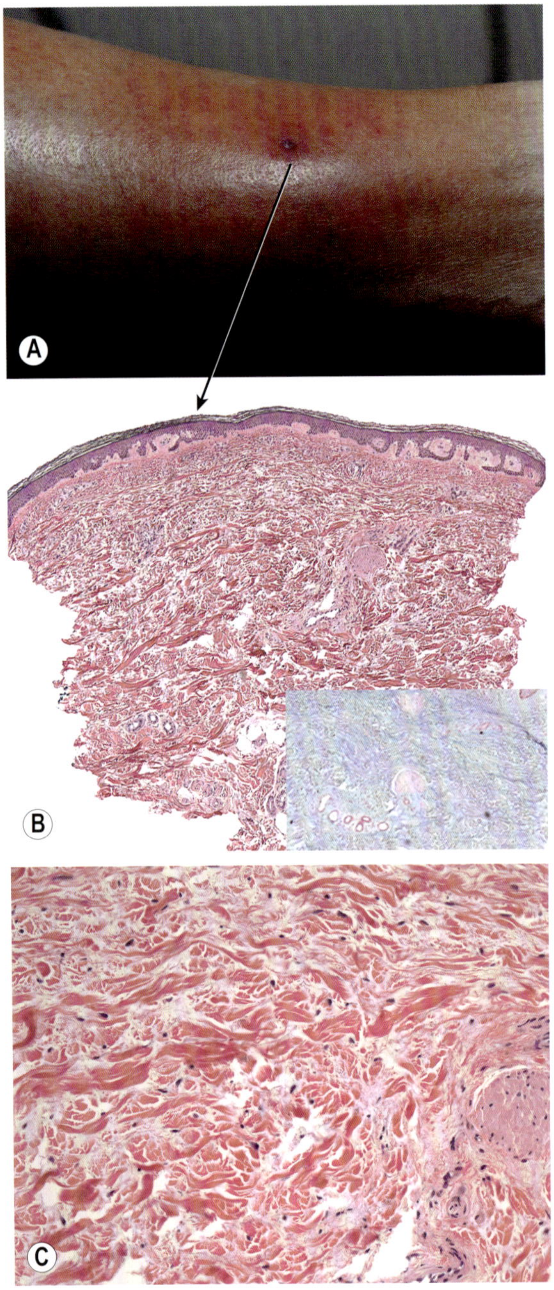

图 21.3 胫前黏液性水肿。**A.** 早期硬化性红斑皮损处的活检（*A，Courtesy，Kalman Watsky，MD.*）

成人胶样粟丘疹（图 21.4）

临床表现：

棕色至黄色的透明丘疹，好发于面部和（或）双手等慢性光损伤部位，其他部位也可受累

组织病理学：

粉红色、裂隙样物质形成的结节

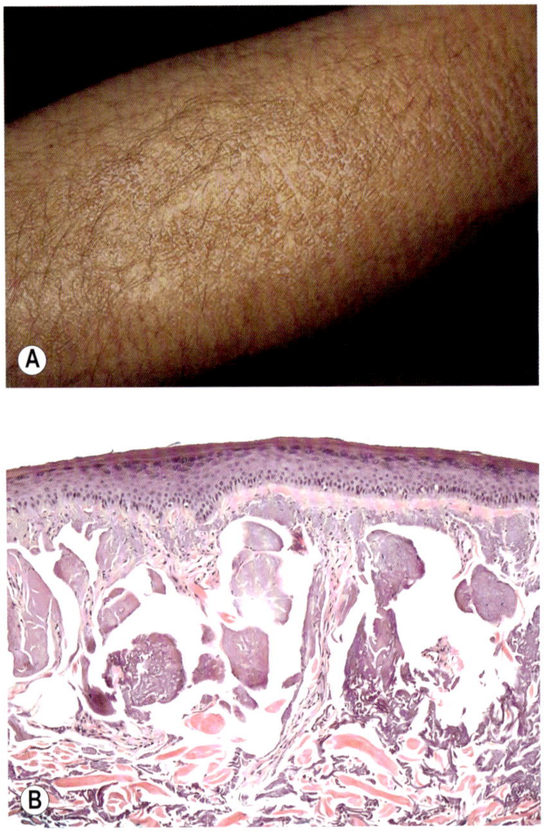

图 21.4 胶样粟丘疹（*A，From Lewis AT，Le EH，Quan LT，et al. Unilateral colloid milium of the arm. J Am Acad Dermatol. 2002；46：S5-7，© Elsevier.*）

硬化性黏液水肿（图 21.5，见图 22.7）

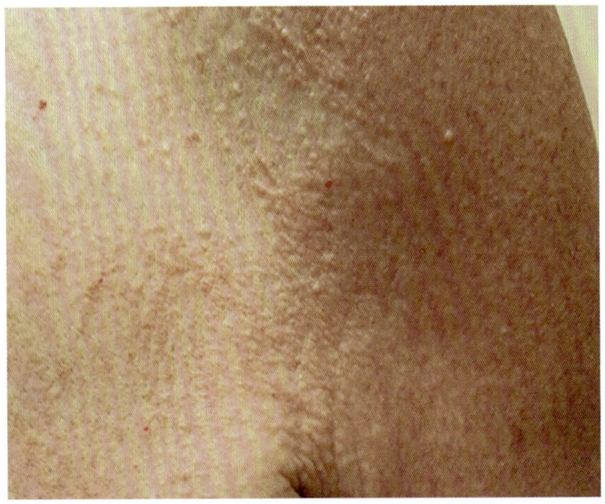

图 21.5 硬化性黏液水肿。皮肤增厚，表面可见直径 1～2 mm 大小线状排列的丘疹（*Courtesy，Jonathan Leventhal，MD.*）

类脂蛋白沉积症（图 21.6）

临床表现：

由 *ECM1* 基因突变导致的遗传性皮肤病

声音嘶哑和沿睑缘分布的串珠状丘疹是本病特征

在肢体伸侧和面部可见蜡样丘疹、斑块和瘢痕

组织病理学：

真皮内粉色沉积物，有时在真皮上部呈纵向排列；附属器周围或可见到明显沉积物

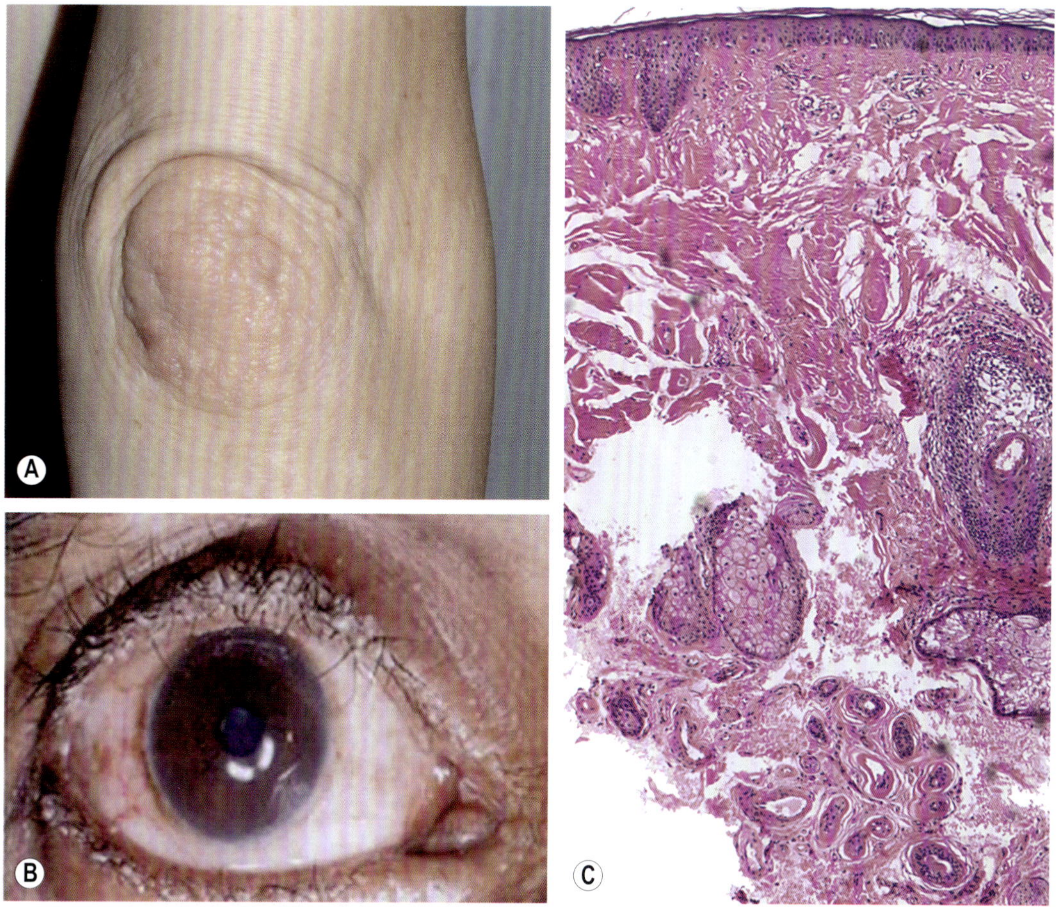

图 21.6 类脂蛋白沉积症。**A.** 肘部呈蜡样增厚，手臂隐约可见类似皮损。**B.** 沿睑缘分布的串珠样丘疹。**C.** 真皮内较厚的粉色沉积物（*A，Courtesy，Julie V Schaffer，MD. A，From Bolognia JL，Jorizzo JL，Schaffer JV. Dermatology，3e. London：Saunders，2012，with permission. B，Yadava U et al. Pathology. 2006；38；600，with permission.*）

红细胞生成性原卟啉病（图 21.7）

临床表现：

由亚铁螯合酶基因突变导致的遗传性皮肤病

光暴露部位皮肤受累，尤其是鼻部、面颊和手背

红斑，糜烂，蜡样瘢痕

组织病理学：

真皮内的粉色物质沉积于血管周围（早期皮损）和（或）填充于真皮上部（后期皮损）

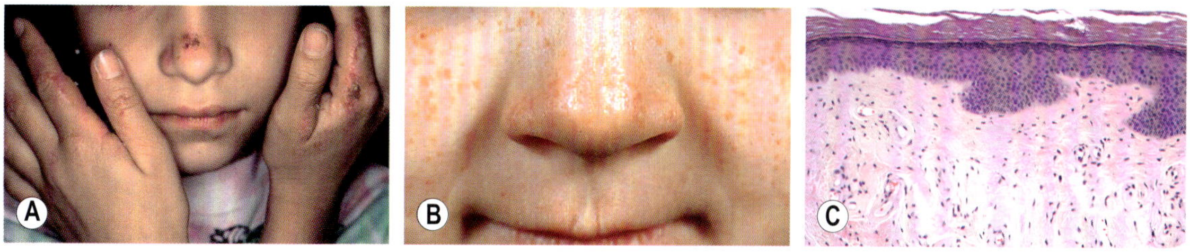

图 21.7 红细胞生成性原卟啉病（*A，Courtesy，Yale Dermatology Residents' Slide Collection. B，Courtesy，Gillian Murphy，MD. From Bolognia JL，Jorizzo JL，Schaffer JV. Dermatology，3e. London：Saunders，2012，with permission.*）

丘疹结节性皮损

结节型淀粉样变性（图 21.8）

临床表现：

大小不一的粉-橙色，略带透明的丘疹结节

组织病理学：

淡粉色物质沉积于真皮层，其间可见散在浆细胞

系统性淀粉样变性（图 21.9）

临床表现：

多器官损害（如肾脏、胃肠道、心脏）伴有淀粉样轻链（AL）蛋白（免疫球蛋白轻链片段）沉积

巨舌

蜡样丘疹/斑块，常发生于面部

眶周紫癜

组织病理学：

血管周围可见淡粉色、均质沉积物，偏振光下呈现苹果绿色

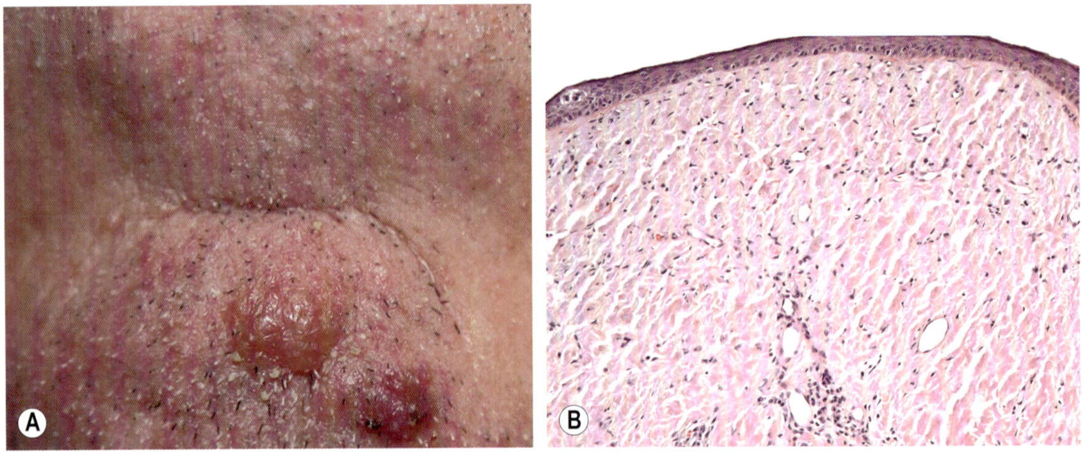

图 21.8 结节型淀粉样变性（*A，Courtesy，Yale Dermatology Residents' Slide Collection.*）

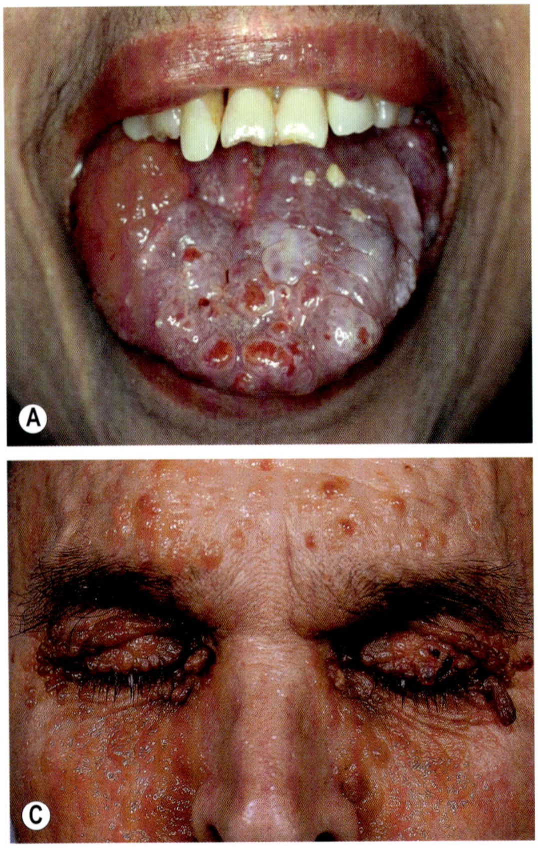

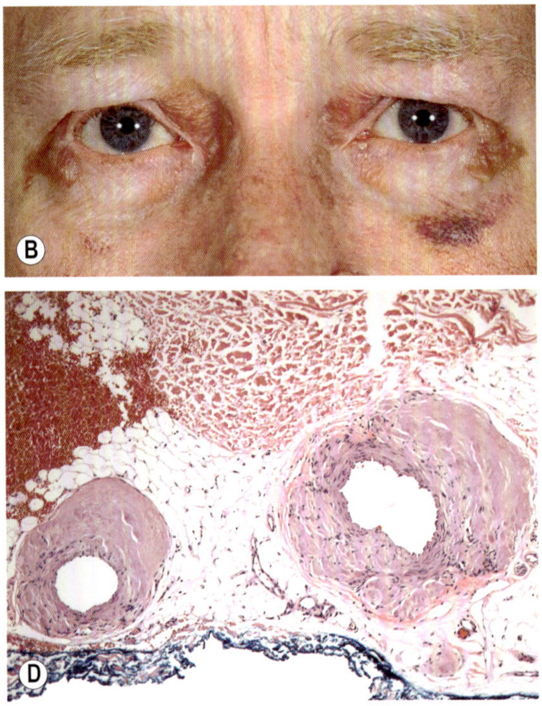

图 21.9 系统性淀粉样变性（*A，Courtesy，Dennis Cooper，MD；B，Courtesy，M Joyce Rico，MD；C，Courtesy，Jean L Bolognia，MD. A-C，From Bolognia JL，Jorizzo JL，Schaffer JV. Dermatology，3e. London：Saunders，2012，with permission.*）

皮肤骨瘤，粟粒样型

临床表现：

多发肤色至蓝色的小丘疹，常见于面部（图 21.10）

组织病理学：

致密粉色物质，内含小且有核的腔隙

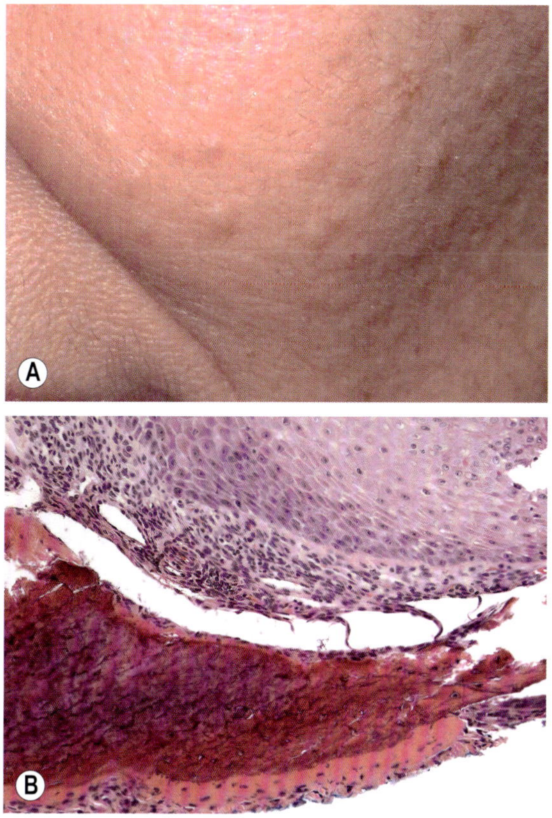

图 21.10 皮肤骨瘤（*A，Courtesy，Yale Dermatology Residents' Slide Collection. A，From Bolognia JL，Jorizzo JL，Schaffer JV. Dermatology，3e. London：Saunders，2012，with permission.*）

慢性痛风石（图 21.11）

临床表现：

好发于耳或关节周围

发生于真皮 / 皮下，坚实的粉-黄色丘疹结节

组织病理学：

淡蓝-粉色沉积物间形成针状或羽毛状间隙，周围绕以组织细胞

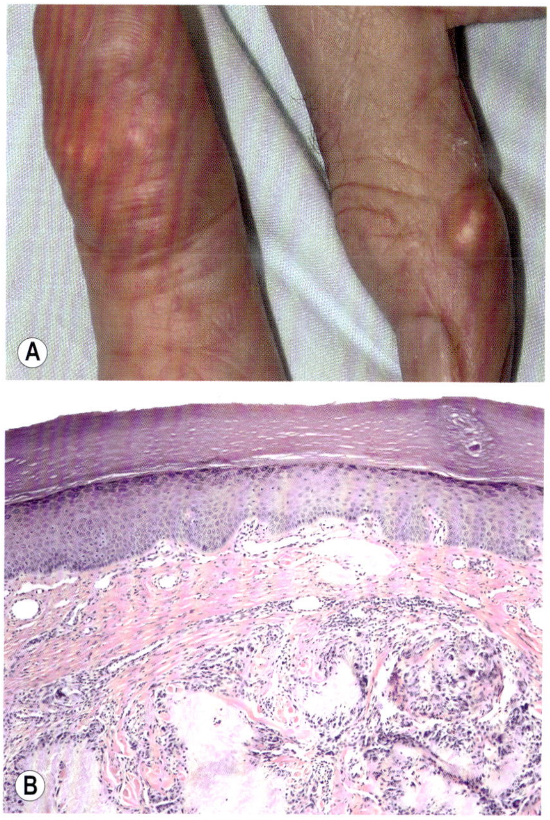

图 21.11 痛风。手指部位的痛风石（*A，Courtesy，Yale Dermatology Residents' Slide Collection.*）

皮肤钙沉着症（图 21.12）

临床表现：

钙化可继发于组织损伤

皮肤内的钙盐沉积物与局限性的系统性硬化病和皮肌炎有关

当皮损发生表浅时，黄白色皮损可以作为诊断的线索；其往往像石头一样坚硬

组织病理学：

坚实（有时呈颗粒状）的蓝色沉积物

发疹性黄瘤（图 21.13）

临床表现：

疾病的发生与高脂血症、未经控制的糖尿病和甲状腺疾病有关

好发于肢体伸侧，尤其是臀部 / 大腿

粉-红色至黄色丘疹

组织病理学：

细胞内和细胞外脂质

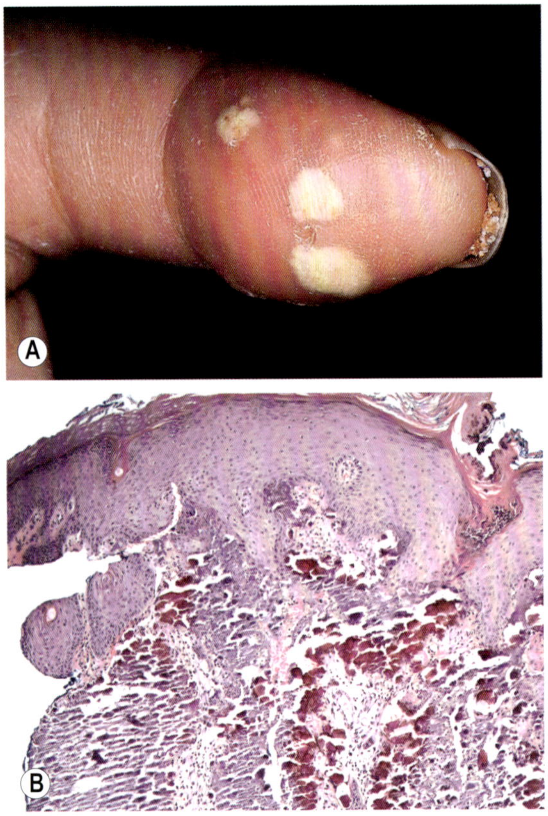

图 21.12 皮肤钙沉着症（*A，Courtesy，Yale Dermatology Residents' Slide Collection. A，Courtesy，Bolognia JL，Jorizzo JL，Schaffer JV. Dermatology，3e. London：Saunders，2012，with permission.*）

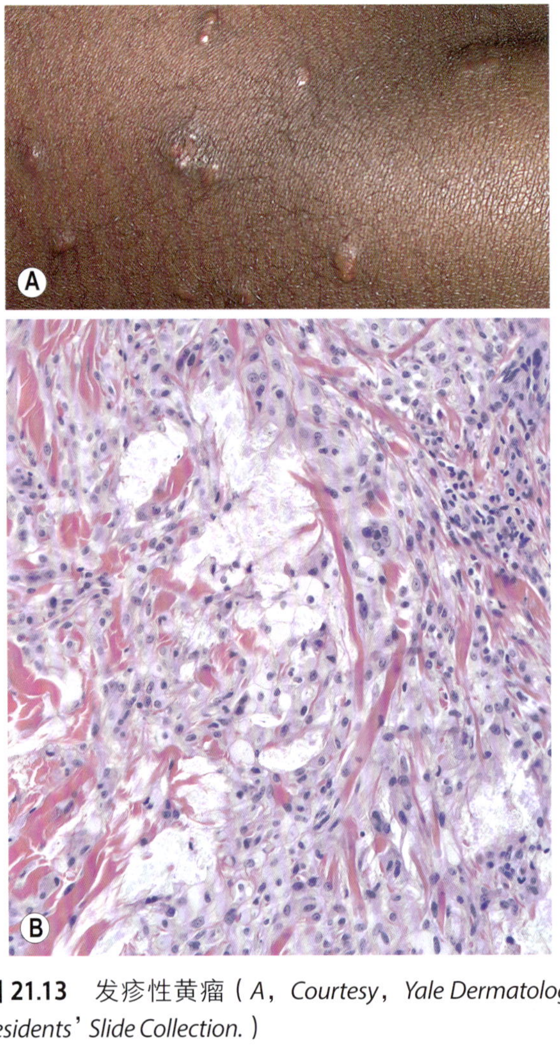

图 21.13 发疹性黄瘤（*A，Courtesy，Yale Dermatology Residents' Slide Collection.*）

睑黄瘤（图 21.14）

临床表现：

眼睑部位的黄色丘疹和斑块，内侧＞外侧

组织病理学：

真皮中可见泡沫细胞；典型眼睑部位的病理表现，有较薄的表皮和毳毛

指 / 趾黏液样囊肿（图 21.15）

临床表现：

发生于近手指关节处

蓝色至肤色，略带透明的丘疹结节

组织病理学：

没有上皮层（不是真正的囊肿），真皮黏蛋白增多，典型肢端部位的角蛋白（透明层）

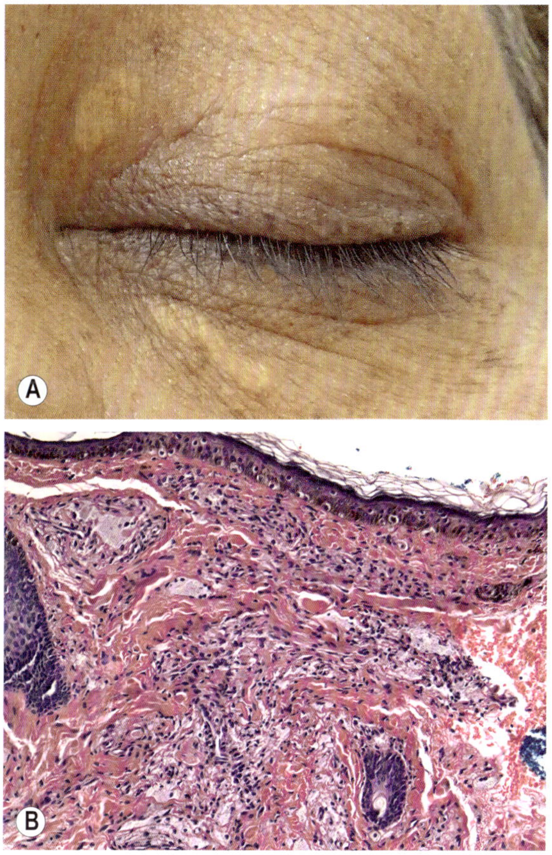

图 21.14　睑黄瘤

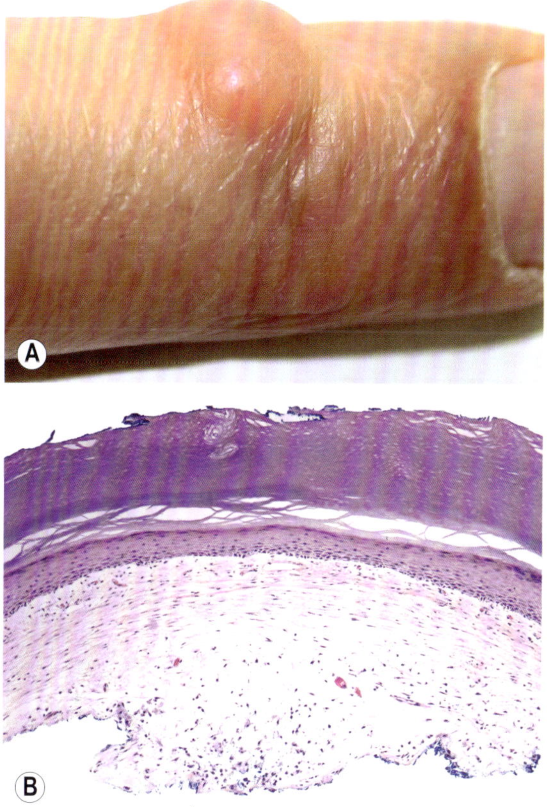

图 21.15　指 / 趾黏液样囊肿，真皮内黏蛋白沉积（*A*，*Courtesy*，*Yale Dermatology Residents' Slide Collection.*）

局限性皮肤黏蛋白病（图 21.16）

临床表现：

局限性肤色至粉色的丘疹

组织病理学：

真皮内黏蛋白沉积

毛囊黏蛋白病

（见图 15.11）

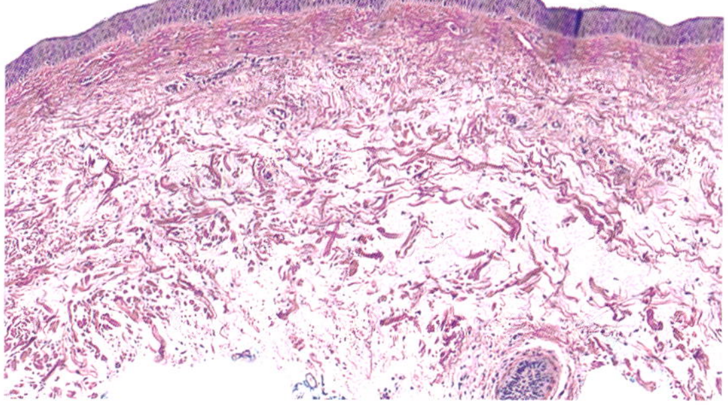

图 21.16　局灶性皮肤黏蛋白病

持久性隆起性红斑，后期（图 21.17）

临床表现：

皮损对称，发生于肢体伸侧

红棕色至略带紫色，质软或坚实的丘疹结节

与人类免疫缺陷病毒（HIV）感染相关

组织病理学：

伴或不伴血管炎的皮肤纤维化，其间可见嗜中性粒细胞浸润

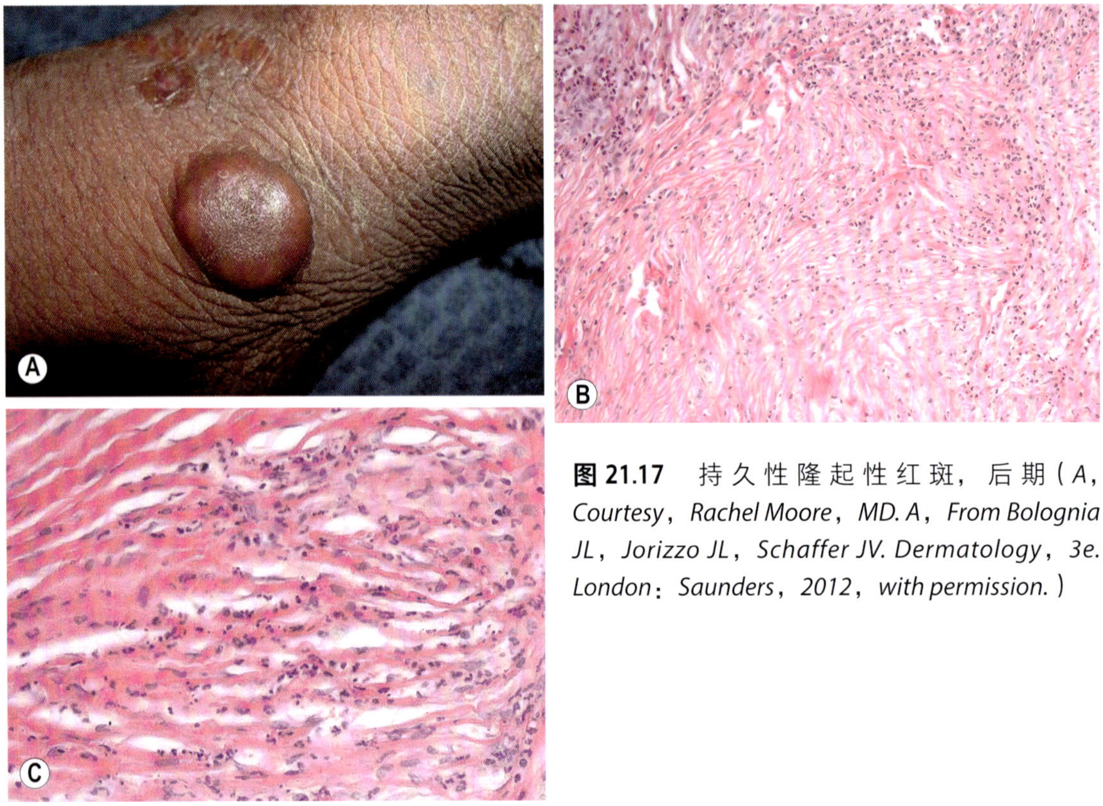

图 21.17 持久性隆起性红斑，后期（*A，Courtesy，Rachel Moore，MD. A，From Bolognia JL，Jorizzo JL，Schaffer JV. Dermatology，3e. London：Saunders，2012，with permission.*）

（李曼　译）

22 硬化性疾病

皮肤硬化可能为全身性疾病的表现（如系统性硬化病）、可局限于皮肤（硬斑病）、亦可为泛发或局限性（如移植物抗宿主病）。通常来讲，这些疾病倾向于好发于特定部位（图 22.1），且有特定的临床线索。譬如，累及皮下的硬化病常出现皮肤的波纹样改变（如嗜酸性筋膜炎，图 22.1）。外源性物质也可引起皮肤硬化（即钆-肾源性系统性纤维化）。本章内容包括移植物抗宿主病、系统性硬化病、硬化性黏液水肿、硬肿病、嗜酸性筋膜炎、线状肢骨纹状肥大性硬皮病、硬斑病及硬化性苔藓。

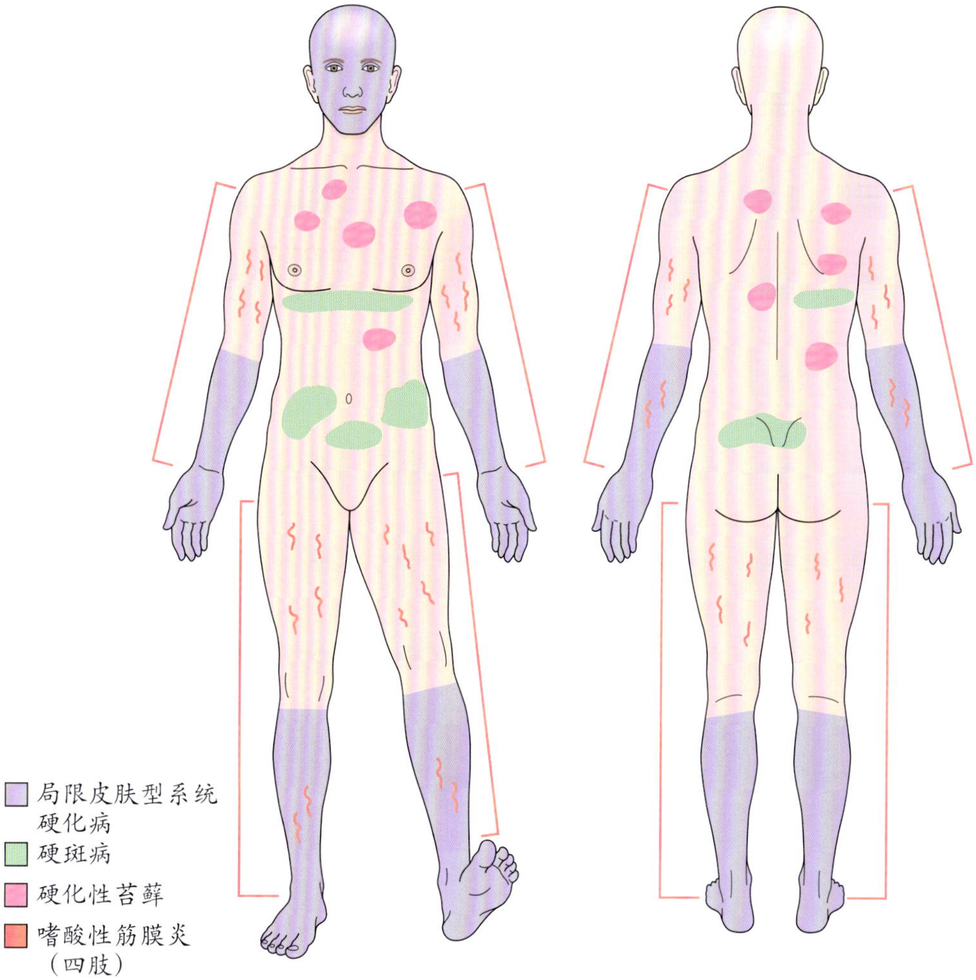

图 22.1　硬化性疾病的典型发病部位。嗜酸性筋膜炎和局限皮肤型系统硬化病均可累及四肢，前者的损害累及深度更甚，皮肤呈波纹样改变。嗜酸性筋膜炎亦可累及躯干。硬斑病和生殖器外硬化性苔藓常累及躯干

移植物抗宿主病

临床表现：

慢性移植物抗宿主病患者可出现许多类似硬化性疾病的皮肤表现（图 22.2，粗体）。

组织病理学：

根据临床皮损的类型不同，其病理表现亦不相同：急性粉红色斑丘疹，界面改变；苔藓样丘疹，致密的、表皮下苔藓样炎性细胞浸润；硬化性皮损，硬斑病样或硬化性苔藓样

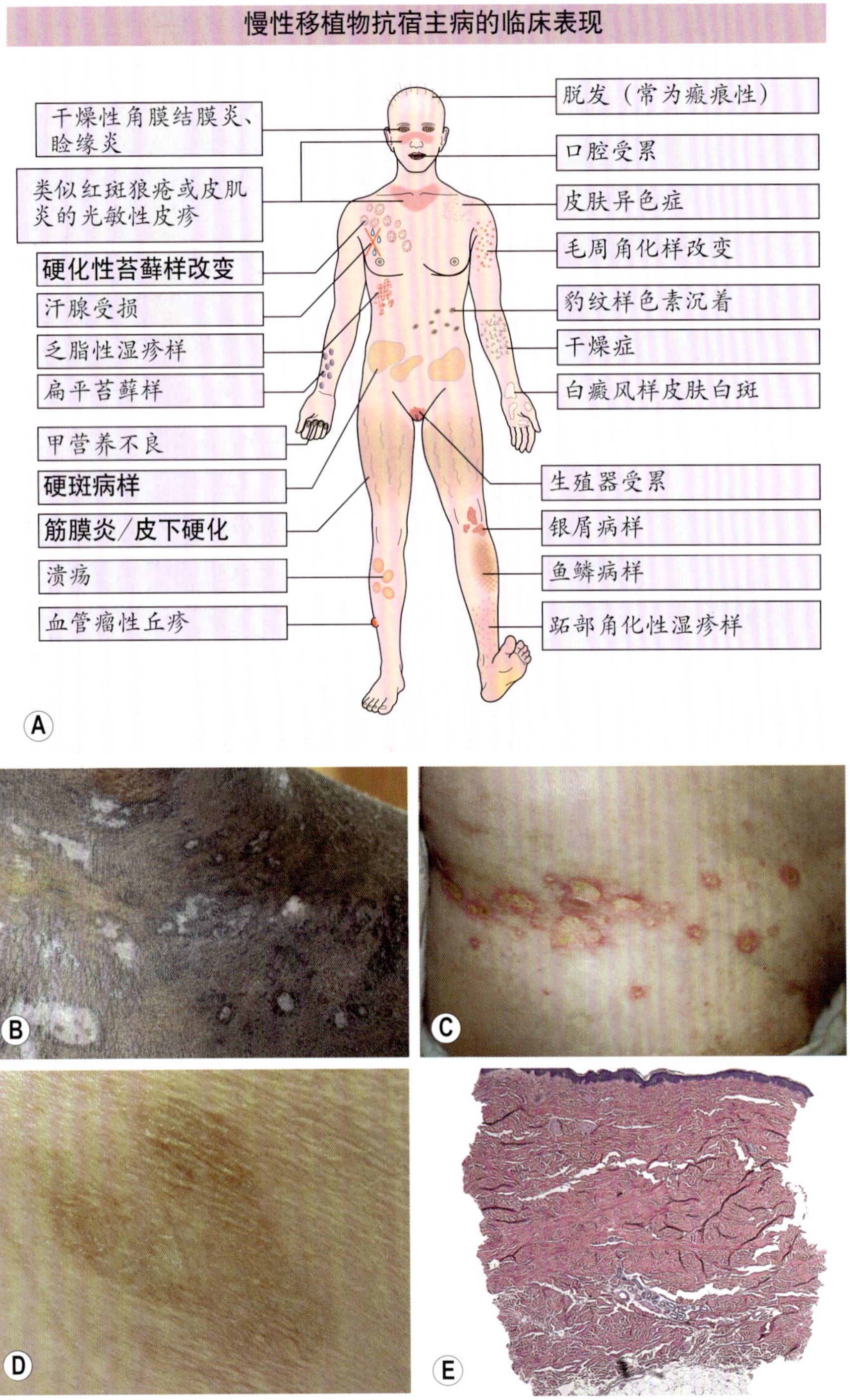

图 22.2 移植物抗宿主病。**A～C.** 慢性移植物抗宿主病。**B.** 硬化性苔藓样改变。**C.** 硬斑病样改变。皮损可出现溃疡。**D.** 色素沉着性皮损，伴浅表萎缩，触之略硬。**E.** 皮肤活检结果与硬斑病或硬化性苔藓病理表现类似（*B，C，Courtesy，Yale Dermatology Residents' Slide Collection. A，From Bolognia JL，Schaffer JV，Duncan KO，Ko CJ. Dermatology Essentials，1e. Philadelphia：Saunders，2014，with permission.*）

系统性硬化病（硬皮病）

临床表现：

系统性硬化病分为三个主要类型（图 22.3）

组织病理学：

真皮胶原纤维增粗（与硬斑病病理表现相同）

系统性硬化病——线索

皮肤白斑——毛囊周围色素仍保留，形成“盐和胡椒”的外观（图 22.4，见图 2.26）

肢端表现——尤其是手部，可以出现许多提示系统性硬化病的体征（图 22.5）

毛细血管扩张——通常好发于面部，边界呈方形（图 22.6）

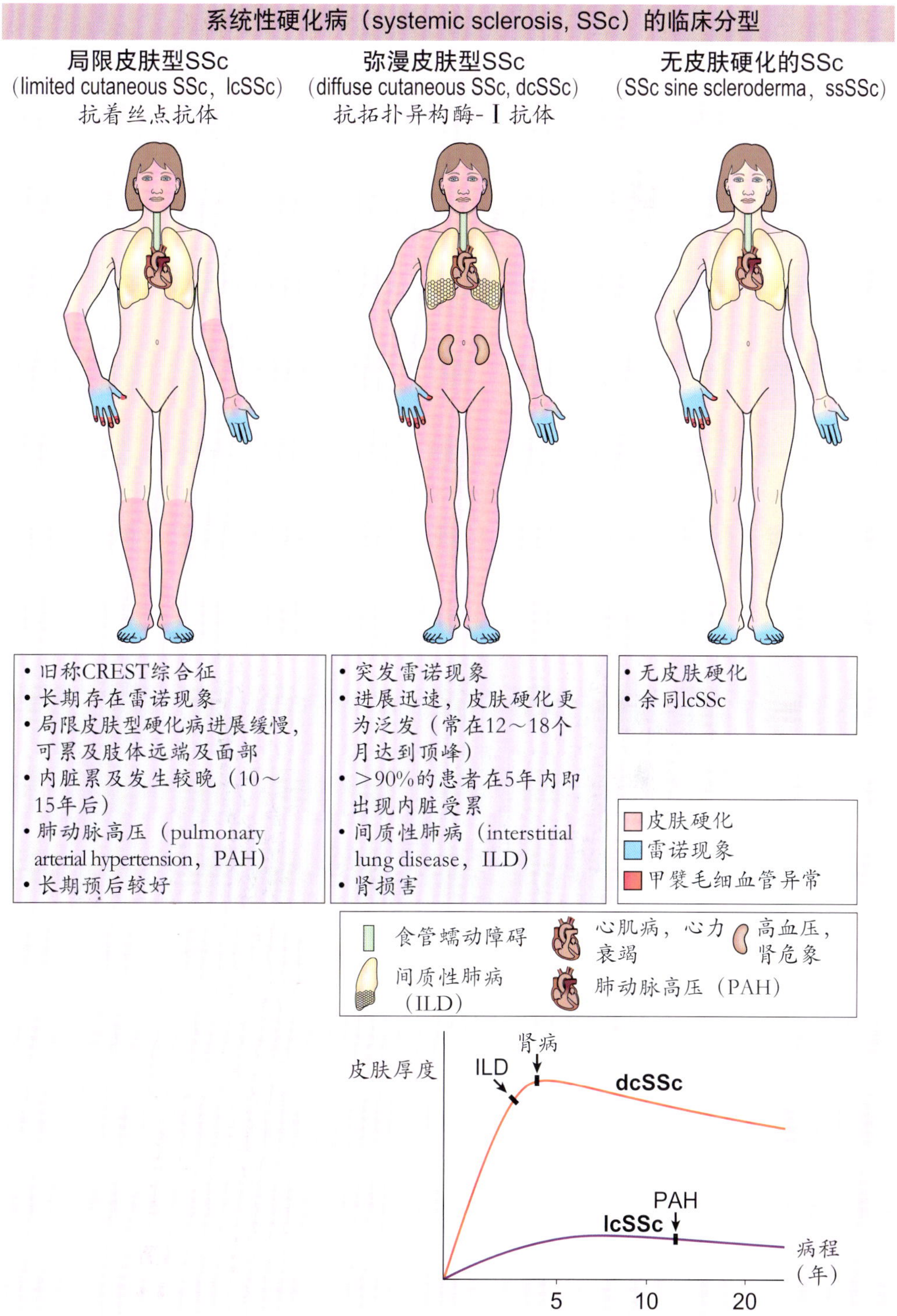

图 22.3 系统性硬化病的临床分类（*Courtesy，Karynne O Duncan，MD. From Bolognia JL，Schaffer JV，Duncan KO，Ko CJ. Dermatology Essentials，1e. Philadelphia：Saunders，2014，with permission.*）

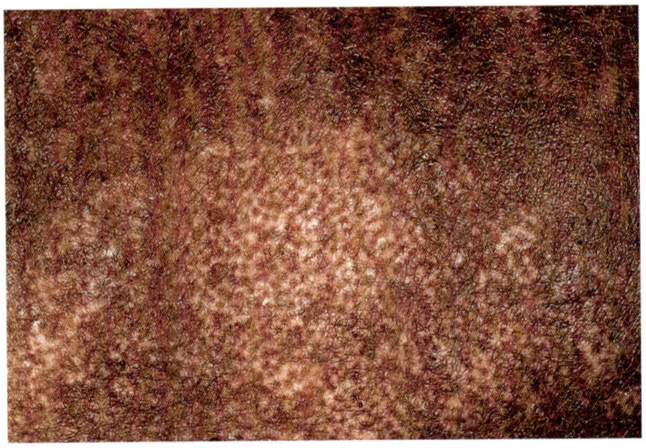

图 22.4 系统性硬化病的皮肤白斑（*Courtesy，M Kari Connolly，MD. From Bolognia JL，Schaffer JV，Duncan KO，Ko CJ. Dermatology Essentials，1e. Philadelphia：Saunders，2014，with permission.*）

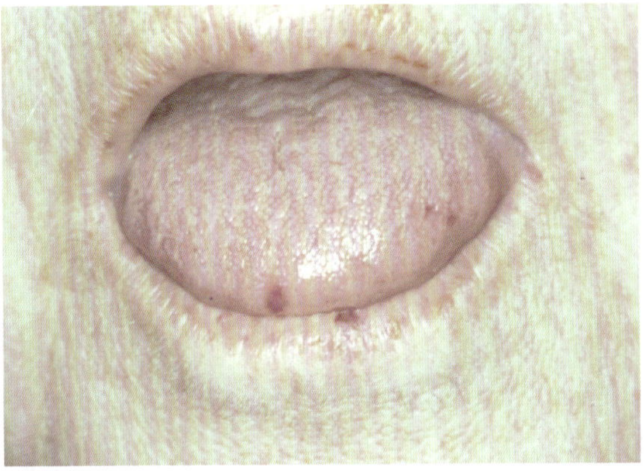

图 22.6 席状毛细血管扩张（*Courtesy，Irwin Braverman，MD.*）

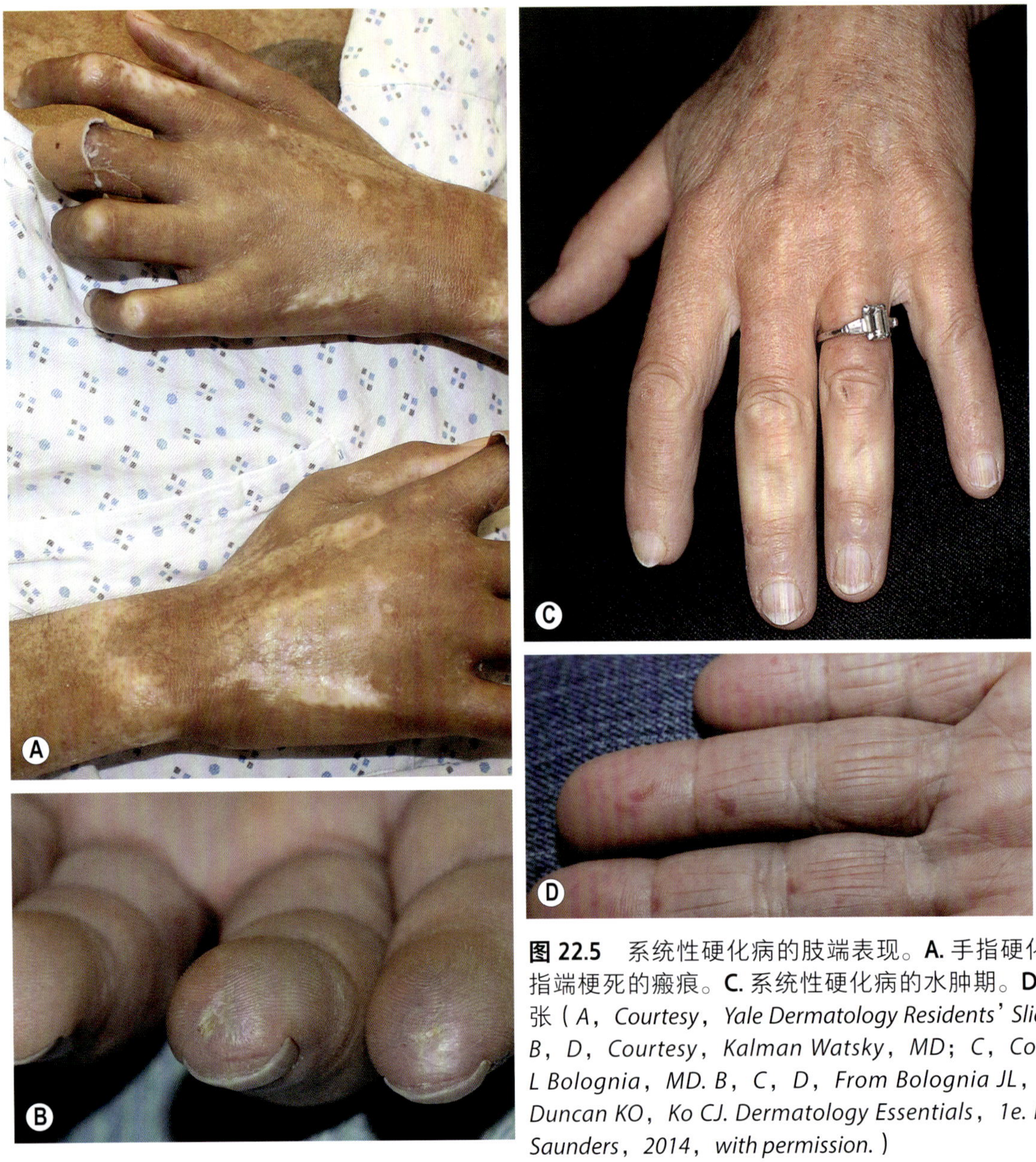

图 22.5 系统性硬化病的肢端表现。**A.** 手指硬化。**B.** 继发于指端梗死的瘢痕。**C.** 系统性硬化病的水肿期。**D.** 毛细血管扩张（*A，Courtesy，Yale Dermatology Residents' Slide Collection；B，D，Courtesy，Kalman Watsky，MD；C，Courtesy，Jean L Bolognia，MD. B，C，D，From Bolognia JL，Schaffer JV，Duncan KO，Ko CJ. Dermatology Essentials，1e. Philadelphia：Saunders，2014，with permission.*）

硬化性黏液水肿

临床表现：

累及手、前臂及头部（尤其眉间区域），躯干上段和大腿

增厚或硬化的皮肤可见呈线性排列的小丘疹（图 22.7，见图 20.8、图 21.5）

可见水肿，尤其好发于手部

组织病理学：

成纤维细胞及黏蛋白增多

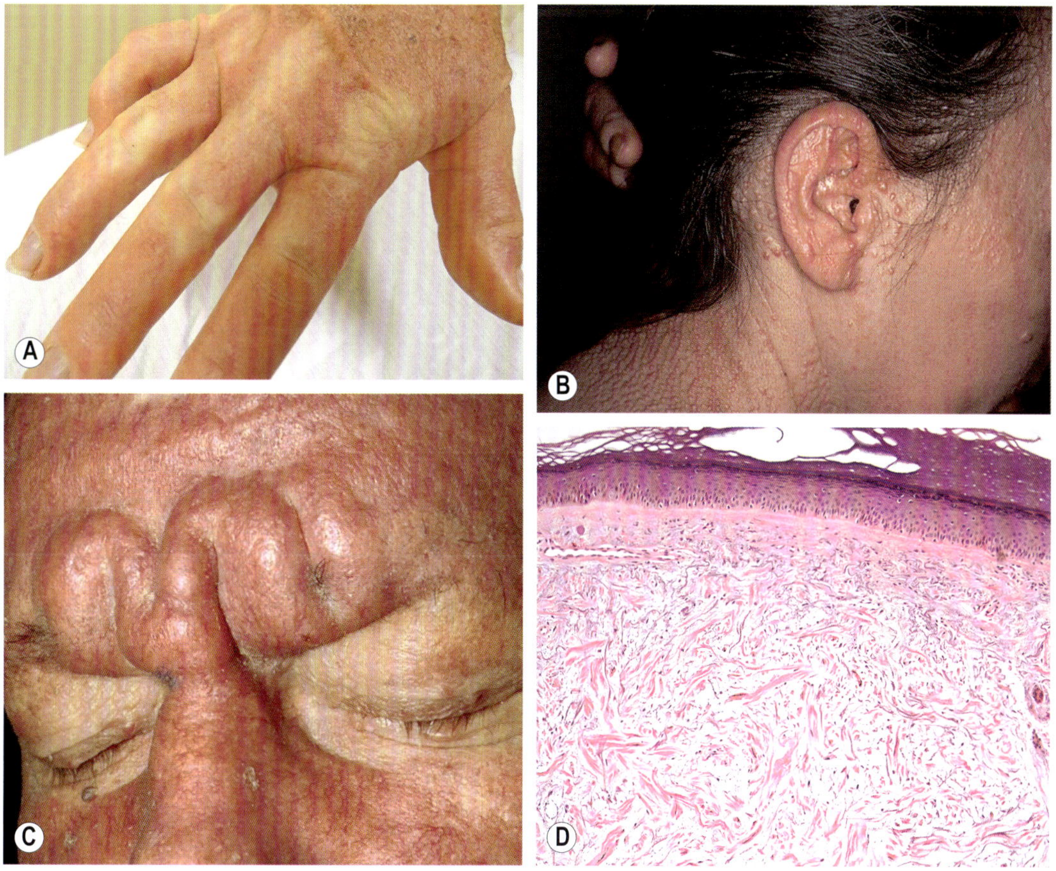

图 22.7 硬化性黏液水肿（*A，Courtesy，Jonathan Leventhal，MD；B，Courtesy，Yale Dermatology Residents' Slide Collection；C，Courtesy，Joyce Rico，MD. B，C，From Bolognia JL，Schaffer JV，Duncan KO，Ko CJ. Dermatology Essentials，1e. Philadelphia：Saunders，2014，with permission.*）

硬肿病

临床表现：

通常累及后项部及上背部

上肢及面部累及较少见

硬化 +/− 红斑（图 22.8）

组织病理学：

胶原束间间距增加 +/− 黏蛋白增多

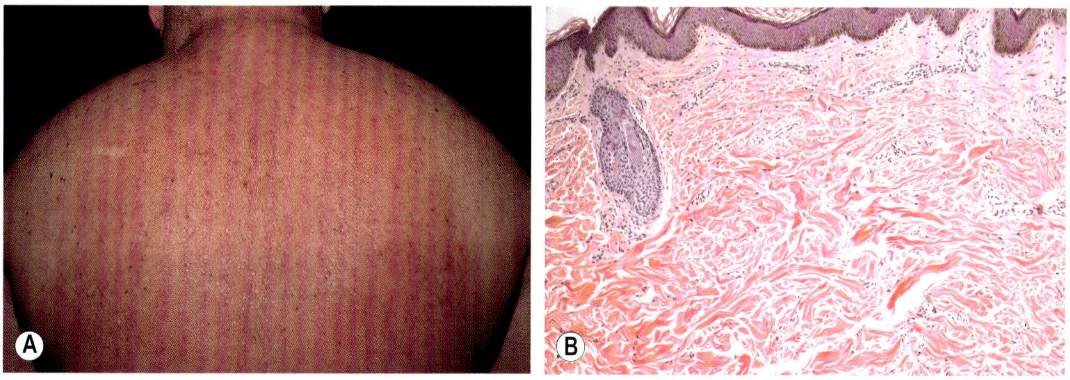

图 22.8 硬肿病（*A，Courtesy，USC Residents' Collection. From Bolognia JL，Schaffer JV，Duncan KO，Ko CJ. Dermatology Essentials，1e. Philadelphia：Saunders，2014，with permission.*）

嗜酸性筋膜炎

临床表现：

肢端 +/- 躯干受累

硬化前常有水肿期

皮肤表面常见波纹样改变（图 22.9）

组织病理学：

筋膜增厚伴炎性浸润 +/- 真皮受累

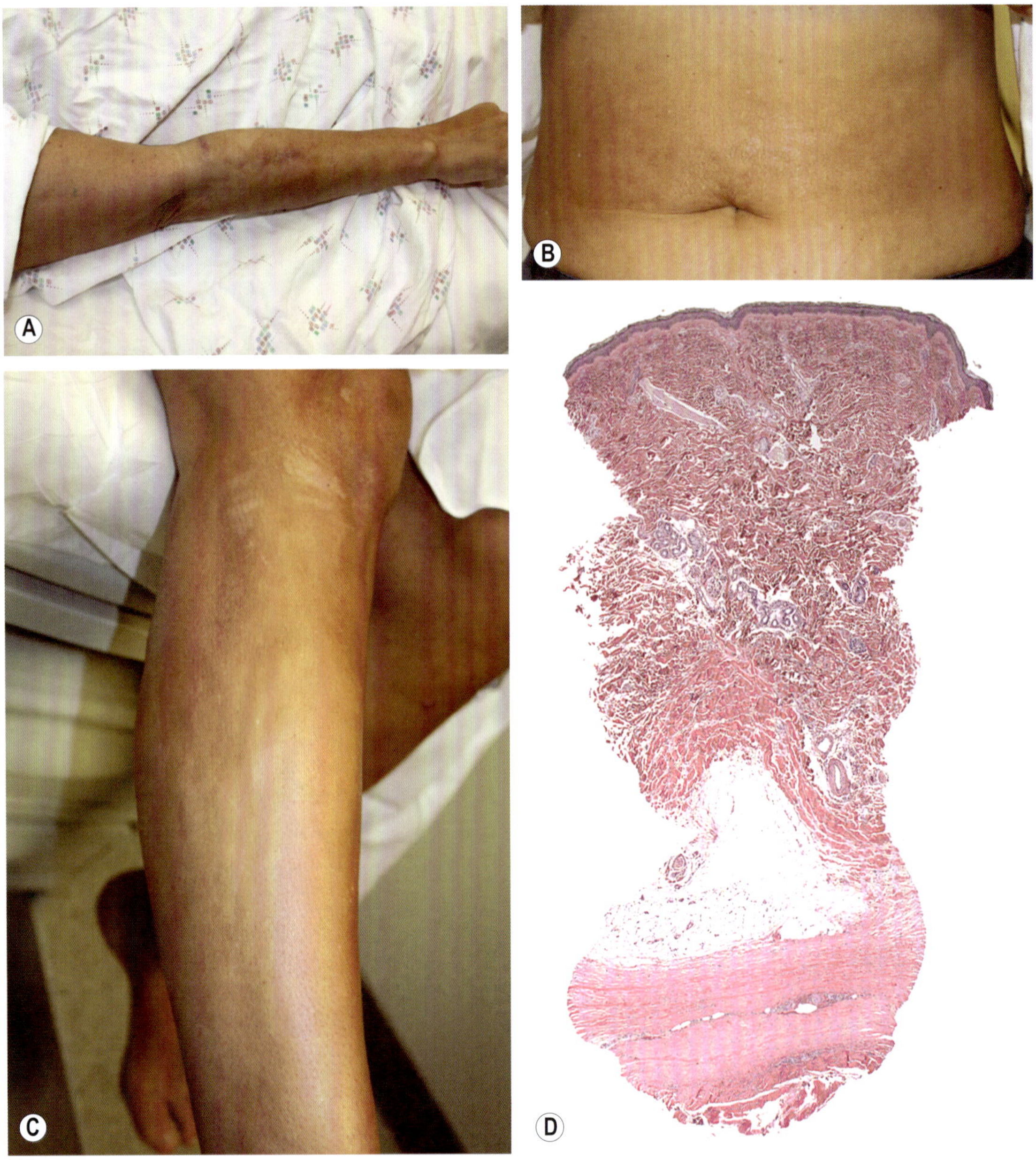

图 22.9 嗜酸性筋膜炎（*A-C*，*Courtesy*，*Yale Dermatology Residents' Slide Collection.*）

线状肢骨纹状肥大性硬皮病

临床表现：

常单侧发病

肢端好发

皮肤硬化，可出现波纹样改变（图 22.10）

可合并骨受累（肢骨纹状肥大）

组织病理学：

脂肪细胞散布在增厚的胶原束之间

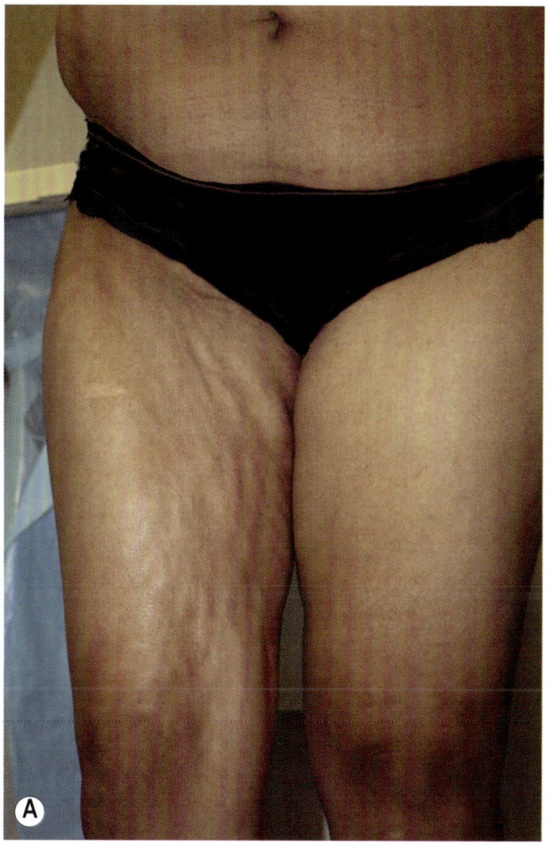

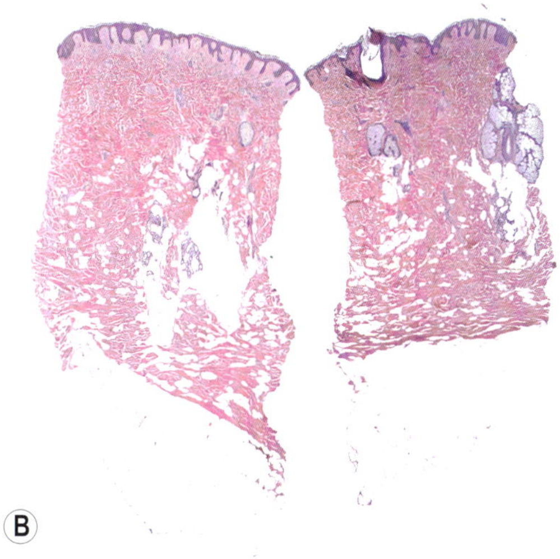

图 22.10 线状肢骨纹状肥大性硬皮病（*A，Courtesy，Yale Dermatology Residents' Slide Collection.*）

硬斑病（局限性，斑块状）

临床表现：

好发于躯干受压部位（如臀部、腰部、女性文胸部位边缘）

离散的硬化性斑块，可为浅紫色、色素沉着性或粉红色至红色（图 22.11）

组织病理学：

胶原纤维增粗，胶原束间间隙减少，小汗腺周围脂肪减少

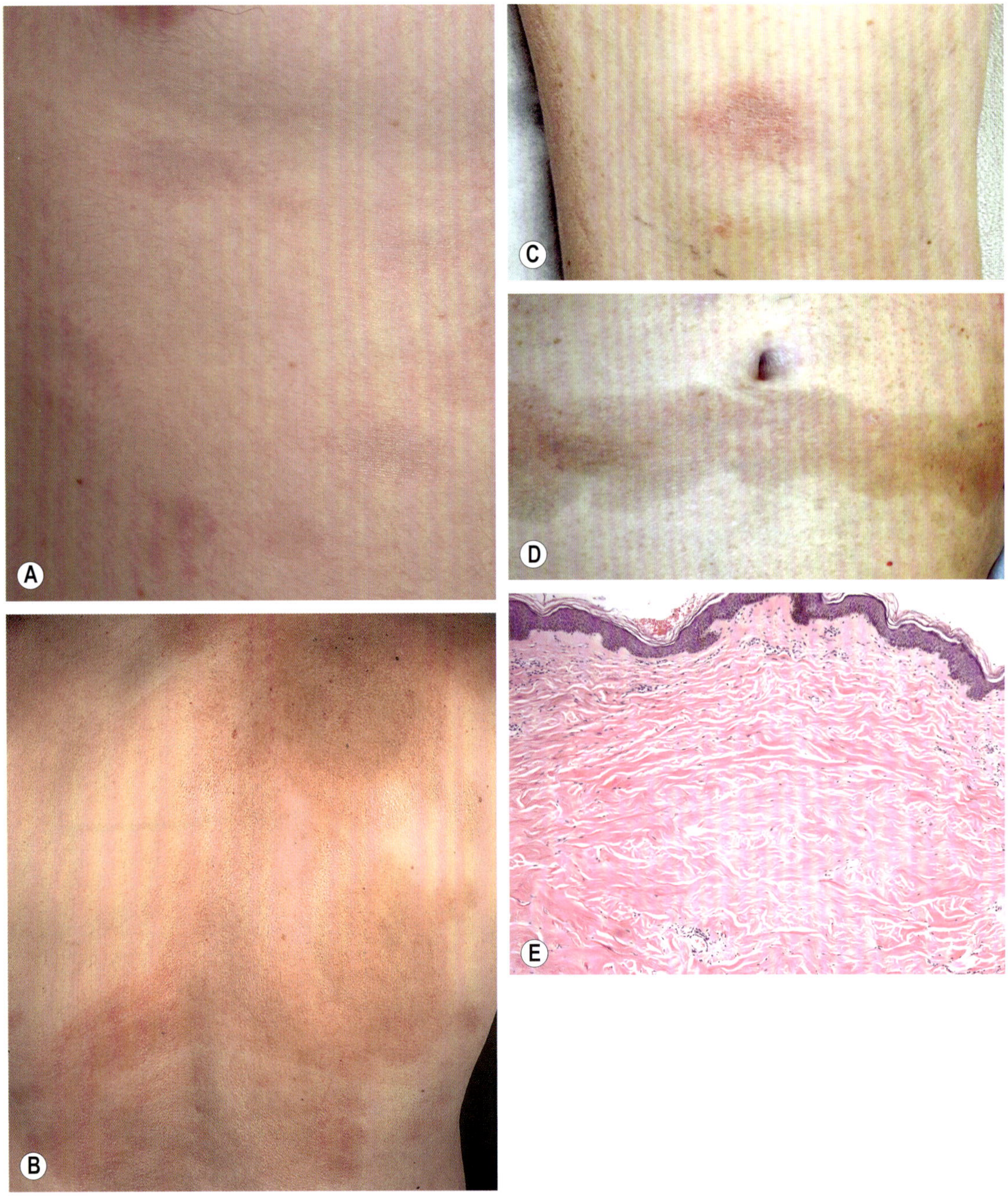

图 22.11 斑片/斑块型硬斑病。**A.** 炎症期，皮损呈典型的淡紫色。**B.** 红褐色斑块伴周围红斑。**C.** 椭圆形粉红色斑块，触之质硬。**D.** 晚期的特征性色素沉着。**E.** 胶原纤维束增粗（*A，Courtesy，Yale Dermatology Residents' Slide Collection and Kamran Ghoreschi，MD. B，Courtesy，NYU Residents' Slide Collection. B，From Bolognia JL，Schaffer JV，Duncan KO，Ko CJ. Dermatology Essentials，1e. Philadelphia：Saunders，2014，with permission. C，Courtesy，Jonathan Leventhal，MD.*）

线状硬斑病

临床表现：

相较于成人，更好发于儿童

好发于头部或肢端。肢端出现波纹状改变时提示深层受累（图 22.12）

组织病理学特征与局限性硬斑病一致

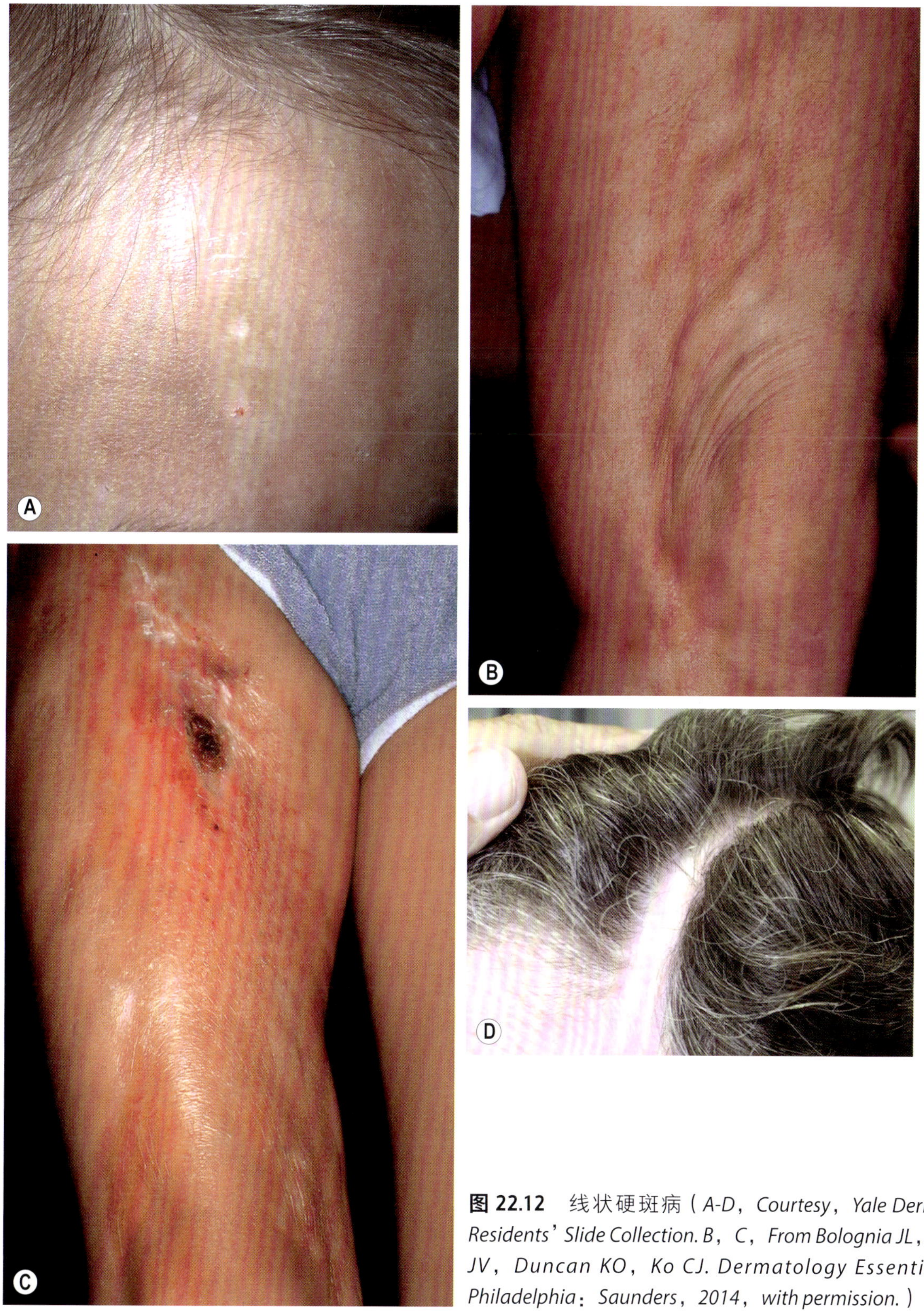

图 22.12 线状硬斑病（*A-D，Courtesy，Yale Dermatology Residents' Slide Collection. B，C，From Bolognia JL，Schaffer JV，Duncan KO，Ko CJ. Dermatology Essentials，1e. Philadelphia：Saunders，2014，with permission.*）

生殖器外硬化性苔藓

临床表现：

好发于躯干（外阴硬化性苔藓，见图 2.16A、B）萎缩、皱缩、白色斑疹及斑片（图 22.13）

组织病理学：

基底层空泡变性，真皮玻璃样变及其下方淋巴细胞浸润

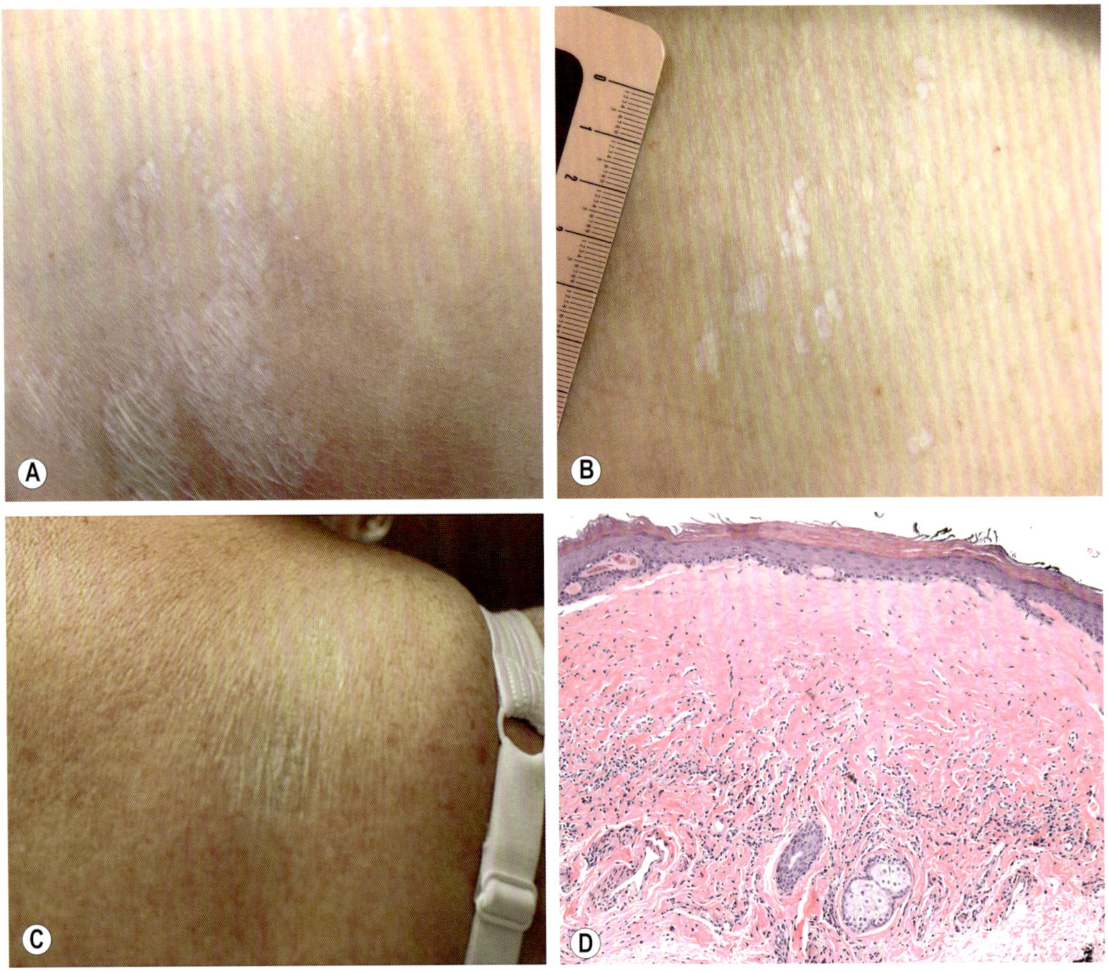

图 22.13 硬化性苔藓（*C*，*Courtesy*，*Yale Dermatology Residents' Slide Collection.*）

（陈曦　译）

23 蠕虫 / 节肢动物所致皮肤病

本章包含虱病、疥疮、蠕形螨毛囊炎、类圆线虫病、潜蚤病、皮肤游走性幼虫病、蝇蛆病、蜱叮咬和丝虫病。

虱病

临床表现：

不同种类的虱主要寄生于人的头发（人头虱）、内衣（人体虱）和阴毛/睫毛（耻阴虱）（图 23.1～图 23.4）。

组织病理学：

虱和虱卵在组织切片中通常不可见，因为它们不入侵或贴附于皮肤。

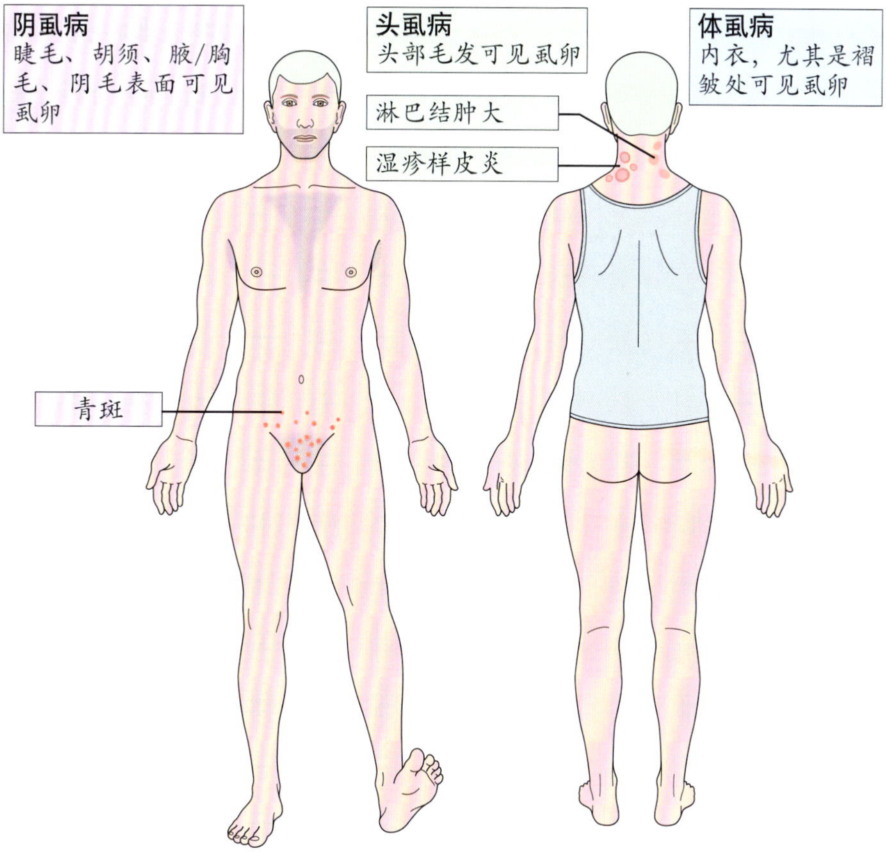

图 23.1 虱病，受累部位

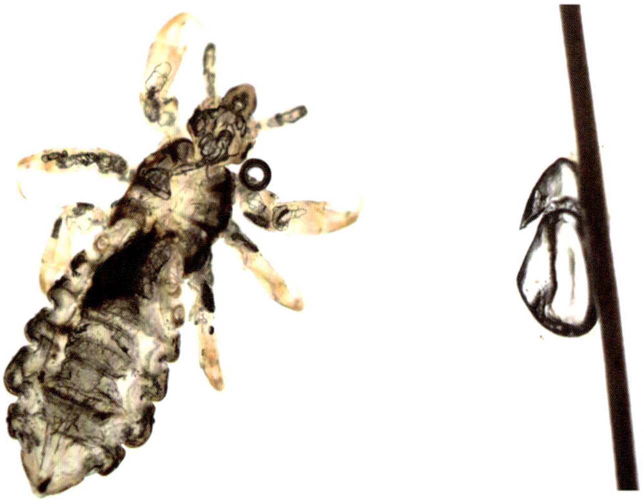

图 23.2 头虱（人头虱）和一个空的卵壳（卵盖在顶部）贴附于毛干

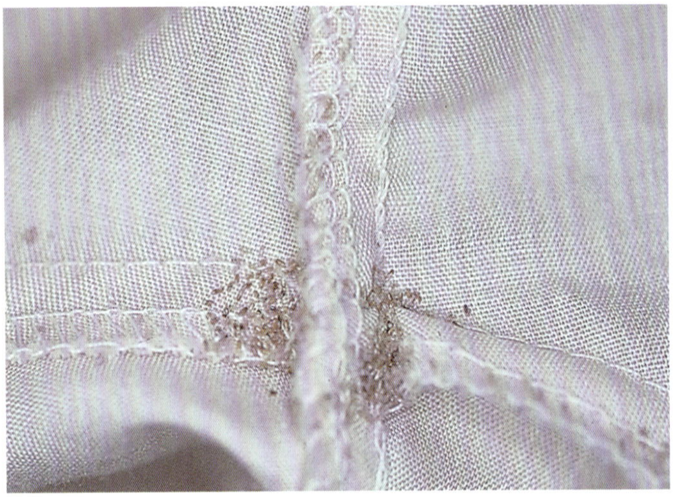

图 23.3 体虱的虱卵在内衣缝里（*Courtesy, Yale Dermatology Residents' Slide Collection. From Bolognia JL, Jorizzo JL, Schaffer JV. Dermatology, 3e. London: Saunders, 2012, with permission.*）

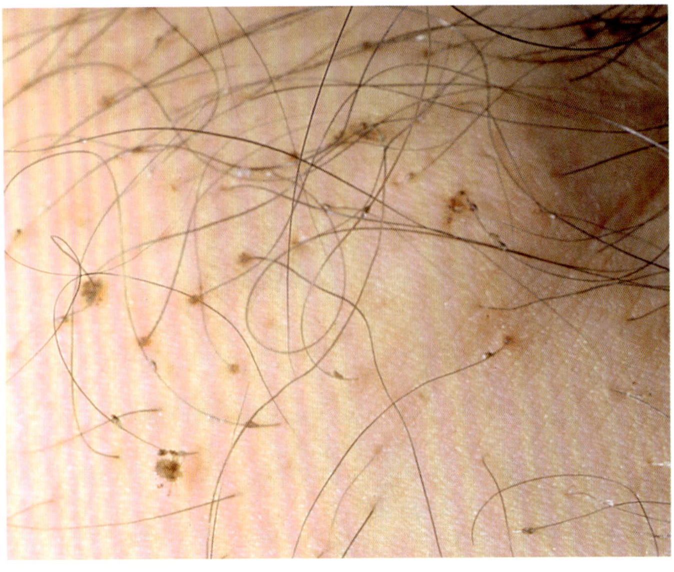

图 23.4 阴毛上的阴虱和虱卵（*Courtesy, Louis A Fragola, MD. From Bolognia JL, Jorizzo JL, Schaffer JV. Dermatology, 3e. London: Saunders, 2012, with permission.*）

疥疮

临床表现：

由人型疥螨感染导致

皮损表现多样（图 23.5～图 23.8，见图 2.18G、图 11.16、图 13.5）

组织病理学：

角质层内可见疥虫粪便（椭圆至圆形的棕色圈状排泄物），卵壳（粉色环状物）和（或）疥虫虫体，通常伴有嗜中性粒细胞浸润或角化不全。

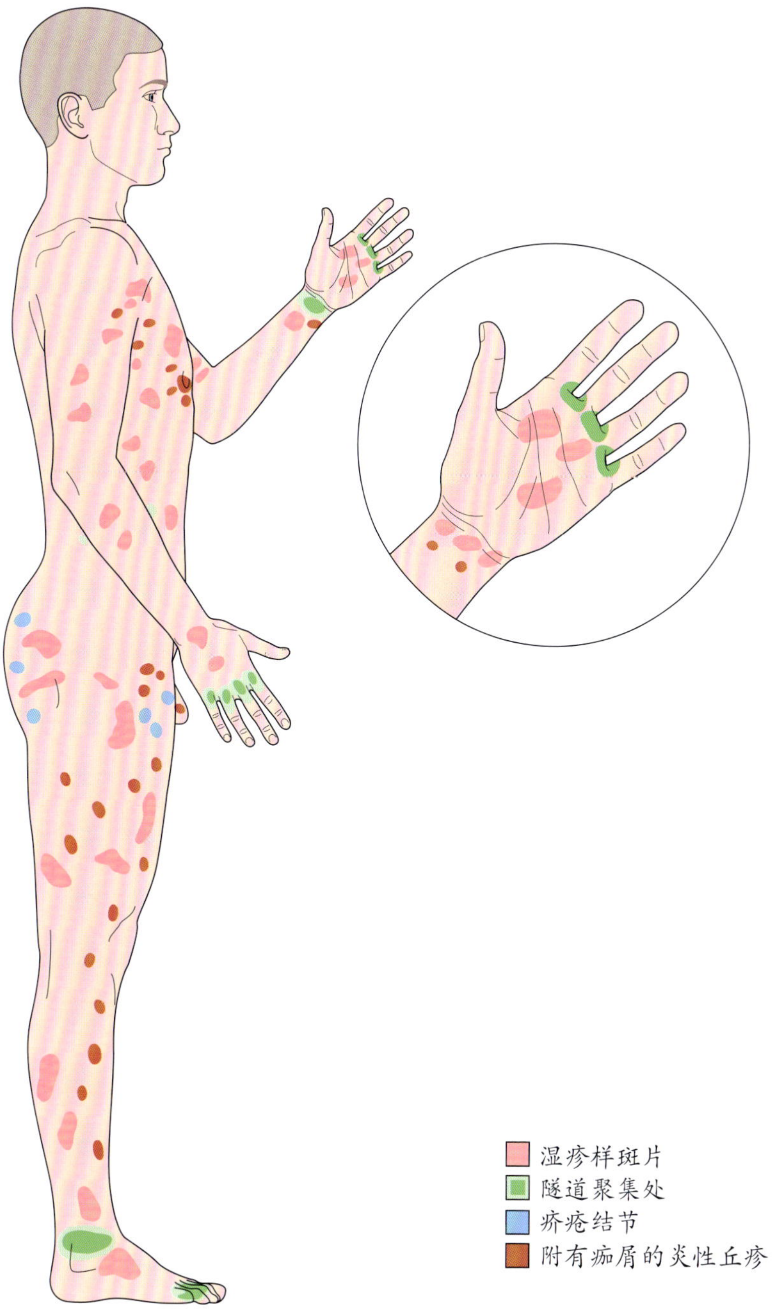

图 23.5 疥疮皮损的形态。痂皮性疥疮可表现为肢端部位明显的角化过度（*From Bolognia JL，Schaffer JV，Duncan KO，Ko CJ. Dermatology Essentials，1e. Philadelphia：Saunders，2014，with permission.*）

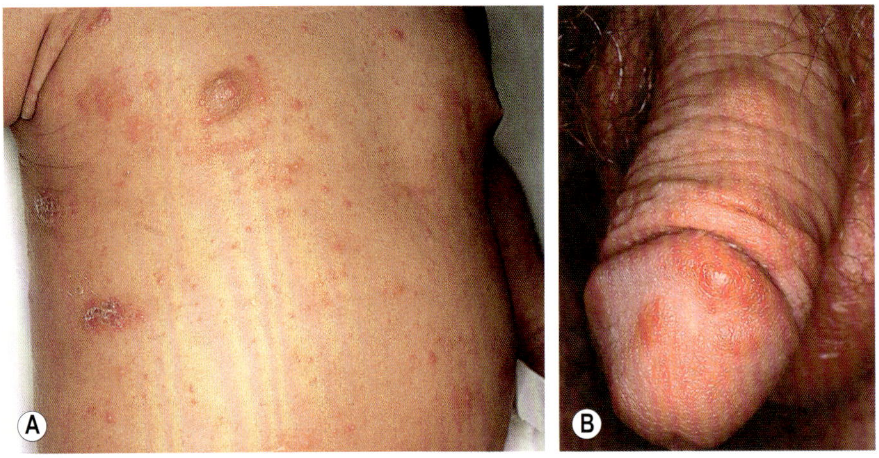

图 23.6 疥疮感染。**A.** 湿疹样斑片和炎性丘疹。**B.** 疥疮结节（*A，Courtesy，Yale Dermatology Residents' Slide Collection. B，Courtesy，Robert Hartman，MD. A，From Bolognia JL，Jorizzo JL，Schaffer JV. Dermatology，3e. London：Saunders，2012，with permission. B，From Bolognia JL，Schaffer JV，Duncan KO，Ko CJ. Dermatology Essentials，1e. Philadelphia：Saunders，2014，with permission.*）

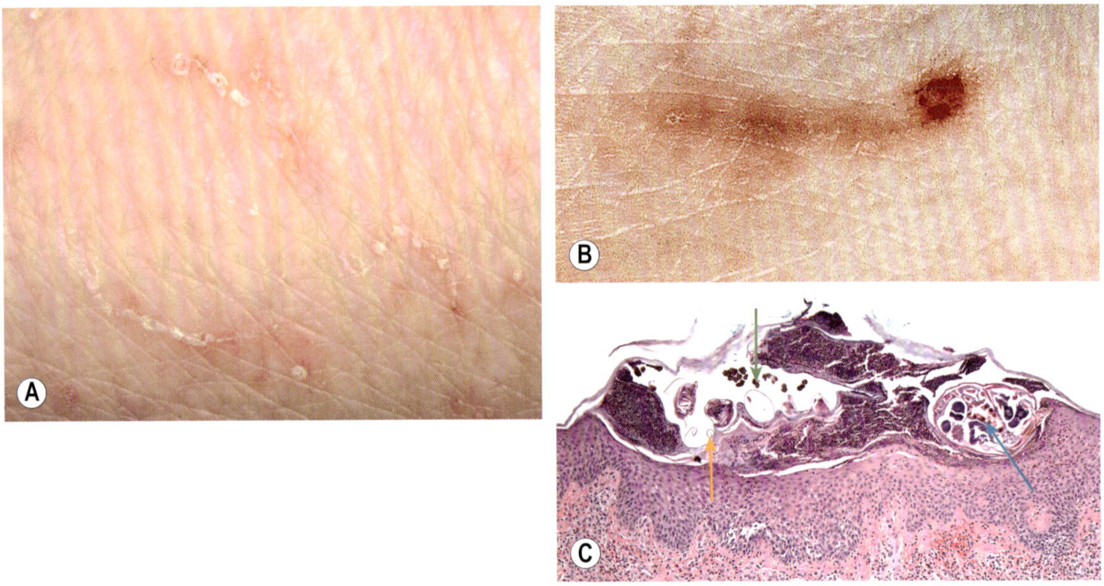

图 23.7 疥疮。**A、B.** 疥虫穿凿的线状隧道。**C.** 显微镜下的疥虫（蓝色箭头所示），粪便（绿色箭头所示）和卵壳（橙色箭头所示）（*A，Courtesy，NYU Slide Collection. A，From Bolognia JL，Jorizzo JL，Schaffer JV. Dermatology，3e. London：Saunders，2012，with permission. B，Courtesy，Yale Dermatology Residents' Slide Collection.*）

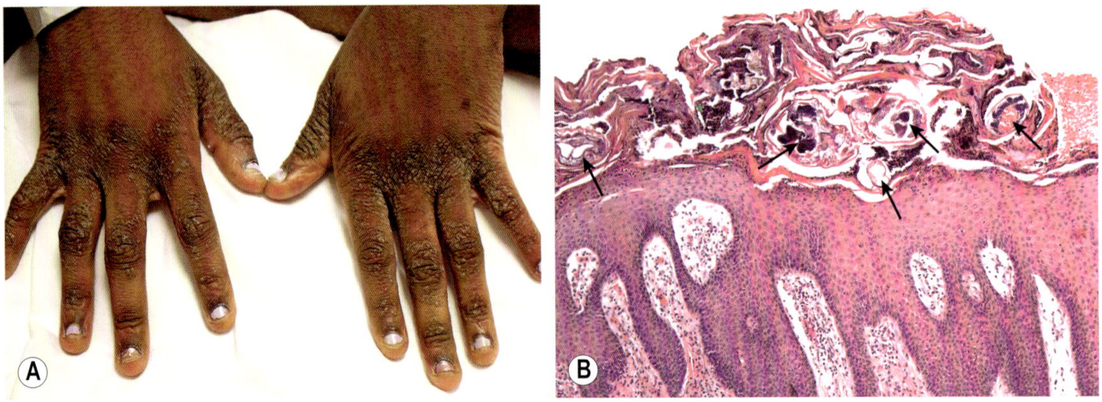

图 23.8 痂皮性疥疮。最经典的分布部位是双手，表现为角化过度性皮损，皮损内见大量疥虫（箭头所示）和粪便（星号所示）（*Courtesy，Yale Dermatology Residents' Slide Collection.*）

蠕形螨毛囊炎

临床表现：

由蠕形螨属感染导致

面部的红斑性丘疹和（或）脓疱（图 23.9、图 23.10）

有红斑和（或）玫瑰痤疮为背景

组织病理学：

蠕形螨的组织病理学表现为淡紫色蝌蚪状

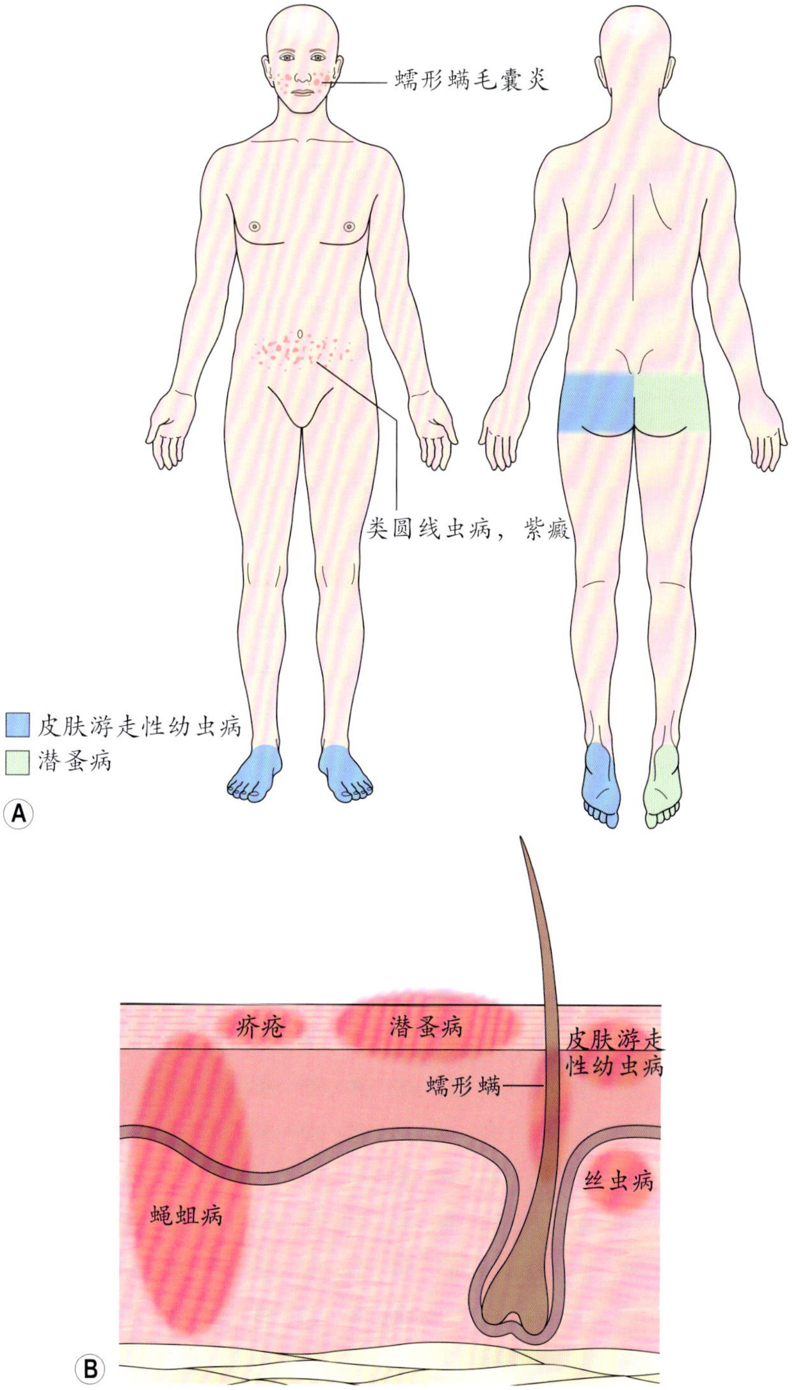

图 23.9 寄生部位的分布。**A.** 蠕形螨毛囊炎、类圆线虫病、潜蚤病和皮肤游走性幼虫病的典型分布部位。**B.** 部分节肢动物 / 蠕虫的组织病理学定位。丝虫病中的微丝蚴位于真皮，而成虫则位于皮下或淋巴组织

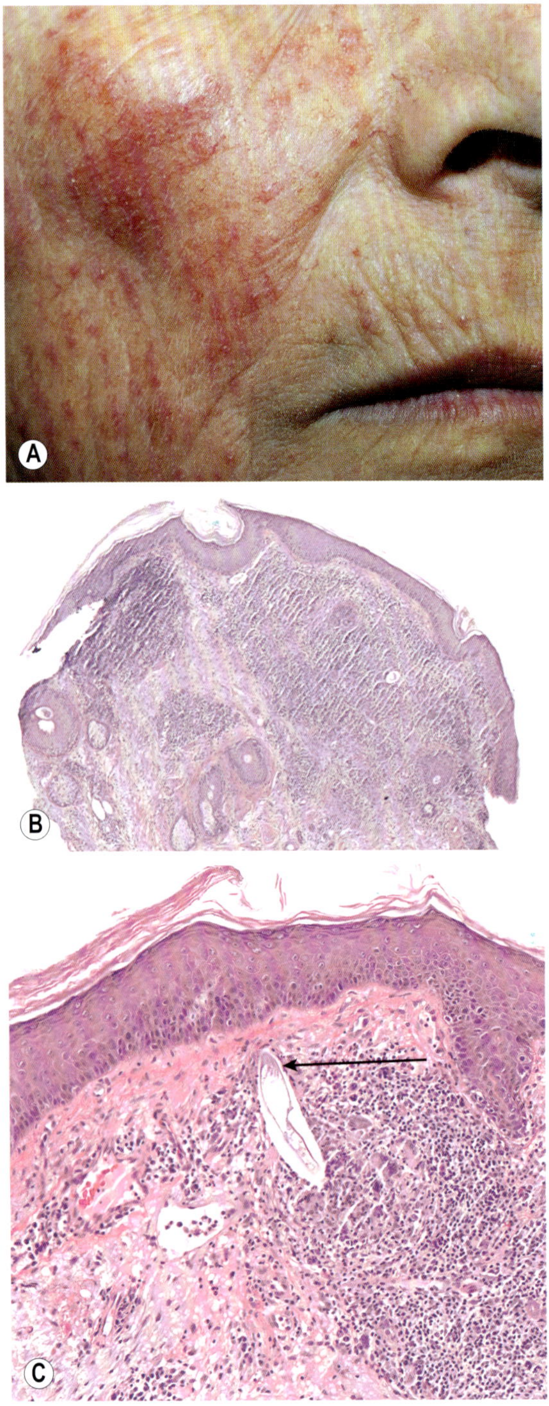

图 23.10 蠕形螨毛囊炎。蠕形螨寄生于毛囊和真皮（箭头所示）内，周围绕以急性炎症（*A*，*Courtesy*，*Kalman Watsky*，*MD.*）

类圆线虫病

临床表现：

由粪类圆线虫感染导致

拇指指纹型紫癜，通常出现于免疫功能低下宿主的腹部（见图 23.9，图 23.11）

幼虫移行，呈匍行性皮损，每日可移行 10 cm

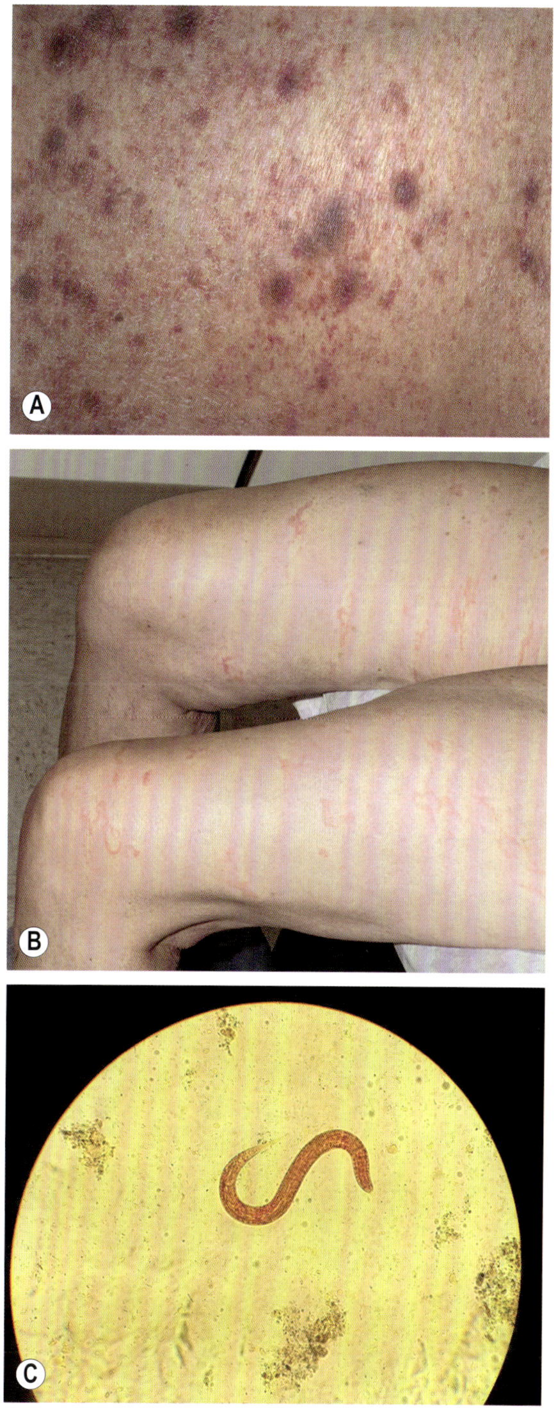

图 23.11 类圆线虫病。**A.** 类圆线虫的严重感染。**B.** 幼虫移行。**C.** 从粪便中分离出的类圆线虫（*A，Courtesy，Jean L Bolognia，MD. A，From Bolognia JL，Jorizzo JL，Schaffer JV. Dermatology，3e. London：Saunders，2012，with permission. B，C，From Pichard DC，Hensley JR，Williams E，et al. Rapid development of migratory，linear，and serpiginous lesions in association with immunosuppression. J Am Acad Dermatol. 2014；70：1130-4，© Elsevier.*）

潜蚤病

临床表现：

由掘穴的蚤类感染导致（如穿皮潜蚤）

通常发生于足部或臀部，在接触被污染的土壤后所感染（见图 23.9，图 23.12）

组织病理学：

角质层内可见虫体及其内部器官

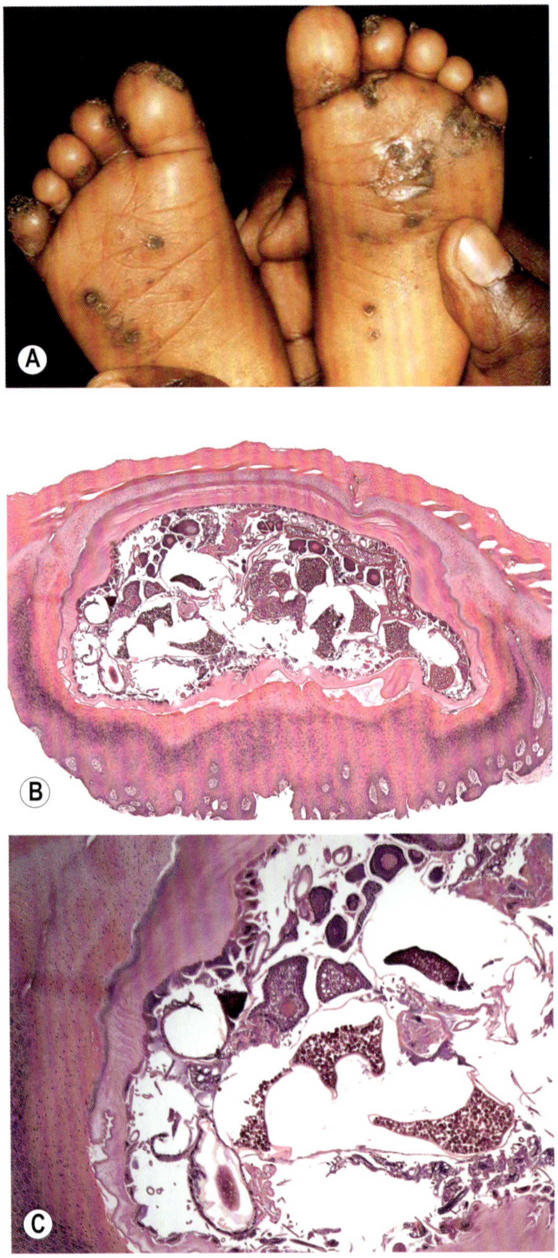

图 23.12 潜蚤病（*A，Courtesy，Terri L Meinking，MD，Craig N Burkhart，MD，and Craig G Burkhart，MD. A，From Bolognia JL，Jorizzo JL，Schaffer JV. Dermatology，3e. London：Saunders，2012，with permission.*）

皮肤游走性幼虫病（匍行疹）

临床表现：

由动物钩虫幼虫（如犬钩口线虫、巴西钩口线虫和狭首钩刺线虫）感染导致

通常因接触被污染的土壤或沙子而感染，好发于足部或身体其他部位（如臀部；见图 23.9）

匍行性皮损（图 23.13），每日移行 1～2 cm

组织病理学：

角质层或更深的部位可见虫体

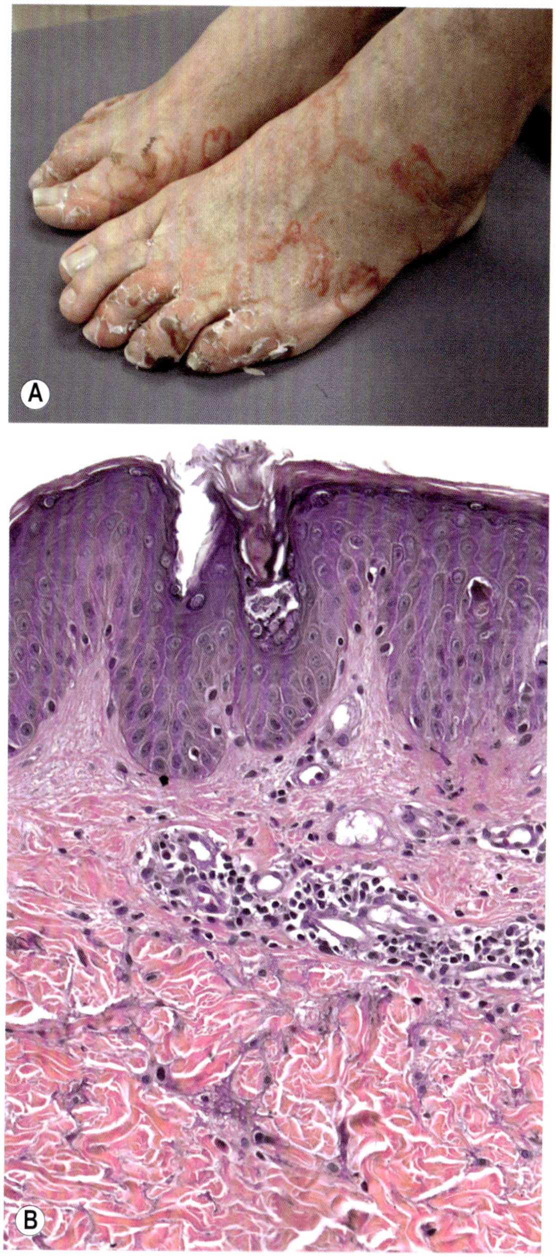

图 23.13 皮肤游走性幼虫病（*A，Courtesy，Peter Klein，MD. A，From Bolognia JL，Jorizzo JL，Schaffer JV. Dermatology，3e. London：Saunders，2012，with permission.*）

蝇蛆病

临床表现：

由蝇的幼虫感染导致（如人皮蝇）

临床表现为红斑性结节（图 23.14）或如同感染的伤口

组织病理学：

幼虫有波纹状外形，有时布满黄色的刺状突起

虫体内含丰富的骨骼肌

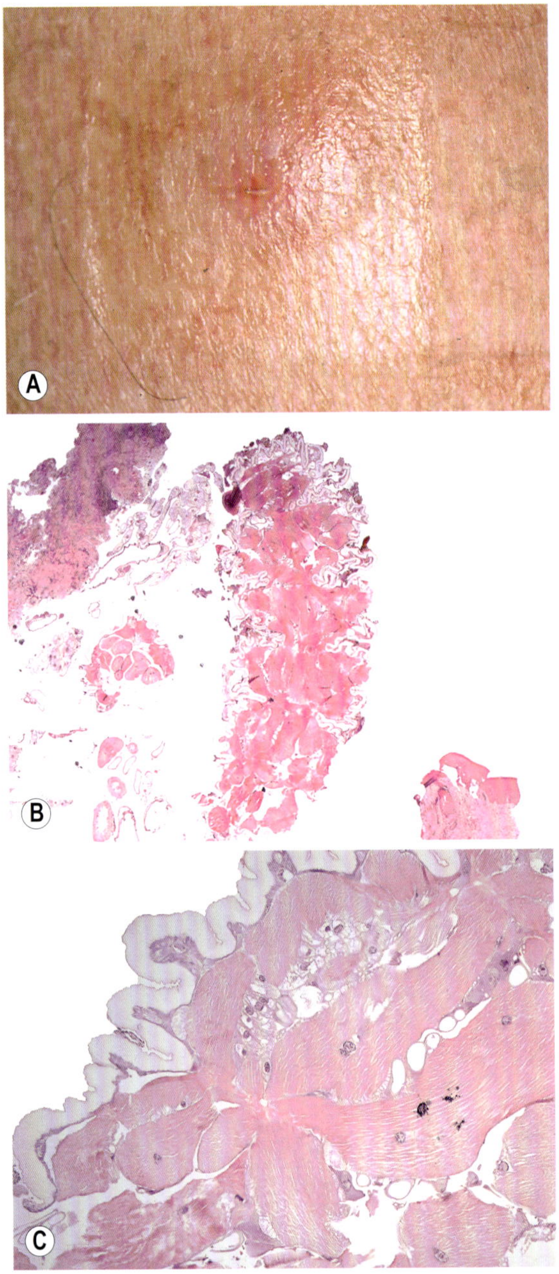

图 23.14 蝇蛆病（*A，Courtesy，Yale Dermatology Residents' Slide Collection. A，From Bolognia JL，Schaffer JV，Duncan KO，Ko CJ. Dermatology Essentials，1e. Philadelphia：Saunders，2014，with permission.*）

蜱叮咬

临床表现：

正在叮咬人体的蜱虫（图 23.15）会被误诊为结节性黑素瘤

仔细检查通常可以发现蜱虫的结构（如足）

组织病理学：

口器部分通常为黄色

复杂的内部器官

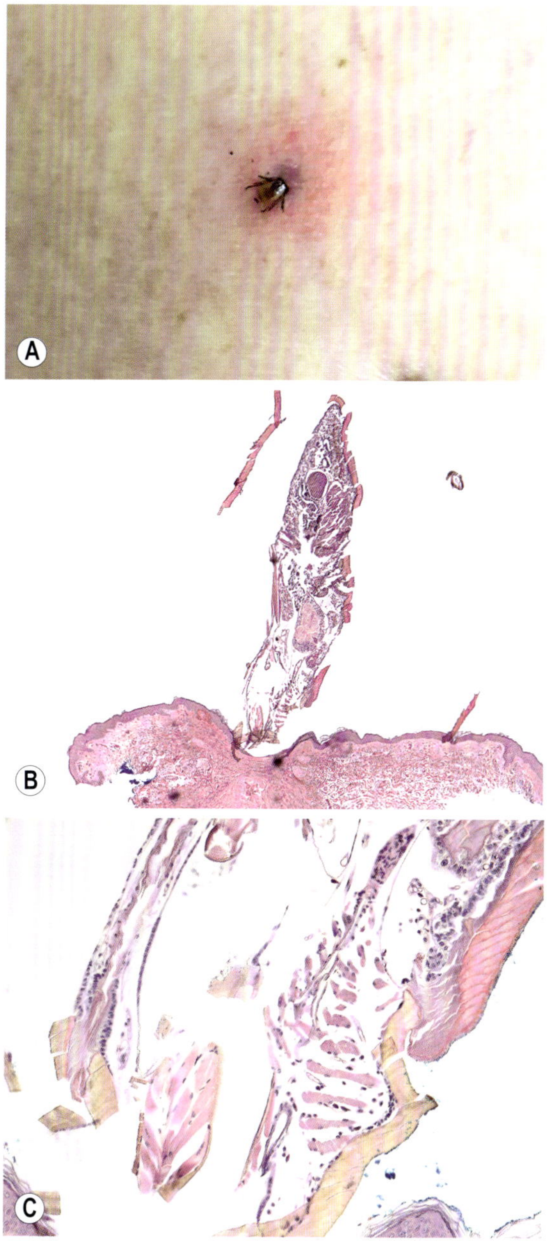

图 23.15 正在叮咬人体的蜱虫

皮下丝虫病：盘尾丝虫病（河盲症）

临床表现：

由盘尾丝虫感染导致，传播媒介是黑蝇（蚋属）

皮损表现多样（图 23.16～图 23.18）

组织病理学：

结节性皮损内包含成虫

雌虫体内有特征性的双子宫

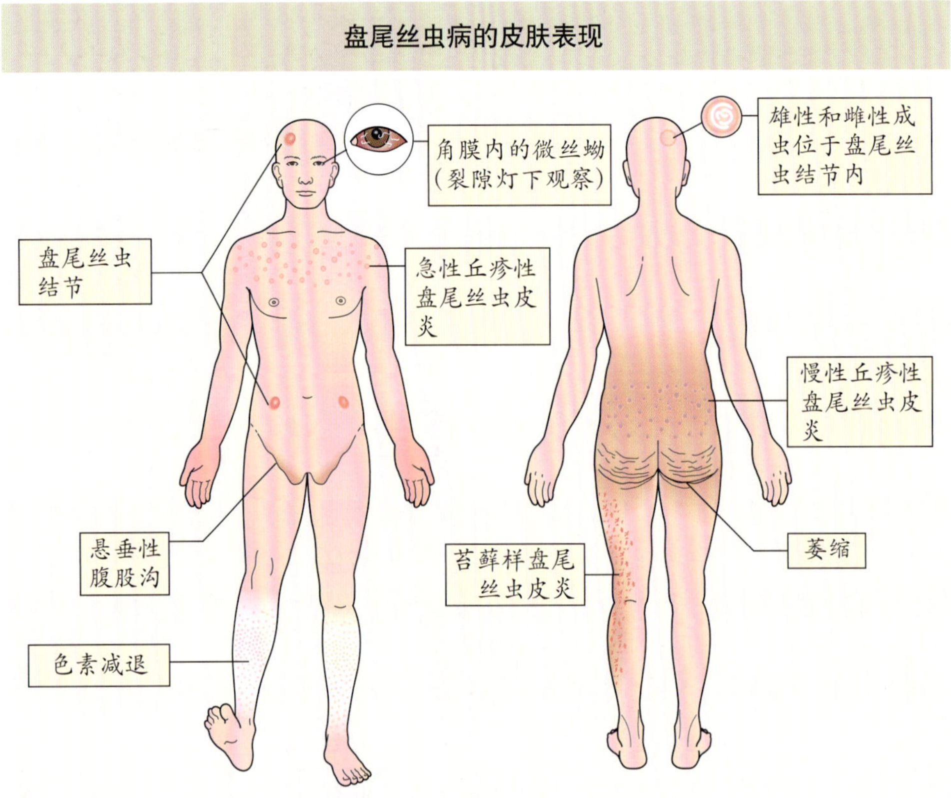

图 23.16 盘尾丝虫病的皮肤表现（*From Bolognia JL，Jorizzo JL，Schaffer JV. Dermatology，3e. London：Saunders，2012，with permission.*）

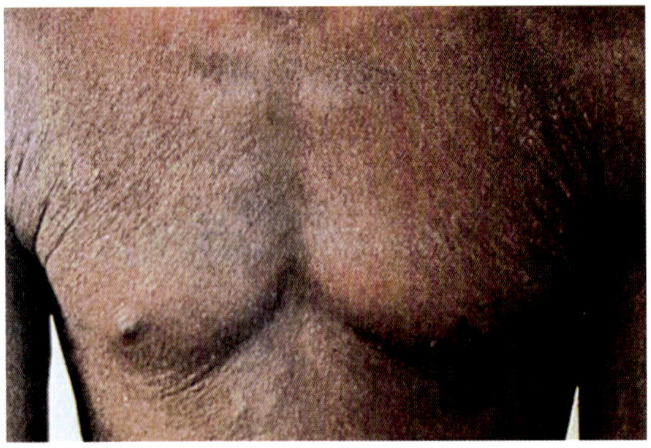

图 23.17 盘尾丝虫病。弥漫性苔藓样变，色素沉着和局灶性白斑（*Courtesy，Omar P Sangüeza，MD. From Bolognia JL，Jorizzo JL，Schaffer JV. Dermatology，3e. London：Saunders，2012，with permission.*）

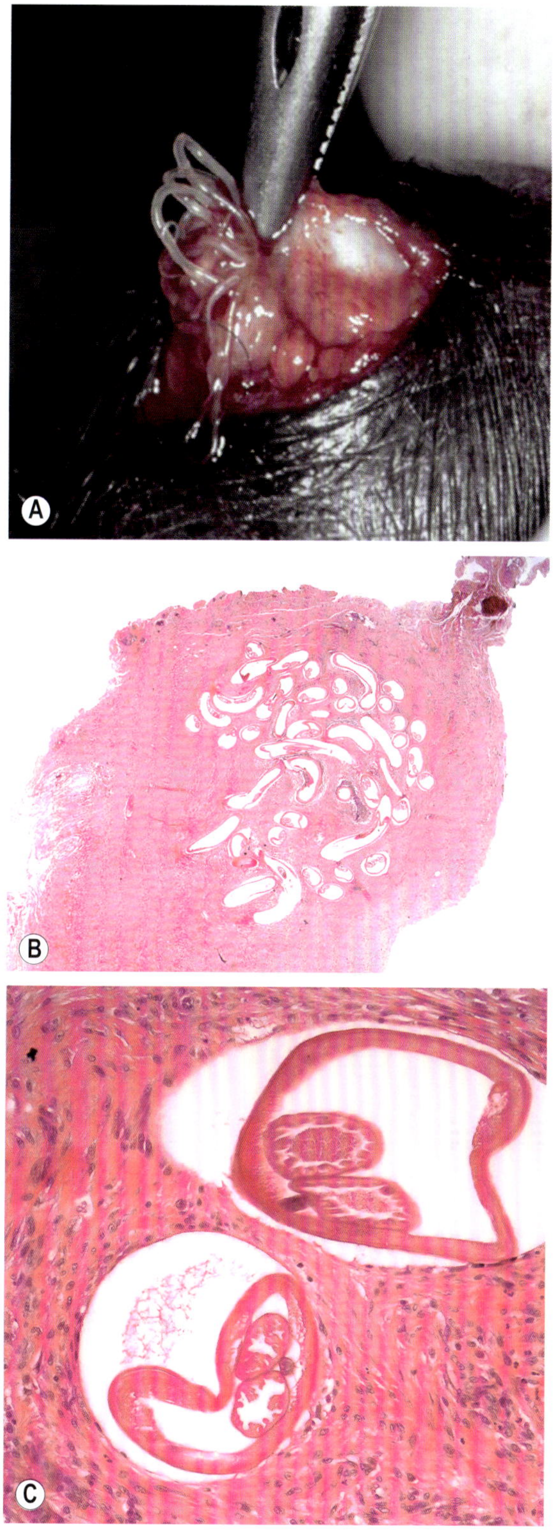

图 23.18 内含成虫的盘尾丝虫结节（*A*，*Courtesy*，*Steven A Nelson*，*MD and Karen E Warschaw*，*MD. A*，*From Bolognia JL*，*Jorizzo JL*，*Schaffer JV. Dermatology*，*3e. London*：*Saunders*，*2012*，*with permission.*）

淋巴丝虫病

临床表现：

由组织线虫（如斑氏吴策线虫、布鲁线虫属）感染导致

淋巴管被成虫堵塞，导致慢性淋巴水肿、悬垂性腹股沟和象皮肿（图 23.19）

组织病理学：

淋巴管内可见虫体

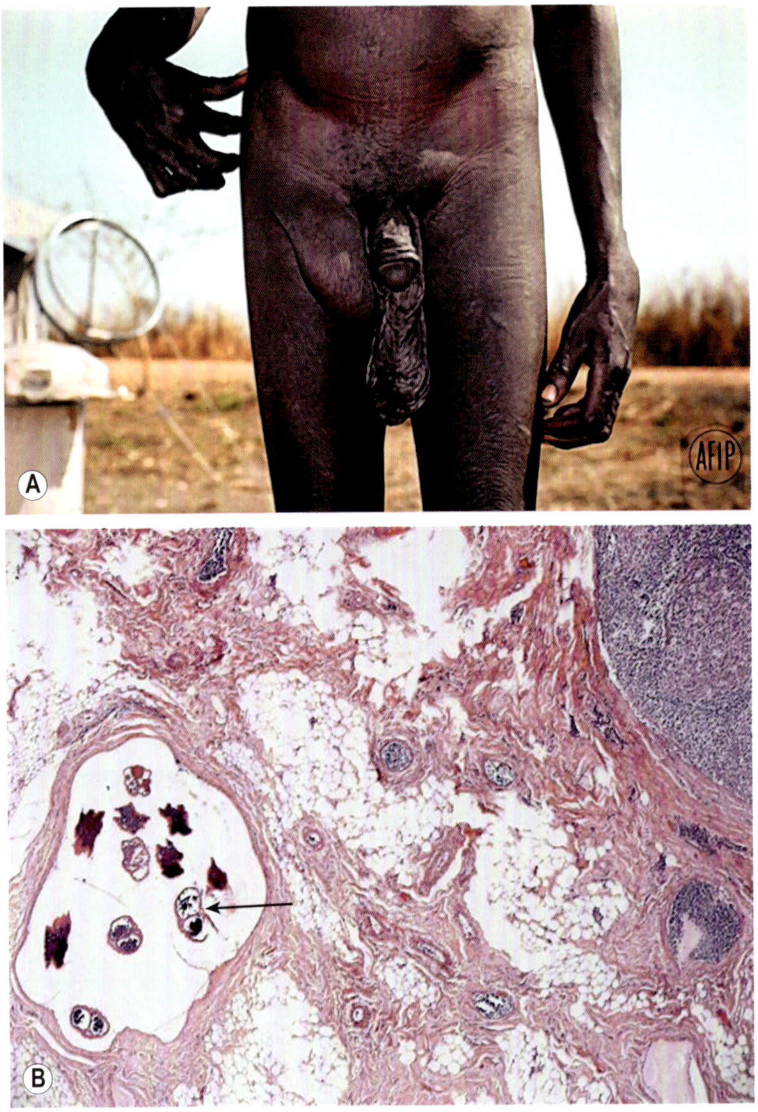

图 23.19 淋巴丝虫病。**A.** 悬垂性腹股沟。**B.** 淋巴管内包含成虫（箭头所示）（*A，Courtesy，Daniel Conner. A，From Tyring SK，Lupi O，Hengge UR. Tropical Dermatology. London：Churchill Livingstone，2005. B，From Bolognia JL，Jorizzo JL，Schaffer JV. Dermatology，3e. London：Saunders，2012，with permission.*）

（李曼　译）

24 病例分析

本章的重点也是本书的主要目标：（1）视觉分析（visually analyzing）一些可能从未见过的图片；（2）训练大脑去“看”（“see”）以提高观察技能。给出的简要病例综述可能是典型的、罕见的或容易误诊的；这些病例可以展示不同皮肤病在视诊时的细微差别。对临床和组织病理学（这可能是诊断的关键）的仔细观察以及结合疾病的病程特征有助于正确的诊断从而帮助决定治疗方案。

对于一个特定的患者，前述章节中的许多临床原则和概念都会被考虑在内（表 24.1），随着经验的积累，这一过程将越发自然流畅。病变可能主要发生在表皮或真皮，从临床表现可能能够预测炎症细胞类型。重要的是，尽管在其他章节中没有强调，但在某些情况下，临床病史和病程是关键因素。以前见过类似的表现会有所帮助，尤其是对于那些不寻常或新的表现，活检有助于印证临床印象或提供新的诊断方向。

表 24.1 评估病例时要考虑的临床原则和概念

病史（如年龄，合并症，用药史，近期手术，急性与慢性）
分布（如泛发性，间擦性）
模式（如环状，线状）和形态（如原发皮疹，颜色，形状）
病变位于何处？（如表皮，真皮）是否有鳞屑？
是否有炎症？如果有，基于临床表现预测主要的细胞类型是什么？（如淋巴细胞，中性粒细胞，肉芽肿）
相关的线索（如指甲变化，口腔皮损）
有意义的阴性表现
组织病理学
病程

表皮和表皮 – 真皮（界面）病变

病例 1

病史：女性，63 岁，因胺碘酮继发甲状腺危象，接受甲状腺切除治疗

分布：躯干

模式和形态：散在的鱼鳞状圆形斑块 *

* 见图 1.56、图 5.26

表皮病变，无炎症

预期的组织病理学：角化过度

病程：可自行缓解

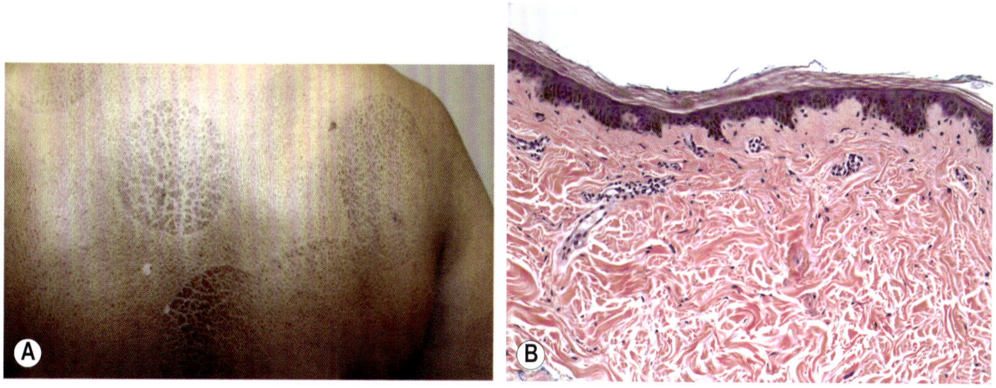

图 24.1 圆形糠疹。活检表现包括表皮改变（轻度角化过度和灶状颗粒层减少）和轻微的炎症。从表面鳞屑来看，该罕见病类似于鱼鳞病；皮损呈特征性的圆形，累及躯干（*A*，*Courtesy*，*Brittany Craiglow and Leon Luck.*）

病例 2

病史： 无症状，新发

分布： 腋下

模式和形态： 角化性丘疹，中央融合

表皮病变，无炎症

预期的组织病理学： 角化过度

参见第 7 章

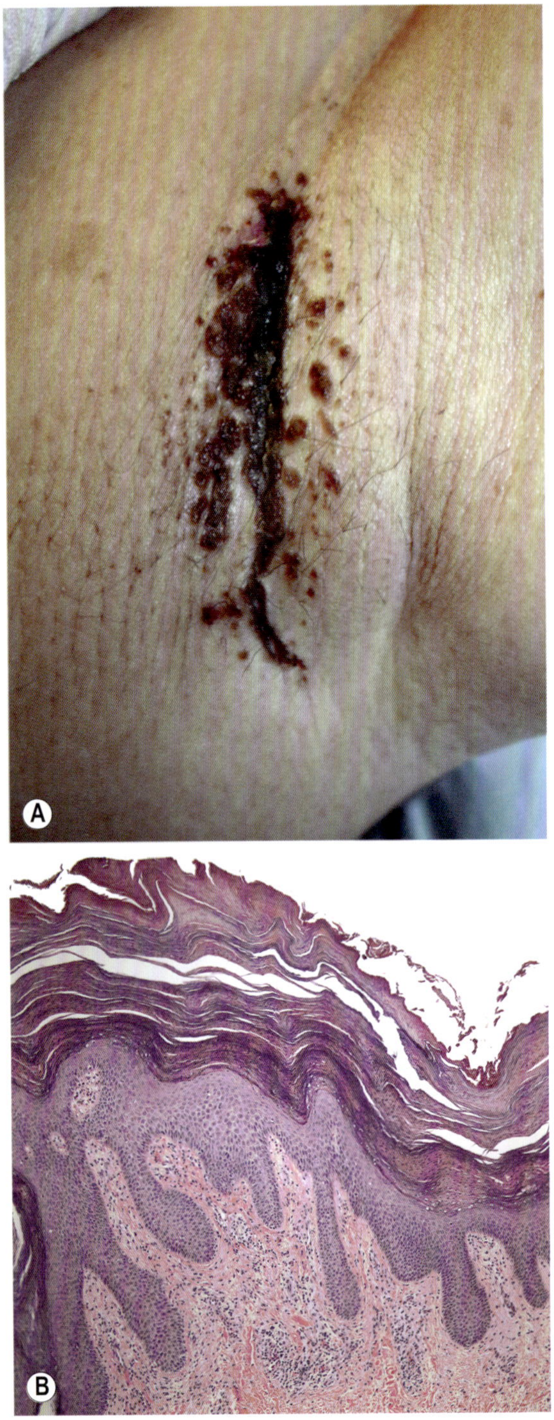

图 24.2 腋下颗粒性角化不全。角质层含有残留的透明角质颗粒；有轻度炎症。临床上像表皮病变，特征性的活检结果证实了这一点（*A*，*B*，*Courtesy*，*Yale Dermatology Residents' Slide Collection.*）

病例 3

病史：男性，HIV 阴性，成年后出现的慢性病变

分布：四肢

模式和形态：散在的色素减退性扁平丘疹

参见第 7 章

表皮病变，无炎症

预期的组织病理学：表皮变化

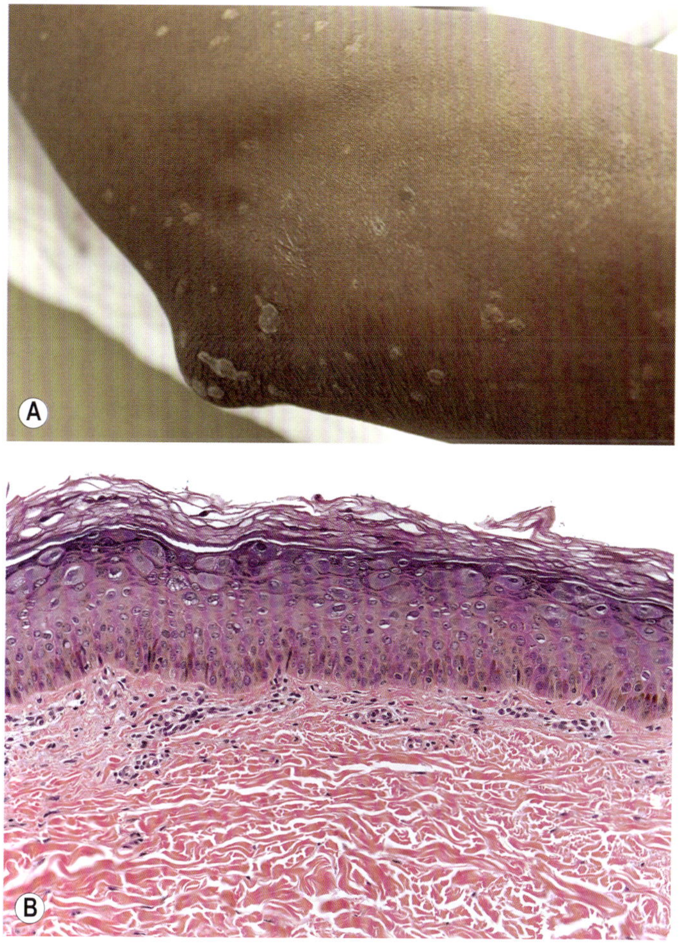

图 24.3 疣状表皮发育不良。活检表现包括角化过度，颗粒层可见挖空细胞（角质形成细胞的核周有白色空晕，胞质呈浅粉紫色），以及真皮非常轻微的炎症。这种特征性的表皮组织病理学改变是诊断的关键（*A*，*B*，*Courtesy*，*Yale Dermatology Residents' Slide Collection.*）

病例 4

病史：男性，11 岁，新发（图 24.4A、B、D）

分布：双足底

模式和形态：边界清楚的鳞屑性斑块，粉红色，有裂隙

表皮病变，皮损颜色提示有淋巴细胞性炎症

预期的组织病理学：海绵形成

相关的线索：无银屑病病史

参见第 4、第 5 章

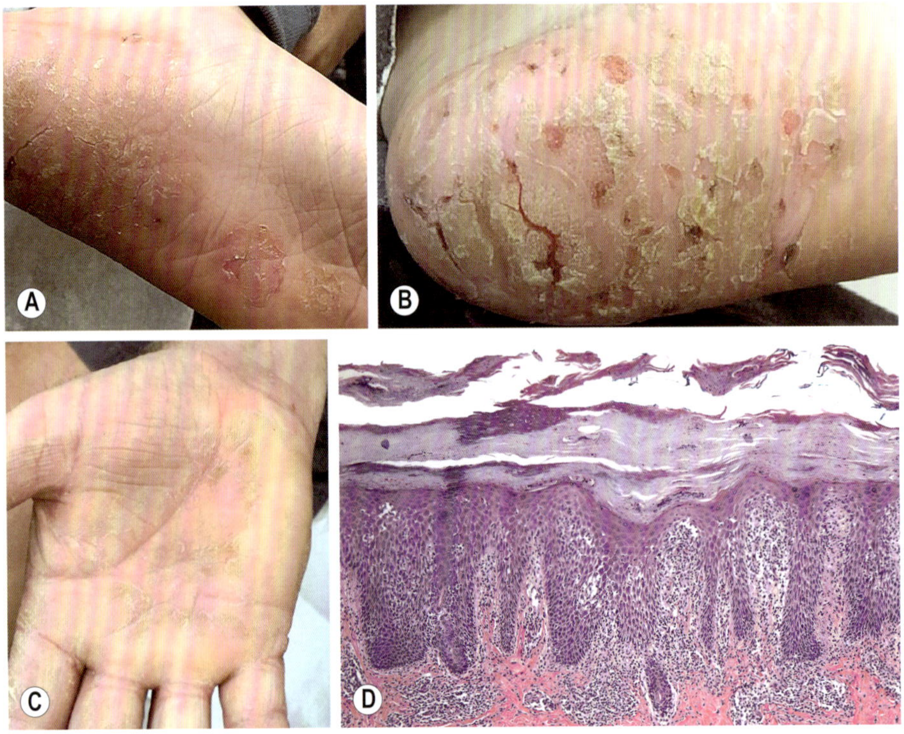

图 24.4 角化过度性湿疹。临床上皮损类似于慢性湿疹性皮炎和（或）银屑病（**A、B**）；裂隙是一个重要的线索。该患者足底受累，尽管另一位患者的照片显示手掌中央有特征性的受累。指尖也可累及。典型的活检表现包括棘层肥厚、海绵形成和大量淋巴细胞外渗（表皮内淋巴细胞）

病例 5

病史：男性，50 岁，慢性皮疹伴新发水疱

分布：躯干四肢泛发

模式和形态：紧张性大疱 * 和边界清楚的银屑病样斑块 †

* 参见第 12 章

† 参见第 5 章

大疱性皮损，表皮增厚及鳞屑

预期的组织病理学：（斑块）银屑病样改变；（水疱）表皮下裂隙

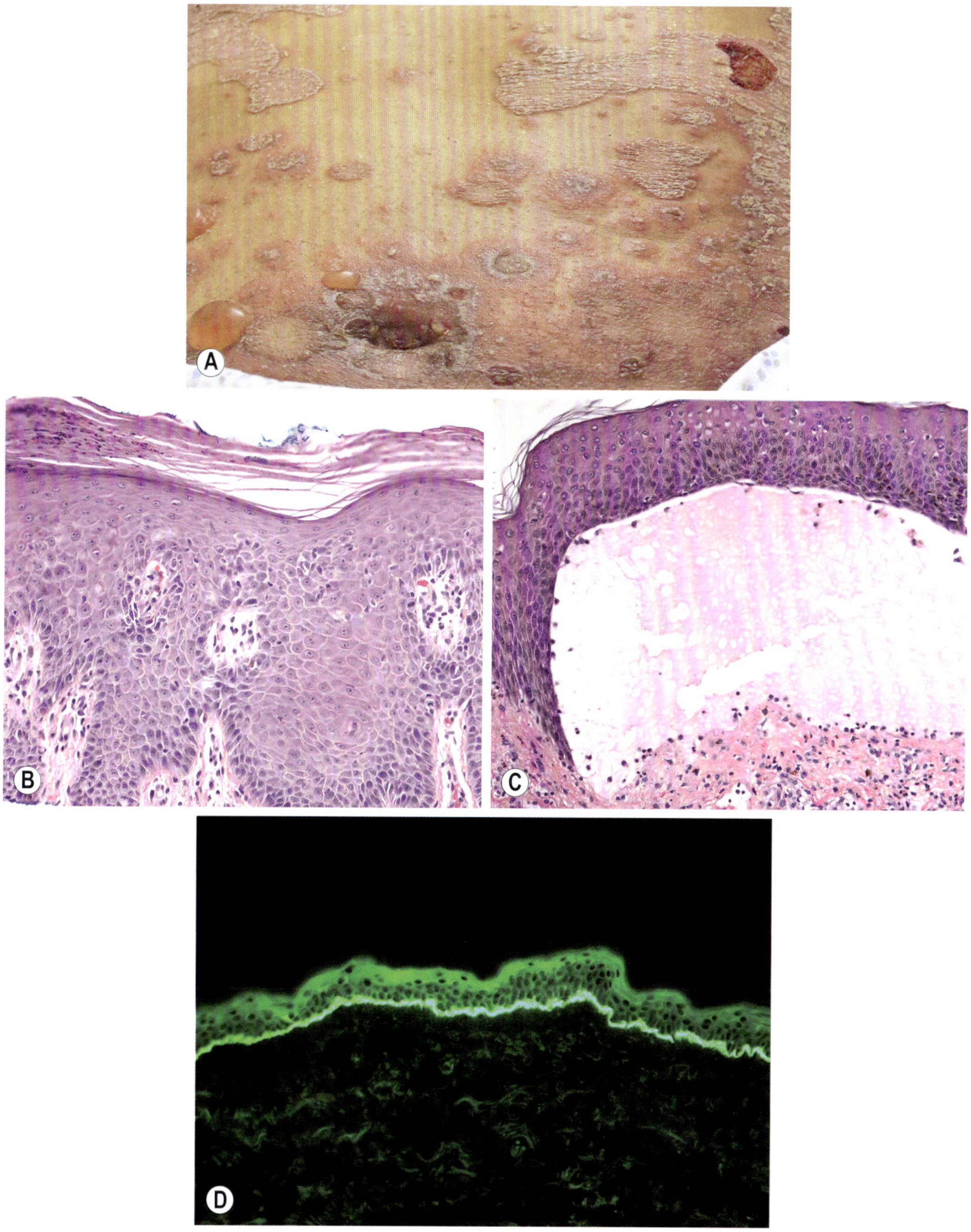

图 24.5 **A.** 银屑病伴大疱性类天疱疮。**B.** 银屑病样斑块活检表现为典型的银屑病改变，即角化不全、棘层肥厚和颗粒层减少。**C.** 紧张性水疱活检表现为特征性的大疱性类天疱疮改变，即表皮下裂隙伴裂隙下嗜酸性粒细胞浸润。**D.** 直接免疫荧光检测为阳性，在真皮-表皮交界处 IgG 和 C3 呈线性沉积（*A*，*B*，*Courtesy*，*Mary Tomayko*，*MD*，*PhD.*）

病例 6

病史：男性，26 岁，慢性皮疹，偶有瘙痒

分布：双侧乳头 / 乳晕

模式和形态：乳头瘤状斑块

表皮病变 *

预期的组织病理学：表皮增生

* 参见第 7 章

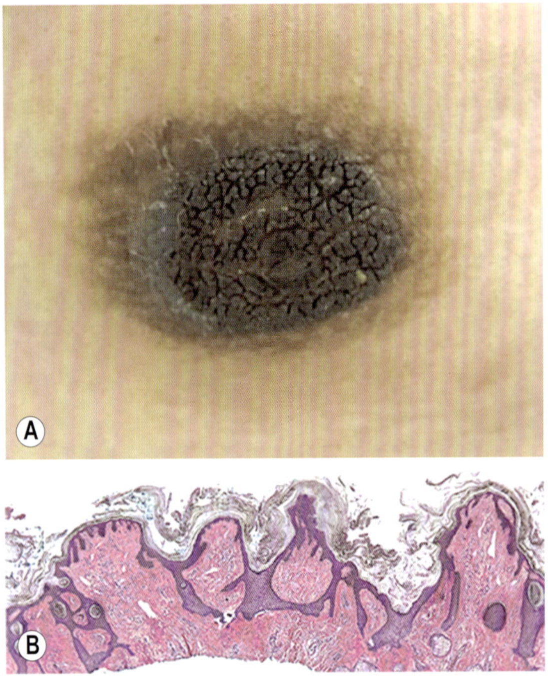

图 24.6 乳头和乳晕的痣样角化过度。表皮角化过度，棘层肥厚，类似于脂溢性角化的表现（*A*，*Courtesy*，*Mary Tomayko*，*MD*，*PhD.*）

病例 7

病史：女性，79 岁，白种人

分布：双腿，尤其是小腿

模式和形态：角化过度性的浅粉红色的丘疹，斑块和结节

表皮病变 *

预期的组织病理学：表皮增生

相关的线索：腿部多发类似皮损

* 参见第 7 章

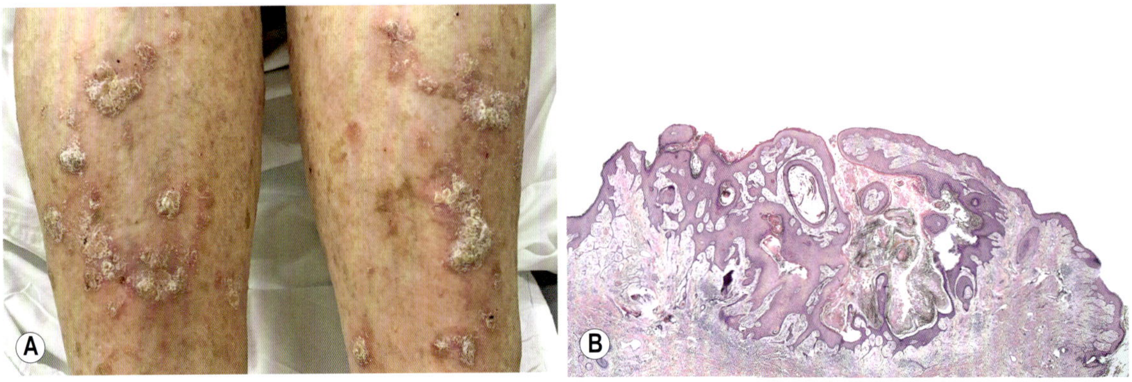

图 24.7 角化棘皮瘤样非典型鳞状增生（发疹性鳞状上皮异型性）。这些皮损通常是多发的，位于腿上严重晒伤的皮肤。活检表现可类似于鳞状细胞癌或类似于角化棘皮瘤，结节性痒疹或肥厚性扁平苔藓。一个病理线索是在病变两侧存在细的、相互交织的嗜碱性条索。这些皮损通常对保守治疗反应良好

病例 8

分布：眼睑和前额 / 脸颊，手背关节处，上背部和手臂

模式和形态：粉红色至淡紫色的斑片，* 细小的鳞屑，灶状糜烂

表皮（表面的变化）和真皮病变，有炎症

相关的线索：肌无力，甲襞毛细血管扩张、锯齿状甲小皮

预期的组织病理学：空泡改变，* 轻微炎症，毛细血管轻度扩张

* 参见第 8 章和图 2.6

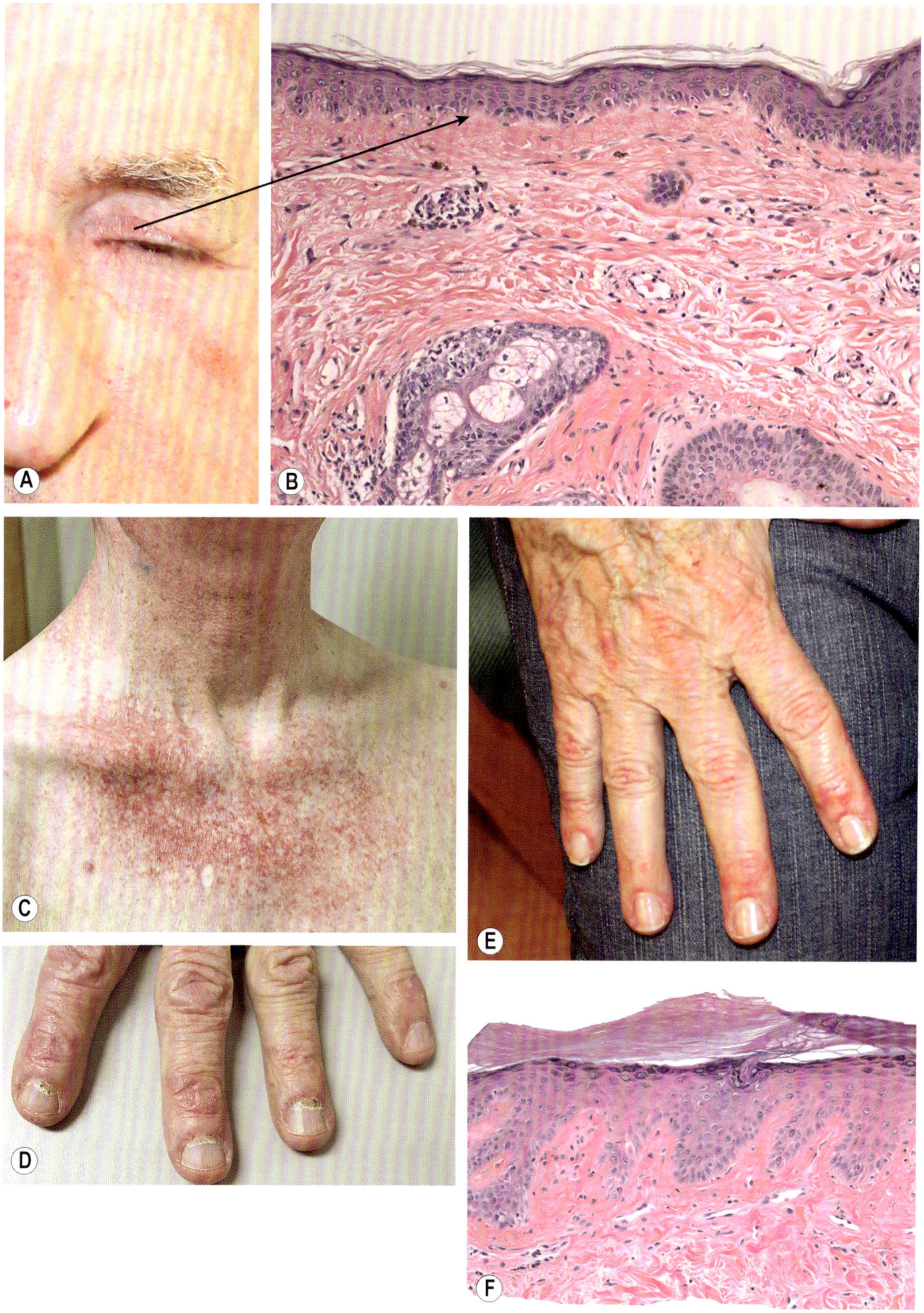

图 24.8　A ~ E. 皮肌炎。眼睑皮损即为所谓的日光疹（A）。可见明显的“技工手”，即沿着示指和拇指的相邻两侧出现脱屑（D）。组织学表现包括轻微的界面空泡化，常伴有轻微的炎症（B、F）。尽管组织学上没有炎症，界面空泡化过程常出现临床炎症（粉红色至紫罗兰色）（*A*，*C*，*E*，*Courtesy*，*Jeff Gehlhausen*，*MD*，*PhD*；*D*，*Courtesy*，*Yale Dermatology Residents' Slide Collection.*）

病例 9

病史：干细胞移植
分布：躯干
模式和形态：红斑和丘疹，逐渐融合 *
相关的线索：腹泻，肝功能异常
有炎症，提示有真皮病变
预期的组织病理学：真皮混合炎症细胞浸润或轻微的空泡化界面

* 参见第 8 章和图 1.36

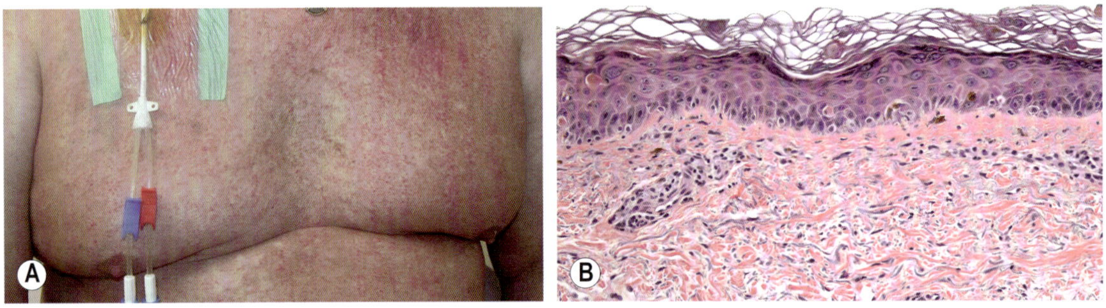

图 24.9 急性移植物抗宿主病。典型的组织病理学表现包括界面空泡化改变伴角质形成细胞坏死，有时可延伸至滤泡上皮。界面空泡化过程常出现临床炎症（粉红色至紫罗兰色）；但炎症并不总是存在。本例中炎症轻微（*A*，*Courtesy*，*Yale Dermatology Residents' Slide Collection.*）

病例 10

病史：皮疹时轻时重，成年后发病
分布：腿部
模式和形态：线状，* 糜烂性的粉红色丘疹和淡紫色斑片
海绵状（水肿的）† 至苔藓样（紫色的）‡ 外观
皮疹呈粉紫色提示有淋巴细胞性炎症
预期的组织病理学：海绵形成及苔藓样浸润

* 见图 1.28
† 参见第 4 章、图 1.33、图 1.41、图 1.42
‡ 见图 1.35

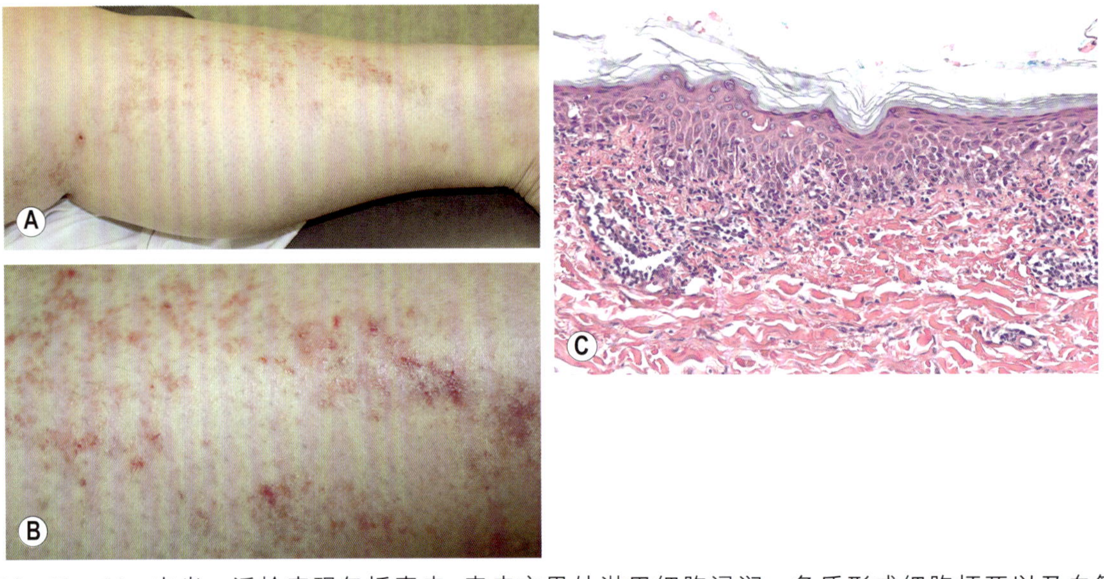

图 24.10 Blaschko 皮炎。活检表现包括真皮–表皮交界处淋巴细胞浸润、角质形成细胞坏死以及血管周围淋巴细胞浸润。Blaschko 皮炎的典型病理学表现是海绵形成，但也可见界面改变（*A*，*B*，*Courtesy*，*Yale Dermatology Residents' Slide Collection*；*C*，*Courtesy Nemanja Rodic*，*MD.*）

病例 11

分布：双侧脸颊，对称

模式和形态：色素沉着性斑片

见图 1.53、图 2.8、图 8.12

皮疹颜色提示真皮中有色素，可能是界面改变所致

预期的组织病理学：界面空泡化伴色素失禁

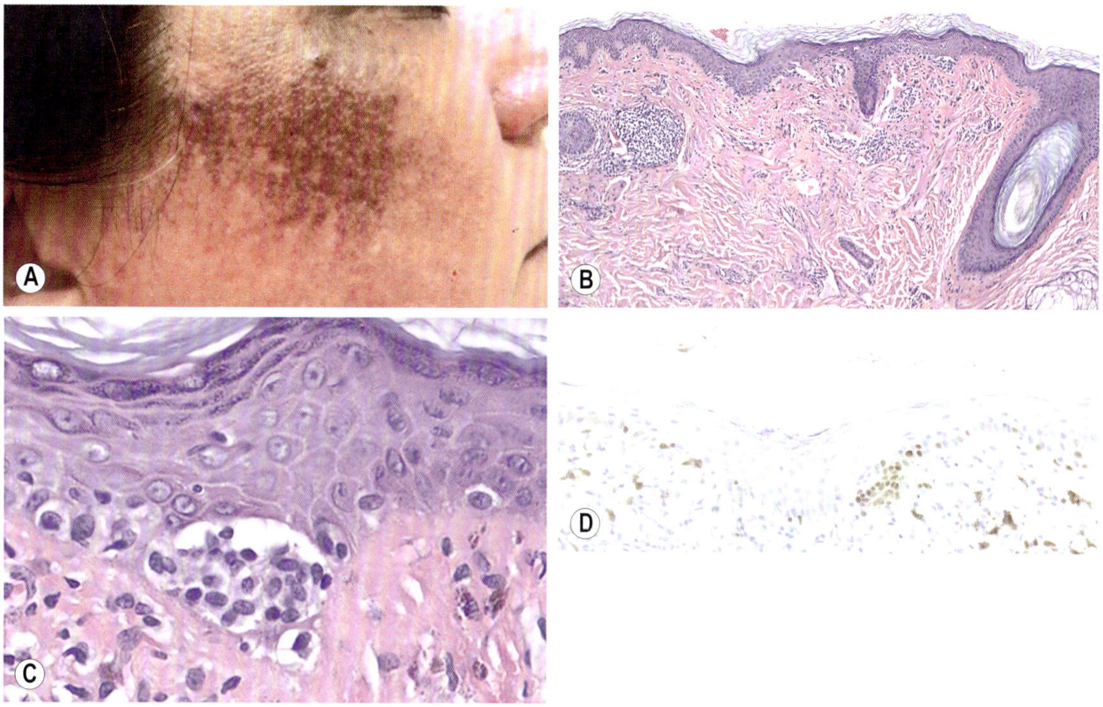

图 24.11 色素性扁平苔藓。界面空泡化伴色素失禁。单看活检表现与原位黑素瘤有一些相似之处（**B**），小细胞在真皮–表皮交界处聚集成巢状（**C**）。这些细胞中有些呈 MITF 阳性（**D**），但结合临床表现可避免误诊为黑素细胞性病变（*A*，*Courtesy*，*Jeffrey Alter*，*MD.*）

病例 12

病史：女性，22 岁，轻度瘙痒性皮疹

分布：躯干，手臂内侧，臀部，髋部

模式和形态：背部和腹部（**A**）可见灰至棕色的斑疹和斑片；手臂内侧（**B**），臀部和髋部（**C**，译者注：英文版序号有误，已更正）可见有少许鳞屑的薄斑块，伴局灶性萎缩

萎缩性斑片和色素沉着提示有表皮和真皮病变

预期的组织病理学：轻度的表皮改变，淋巴细胞性炎症，真皮中有色素

见图 1.46、图 8.12、图 18.20

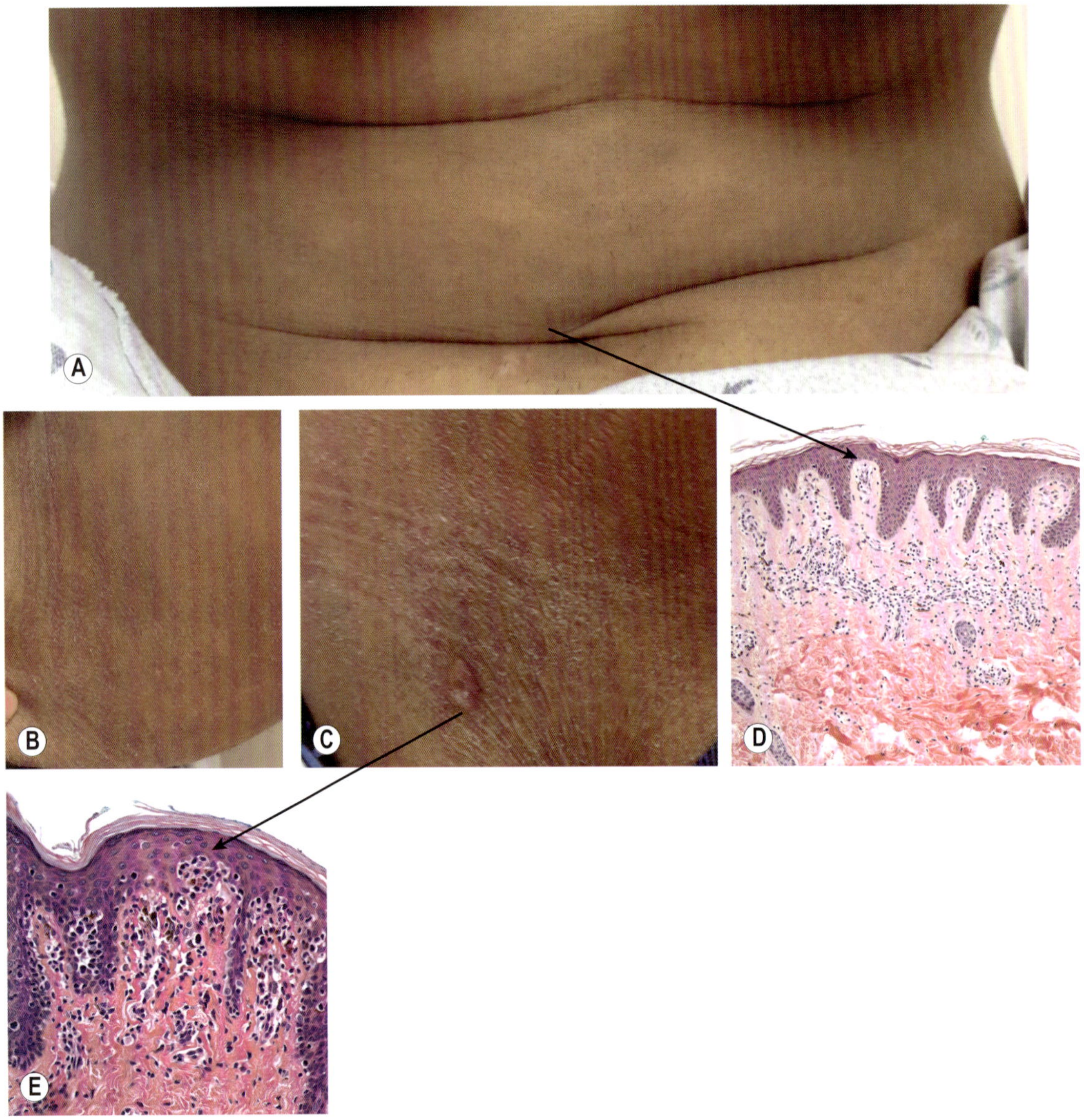

图 24.12 色素沉着性蕈样霉菌病。躯干的皮损类似于持久性色素异常性红斑（灰皮病）。内衣覆盖部位受累是蕈样霉菌病的典型特征（见图 1.16B）。**（C）**图中的活检部位为淡粉色。患者在不同部位进行了多次活检，均显示异型淋巴细胞亲表皮现象，**（D）**比**（E）**程度轻一些。该患者 T 细胞受体基因重排在 5 个不同的位点发现了相同的克隆。患者接受了 UVB 光疗（*E*，*Courtesy*，*Antonio Subtil*，*MD.*）

病例 13

病史：男性，70 岁，无症状

分布：胁肋部，手臂内侧

模式和形态：萎缩性的网状粉红色斑片

萎缩和皮疹颜色提示有表皮和真皮病变

皮疹呈粉红色提示有淋巴细胞性炎症

预期的组织病理学：淋巴细胞性炎症

见图 1.46、图 18.20

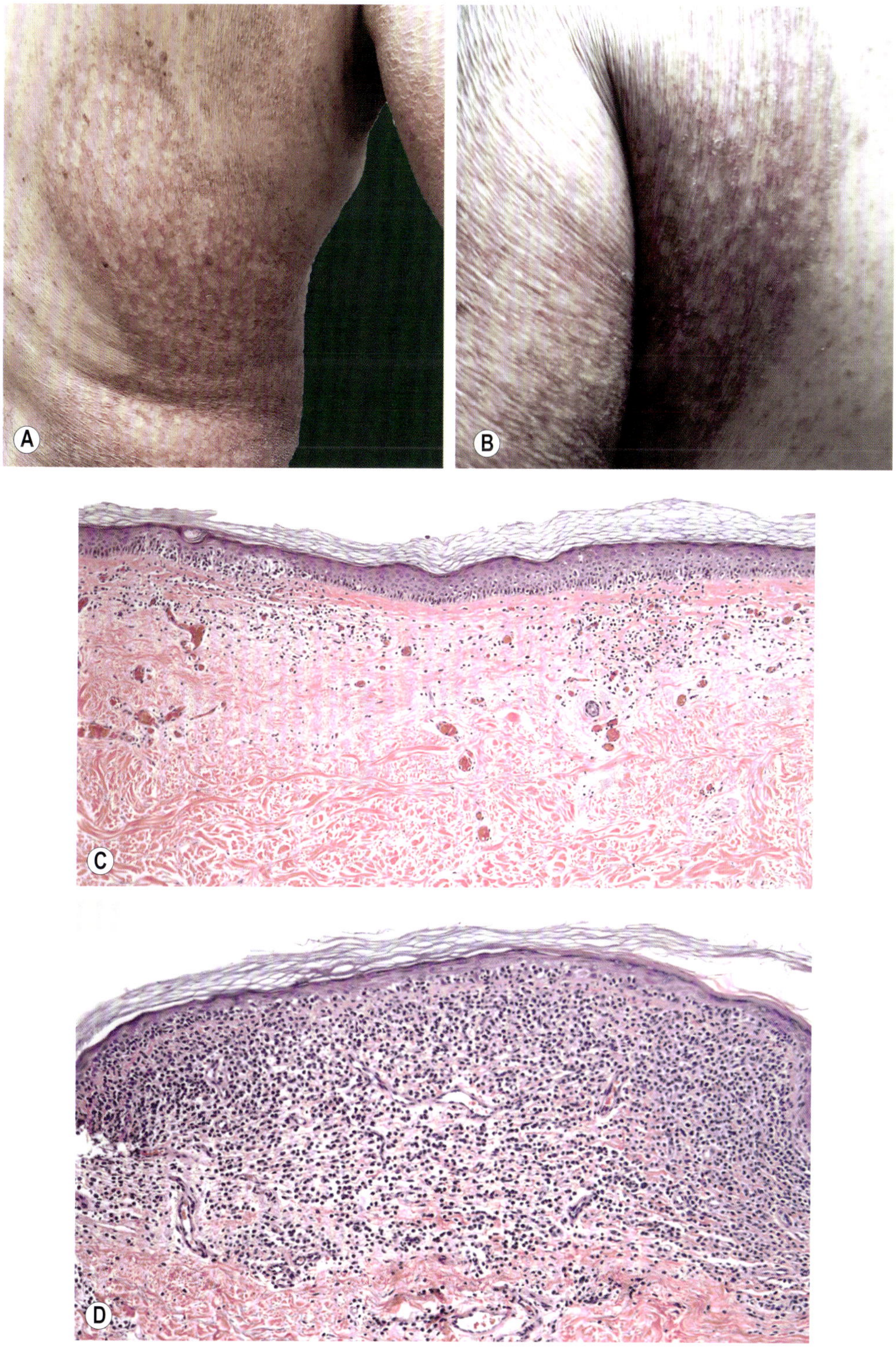

图 24.13 血管萎缩性皮肤异色病（皮肤 T 细胞淋巴瘤）。第一次活检有提示意义但不能确诊，表现为表皮萎缩，片状的淋巴细胞浸润及血管扩张（**C**）。因临床高度怀疑该病而进行第二次活检，显示密集的淋巴细胞浸润及亲表皮的 $CD4^{+}$、$CD5^{-}$、$CD7^{-}$细胞（**D**）（*A*，*B*，*Courtesy*，*Jeffrey Alter*，*MD and Antonio Subtil*，*MD.*）

病例 14

病史：使用伊匹木单抗后 3 周
分布：泛发
模式和形态：粉红色斑疹和丘疹，伴轻度鳞屑

主要是真皮病变，还有一些表皮改变
皮疹呈粉红色提示有淋巴细胞性炎症
预期的组织病理学：表皮改变伴真皮炎症 *

* 见图 1.35、图 2.25

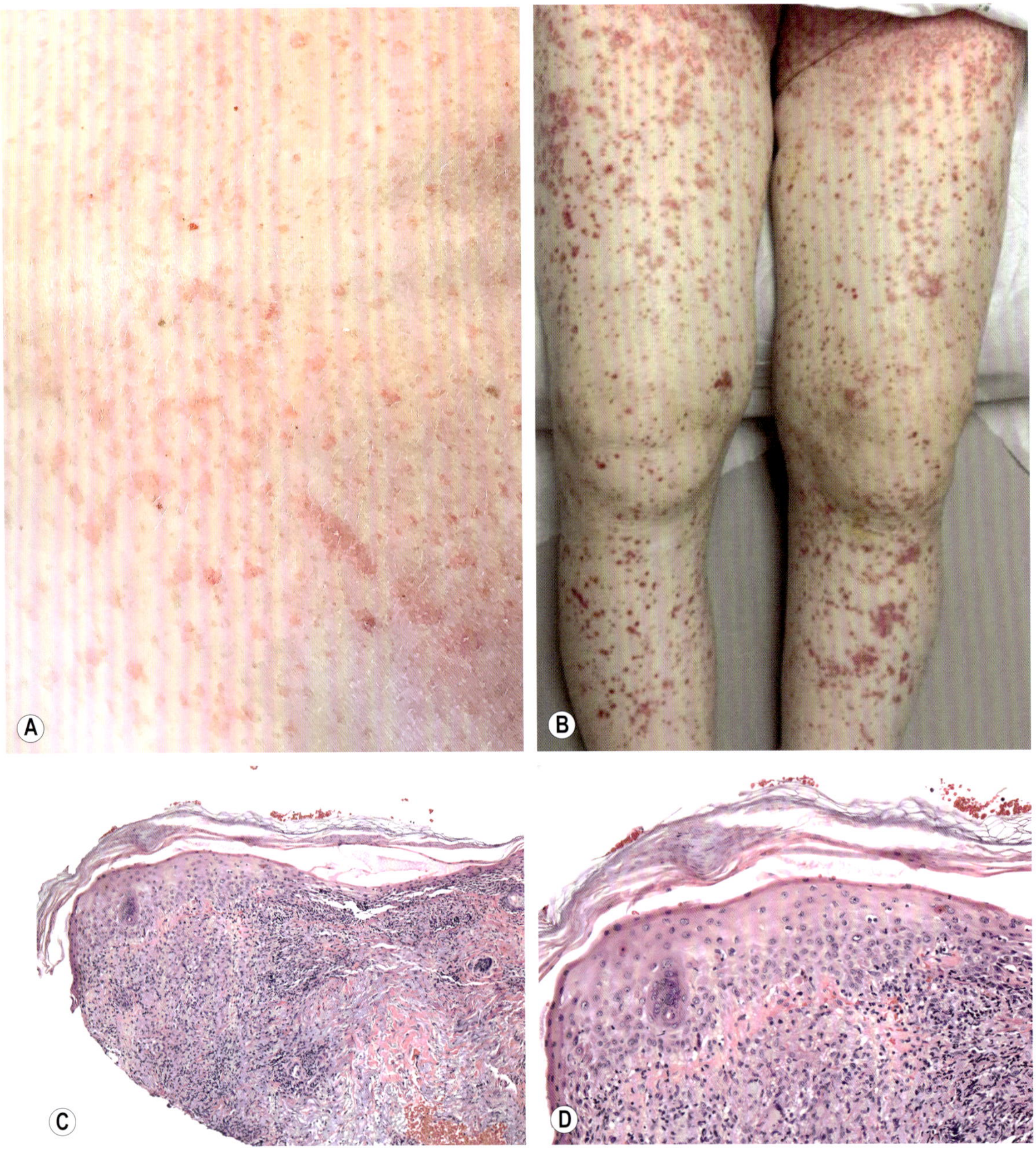

图 24.14 伊匹木单抗导致的药疹。活检表现包括角化不全、界面改变以及真皮淋巴细胞性炎症（**C、D**）（*A*，*B*，*Courtesy*，*Jennifer N Choi*，*MD.*）

病例 15

病史：瘙痒

分布：泛发

模式和形态：色素沉着性的扁平丘疹，* 部分融合成斑块

皮疹颜色提示有真皮淋巴细胞性炎症

相关的线索：颊黏膜上有花边状、局部有糜烂的斑块

预期的组织病理学：苔藓样改变 *

* 见图 2.13、图 6.7～图 6.13

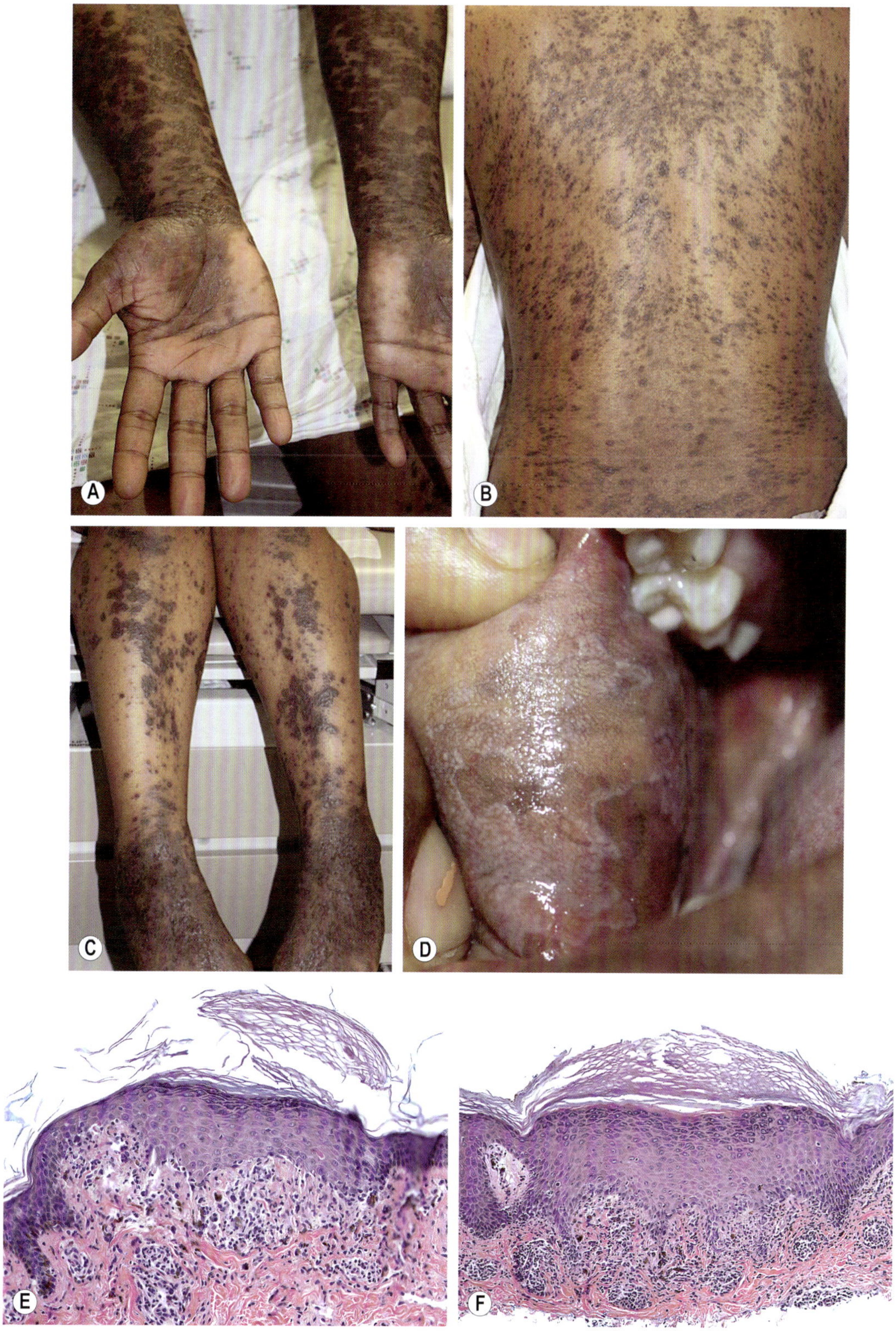

图 24.15 扁平苔藓。在深色皮肤中，炎症往往表现为深棕色至深灰紫色的皮疹。肩部（E）和腕部（F）的活检表现出相似的特点：角化过度、颗粒层增厚、苔藓样炎症以及色素失禁（*A-F*，*Courtesy*，*Yale Dermatology Residents' Slide Collection.*）

病例 16

病史：其他部位有扁平苔藓
分布：胫前
模式和形态：线状的扁平斑块伴鳞屑 *
表皮改变（鳞屑），**皮疹呈粉紫色提示有真皮炎症**
相关的线索：多形性，Wickham 纹
预期的组织病理学：苔藓样改变 *

* 参见第 7 章，图 6.7～图 6.13

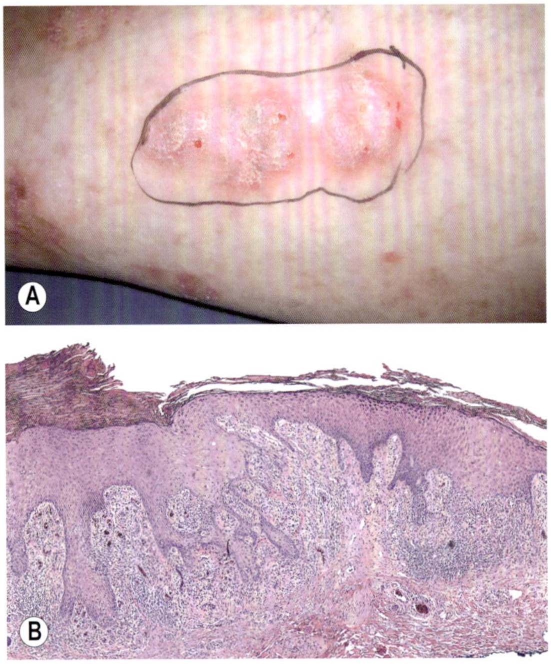

图 24.16 肥厚性扁平苔藓。单个皮损在临床和组织病理学上均可模拟鳞状细胞癌。活检的鉴别要点包括颗粒层增厚和苔藓样炎症，尤其是在延长的表皮突顶端更为显著（**B**）（*A*，*Courtesy*，*Yale Dermatology Residents' Slide Collection.*）

病例 17

病史：男性，7 岁

分布：四肢

模式和形态：伴有糜烂的粉红色丘疹，有些呈线性排列

表皮改变（鳞屑），**皮疹颜色提示有真皮淋巴细胞性炎症**

参见第 6、第 7 章

相关的线索：自发性水疱，甲营养不良

预期的组织病理学：角化过度及棘层肥厚；因伴有自发性水疱和甲改变，因此可能有表皮下裂隙

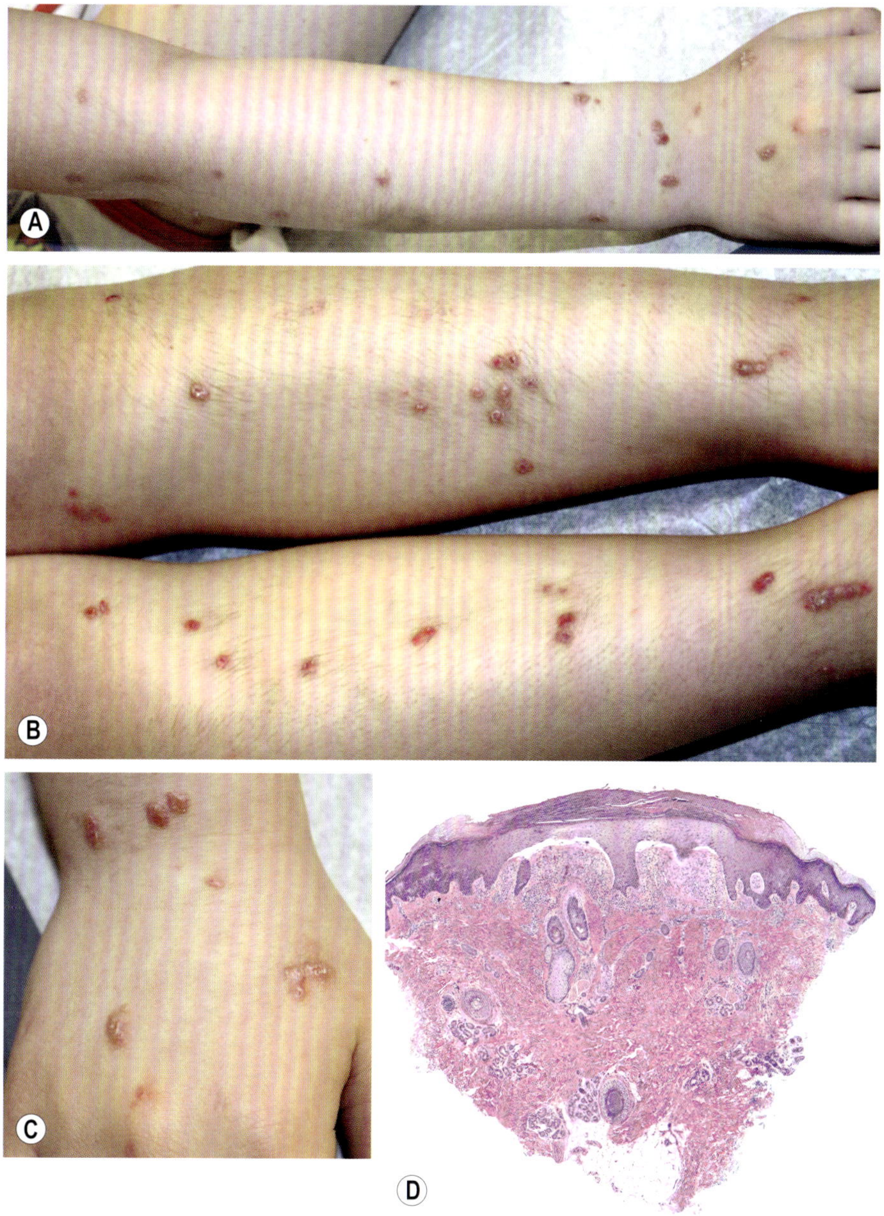

图 24.17 痒疹型大疱性表皮松解症。皮损类似于结节性痒疹。活检表现包括角化过度、棘层肥厚，以及表皮下裂隙。表皮下裂隙是诊断的关键，但在组织病理学上可能被忽视。在这样的病例中，患者可能被误诊为结节性痒疹。临床上皮疹呈红色可能是由血管轻度增生和淋巴细胞性炎症引起的（*A-C*，*Courtesy*，*Richard Antaya*，*MD.*）

紫癜

病例 18

病史：女性，55 岁，既往转移性子宫内膜癌

分布：腿部

模式和形态：网状紫癜 *

表皮（鳞屑）**和真皮**（紫癜）**病变**

预期的组织病理学：血管闭塞

* 参见第 9 章

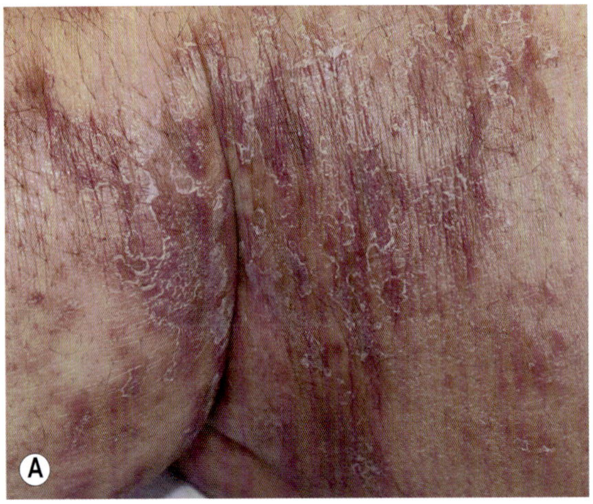

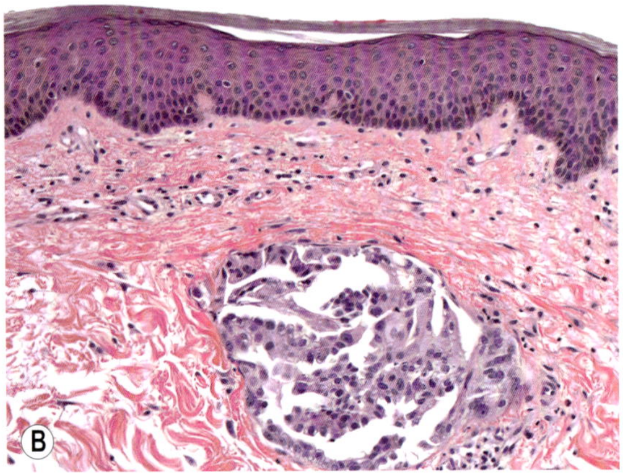

图 24.18 腿部网状紫癜（继发于转移性子宫内膜癌引起的血管闭塞）。角化过度与皮损表面的鳞屑相对应（*A*，*Courtesy*，*Swapna Reddy*，*MD.*）

真皮病变：肉芽肿

病例 19

病史：男性，58 岁

分布：头皮，面部

模式和形态：环状丘疹 * 伴色素沉着

真皮病变，皮疹呈粉灰色

有意义的阴性表现：耳窝（Conchal bowl）^ 未受累

预期的组织病理学：真皮炎症和（或）改变（如瘢痕，萎缩，色素失禁）

* 见图 1.25、图 20.4，参见第 20 章
^ 见图 15.9

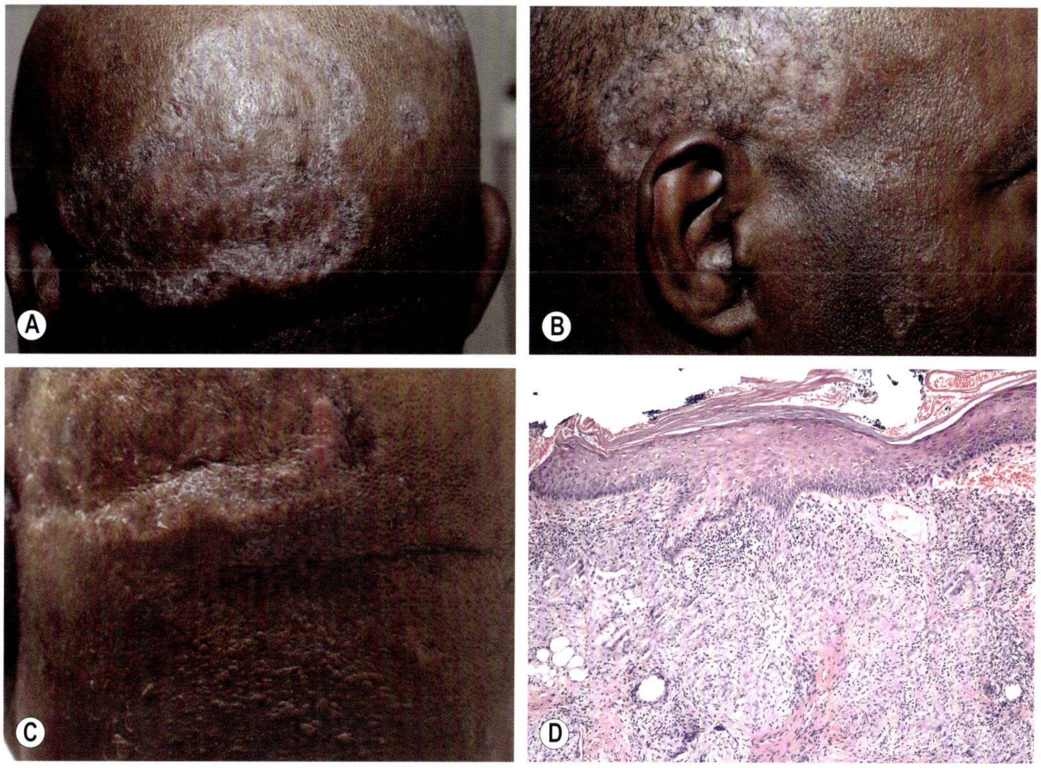

图 24.19 结节病。在深色皮肤中，肉芽肿性炎症可呈肤色至粉色，或色素沉着和色素减退。活检结果：肉芽肿性炎症，炎症的类型有助于与盘状红斑狼疮区别，耳窝未受累亦支持该诊断（*A*，*C*，*Courtesy*，*Yale Dermatology Residents' Slide Collection*；*B*，*Courtesy*，*Kalman Watsky*，*MD.*）

病例 20

病史：女性，84 岁，急性髓系白血病

分布：腿部

模式和形态：红棕色斑块

真皮病变，皮疹呈粉棕色提示有肉芽肿性炎症 *

预期的组织病理学：肉芽肿

* 见图 1.48

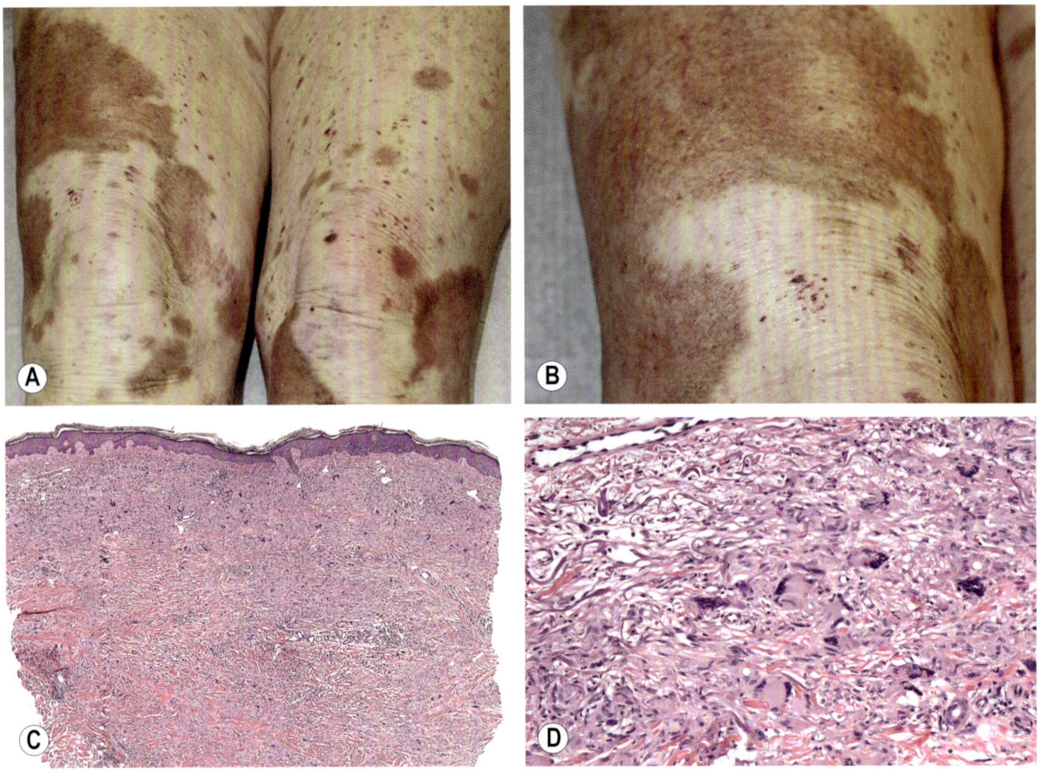

图 24.20 坏死性黄色肉芽肿。虽然坏死性黄色肉芽肿的典型好发部位是眶周，但也可以发生在其他部位。活检结果提示病变主要位于真皮，可见胶原变性，周围有大量的巨细胞、组织细胞和淋巴细胞浸润

病例 21

病史：女性，49 岁
分布：前额 *
模式和形态：环状斑块

真皮病变，皮疹呈粉色提示有淋巴细胞性炎症，但是前额皮疹的模式提示有肉芽肿性病变
预期的组织病理学：肉芽肿 †

* 见图 2.9
† 见图 1.48

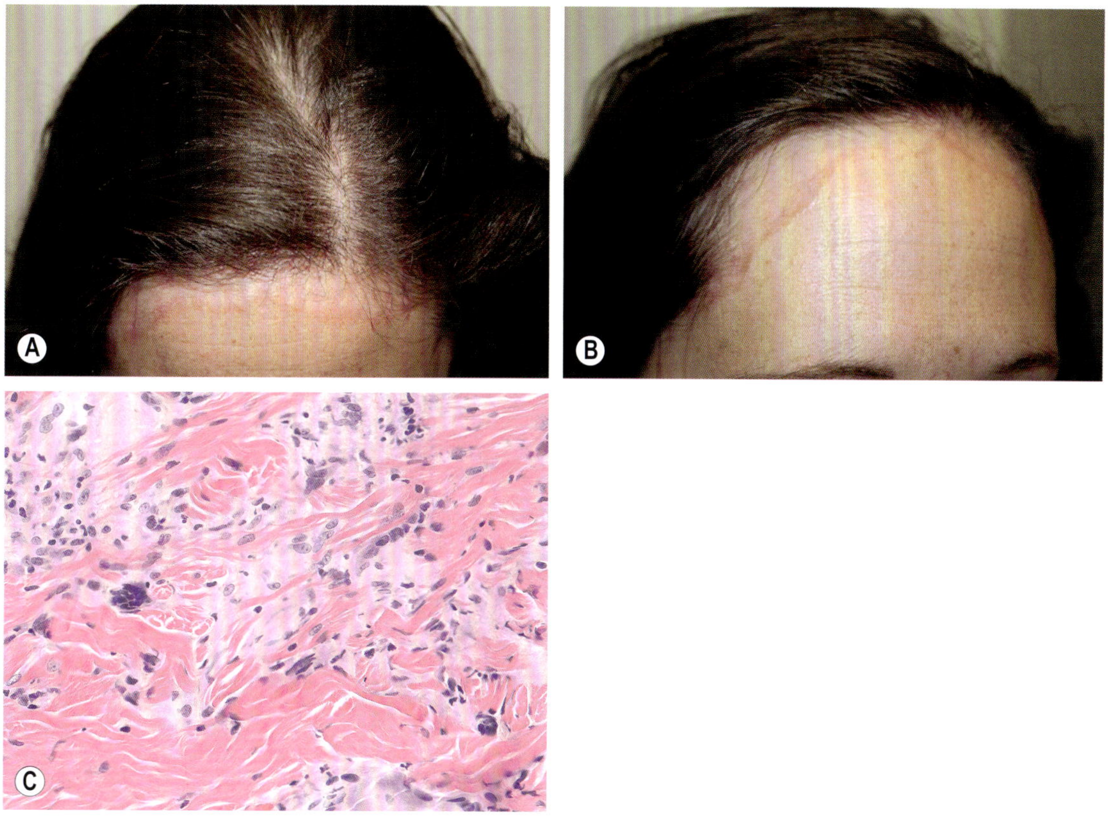

图 24.21 环状弹性组织溶解性巨细胞肉芽肿。尽管部分学者认为该病是环状肉芽肿的一种变型，但其典型临床表现是位于前额 / 头皮和（或）其他光暴露部位的环状斑块。临床上会有轻度的表皮改变。病理改变主要位于真皮，可见吞噬了弹性纤维的巨细胞。在浅色皮肤人群中，肉芽肿性疾病的皮疹颜色除红棕色外还可呈粉色（*A-C*，*Courtesy*，*Yale Dermatology Residents' Slide Collection.*）

真皮病变：嗜中性粒细胞性

病例 22

病史：男性，62 岁，多次静脉造影剂后数天
分布：面部及全身散在
模式和形态：高于皮面的半透明丘疹，部分结痂
表皮病变（结痂，假水疱形成），**皮疹半透明提示有嗜中性炎症** *
预期的组织病理学：嗜中性皮病
病程：可自行缓解

* 参见第 16 章、图 2.7

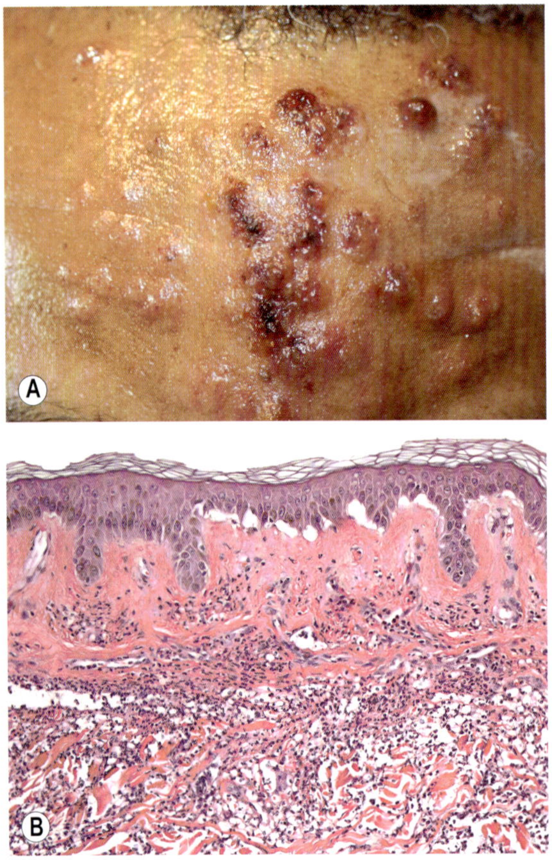

图 24.22 碘疹。较浅表的中性粒细胞浸润时皮疹呈黄色（脓疱）；较深的中性粒细胞浸润时皮疹呈典型的鲜红色或伴有半透明的水疱样外观（A，*Courtesy*，*Yale Dermatology Residents' Collection.*）

病例 23

病史：女性，80 岁，右腿鳞状细胞癌切除后数月；每天用热水泡腿

分布：右腿

模式和形态：散在的紫癜样 * 丘疹

皮疹呈鲜红色提示有嗜中性炎症或紫癜样成分

预期的组织病理学：嗜中性粒细胞 *

* 参见第 9、第 16 章

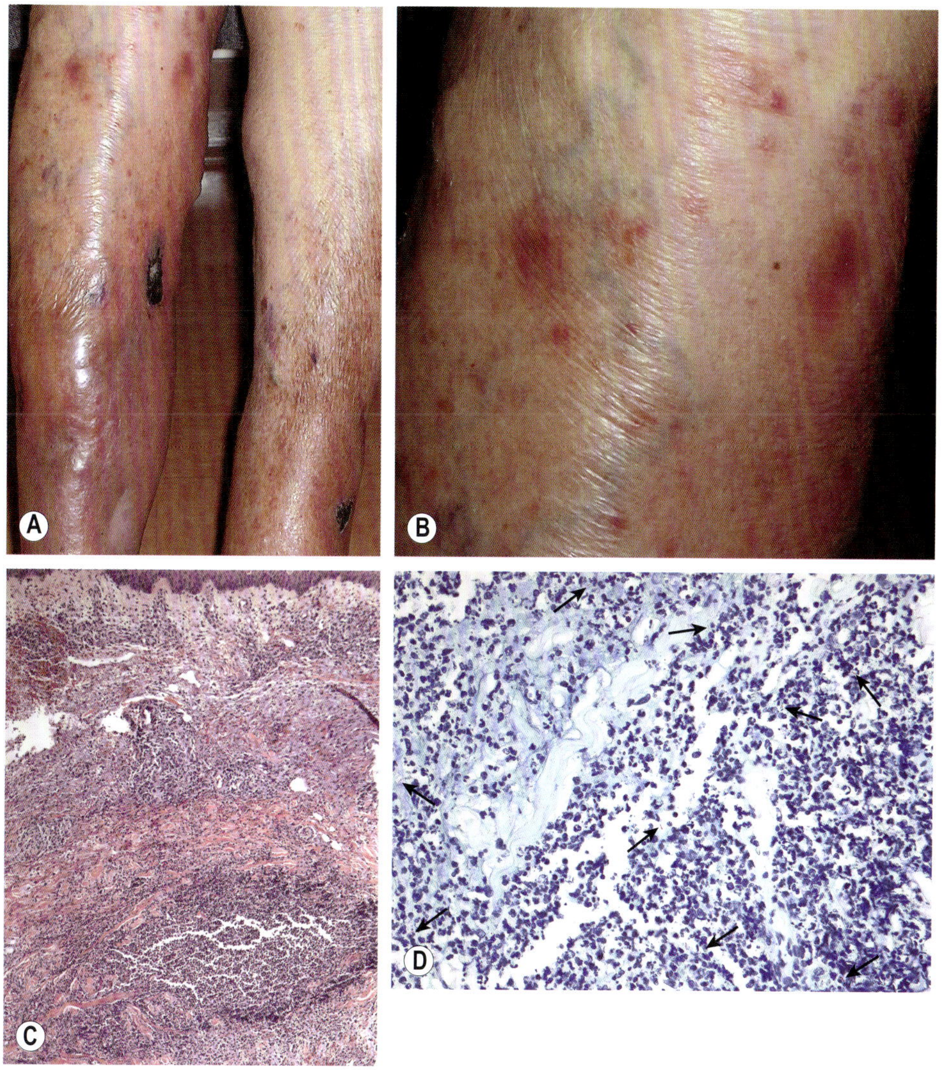

图 24.23 非典型分枝杆菌感染。活检提示病变主要位于真皮，可见血管外红细胞和嗜中性脓肿（C），其中有少量的抗酸杆菌（D，箭头所示）

真皮病变：肿瘤，物质沉积，增厚

病例 24

病史： 女性，74 岁（图 24.24A、C、D）

分布： 胫前

模式和形态： 硬斑块上伴有坚硬的假水疱样丘疹

触诊坚硬提示真皮有沉积物 *

预期的组织病理学： 真皮水肿或有物质沉积

有意义的阴性症状： 无甲状腺异常

病程： 压迫后可改善

* 参见第 21 章

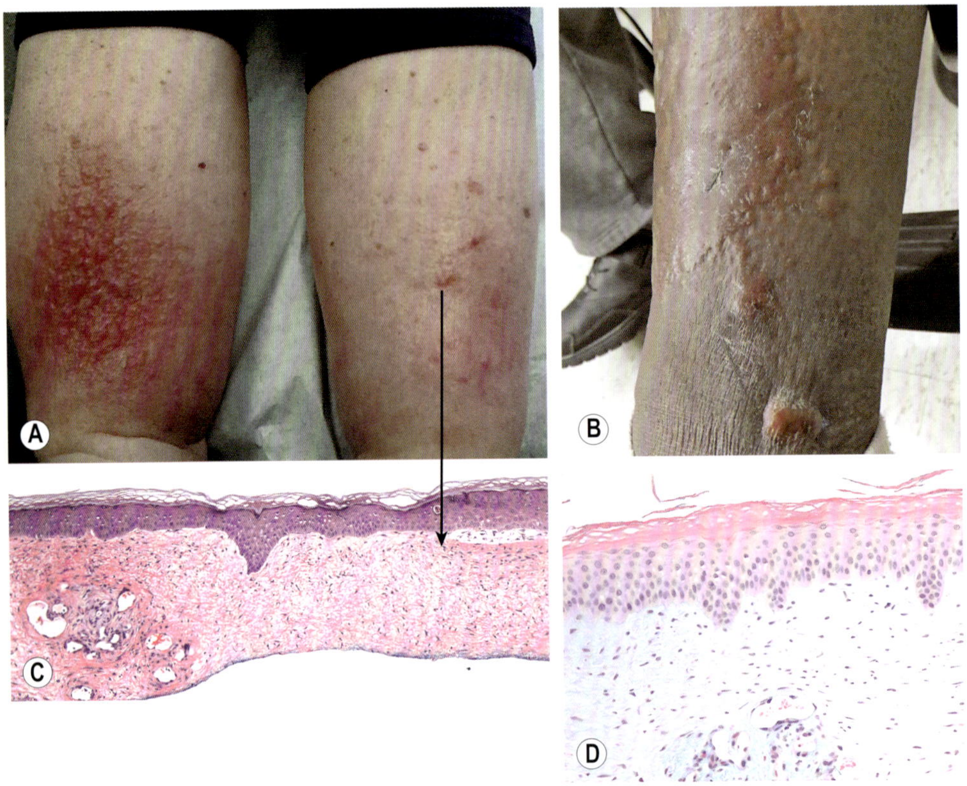

图 24.24 在浅色皮肤（A、C、D）和深色皮肤（B）中的淤滞性黏蛋白沉积症（肥胖相关的淋巴水肿性黏蛋白沉积症）。对其中一丘疹进行活检可见真皮水肿、血管簇集、真皮轻度黏蛋白沉积（C、D）（*A，Courtesy，Ronnie Klein，MD.*）

病例 25

病史：女性，44 岁，患有混合结缔组织病，口服羟氯喹中

分布：后背和四肢

见图 1.53

模式和形态：灰色斑片

皮疹颜色提示真皮有色素沉积

预期的组织病理学：真皮有色素沉积

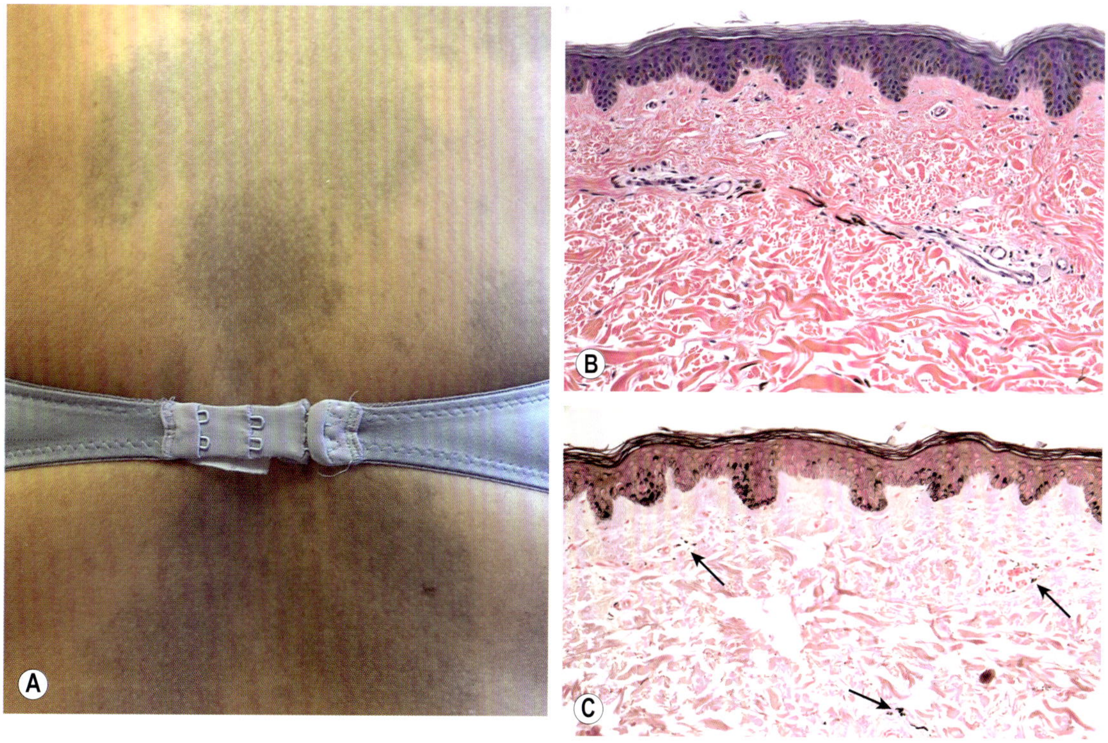

图 24.25 羟氯喹导致的色素沉着。活检结果提示真皮尤其是血管周围的巨噬细胞中有黄棕色的色素。该色素可被 Fontana Masson 染色（C，箭头所示），但不能被 Perls 铁染色剂染色。羟氯喹相关的色素改变好发于胫前；色素可仅 Fontana Masson 染色阳性或者同时 Perls 铁染色阳性（*A*，*Courtesy Jennifer M McNiff*，*MD.*）

病例 26

病史：男性，61 岁，肾移植后，口服他克莫司、吗替麦考酚酯和泼尼松中；近期发病，无症状皮疹

分布：左足底单发

模式和形态：1 cm 大小的坚硬孤立结节，表面色素沉着

真皮病变 *

预期的组织病理学：黑素细胞性病变或其他真皮肿瘤

* 参见第 18 章

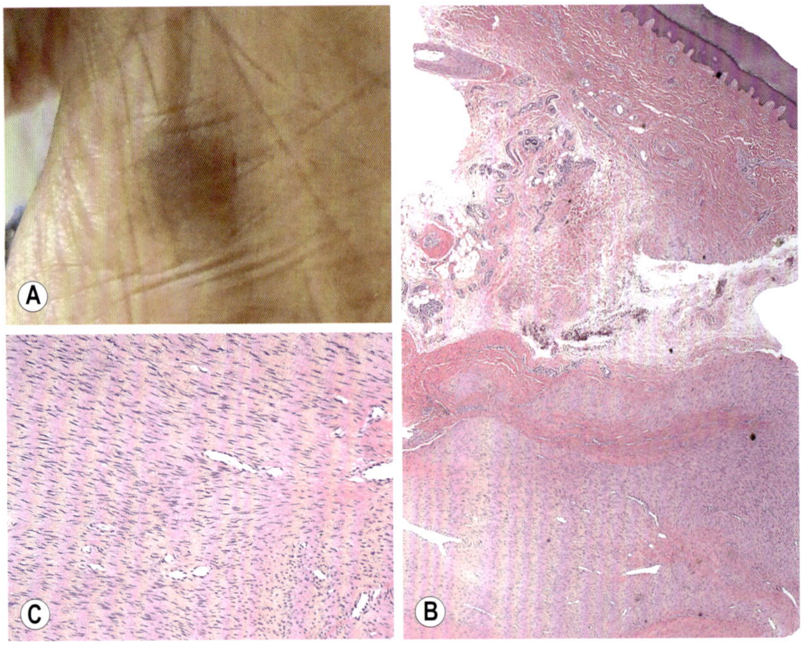

图 24.26 足底纤维瘤病。临床表现无特征性，活检发现梭形细胞束是诊断的关键

病例 27

病史：男性，58 岁，肝移植后，口服他克莫司和硫唑嘌呤中

分布：左鼻

模式和形态：半透明的淡粉色丘疹

真皮病变 *

预期的组织病理学：真皮瘤样基底细胞癌

* 参见第 18 章

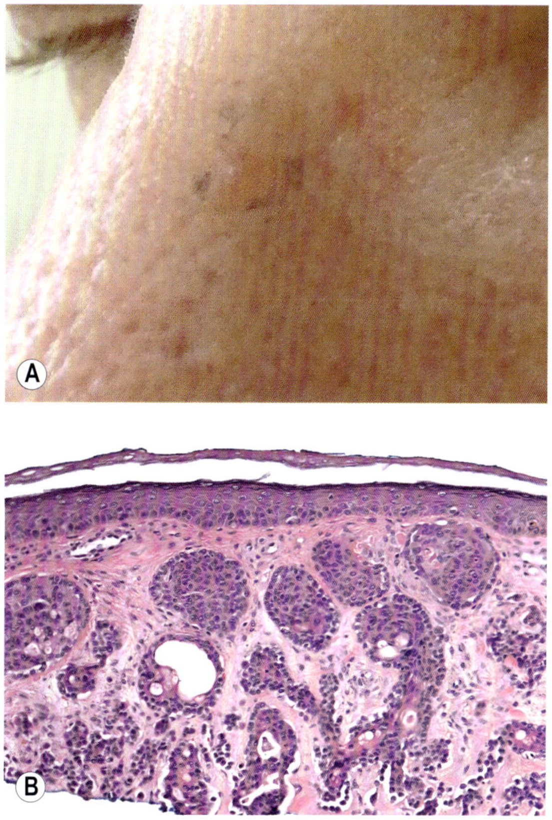

图 24.27 附属器肿瘤，具有部分汗管瘤特征。临床表现无特征性。活检可见在标本的基底部呈导管分化的上皮岛。由于病变特征难以分类，且患者处于免疫抑制状态（患皮肤癌的风险较高），因此切除基底以确保肿瘤被完全切除

病例 28

病史：男性，57 岁，新发

分布：躯干和四肢泛发

模式和形态：1～3 mm 的红丘疹

皮疹颜色提示真皮混合细胞或淋巴细胞浸润

预期的组织病理学：真皮混合细胞或淋巴细胞浸润

相关的线索：发热

参见第 18、第 20 章

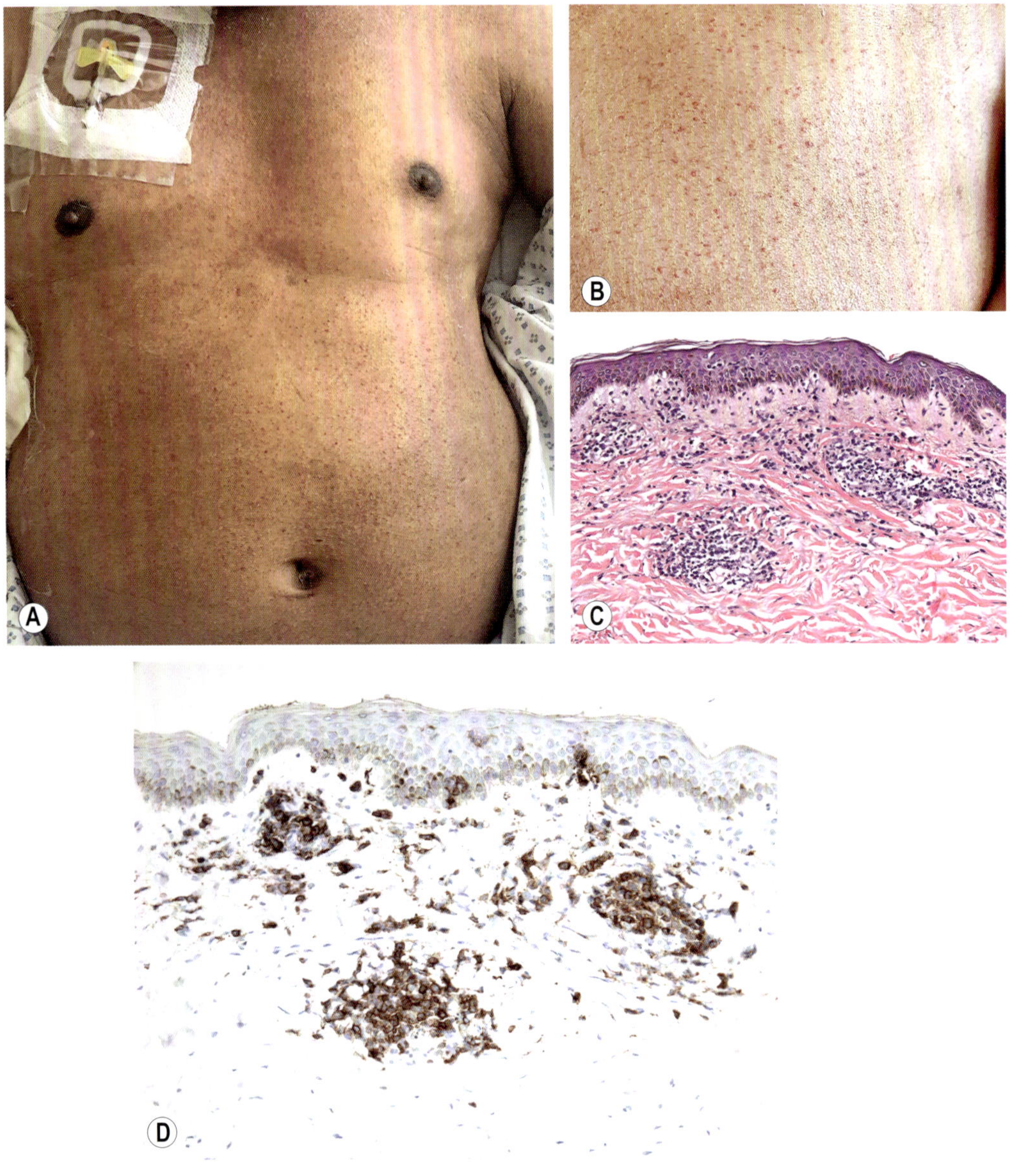

图 24.28 与人类嗜 T 淋巴细胞病毒 1 型（HTLV-1）有关的成人 T 细胞白血病 / 淋巴瘤。临床上 1～3 mm 大小的丘疹（**A、B**）对应于真皮中少量异型淋巴细胞聚集（**C**），其特征性表达 CD25（**D**）。活检对诊断至关重要（*A*，*B*，*Courtesy*，*Jacob Siegel*，*MD.*）

病例 29

病史：女性，55 岁，突发

分布：四肢蔓延至躯干

模式和形态：肿胀伴硬化及皱缩

皮肤皱缩提示真皮深部有病变

预期的组织病理学：硬化 *

* 参见第 22 章

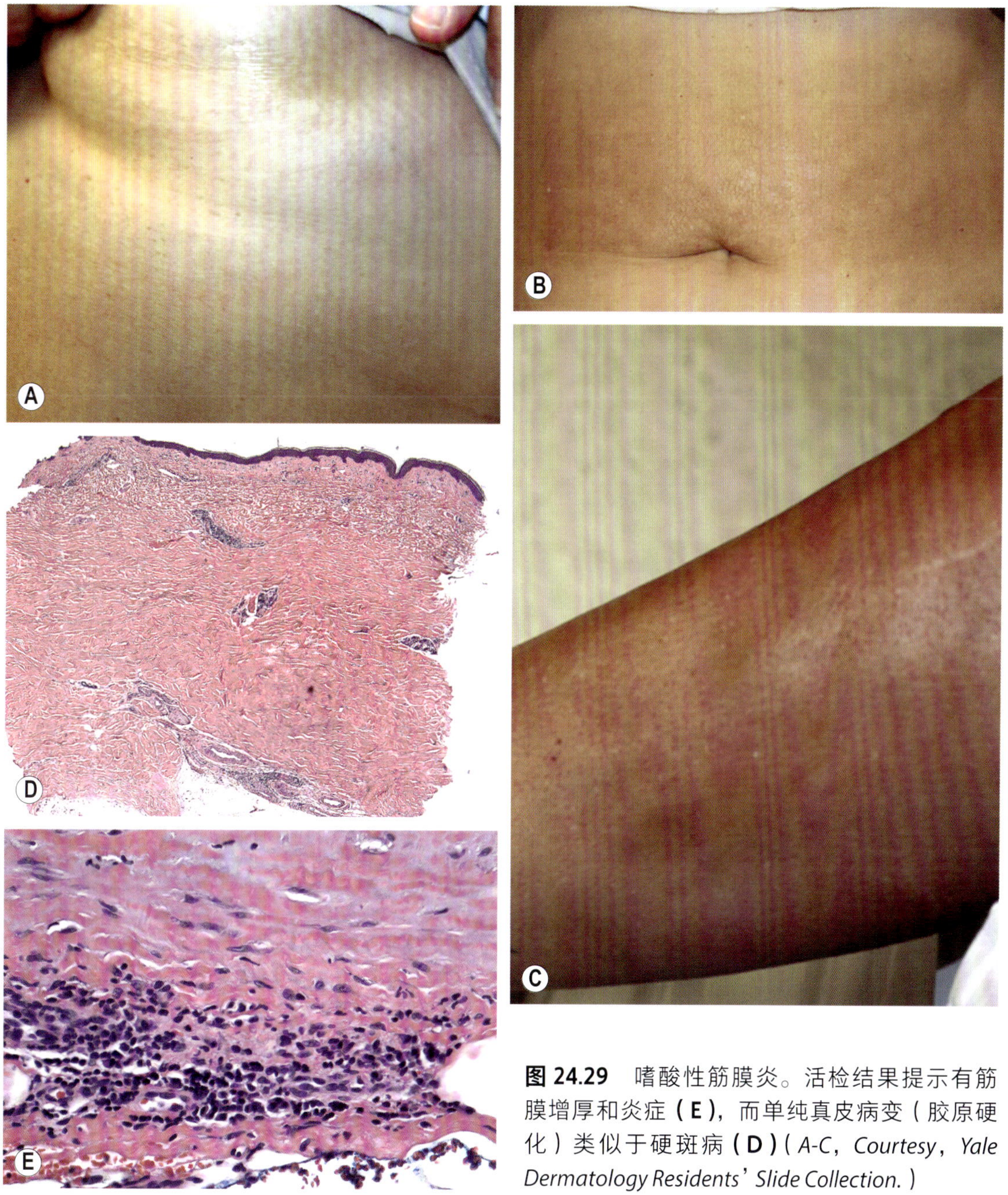

图 24.29 嗜酸性筋膜炎。活检结果提示有筋膜增厚和炎症（**E**），而单纯真皮病变（胶原硬化）类似于硬斑病（**D**）（*A-C*，*Courtesy*，*Yale Dermatology Residents' Slide Collection.*）

（李婷婷　译）